全国中医药行业高等教育"十三五"规划教材

全国高等中医药院校规划教材（第十版）

病　理　学

（新世纪第四版）

（供中医学、针灸推拿学、中西医临床医学、护理学等专业用）

主　编

黄玉芳（南京中医药大学）　　　　　刘春英（辽宁中医药大学）

副主编（以姓氏笔画为序）

杜标炎（广州中医药大学）　　　　　李瑞琴（河南中医药大学）
应小平（陕西中医药大学）　　　　　张锡流（广西中医药大学）
武一曼（福建中医药大学）　　　　　贾　彦（黑龙江中医药大学）

编　委（以姓氏笔画为序）

于兰英（长春中医药大学）　　　　　石安华（云南中医学院）
齐洁敏（承德医学院）　　　　　　　杜月光（浙江中医药大学）
李子良（河北中医学院）　　　　　　李姝玉（北京中医药大学）
李素云（上海中医药大学）　　　　　杨玉涛（贵阳中医学院）
肖　桦（成都中医药大学）　　　　　苗宇船（山西中医学院）
苑光军（黑龙江中医药大学佳木斯学院）　施　旻（江西中医药大学）
夏　雷（山东中医药大学）　　　　　高　原（辽宁中医药大学）
郭茂娟（天津中医药大学）　　　　　唐　群（湖南中医药大学）
黄　勇（甘肃中医药大学）　　　　　熊　凡（湖北中医药大学）
戴建国（南京中医药大学）

中国中医药出版社

·北　京·

图书在版编目（CIP）数据

病理学 / 黄玉芳，刘春英主编 . —4 版 . —北京：中国中医药出版
社，2016.8（2018.11重印）

全国中医药行业高等教育"十三五"规划教材

ISBN 978 – 7 – 5132 – 3281 – 4

Ⅰ . ①病…　Ⅱ . ①黄…②刘…　Ⅲ . ①病理学 – 中医药院校 – 教材
Ⅳ . ① R36

中国版本图书馆 CIP 数据核字（2016）第 077959 号

请到"医开讲 & 医教在线"（网址：www.e-lesson.cn）
注册登录后，刮开封底"序列号"激活本教材数字化内容。

中国中医药出版社出版

北京市朝阳区北三环东路 28 号易亨大厦 16 层

邮政编码　100013

传真　010 64405750

廊坊市晶艺印务有限公司印刷

各地新华书店经销

开本 850×1168　1/16　印张 23　字数 555 千字

2016 年 8 月第 4 版　2018 年 11 月第 3 次印刷

书号　ISBN 978 – 7 – 5132 – 3281 – 4

定价　69.00 元

网址　www.cptcm.com

社长热线　010 64405720

购书热线　010 64065415　010 64065413

微信服务号　**zgzyycbs**

书店网址　**csln.net/qksd/**

官方微博　**http：//e.weibo.com/cptcm**

淘宝天猫网址　**http：//zgzyycbs.tmall.com**

全国中医药行业高等教育"十三五"规划教材

全国高等中医药院校规划教材（第十版）

专家指导委员会

名誉主任委员

王国强（国家卫生计生委副主任　国家中医药管理局局长）

主 任 委 员

王志勇（国家中医药管理局副局长）

副主任委员

王永炎（中国中医科学院名誉院长　中国工程院院士）

张伯礼（教育部高等学校中医学类专业教学指导委员会主任委员
　　　　天津中医药大学校长）

卢国慧（国家中医药管理局人事教育司司长）

委　　　　员（以姓氏笔画为序）

王省良（广州中医药大学校长）

王振宇（国家中医药管理局中医师资格认证中心主任）

方剑乔（浙江中医药大学校长）

孔祥骊（河北中医学院院长）

石学敏（天津中医药大学教授　中国工程院院士）

卢国慧（全国中医药高等教育学会理事长）

匡海学（教育部高等学校中药学类专业教学指导委员会主任委员
　　　　黑龙江中医药大学教授）

吕文亮（湖北中医药大学校长）

刘　力（陕西中医药大学校长）

刘振民（全国中医药高等教育学会顾问　北京中医药大学教授）

安冬青（新疆医科大学副校长）

许二平（河南中医药大学校长）

孙忠人（黑龙江中医药大学校长）

严世芸（上海中医药大学教授）

李灿东（福建中医药大学校长）

李青山（山西中医药大学校长）

李金田（甘肃中医药大学校长）

杨　柱（贵阳中医学院院长）

杨关林（辽宁中医药大学校长）

余曙光（成都中医药大学校长）

宋柏林（长春中医药大学校长）

张欣霞（国家中医药管理局人事教育司师承继教处处长）

陈可冀（中国中医科学院研究员　中国科学院院士　国医大师）

陈明人（江西中医药大学校长）

武继彪（山东中医药大学校长）

范吉平（中国中医药出版社社长）

周仲瑛（南京中医药大学教授　国医大师）

周景玉（国家中医药管理局人事教育司综合协调处处长）

胡　刚（南京中医药大学校长）

谭元生（湖南中医药大学校长）

徐安龙（北京中医药大学校长）

徐建光（上海中医药大学校长）

唐　农（广西中医药大学校长）

彭代银（安徽中医药大学校长）

路志正（中国中医科学院研究员　国医大师）

熊　磊（云南中医学院院长）

秘　书　长

王　键（安徽中医药大学教授）

卢国慧（国家中医药管理局人事教育司司长）

范吉平（中国中医药出版社社长）

办公室主任

周景玉（国家中医药管理局人事教育司综合协调处处长）

林超岱（中国中医药出版社副社长）

李秀明（中国中医药出版社副社长）

李占永（中国中医药出版社副总编辑）

全国中医药行业高等教育"十三五"规划教材

编审专家组

组　长

王国强（国家卫生计生委副主任　国家中医药管理局局长）

副组长

张伯礼（中国工程院院士　天津中医药大学教授）

王志勇（国家中医药管理局副局长）

组　员

卢国慧（国家中医药管理局人事教育司司长）

严世芸（上海中医药大学教授）

吴勉华（南京中医药大学教授）

王之虹（长春中医药大学教授）

匡海学（黑龙江中医药大学教授）

王　键（安徽中医药大学教授）

刘红宁（江西中医药大学教授）

翟双庆（北京中医药大学教授）

胡鸿毅（上海中医药大学教授）

余曙光（成都中医药大学教授）

周桂桐（天津中医药大学教授）

石　岩（辽宁中医药大学教授）

黄必胜（湖北中医药大学教授）

前　言

　　为落实《国家中长期教育改革和发展规划纲要（2010–2020年）》《关于医教协同深化临床医学人才培养改革的意见》，适应新形势下我国中医药行业高等教育教学改革和中医药人才培养的需要，国家中医药管理局教材建设工作委员会办公室（以下简称"教材办"）、中国中医药出版社在国家中医药管理局领导下，在全国中医药行业高等教育规划教材专家指导委员会指导下，总结全国中医药行业历版教材特别是新世纪以来全国高等中医药院校规划教材建设的经验，制定了"'十三五'中医药教材改革工作方案"和"'十三五'中医药行业本科规划教材建设工作总体方案"，全面组织和规划了全国中医药行业高等教育"十三五"规划教材。鉴于由全国中医药行业主管部门主持编写的全国高等中医药院校规划教材目前已出版九版，为体现其系统性和传承性，本套教材在中国中医药教育史上称为第十版。

　　本套教材规划过程中，教材办认真听取了教育部中医学、中药学等专业教学指导委员会相关专家的意见，结合中医药教育教学一线教师的反馈意见，加强顶层设计和组织管理，在新世纪以来三版优秀教材的基础上，进一步明确了"正本清源，突出中医药特色，弘扬中医药优势，优化知识结构，做好基础课程和专业核心课程衔接"的建设目标，旨在适应新时期中医药教育事业发展和教学手段变革的需要，彰显现代中医药教育理念，在继承中创新，在发展中提高，打造符合中医药教育教学规律的经典教材。

　　本套教材建设过程中，教材办还聘请中医学、中药学、针灸推拿学三个专业德高望重的专家组成编审专家组，请他们参与主编确定，列席编写会议和定稿会议，对编写过程中遇到的问题提出指导性意见，参加教材间内容统筹、审读稿件等。

　　本套教材具有以下特点：

1. 加强顶层设计，强化中医经典地位

　　针对中医药人才成长的规律，正本清源，突出中医思维方式，体现中医药学科的人文特色和"读经典，做临床"的实践特点，突出中医理论在中医药教育教学和实践工作中的核心地位，与执业中医（药）师资格考试、中医住院医师规范化培训等工作对接，更具有针对性和实践性。

2. 精选编写队伍，汇集权威专家智慧

　　主编遴选严格按照程序进行，经过院校推荐、国家中医药管理局教材建设专家指导委员会专家评审、编审专家组认可后确定，确保公开、公平、公正。编委优先吸纳教学名师、学科带头人和一线优秀教师，集中了全国范围内各高等中医药院校的权威专家，确保了编写队伍的水平，体现了中医药行业规划教材的整体优势。

3. 突出精品意识，完善学科知识体系

　　结合教学实践环节的反馈意见，精心组织编写队伍进行编写大纲和样稿的讨论，要求每门教材立足专业需求，在保持内容稳定性、先进性、适用性的基础上，根据其在整个中医知识体系中的地位、学生知识结构和课程开设时间，突出本学科的教学重点，努力处理好继承与创新、理论与实践、基础与临床的关系。

4. 尝试形式创新，注重实践技能培养

为提升对学生实践技能的培养，配合高等中医药院校数字化教学的发展，更好地服务于中医药教学改革，本套教材在传承历版教材基本知识、基本理论、基本技能主体框架的基础上，将数字化作为重点建设目标，在中医药行业教育云平台的总体构架下，借助网络信息技术，为广大师生提供了丰富的教学资源和广阔的互动空间。

本套教材的建设，得到国家中医药管理局领导的指导与大力支持，凝聚了全国中医药行业高等教育工作者的集体智慧，体现了全国中医药行业齐心协力、求真务实的工作作风，代表了全国中医药行业为"十三五"期间中医药事业发展和人才培养所做的共同努力，谨向有关单位和个人致以衷心的感谢！希望本套教材的出版，能够对全国中医药行业高等教育教学的发展和中医药人才的培养产生积极的推动作用。

需要说明的是，尽管所有组织者与编写者竭尽心智，精益求精，本套教材仍有一定的提升空间，敬请各高等中医药院校广大师生提出宝贵意见和建议，以便今后修订和提高。

国家中医药管理局教材建设工作委员会办公室

中国中医药出版社

2016 年 6 月

编写说明

　　本教材是根据国务院《中医药健康服务发展规划（2015—2020 年）》《教育部等六部门关于医教协同深化临床医学人才培养改革的意见》（教研〔2014〕2 号）的精神，在国家中医药管理局教材建设工作委员会宏观指导下，以全面提高中医药人才的培养质量、积极与医疗卫生实践接轨、为临床服务为目标，依据中医药行业人才培养规律和实际需求，由国家中医药管理局教材建设工作委员会办公室组织建设的。

　　《病理学》自 2002 年编写以来，已出版了 3 版，分别为普通高等教育"十五""十一五"及"十二五"国家级规划教材，全国高等中医药院校规划教材。教材出版十余年来，在全国大部分高等中医药院校的中医学、针灸推拿学、中西医临床医学、护理学等本科专业病理学教学中被广泛采用，部分院校也用于研究生及专科教学。教材先后获卫生部"全国高等医药院校优秀教材三等奖"、全国高等中医药教材建设研究会"新世纪全国高等中医药优秀教材"、"江苏省高等学校精品教材"和"江苏省重点教材"等奖项；同时亦被国家中医药管理局中医师资格认证中心指定为中西医结合执业医师考试用书。

　　全国中医药行业高等教育"十三五"规划教材《病理学》的编写，是在前 3 版成功出版和广泛应用的基础上，征集了全国 20 余所中医药院校的病理学一线教师的反馈意见和建议，对全书内容进行了重新审视和编撰。编写原则上延续了前 3 版的章节设计与编写体例。除了继续坚持三基（基础理论、基本知识、基本技能）、三特（特定对象、特定要求、特定限制）、五性（思想性、科学性、启发性、先进性、实用性）的编写宗旨外，本次编写紧密围绕新时期中医药人才培养目标，对教材进行整体优化。

　　与前 3 版相比，本版教材的编写突出了以下特点：病理学的基本概念和基本理论以更精练的文字准确阐述，力求严谨、确切、明了。继续采用形态与功能相结合的编排方式，使学生能更好地认识疾病过程中形态结构、功能代谢变化之间的相互联系和影响，掌握疾病发生发展、病理演变的基本规律，从而从整体观认识疾病的本质。内容精简，注意学科间交叉内容的选择，避免重复（如删除了细胞信号转导与疾病）。加强病理与临床的联系，以利于学生开阔视野，提高创新意识，培养科学精神。除在各章中增添近年来的新进展或知识点，还于附篇增加代谢综合征、免疫性疾病及病理学常用技术三部分内容，以丰富病理学内容。本教材特别注重改进插图的质量与教材的整体效果，精选彩色大体与镜下照片，重新绘制模式图和表格，均随文排版。全体编委逐字逐句对教材内容进行修订，希望通过本次修订，力争做到教材的结构更加科学合理，体例规范统一，理论体系更加严谨，文字精练确切，插图准确精美，篇幅恰当而适中，知识、能力、素质三者有机融合，并富有明显的特色和优势。

　　为深入贯彻落实"互联网＋"行动计划，本教材增添了数字化内容。本教材数字化工作是在国家中医药管理局教学改革项目的支持下，由中国中医药出版社资助展开的。该项目

（编号：GJYJS16031）由黄玉芳、应小平负责，由编委会各成员负责编写章节所对应的数字化内容。

本教材编写人员的确定，既充分考虑教材编写的连续性，又注意参编院校的覆盖面，最后确定全国25所院校的27位病理学教学科研一线专家教授参加编写，他们都有丰富的教学和教材编写经验。编写的具体分工为：绪论由黄玉芳编写；第一章由杜标炎编写；第二章由苑光军编写；第三章由杜月光编写；第四章由李素云编写；第五章由张锡流编写；第六章由贾彦编写；第七章由肖桦编写；第八章由贾彦编写；第九章由石安华编写；第十章由戴建国编写；第十一章由施旻编写；第十二章由苗宇船编写；第十三章由黄勇编写；第十四章由唐群编写；第十五章由齐洁敏、郭茂娟编写；第十六章由应小平、施旻、武一曼编写；第十七章由熊凡、杨玉涛、夏雷编写；第十八章由李子良、杨玉涛、武一曼编写；第十九章由李瑞琴编写；第二十章由于兰英、高原编写；附一由黄玉芳编写；附二由刘春英编写；附三由李姝玉编写。

本版教材得以顺利完成，凝聚了全体编写人员的智慧和心血；各参编单位领导和同仁对教材的编写和定稿会议给予了大力支持。为了使各版教材内容上有连贯性，本版教材采用了前3版的精彩内容，在此谨向为本教材第1版至第3版编写付出巨大贡献的各位编委致以衷心的感谢。此外，本书还获得了"江苏高校优势学科建设工程资助项目"的支持。

在近一年的编写工作中，全体参编人员在创作精品思想指导下，都尽了最大的努力，但由于医学及病理学科发展迅速，知识更新速度很快，教材中若有疏漏和不足，恳请广大师生提出宝贵意见，以便再版时修正。

《病理学》编委会

2016 年 5 月

目　录

绪论 **1**

　一、病理学的研究对象和任务　1

　二、病理学的主要内容　1

　三、病理学在医学中的地位　1

　四、病理学的研究方法　2

　五、病理学的发展简史　3

上篇　总论 **5**

第一章　疾病概论 **5**

第一节　健康与疾病的概念 5

　一、健康　5

　二、疾病　5

　三、亚健康　6

　四、老化或衰老　6

第二节　病因学 6

　一、疾病发生的原因　6

　二、疾病发生的条件　7

第三节　发病学 8

　一、疾病发生发展的基本规律　8

　二、疾病发生发展的基本机制　9

第四节　疾病的经过与转归 10

　一、疾病的经过　10

　二、疾病的转归　10

第二章　细胞和组织的适应、
**　　　　损伤与修复** **12**

第一节　细胞和组织的适应 12

　一、萎缩　12

　二、肥大　14

　三、增生　14

　四、化生　14

第二节　细胞和组织的损伤 15

　一、原因　15

　二、发生机制　15

　三、形态学变化　16

第三节　损伤的修复 24

　一、再生　24

　二、肉芽组织　28

　三、创伤愈合　29

第三章　局部血液循环障碍 ... **32**

第一节　充血 33

　一、动脉性充血　33

　二、静脉性充血　34

第二节　出血 36

　一、类型和原因　36

　二、病理变化　37

　三、后果　37

第三节　血栓形成 37

　一、血栓形成的条件和机制　37

　二、血栓形成过程与类型　41

　三、血栓的结局　42

　四、血栓对机体的影响　43

第四节　栓塞 43

　一、栓子的运行途径　44

　二、栓塞的类型和对机体的影响　45

第五节　梗死 47

　一、梗死形成的原因和条件　47

　二、梗死的类型和病理变化　48

　三、梗死的结局及其对机体的影响　49

第四章　炎症 **50**

第一节　概述 50

　一、炎症的概念　50

二、炎症的原因 …… 50

第二节 炎症的基本病理变化 ………… 51
　　一、变质 …… 51
　　二、渗出 …… 51
　　三、增生 …… 61

第三节 急性炎症 ………………… 61
　　一、变质性炎 …… 62
　　二、渗出性炎 …… 62

第四节 慢性炎症 ………………… 65
　　一、非特异性增生性炎 …… 65
　　二、特异性增生性炎 …… 65

第五节 炎症的临床表现和结局 …… 66
　　一、炎症的临床表现 …… 66
　　二、炎症的结局 …… 67

第五章 肿瘤 **69**

第一节 肿瘤的概念 ………………… 69
第二节 肿瘤的命名和分类 ………… 70
　　一、肿瘤的命名 …… 70
　　二、肿瘤的分类 …… 71
第三节 肿瘤的基本特征 …………… 72
　　一、肿瘤的一般形态 …… 72
　　二、肿瘤的组织结构 …… 73
　　三、肿瘤的分化与异型性 …… 73
第四节 肿瘤的生长和扩散 ………… 75
　　一、肿瘤的生长 …… 75
　　二、肿瘤的扩散 …… 76
　　三、肿瘤生长的生物学 …… 77
　　四、恶性肿瘤浸润和转移的机制 …… 78
第五节 肿瘤对机体的危害性 ……… 80
　　一、良性肿瘤对机体的危害性 …… 80
　　二、恶性肿瘤对机体的危害性 …… 80
第六节 良性肿瘤与恶性肿瘤的区别 …… 81
第七节 癌前病变、非典型增生、原位癌及
　　　　上皮内瘤变 ………………… 82
第八节 常见肿瘤举例 ……………… 83
　　一、上皮组织肿瘤 …… 83
　　二、间叶组织肿瘤 …… 86

三、淋巴造血组织肿瘤 …… 88
　　四、其他组织肿瘤 …… 90

第九节 肿瘤的病因学和发病学 …… 91
　　一、肿瘤发生的分子生物学基础 …… 91
　　二、环境致癌因素 …… 93
　　三、肿瘤发生的内因及其作用机制 …… 96

第六章 水、电解质代谢紊乱 **98**

第一节 水、钠代谢障碍 …………… 98
　　一、正常水、钠代谢 …… 98
　　二、水、钠代谢障碍 …… 99
第二节 钾代谢障碍 ………………… 103
　　一、正常钾代谢 …… 103
　　二、钾代谢障碍 …… 103
第三节 钙磷代谢障碍 ……………… 106
　　一、正常钙磷代谢、调节和功能 …… 106
　　二、钙、磷代谢障碍 …… 107

第七章 水肿 **110**

第一节 水肿的发病机制 …………… 110
　　一、血管内外液体交换平衡失调 …… 110
　　二、机体内外液体交换平衡失调 …… 111
第二节 水肿类型与特点 …………… 113
　　一、心性水肿 …… 113
　　二、肾性水肿 …… 113
　　三、肝性水肿 …… 114
　　四、肺水肿 …… 114
　　五、脑水肿 …… 115
第三节 水肿的特征和对机体的影响 …… 115
　　一、水肿的表现特征 …… 115
　　二、水肿对机体的影响 …… 116

第八章 酸碱平衡紊乱 **117**

第一节 酸碱物质的来源及平衡调节 …… 117
　　一、体液酸碱物质的来源 …… 117
　　二、机体对酸碱平衡的调节 …… 117
第二节 反映体内酸碱平衡变化的指标及其
　　　　意义 ………………… 120

第三节 单纯型酸碱平衡紊乱 ……………… 122
　　一、代谢性酸中毒 122
　　二、呼吸性酸中毒 124
　　三、代谢性碱中毒 125
　　四、呼吸性碱中毒 127
第四节 混合型酸碱平衡紊乱 ……………… 128
　　一、呼吸性酸中毒合并代谢性酸中毒 128
　　二、呼吸性碱中毒合并代谢性碱中毒 128
　　三、呼吸性碱中毒合并代谢性酸中毒 129
　　四、呼吸性酸中毒合并代谢性碱中毒 129
　　五、代谢性酸中毒合并代谢性碱中毒 129

第九章　缺氧　130

第一节 常用血氧指标及其意义 …………… 130
第二节 缺氧的类型、原因和发病机制 …… 131
　　一、低张性缺氧 131
　　二、血液性缺氧 132
　　三、循环性缺氧 132
　　四、组织性缺氧 133
第三节 缺氧时机体的功能和代谢变化 …… 134
　　一、呼吸系统的变化 134
　　二、循环系统的变化 134
　　三、血液系统的变化 136
　　四、中枢神经系统的变化 136
　　五、组织细胞的变化 137
第四节 影响机体对缺氧耐受性的因素 …… 137

第十章　发热　139

第一节 发热的原因和机制 ………………… 139
　　一、发热激活物 139
　　二、内生致热原 140
　　三、发热时的体温调节机制 141
第二节 发热的时相及热代谢特点 ………… 143
第三节 发热时机体的代谢功能变化 ……… 144
　　一、代谢变化 144
　　二、功能变化 144

第十一章　应激　146

第一节 应激原与应激分期 ………………… 146
　　一、应激原 146
　　二、应激的分期 146
第二节 应激反应的发生机制 ……………… 147
　　一、应激的神经内分泌反应 147
　　二、应激的急性期反应 149
　　三、细胞应激反应 150
第三节 应激时机体的代谢功能变化 ……… 151
　　一、代谢变化 151
　　二、功能变化 151
第四节 应激与疾病 ………………………… 152
　　一、应激与躯体心身疾病 152
　　二、应激与心理精神障碍 153

第十二章　休克　154

第一节 休克的病因和分类 ………………… 154
　　一、休克的病因 154
　　二、休克的分类 155
第二节 休克的分期和发病机制 …………… 156
　　一、休克早期 156
　　二、休克期 158
　　三、休克晚期 159
第三节 休克时细胞的代谢改变和器官功能
　　　　障碍 ……………………………… 160
　　一、休克时细胞的代谢变化和结构损伤 160
　　二、重要器官功能衰竭 161
　　三、多系统器官功能衰竭 163
第四节 常见休克的病变特点 ……………… 163
　　一、低血容量性休克 164
　　二、感染性休克 164
　　三、过敏性休克 164
　　四、心源性休克 164
　　五、神经源性休克 165

第十三章　弥散性血管内凝血　166

第一节 DIC 的病因和发病机制 …………… 166

一、病因 166
二、发病机制 166
第二节 影响 DIC 发生发展的因素 168
一、单核吞噬细胞系统功能受损 168
二、肝功能严重障碍 168
三、血液的高凝状态 168
四、微循环障碍 168
第三节 DIC 的分期和分型 169
一、分期 169
二、分型 169
第四节 DIC 时的功能代谢变化和临床
表现 169
一、出血 169
二、休克 170
三、器官功能衰竭 171
四、微血管病性溶血性贫血 171

第十四章 缺血－再灌注损伤 172

第一节 缺血－再灌注损伤的原因和影响
因素 172
一、原因 172
二、影响因素 172
第二节 缺血－再灌注损伤的发生机制 173
一、自由基的作用 173
二、钙超载 175
三、白细胞的作用 176
第三节 缺血－再灌注损伤时机体的功能
代谢变化 178
一、心脏的变化 178
二、脑的变化 178
三、其他器官的变化 179

下篇 各论 181

第十五章 心血管系统疾病 181

第一节 动脉粥样硬化 181
一、病因和发病机制 181
二、病理变化 183

第二节 冠状动脉粥样硬化和冠状动脉
硬化性心脏病 185
一、冠状动脉粥样硬化 185
二、冠状动脉硬化性心脏病 186
第三节 高血压病 188
一、病因和发病机制 188
二、类型和病理变化 190
第四节 风湿病 192
一、病因和发病机制 193
二、基本病理变化 193
三、各器官病理变化 194
第五节 慢性心瓣膜病 196
一、二尖瓣狭窄 196
二、二尖瓣关闭不全 197
三、主动脉瓣狭窄 197
四、主动脉瓣关闭不全 197
第六节 感染性心内膜炎 197
一、急性感染性心内膜炎 198
二、亚急性感染性心内膜炎 198
第七节 心肌炎和心肌病 198
一、心肌炎 198
二、心肌病 199
第八节 心力衰竭 200
一、心力衰竭的病因和分类 201
二、心力衰竭时机体的代偿反应 202
三、心力衰竭的发病机制 204
四、心力衰竭时机体主要的功能代谢变化 207

第十六章 呼吸系统疾病 209

第一节 慢性阻塞性肺疾病 209
一、慢性支气管炎 209
二、支气管哮喘 211
三、支气管扩张症 211
四、肺气肿 212
第二节 慢性肺源性心脏病 214
一、病因和发病机制 214
二、病理变化 214
三、临床病理联系 215

四、结局及并发症 …………………… 215

第三节　肺炎 …………………………… 215

　　一、大叶性肺炎 …………………… 215

　　二、小叶性肺炎 …………………… 218

　　三、间质性肺炎 …………………… 219

第四节　呼吸系统常见恶性肿瘤 ……… 220

　　一、鼻咽癌 ………………………… 220

　　二、肺癌 …………………………… 222

第五节　呼吸衰竭 ……………………… 225

　　一、呼吸衰竭的病因和发病机制 … 225

　　二、呼吸衰竭时机体主要的功能代谢变化 … 228

第十七章　消化系统疾病　231

第一节　胃炎 …………………………… 231

　　一、急性胃炎 ……………………… 231

　　二、慢性胃炎 ……………………… 231

第二节　消化性溃疡病 ………………… 233

　　一、病因和发病机制 ……………… 233

　　二、病理变化 ……………………… 234

　　三、结局及并发症 ………………… 234

第三节　病毒性肝炎 …………………… 235

　　一、病因和发病机制 ……………… 235

　　二、基本病理变化 ………………… 236

　　三、临床病理类型 ………………… 237

第四节　肝硬化 ………………………… 239

　　一、门脉性肝硬化 ………………… 240

　　二、其他类型肝硬化 ……………… 243

第五节　消化系统常见恶性肿瘤 ……… 244

　　一、食管癌 ………………………… 244

　　二、胃癌 …………………………… 246

　　三、结直肠癌 ……………………… 247

　　四、原发性肝癌 …………………… 249

第六节　肝功能衰竭 …………………… 251

　　一、肝功能衰竭的病因和分类 …… 251

　　二、肝功能衰竭对机体的影响 …… 251

　　三、肝性脑病 ……………………… 253

　　四、肝肾综合征 …………………… 257

第十八章　泌尿及生殖系统疾病　258

第一节　肾小球肾炎 …………………… 259

　　一、病因和发病机制 ……………… 259

　　二、基本病理变化 ………………… 261

　　三、常见病理学类型 ……………… 261

第二节　肾盂肾炎 ……………………… 267

　　一、病因和发病机制 ……………… 267

　　二、类型 …………………………… 267

第三节　肾功能衰竭 …………………… 269

　　一、急性肾功能衰竭 ……………… 269

　　二、慢性肾功能衰竭 ……………… 271

　　三、尿毒症 ………………………… 274

第四节　生殖系统常见疾病 …………… 276

　　一、慢性子宫颈炎及子宫颈癌 …… 276

　　二、子宫内膜增生症及子宫内膜癌 … 278

　　三、乳腺增生性病变及乳腺癌 …… 279

　　四、前列腺增生症及前列腺癌 …… 281

第十九章　常见神经及内分泌系统疾病　283

第一节　中枢神经系统疾病 …………… 283

　　一、感染性疾病 …………………… 283

　　二、神经元变性疾病 ……………… 287

　　三、缺氧与脑血管病变 …………… 290

　　四、神经系统常见并发症 ………… 291

第二节　内分泌系统疾病 ……………… 292

　　一、糖尿病 ………………………… 293

　　二、甲状腺疾病 …………………… 294

第二十章　常见传染病及寄生虫病　298

第一节　结核病 ………………………… 298

　　一、概述 …………………………… 298

　　二、肺结核病 ……………………… 301

　　三、血源性结核病 ………………… 304

　　四、肺外器官结核病 ……………… 305

第二节　伤寒 ·········· 306
　一、病因和发病机制 307
　二、病理变化与临床病理联系 307
　三、结局与并发症 308
第三节　细菌性痢疾 ·········· 309
　一、病因和发病机制 309
　二、病理变化与临床病理联系 309
第四节　阿米巴病 ·········· 310
　一、肠阿米巴病 310
　二、肠外阿米巴病 312
第五节　血吸虫病 ·········· 312
　一、病因和发病机制 313
　二、病理变化 313
　三、主要脏器病变 314
第六节　钩端螺旋体病 ·········· 315
　一、病因和发病机制 315
　二、病理变化与临床病理联系 315
第七节　流行性出血热 ·········· 316
　一、病因和发病机制 316
　二、病理变化 316
　三、临床病理联系 317
第八节　性传播性疾病 ·········· 317
　一、淋病 317
　二、尖锐湿疣 318
　三、梅毒 319
　四、艾滋病 320
第九节　深部真菌病 ·········· 322
　一、假丝酵母菌病 323
　二、曲菌病 323
　三、毛霉菌病 324
　四、隐球菌病 324
　五、放线菌病 324

附篇　325

附一　代谢综合征　325
第一节　病因和发病机制 ·········· 325
　一、病因 326
　二、发病机制 326
第二节　代谢与器官功能变化 ·········· 330
　一、代谢变化 330
　二、器官功能变化 330

附二　免疫性疾病　332
第一节　自身免疫性疾病 ·········· 332
　一、自身免疫性疾病的发病机制 332
　二、自身免疫病的类型 333
第二节　免疫缺陷病 ·········· 337
　一、原发性免疫缺陷病 338
　二、继发性免疫缺陷病 338

附三　病理学常用技术　339
　一、大体观察和组织细胞学技术 339
　二、免疫组织化学技术 339
　三、电子显微镜技术 341
　四、原位杂交技术 341
　五、原位多聚酶链式反应技术 342
　六、显微切割术 342
　七、激光扫描共聚焦显微术 342
　八、流式细胞术 342
　九、比较基因组杂交技术 343
　十、生物芯片技术 343
　十一、动物活体成像技术 344
　十二、图像分析和体视学技术 344

主要参考文献　346

绪 论

一、病理学的研究对象和任务

病理学（pathology）是研究疾病发生发展规律、阐明疾病本质的一门医学基础学科。病理学的任务是研究疾病发生的原因、发病机制、病理变化和转归。疾病过程中患病机体的细胞、组织和器官出现的形态结构、功能代谢改变是病理学的主要研究内容，为疾病的诊断、治疗和预防提供理论基础和实践依据。

二、病理学的主要内容

全书主要分为总论和各论两大部分。第 1~14 章为总论内容，第 15~20 章为各论内容。总论主要是研究和阐述存在于不同疾病中具有共性的基本病理变化，即疾病发生的共同规律，常称之为普通病理学（general pathology）；各论则是研究和阐述各系统、器官不同疾病的特殊规律，常称之为器官病理学（organic pathology）或系统病理学（systemic pathology）。例如肝炎、肺炎、肾炎等疾病，都有炎症的基本病理变化（变质、渗出和增生），这就是疾病发生的共同规律；但由于器官系统本身在形态结构、功能代谢上的不同，这几种炎症在病因、发病机制、病变特点、转归及临床表现和采取的防治措施上各有不同，这就是器官系统疾病的特殊规律。各论中同时阐述了各系统许多疾病发展到严重时出现的共性的病理过程，如心力衰竭、呼吸衰竭等。总论是学习各论的必要基础，学习各论必须要紧密联系总论中学过的基本知识，认识疾病的共同规律有利于认识疾病的特殊规律，反之亦然。因此，病理学总论和各论构成统一整体，在学习时应互相参考，不可偏废。此外，在本书最后设附篇，介绍代谢综合征、免疫性疾病及病理学常用技术，以丰富病理学的学习内容，而且为后续的临床课程的学习和科学研究提供参考。

在病理学的理论体系中，着重研究患病机体的形态结构改变，称之为病理学或病理解剖学（pathologic anatomy）；着重研究患病机体的功能代谢改变，称之为病理生理学（physiopathology）。两者从不同的角度、采用不同方法研究疾病的本质，两者相辅相成、不可分割，应融为一体进行学习。随着时代的发展，不仅基础医学和临床医学的紧密结合在病理学研究和临床实践中显示出巨大的生命力，而且形态的研究与功能的研究相结合也已成为病理学学科发展的必由之路，这正适应了全方位、多学科、相互渗透、相互融合的医学发展新趋势。

三、病理学在医学中的地位

在医学教育中，病理学是联系基础医学与临床医学的桥梁学科，在医学体系中占有重要地位，是医学生成长为临床医生的必修课程。通过学习疾病的基本病变、相应的形态结构和功能代谢改变，联系疾病引起的临床表现，掌握疾病的发生发展规律，为今后的临床医学学习打下坚实的基础。要学好病理学，首先应以解剖学、组织胚胎学、生理学、生物化学、分子生物学、微生物学、寄生虫学、免疫学等课程为学习基础；同时，由于病理学能为临床医学提供学习疾病知识的必要理论，而临床医学又不断地向病理学提出新的研究课题，因此，病理学在医学教学体系中起着承上启下的作用。

在医疗实践中，病理学与临床各科有着十分密切的联系，这是因为病理学是诊断疾病最可靠的方法。虽然随着医学科学的发展，临床医学诊断疾病的手段日渐增多，如影像学诊断技术、内镜检查、实验室特殊检测等，这些技术在疾病的发现和诊断上都起到了重要的作用，但很多疾病的最后确诊，还得依赖于病理诊断。如细胞学检查及活体组织检查，在发现早期肿瘤、鉴别肿瘤良恶性等方面有重要的作用；病理诊断和尸体解剖在医疗纠纷和医疗事故鉴定中起着十分重要的举证作用。病理学的一些诊断技术（如免疫组织化学技术），已应用于治疗领域，如分子靶向治疗等。

在医学科学研究中，病理学研究是重要的不可替代的基础和平台。各种有关疾病的研究均需以正确的病理诊断为依据。现代病理学吸收了当今生命科学的最新研究方法和新技术，使病理学的观察从器官、组织、细胞水平，深入到亚细胞、分子水平，这不仅使病理学的研究更加深入，同时也使病理学的研究方法渗透到各基础学科、临床医学、预防医学和药理学等方面。临床医学中一些症状、体征的解释，新病种的发现和预防，新药物的研制和毒副作用的判断等都离不开病理学的鉴定和解释。

综上所述，病理学在医学教育、临床医疗和科学研究上都具有十分重要的作用，其不仅是一门理论性很强的学科，也是一门实践性很强的学科。只有理论和实践密切结合，才能促进病理学的不断发展，充分发挥其在医学科学领域中的作用。从更为广泛的意义来说，病理学是掌握现代医学与临床实践所必须具备的科学知识和研究方法。

中医药院校开设病理学课程，不仅可引导学生从现代医学角度对患病机体的病理变化有一个完整的动态认识，使学生深入了解疾病的本质，也可为学生学习后续的临床医学，以及今后从事中医药学的诊疗和研究奠定必要的病理学基础知识。要实现中医药的现代化，就必须与现代医学相结合，发挥各自的优势，取长补短，为人类健康做出更大贡献。

四、病理学的研究方法

根据研究对象的不同，病理学的研究方法可分人体病理学和实验病理学，前者通过尸体解剖或从患者体内得到的材料为研究对象对疾病做出最后的诊断，后者则以疾病的动物模型或在体外培养的细胞为研究对象进行医学研究。

（一）人体病理学研究

1. 尸体解剖检查（autopsy） 简称尸检，即对病死者的遗体进行病理剖验，是病理学的基本研究方法之一。尸检不仅可以直接观察疾病的病理变化，从而明确疾病的诊断，查明死亡原因；帮助临床相关学科探讨、验证诊断和治疗是否正确和恰当，总结经验，以提高医疗服务质量，培养医学人才，并为医疗事故和医疗纠纷的正确解决提供证据；而且能够及时发现并确诊某些传染病、地方病、流行病以及新发生的疾病，为防疫部门采取防治措施提供依据；此外，通过尸检还可积累疾病的人体病理材料，以供深入研究和教学所用。目前我国尸检还处于较低水平，亟待立法和大力宣传教育。

2. 活体组织检查（biopsy）　简称活检，即用局部切除、钳取、穿刺、搔刮等手术方法，从患者活体获取病变组织进行病理诊断。活检是目前研究和诊断疾病广为采用的方法，特别是对良恶性肿瘤的诊断有重要的意义。活检能及时、准确地对疾病做出病理诊断，为指导治疗、估计预后提供依据。必要时在手术过程中做冰冻切片快速病理诊断，以确定病变性质，协助临床医生选择最佳的手术治疗方案。由于活检取下的材料新鲜，能基本保存病变组织的结构，能较好地反映病变特点，还可采用一些新的研究方法（如免疫组织化学、电子显微镜、细胞培养、液态活检等）对疾病进行更为深入的研究。

3. 细胞学检查（cytology）　是通过采集病变处脱落的细胞，涂片染色后进行病理诊断。细胞的来源可以是运用各种采集器在病变部位直接采集的脱落细胞（如宫颈刮片、食道拉网）；也可以是自然分泌物（如痰、前列腺液）、渗出液（如腹水）及排泄物（如尿液）中的细胞；也可用内镜或细针穿刺病变部位等方法采集细胞。细胞学检查多用于肿瘤的普查和诊断，此法因所需设备简单、操作方便、患者痛苦少、费用低而易被人们接受，但多数情况下要确定恶性肿瘤时则需进一步做活检证实。

（二）实验病理学研究

1. 动物实验（animal experiment）　是在适宜的动物身上复制出某些人类疾病或病理过程的模型，以便进行病因学、发病机制、病理改变及疾病转归的研究。此外，利用动物实验还可以进行治疗方法、药物筛选和不良反应的观察。动物实验的优点是可以弥补人体病理学研究的局限和不足，但动物与人类之间存在着物种上的差异，因此，动物实验的结果仅具有参考价值而不能直接套用于人体。

2. 组织和细胞培养（tissue and cell culture）　将某种组织或细胞用适宜的培养基在体外培养，可研究在各种病因作用下细胞、组织病变的发生和发展。近年来通过体外培养建立了不少人体和动物肿瘤细胞系或细胞株，对研究肿瘤细胞的生物学特性和进行分子水平的研究起了重要的作用。这种方法的优点是周期短、见效快、节省开支、因素单纯、易于控制；缺点是孤立的体外环境毕竟与复杂的体内整体环境有很大的不同，故不能将体外研究的结果与体内过程简单地等同看待。

五、病理学的发展简史

人类自诞生以来，始终与疾病共存，因此对疾病的病因和性质的探索从来没有停止过。病理学是在人类探索和认识自身疾病的过程中应运而生的，其发展必然受到人类认识自然能力的制约。在远古时代，对生病的解释往往归结于神灵或巫术。随着生产力的发展，大约在周、秦时期，就有"夫八尺之士，皮肉在此，外可度量切循而得之，其死可解剖而视之"的论述。我国秦汉时期的《黄帝内经》、汉代张仲景的《金匮要略》《伤寒论》，隋唐时代巢元方的《诸病源候论》，南宋时期宋慈的《洗冤集录》等名著，均对病理学的发展做出了一定的贡献。

在西方，随着文艺复兴运动自然科学的发展，激励人们用实验、观察、分析的方法去了解人体和疾病，尸体解剖开始在欧洲开展。意大利医学家莫尔加尼（Morgagni，1682—1771）根据 700 余例尸检材料，于 1761 年出版了五卷本的《论疾病的位置和原因》一书，认为不同疾病是由相应器官的形态改变引起的，创立了器官病理学，标志着病理形态学研究的开始。1858

年，德国病理学家鲁道夫·魏尔啸（Rudolf Virchow，1821—1902）在显微镜的帮助下，首创出版了《细胞病理学》(celluar pathology)，指出"疾病是异常细胞事件"，不仅对病理学而且对整个医学的发展做出了具有历史意义的划时代的贡献。直到今天，他的学说还继续影响着现代医学的理论和实践。此后的一个半世纪，经过数代人的实验和临床研究，逐渐形成并完善了病理学的体系。

20世纪60年代，随着电子显微镜技术的发展，使病理形态学进入到亚细胞水平。近30余年来，随着分子和细胞生物学、免疫学、遗传学的发展，大量新技术应用于病理学的研究，极大地推动了传统病理学的发展。学科之间互相渗透为病理学带来新的动力和机遇，病理学出现了许多新的分支学科，如免疫病理学、分子病理学、遗传病理学等，促使病理学从细胞和亚细胞水平深入到分子水平，从人类遗传基因突变和染色体畸变等去认识有关疾病，研究疾病的起因和发病机制。计量病理学，以及图像分析和体视学技术，将病理形态学观察结果从定位、定性直至定量，使研究结果更具客观性、重复性和可比性。数字病理学可借助图像数字化以及数字存储传输技术，将病理切片转化为数字切片，可直接在电脑上进行阅片、教学、科学研究和远程会诊。病理学的这些发展大大加深了对疾病本质的认识，同时也为许多疾病的防治开辟了光明的前景。随着科学研究的飞跃发展，病理学这门古老的学科正发生着巨大的改变，预示病理学发展的又一个新时期的到来。

我国现代病理学始建于20世纪初，一个多世纪以来，一代又一代的病理学家为我国病理学的发展、病理学教学以及师资培养呕心沥血，艰辛创业，功绩卓著。在他们的主持和参与下，我国从无到有地编著了具有我国特色的病理学教科书和参考书，并不断修订完善；同时，大力推进我国的病理尸检、活检以及科研工作，对长期以来严重危害我国人民健康的地方病和寄生虫病、肿瘤以及心血管疾病等常见病、多发病进行了广泛深入的研究，取得了丰硕的成果。这些成就不仅对我国当前病理学教学、科研和检验工作，而且对今后我国病理学的发展，都起着重要的作用。

上篇 总 论

第一章 疾病概论

健康（health）与疾病（disease）是一组对应的概念，在个体生活过程中可以相互转化，介于其间尚有亚健康状态之说。本章就目前的一些认识阐述如下。

第一节 健康与疾病的概念

一、健康

世界卫生组织（World Health Organization，WHO）提出：健康（health）不仅是没有疾病和衰弱现象（infirmity），而且是一种躯体上、精神上和社会适应上处于完好的一种状态（state of complete well-being）。长期以来，人们常常以为健康就意味着没有生病，只注重生物学意义上的身体健康。实际上，人是在社会中生活的，具有社会属性，一个躯体完好的人，如果心理状态不良或社会适应能力差，依然应该认为是一种不健康的表现。

二、疾病

（一）疾病

目前认为疾病（disease）是机体在一定病因和条件作用下，因机体稳态破坏而导致的异常生命活动，表现为组织和细胞功能代谢和形态结构的变化，并引起各种症状、体征和社会行为的异常。

（二）病理过程和病理状态

1. 病理过程（pathological process） 是指存在于不同疾病中所共同的、具有内在联系的功能代谢和形态结构变化的综合过程。病理过程既可以局部表现为主，如炎症、血栓形成、梗死等；也可以全身表现为主，如发热、缺氧、休克等。一种疾病可以包含多种病理过程，如细菌性肺炎可发生炎症、发热、缺氧等病理过程；多种不同的疾病也可发生相同的病理过程，如细菌性痢疾和大叶性肺炎都是以大量纤维素渗出为特征的炎症性疾病。

2. 病理状态（pathological state） 是指发展极慢或相对稳定的局部形态变化，常为病理过程的后果，如创伤后形成的瘢痕、类风湿关节炎所致的关节强直等。

三、亚健康

亚健康（sub-health）是指介于健康与疾病之间的生理功能低下状态。这种状态可体现在躯体、心理及人际交往各方面，其临床有疲乏无力、精神不振、焦虑、烦躁、易怒、失眠；产生被抛弃和遗忘的孤独感，与社会成员关系不稳定等表现；但临床检查却没有明显的病理变化。亚健康状态群体很大，约占人群的75%，尤其中老年人是高发人群，应引起重视，并通过综合防治，争取从亚健康状态向健康状态发展，防止向疾病方向发展。

四、老化或衰老

老化（ageing）或衰老（senescence）是机体在增龄过程中由于形态改变、功能减退、代谢失调而导致机体内环境紊乱和对外部环境适应力下降的综合状态。老化倾向于描述生理性增龄过程，而衰老则指伴有严重退行性变的、快速的病理性老化。由于衰老机体内环境紊乱，对外部环境适应力下降，使老年人对许多疾病的易感性增加。

第二节　病因学

病因学（etiology）主要研究疾病发生的原因和条件。

一、疾病发生的原因

疾病发生的原因称为致病因素，简称为病因，是指能引起某种疾病发生的特定因素，即引起疾病的必不可少的、决定疾病特异性的因素，没有病因就不可能发生相应的疾病。病因种类很多，一般可分为以下几类：

1. 生物性因素　是最常见的病因，包括各种病原微生物和寄生虫，如细菌、病毒、真菌、立克次体、螺旋体，以及原虫、蠕虫等。这类病因的致病作用主要是病原体通过一定途径侵入机体并生长繁殖，引起疾病的传播；病原体能否引起疾病，除与其侵袭力、毒力和入侵数量有关外，还与机体的防御功能及其对病原体的感受性有关。

2. 物理性因素　包括各种机械力、温度（高温或低温）、大气压（高气压或低气压）、电流、电离辐射等。物理性因素的致病作用与其强度、作用部位和持续时间有关，对组织、器官的损伤多无明显的选择性，一般潜伏期很短，甚至没有潜伏期，而且常仅在疾病发生时起作用，并不参与疾病的进一步发展。

3. 化学性因素　包括无机毒物（如强酸、强碱、一氧化碳、汞、砷、苯、氰化物等）、有机毒物（如有机磷农药等）和生物性毒物（如蛇毒、毒蕈等）。化学性因素的致病作用与其浓度、毒性以及作用部位和持续时间有关；对组织、器官多有一定的选择性毒性作用，如一氧化碳易与血红蛋白结合而使其失去携氧能力；在疾病发生发展的整个过程中都起作用，可被体液稀释、中和或被机体解毒。

4. 营养因素　维持生命活动的各种必需物质，包括植物纤维、蛋白质、脂肪、糖、维生素、氧、水、无机盐以及微量元素等缺乏或过多均可引起疾病。如食物中缺碘可致甲状腺肿；

维生素 D 缺乏可致佝偻病；而长期摄入大量高热量食物则可致肥胖病；氧过多可致氧中毒。

5. 遗传性因素　遗传性因素直接致病主要是通过基因的突变和染色体畸变而发生的。基因突变引起分子病，如白化病、血友病等；染色体畸变引起染色体病，如先天愚型等。但是遗传物质的改变有时并不直接引起疾病，而只是使机体获得容易发生某种疾病的倾向，称为遗传易感性；具有这种"遗传素质"的机体，在一定的环境因素作用下则可发生相应的疾病，如高血压病、糖尿病、消化性溃疡、精神分裂症等。

6. 先天性因素　是指能够损害正在发育胎儿的有害因素。由先天性因素引起的疾病称先天性疾病，如孕妇在妊娠早期感染风疹病毒可致胎儿先天性心脏病、感染梅毒可致胎儿先天性梅毒等。某些由遗传物质改变引起的先天性疾病，是可遗传的，如先天愚型。

7. 免疫性因素　是指异常的免疫反应。机体对外源性或内源性抗原刺激所产生的、能造成组织损害和功能障碍的过高免疫反应，称为超敏反应（hypersensitivity）或变态反应（allergy），如青霉素所致过敏反应，花粉所致支气管哮喘等；机体对自身抗原引发的免疫反应并造成自身组织损害的疾病，称为自身免疫性疾病（autoimmune disease），如全身性红斑狼疮、类风湿关节炎等；机体因免疫功能低下或缺乏所致疾病，称为免疫缺陷病（immunodeficiency disease），如艾滋病（acquired immunodeficiency syndrome，AIDS）等。

8. 精神、心理和社会因素　长期忧虑、恐惧、悲伤等过度的精神刺激对某些疾病，如神经官能症、精神分裂症、高血压病、消化性溃疡的发生发展等具有重要作用；心理和行为异常（变态心理）可致变态人格；社会因素如社会经济状态、营养和居住条件、自然环境状态、医疗保健制度均与疾病的发生密切相关。

二、疾病发生的条件

疾病发生的条件主要是指在病因作用于机体的前提下，能影响疾病发生的各种机体内外因素。条件本身并不能直接引起疾病，与疾病的特异性无关。例如结核病，结核杆菌是其病因，没有结核杆菌就不会出现结核病。但营养状况、生活条件、体育锻炼等能影响结核病的发生。当营养不良、居住条件恶劣、过度疲劳等因素存在时，能削弱机体的抵抗力，少量的结核杆菌感染就可引起结核病。反之，充足的营养、良好的生活条件、适量的体育锻炼，则能增强机体的抵抗力，即使有少量结核杆菌入侵，也可不发生结核病。

疾病发生的条件中能加强病因作用并促进疾病或病理过程发生的因素称为诱因（precipitating factor），如受寒、过度劳累、醉酒等因素均可降低呼吸道黏膜的防御功能而成为大叶性肺炎的诱因。当某些疾病的病因、条件分不清楚时，可笼统地将促进该疾病发生的因素称为危险因素（dangerous factor），如高脂血症是动脉粥样硬化的危险因素。

疾病发生的条件可分为内部条件和外部条件。内部条件包括机体的年龄、性别、免疫功能状态等个体差异，常可影响疾病的发生。如小儿因防御功能尚未发育完善而易患呼吸道和消化道传染病等；老年人易患冠心病、退行性骨关节炎等。外部条件包括自然、地域、社会环境因素等，均能影响疾病的发生，如夏秋季易发生消化道疾病，冬春季易发生呼吸道传染病；贫困的生活、恶劣的卫生和劳动环境等对疾病的发生也有一定的作用。

第三节　发病学

发病学（pathogenesis）主要研究疾病发生和发展过程中的一般规律和共同机制。

一、疾病发生发展的基本规律

各种疾病虽然由各自不同的病因所引起，并在其发生发展过程中有着各自不同的特殊规律，但各种疾病之间仍存在着某些普遍的、共同具有的基本规律。

（一）疾病过程中的损伤与抗损伤

对损伤做出抗损伤反应是生物机体的重要特征，如机械力可导致组织破坏、出血、血压下降等损伤；同时，机体会有血管收缩、凝血因子激活等一系列抗损伤反应。损伤与抗损伤的斗争贯穿于疾病的始终，它们各自构成矛盾的两个方面，两者间相互联系又相互斗争，这是推动疾病发展的基本动力，常常决定疾病的发展和转归。当机体抗损伤反应占主导地位时，各种防御功能和代偿措施增强，疾病向好的方向转化，并趋向缓解和康复；当机体以损伤性变化占主导地位时，疾病则逐渐恶化，甚至死亡。疾病过程中的损伤与抗损伤变化并无严格的界限，而且可以互相转化，抗损伤变化可转变为损伤性变化，如外周血管收缩虽有利于血压的回升，但细小动脉的持续痉挛又会加重微循环障碍而使组织的缺氧性损伤更为严重。一旦抗损伤反应转化为损伤性反应时，则应全力消除或减轻它，以使病情稳定或好转。

（二）疾病过程中的因果转化

疾病的因果转化规律是指在原始病因作用下，机体出现的某些变化（结果），又可作为疾病过程中新的原因而引起另一些变化，如此因果交替和转化，促使疾病得以不断发展。若因果转化的结果使病情更趋恶化，称为恶性循环；反之，若因果转化的结果使疾病向好的方向转化或康复，则称为良性循环。医务人员应采取积极有效的治疗措施，阻断恶性循环中的主导环节，促进良性循环，使疾病朝向有利于康复的方向发展。现以创伤失血为例说明其因果转化规律（图 1-1）。

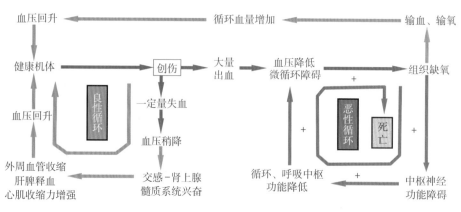

图 1-1　机体创伤失血的因果转化

（三）疾病过程中局部与整体的关系

任何疾病，基本上都是整体疾病。疾病都有局部表现和全身反应，局部病变可通过神经－体液途径引起机体的整体反应，而机体的整体反应也可影响局部病变的发展和经过；局部与整体互相影响、互相制约、互相转化。例如：局部病变疖肿是化脓性炎，它在局部引起充血、水肿等炎症病变，但严重时可出现白细胞升高、发热等全身反应；反之，有时疖看似局部病变，给予单纯局部治疗效果不佳，仔细追查，发现局部的疖实为全身代谢障碍疾病——糖尿病的局部表现，只有治疗糖尿病后局部疖才会得到控制。因此，在疾病过程中要具体分析究竟是全身性反应还是局部性病变占主导地位，并针对主导环节采取积极措施，才有利于疾病的康复。切不可只顾局部而忽视全身，或只重视全身而忽视局部。

二、疾病发生发展的基本机制

疾病的发生机制是研究疾病为何发生和如何发生的问题。尽管不同疾病具有其特殊的发病机制，但各种疾病的发生仍存在着普遍的、共同的基本机制，可归纳为四种。

（一）神经机制

神经系统在人体生命活动的维持和调控中起主导作用，其基本调节方式为神经反射。许多疾病的发生都可能有神经机制的参与：①病因通过神经反射引起相应器官功能代谢甚至结构的改变是最常见的神经机制，如失血性休克所致微循环障碍等；②病因直接损伤神经组织的结构而致病，如病毒性脑炎、脑外伤等；③长期精神紧张、忧虑等原因导致大脑皮质功能紊乱、皮质下中枢失控也可引起疾病，如高血压病、胃溃疡病等。

（二）体液机制

体液是维持机体内环境稳定的重要因素。体液因子包括各种内分泌激素、神经递质以及细胞因子等。当体液因子的质量、数量或活性发生改变而使机体稳态破坏、内环境紊乱时，即可导致疾病的发生。体液因子主要通过以下几种作用方式引起组织和细胞功能代谢和结构的损伤：①内分泌（endocrine）作用：指体内一些特殊的分泌细胞分泌的化学活性物质（如激素等），通过血液循环输送到身体的各个部分，被远处靶细胞上的受体识别并发挥作用；②旁分泌（paracrine）作用：指细胞分泌的信息分子（如神经递质、生长因子等），仅作用于邻近的靶细胞；③自分泌（autocrine）作用：指细胞能对自身分泌的信息分子（如生长因子）起反应，即分泌细胞和靶细胞为同一细胞；④内在分泌（intricrine）作用：近年来还发现有些细胞产生的相关蛋白因子无需向细胞外分泌而直接在细胞内起作用，称为内在分泌。

体液因子的分泌常受神经机制所调节，故疾病的发生多有神经、体液机制的共同参与，如过度应激反应就是通过一系列神经、体液因素，引起机体稳态的破坏。

（三）组织细胞机制

病因可直接或间接作用于组织、细胞，造成某些细胞的结构损伤和功能障碍，导致疾病的发生。疾病发生的细胞机制主要有四种：①病因直接无选择性地损伤组织、细胞，如高温所致烧伤等；②病因直接有选择性地损伤组织、细胞，如乙型脑炎病毒所致脑神经细胞损伤；③病因引起细胞器功能障碍，如缺氧可使线粒体能量代谢障碍，以致ATP生成不足、细胞功能降低；④病因造成细胞膜功能障碍，如细胞内ATP减少可使细胞膜Na^+-K^+-ATP酶（Na^+泵）失活而致细胞水肿。

（四）分子机制

蛋白质和核酸是有机体生命现象的主要分子基础。当蛋白质和核酸受病因作用而发生分子水平的异常变化时，可引起组织细胞的损伤而导致疾病的发生。疾病发生的分子机制主要有以下五种：①血浆蛋白病：是由血浆蛋白缺陷所致，如血友病是因遗传缺陷引起某些凝血因子缺乏，使机体凝血功能障碍而易发生出血倾向；②血红蛋白病：是由血红蛋白结构异常或合成障碍所致，如地中海贫血是因珠蛋白基因缺陷引起血红蛋白合成障碍，使红细胞膜通透性和脆性改变而致的溶血性贫血；③遗传性酶病：是由遗传性酶蛋白异常所致，如白化病是因基因突变引起酪氨酸酶缺乏，使细胞的黑色素生成障碍；④受体病：是由受体数量、结构和功能异常所致，如家族性高胆固醇血症是因基因突变引起低密度脂蛋白（low density lipoprotein，LDL）受体缺陷，使血浆 LDL 增高，属于遗传性受体病。此外，因机体产生抗受体的自身抗体也可引起受体病，称为自身免疫性受体病，如重症肌无力；⑤膜转运障碍疾病：是由细胞膜特异性载体蛋白缺陷所致，如肾性糖尿病是因遗传缺陷引起肾小管上皮细胞膜吸收糖类的载体蛋白缺乏而出现尿糖。有些蛋白质的异常发生在翻译后的异常折叠或修饰，导致空间构象改变，称为构象病，如克－雅病。

各种致病原因无论通过何种途径引起疾病，在疾病过程中都会表现出分子水平上的异常；与之相反，分子水平的异常也会在不同程度上影响正常生命活动。因此，近年来从分子水平研究生命现象和疾病的发生机制引起了人们的极大重视，出现了所谓的分子病理学（molecular pathology）或分子医学（molecular medicine）。

第四节　疾病的经过与转归

一、疾病的经过

疾病都有一个发生发展的过程。通常可将疾病的经过分为四期（急性传染病中表现比较明显）。①潜伏期：指病因侵入机体到出现临床症状的阶段。传染病的潜伏期比较明显，有一定的时间，而创伤、烧伤等则无潜伏期。认识不同疾病潜伏期的长短有助于临床诊断及尽早隔离。②前驱期：指症状开始出现到发生典型症状前的阶段。前驱期主要表现为头痛、乏力、食欲不振、全身不适等非特征性症状。前驱期的及时发现有利于疾病的早期诊断、早期治疗。③临床症状明显期：指出现该疾病典型的特征性临床表现的阶段，对疾病的诊断具有重要价值。④转归期：疾病的转归或结局是疾病过程的终结阶段，有康复（rehabilitation）和死亡（death）两种表现形式。

二、疾病的转归

（一）康复

1. 完全康复　是指疾病的损伤性变化完全消失，其结构得以修复，功能代谢得以恢复，机体重新恢复稳态，又称为痊愈。

2. 不完全康复　是指疾病时机体所发生的损伤性变化虽未完全消失，但已经得到控制，机体通过各种代偿机制可以维持相对正常的生命活动，主要症状消失，有时可遗留后遗症。

（二）死亡

死亡是指机体作为整体功能的永久性停止。

1. 死亡的原因 死亡可以分为生理性死亡（衰老死亡或自然死亡）和病理性死亡两种，但生理性死亡甚为少见。病理性死亡的原因有：①生命重要器官如脑、心、肾、肺、肝等发生不可恢复性的损伤；②慢性消耗性疾病如恶性肿瘤、严重的肺结核病和营养不良等引起全身的极度衰竭；③某些意外原因如电击、溺水、中毒、窒息、严重创伤等引起呼吸、循环功能急剧障碍而发生急性死亡。

2. 死亡过程 传统的死亡概念认为，死亡是渐进性过程，一般将其分为三期。

（1）濒死期（agonal stage）：指机体脑干以上的中枢神经处于深度抑制状态，各系统功能严重障碍，主要表现为反应迟钝或消失、意识模糊或丧失、血压下降、呼吸和循环功能进行性下降等。

（2）临床死亡期（stage of clinical death）：主要标志是心跳、呼吸停止和各种反射消失。此期的持续时间一般为6~8分钟，系大脑血流完全停止后所能耐受缺氧的时间。在临床死亡期，机体器官仍在进行着微弱的代谢活动，仍有复活的可能，特别是由意外原因引起的急性死亡，经一系列急救措施可以使患者复活。

（3）生物学死亡期（stage of biological death）：是死亡过程的最后阶段，机体各器官的代谢活动相继停止，是生命活动的不可恢复阶段，死者逐渐出现尸斑、尸冷、尸僵，最后开始腐败。

3. 脑死亡（brain death） 脑死亡是指全脑功能不可逆的永久性停止。

（1）脑死亡的主要指征：①自主呼吸停止，是脑死亡的首要指征；②不可逆性深昏迷和对外界刺激无反应性；③瞳孔放大或固定；④脑干反射消失，包括瞳孔对光反射、视听反射、角膜反射、恶心反射等消失；⑤脑电波消失；⑥脑血管灌流停止，如能被脑血管造影等技术所证实即可宣告脑死亡。

（2）判断脑死亡的意义：脑死亡者作为整体已经死亡，不可能再恢复意识，更不可能复活。因此，脑死亡既意味着人的临床死亡，又意味着人的社会死亡，及时判断脑死亡具有重要的临床意义和社会意义：①脑死亡一旦确定，就意味着在法律上已经具备死亡的合法依据，可协助医务人员判断死亡时间和确定终止复苏抢救的界线，以减轻社会和家庭的负担，以及家属的精神压力；②脑死亡者的脑以外器官在一定时间内仍有血液供应，能提供最新鲜的器官移植材料，以挽救其他患者。

植物状态（vegetative state）是指脑认知功能和意识的丧失，但有睡眠–觉醒周期，有自主呼吸，有脑干反射，因此有恢复的可能，故不能将植物状态与脑死亡混淆。

4. 临终关怀与安乐死 临终关怀是指为临终病人及其家属提供医疗、护理、心理、社会等全方位的服务与照顾，使病人在较为安详、平静中接纳死亡。安乐死是指患有不治之症的病人在濒死状态时，为了免除病人精神和躯体上的极端痛苦，用医学方法结束其生命。虽然安乐死提出了多年，但因其涉及众多的医学、社会学和伦理学问题尚未解决，许多国家（包括我国）尚未通过立法施行。

第二章　细胞和组织的适应、损伤与修复

　　细胞是构成机体组织和器官的基本单位。正常细胞的生命活动是在内、外环境的动态平衡过程中进行的。细胞、组织和器官耐受内、外环境中各种因子的刺激作用而得以存活的过程，称为适应（adaptation）。适应在形态上表现为萎缩、肥大、增生和化生。

　　细胞和组织遭受不能耐受的有害因子刺激时，则可能引起损伤（injury），表现出代谢功能和形态结构的变化。较轻的细胞损伤是可逆性的，严重的细胞损伤是不可逆性的，最终引起细胞死亡。正常细胞、适应细胞、可逆性损伤细胞和不可逆性损伤细胞之间可呈现连续变化过程（图 2-1）。

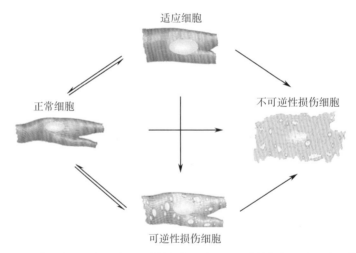

图 2-1　正常细胞、适应细胞、可逆性损伤细胞和不可逆性损伤细胞间关系模式图

第一节　细胞和组织的适应

一、萎缩

　　萎缩（atrophy）是指发育正常的实质细胞体积缩小导致组织或器官的体积缩小。萎缩的器官常伴有细胞数量的减少。当实质细胞萎缩时，常可继发间质结缔组织增生。萎缩与发育不全（hypoplasia）、未发育（aplasia）不同，后两者是指器官或组织未充分发育至正常大小，或处于根本未发育的状态。细胞萎缩的机制可能是蛋白质合成减少而分解增多，以适应其生存

环境的变化。

（一）类型

萎缩可分为生理性萎缩和病理性萎缩两类。生理性萎缩是生命过程中的正常现象，指有些组织和器官在机体生长发育到一定阶段时逐渐出现的萎缩，如青春期后的胸腺组织萎缩、更年期后的性器官萎缩等；病理性萎缩是在病理状态下发生的，依其发生范围可分为全身性和局部性萎缩两种。

1. 全身性萎缩　是由于机体摄入蛋白质等营养物质不足（如胃肠道疾患所致长期消化、吸收不良），或因疾病使营养物质消耗过多（如慢性消耗性疾病及晚期恶性肿瘤）而引起的全身萎缩。这种萎缩常先累及脂肪组织，其次为肌肉、脾、肝等器官，最后是心和脑。

2. 局部性萎缩　是由于某些局部因素影响而发生的局部组织和器官的萎缩。常见的有：①动脉粥样硬化症引起肾、脑动脉供血不足而发生肾、脑的营养不良性萎缩；②肾盂积水、脑积水长期压迫肾、脑实质引起的压迫性萎缩；③骨折后肢体长期固定而不活动所致的肌肉、骨骼废用性萎缩；④脑、脊髓神经损伤引起所支配器官组织的去神经性萎缩；⑤由于内分泌功能低下、靶器官缺乏正常刺激而引起的内分泌性萎缩，如患西蒙病（Simmond disease）时，由于垂体功能低下，可引起靶器官如甲状腺、肾上腺及性腺等萎缩。

（二）病理变化

1. 肉眼观　萎缩的器官或组织体积缩小、重量减轻、颜色加深或呈褐色。当萎缩伴有间质结缔组织增生时，质地变韧。萎缩器官的包膜可因结缔组织增生而稍增厚。心脏萎缩时体积缩小、重量减轻，其表面冠状动脉因心脏缩小而弯曲如蛇行状（图 2-2）。

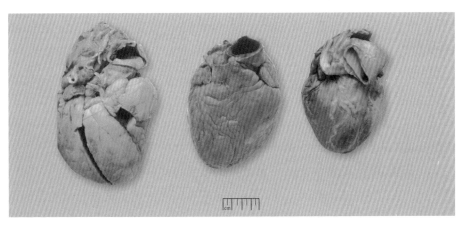

图 2-2　心脏肥大与萎缩
左：肥大心脏；中：正常心脏；右：萎缩心脏

2. 光镜下　萎缩器官的实质细胞体积缩小或伴有细胞数目减少，可见间质结缔组织增生。萎缩细胞胞质浓缩，胞质中见褐色颗粒，称脂褐素（lipofuscin），在心肌细胞及肝细胞内多见，常位于胞核的两端或周围。当这种脂褐素明显增多时，器官可呈棕褐色，故有"褐色萎缩"之称。

3. 电镜下　萎缩细胞的细胞器如线粒体、内质网减少，但自噬泡增多。自噬泡可将细胞器碎片进行消化，不能被消化的物质则形成残存小体，即光镜下的脂褐素颗粒。

萎缩的器官功能大多下降。轻度病理性萎缩，去除病因后，萎缩的细胞可恢复正常；如病因持续存在，萎缩的细胞最终可死亡并逐渐消失，导致数目减少。

二、肥大

由于实质细胞体积增大引起组织和器官的体积增大称为肥大（hypertrophy），有时肥大也可伴有细胞数量的增多。肥大可发生于生理状态下和病理状态下。按其诱发原因，又分为代偿性肥大和内分泌性肥大，如妊娠期子宫和哺乳期乳腺发生生理性肥大，属于由激素引发的肥大，称为内分泌性肥大（endocrine hypertrophy）。骨骼肌和心肌是不具分裂能力的永久性细胞，只能发生代偿性肥大以适应其工作负荷的增加，如生理状态下，运动员的骨骼肌肥大；病理状态下，高血压病人左心室排血阻力增加所致的左心室心肌肥大（图2-2）。

细胞的肥大导致由其组成的组织和器官体积增大、重量增加和功能增强，通常具有功能代偿意义，多属于代偿性肥大（compensatory hypertrophy）；当代偿而肥大的器官超过其代偿限度时便会失代偿（decompensation），例如高血压病时肥大心肌的失代偿引发左心衰竭。

三、增生

器官或组织的实质细胞数目增多称为增生（hyperplasia）。细胞增生可致组织、器官的体积增大。增生常与激素和生长因子的作用有关，并随相关引发因素的去除而停止，这种适应性增生显然不同于肿瘤性增生。但是过度增生的细胞有可能演变为肿瘤性增生。

增生可分生理性和病理性两种：如女性青春期乳腺增生属生理性增生；雌激素水平过高所致的子宫内膜和乳腺增生则属病理性增生。

增生与肥大虽然是两种不同的病理过程，但其原因往往类同，是发生增生还是肥大与组织本身的增殖特性（如不稳定细胞、稳定细胞、永久性细胞）有关。对于增殖能力强的细胞（如不稳定细胞和稳定细胞），当环境要求其功能活动增强时则以细胞的数量增多为主，同时也可伴有细胞体积增大；而永久性细胞主要是细胞体积增大而非细胞数量增多。

四、化生

一种分化成熟的细胞类型因受刺激因素的作用转化为另一种分化成熟细胞类型的过程称为化生（metaplasia）。化生并非由一种成熟的细胞直接转变成另一种成熟细胞，而可能与干细胞（如上皮组织的贮备细胞、间叶组织的原始间叶细胞）调控分化的基因重新编程（reprogramming）有关，属于细胞的转向分化（transdifferentiation）。这种分化上的转向通常只发生于同源性细胞之间，即上皮细胞之间或间叶细胞之间。化生有多种类型：最常见的是柱状上皮（如子宫颈和支气管黏膜上皮）、移行上皮等化生为鳞状上皮，称为鳞状上皮化生（图2-3）；慢性萎缩性胃炎时胃黏膜腺上皮可发生肠上皮化生；在间叶组织中，纤维组织可化生为软骨组织或骨组织。化生的生物学意义利害兼有，以呼吸道黏膜纤毛柱状上皮的鳞状上皮化生为例，化生的鳞状上皮虽然在一定程度上强化了局部抵抗环境因子刺激的能力，属于适应性变化，但是却减弱了黏膜的自净机制，丧失了原有正常组织的功能。此外，化生如果发生异常增生，可发生恶变，例如支气管黏膜鳞状上皮化生可发生鳞状细胞癌，胃黏膜肠上皮化生可发生肠型腺癌等。

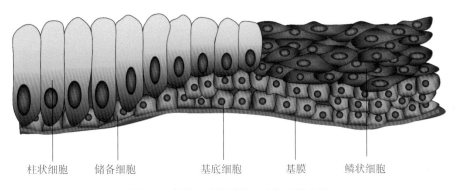

柱状细胞　　储备细胞　　　基底细胞　　　基膜　　鳞状细胞

图 2-3　柱状上皮的鳞状上皮化生模式图

第二节　细胞和组织的损伤

一、原因

引起细胞损伤的原因很多，可以归纳为缺氧、理化因素、药物因素、生物因素、营养失衡、免疫反应、内分泌因素、遗传变异、衰老、社会 - 心理 - 精神因素和医源性因素等。其中不良的社会 - 心理 - 精神刺激是现代社会日益受到重视的致病因素，这种由于心理、情感障碍引发细胞损伤所形成的器质性疾病称为心身疾病（psychosomatic disease）。例如心理、精神障碍是原发性高血压、消化性溃疡、冠心病和植物神经功能紊乱等的一个重要发病因素，甚至可成为恶性肿瘤发生的潜在因素。在对患者原有疾病进行诊断、治疗时，由于诊治过程本身继发的伤害属于医源性疾病（iatrogenic disease）。

二、发生机制

1. 细胞膜的破坏　细胞膜是保持细胞生命活动的基本结构。细胞内、外的多种有害因素，包括机械力的直接作用、脂酶性溶解、缺氧和活性氧、补体结合、感染、药物性损伤等均可破坏细胞膜的结构，影响细胞膜的信息和物质交换、免疫应答、细胞分裂与分化等功能导致细胞的损伤。

2. 缺氧的损伤作用　缺氧（hypoxia）是引起细胞损伤的最重要和最常见的原因之一。缺氧可导致线粒体氧化磷酸化受抑制，使 ATP 生成减少，造成细胞膜钠 - 钾泵、钙泵功能低下和胞质内蛋白质合成、脂肪代谢障碍等；无氧糖酵解增强使细胞发生酸中毒，溶酶体膜破裂，并损伤核染色质 DNA 链。缺氧还可使活性氧类物质增多，膜磷脂丢失，脂质崩解等。轻度、较短时间缺氧所致的细胞损伤，如细胞水肿和脂肪变性通常是可逆的；而严重缺氧或（和）较长时间的缺氧则常导致细胞死亡。

3. 活性氧类物质的损伤作用　活性氧类物质（activated oxygen species，AOS）包括超氧阴离子（O_2^-）、羟自由基（OH·）和过氧化氢（H_2O_2），具有强氧化作用，是细胞损伤发生机制的基本环节。AOS 以其对于脂质、蛋白质和 DNA 的氧化作用而损伤细胞。正常时，细胞生成的少量 AOS 会及时被抗氧化剂（如超氧歧化酶）清除，但当细胞在多种致病因素作用下使

AOS 生成增多时，则导致细胞损伤。

4. 细胞质内高游离钙的损伤作用　细胞质内的磷脂酶、蛋白酶和核酸内切酶等能降解磷脂、蛋白质、ATP 和 DNA，这些酶的作用需要游离钙活化。正常时，胞质处于低游离钙状态，上述酶类活性稳定，细胞的结构和功能得以保持。缺氧、中毒等致使 ATP 减少时，细胞质内游离钙增多，上述的酶类因而活化，使细胞损伤。胞质内高游离钙所引发的酶活化是多种致病因素导致细胞损伤发生的终末环节。

5. 化学性损伤　化学性损伤（chemical injury）包括化学物质和药物的毒性作用，也是细胞损伤的重要因素；作为医治疾病的药物具有可能引发细胞损伤的副作用，是最常见的医源性致病因子。

（1）影响化学性损伤的重要因素：如剂量、作用时间、吸收、蓄积、代谢或排出的部位，以及代谢速度的个体差异等。

（2）化学性物质和药物损伤细胞的途径：①直接的细胞毒性作用，如氰化物因迅速封闭细胞色素氧化酶系统而致猝死；②代谢产物对靶细胞的细胞毒性作用，如 CCl_4、酒精等化学物质和药物可损伤肝细胞，引起中毒性肝炎；③诱发免疫性损伤，如青霉素可引发过敏反应，氯霉素可引发粒细胞减少症、再生障碍性贫血等；④诱发 DNA 损伤。

6. 遗传变异　化学物质和药物、病毒、射线等可损伤细胞核内的 DNA，诱发基因突变和染色体畸变，使细胞发生遗传变异（genetic variation），可导致：①结构蛋白合成低下：细胞因缺乏必需蛋白质而死亡；②核分裂受阻：正常时核分裂活跃的骨髓造血干细胞、肠黏膜上皮细胞和睾丸精母细胞等的生理性增生功能低下，分别引发粒细胞缺乏或再生障碍性贫血、小肠吸收功能障碍和男性不育症等；③合成异常生长调节蛋白：如转化性蛋白质的合成可诱发细胞转化，单克隆性增生，进而形成肿瘤；④酶合成障碍：引发先天性代谢疾病或后天性酶缺陷，细胞可因缺乏生命必需的代谢物质而发生死亡。

三、形态学变化

机体细胞受到损伤后，首先呈现代谢性变化，继而出现组织化学和超微结构变化，然后再出现光镜下和肉眼可见的病理形态学变化。较轻的损伤大多是可逆的，消除病因后可恢复正常，称为可逆性损伤，通常称为变性，或细胞内（外）物质积聚。严重的细胞损伤是不可逆的，直接或最终导致细胞死亡。

（一）细胞可逆性损伤

细胞损伤后，因物质代谢障碍所致细胞质或间质内出现异常物质或正常物质的异常蓄积，称为变性（degeneration）。变性一般是可逆的，属可逆性损伤。

1. 细胞水肿（cellular swelling）　是指细胞质内水分增多而致细胞体积增大，是细胞损伤中最早出现的改变，好发于肝、心、肾等脏器的实质细胞。细胞水肿的主要原因是缺氧、感染和中毒。

（1）发生机制：缺氧时线粒体受损伤，使 ATP 生成减少，细胞膜 Na^+-K^+ 泵功能障碍，导致胞质内的钠离子、水增多。

（2）病理变化：①肉眼观：病变器官体积增大、包膜紧张、切面隆起、边缘外翻、颜色苍白而浑浊，曾称为浑浊肿胀，又称为水变性（图 2-4）；②光镜下：细胞弥漫性肿胀，轻度水肿时细胞质可见细小红染颗粒，称为颗粒样变（granular degeneration）（图2-5）；重度水肿时细胞质淡染、清亮，称为气球样变（ballooning degeneration），如病毒性肝炎时所见的肝细胞水肿，也称胞质疏松化；③电镜下：细胞质内的线粒体、内质网等肿胀呈囊泡状。

去除病因后，水肿的细胞可恢复正常。若病因持续存在，严重水肿可致细胞死亡。

2. 脂肪变（fatty degeneration）
是指非脂肪细胞胞质内出现明显脂肪滴。脂肪滴的主要成分是中性脂肪，常因营养障碍、感染、中毒和缺氧等所致，多发生于肝、心肌、肾小管上皮等实质细胞。

病理变化：电镜下，细胞胞质内出现脂质小体，进而融合成脂滴。光镜下，于HE染片中，脂肪滴为大小不等、境界清楚的近圆形空泡（因脂肪被制片时的有机溶剂溶解）；于冰冻切片中，被苏丹Ⅲ染料染成橘红色，若用锇酸染色则呈黑色。

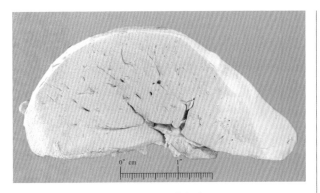

图 2-4　肝脏水肿

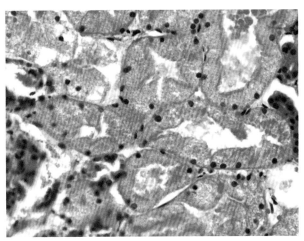

图 2-5　肾小管上皮细胞水肿
光镜下见肾近曲小管胞质内充满细小红染的颗粒

（1）肝脂肪变：肝细胞是脂肪代谢的主要部位，最易发生脂肪变。①肉眼观：肝体积增大、边缘钝、色淡黄、质软，切面油腻感，称为脂肪肝（fatty liver）（图2-6）；②光镜下：肝细胞核周见许多圆形小空泡，并可融成大空

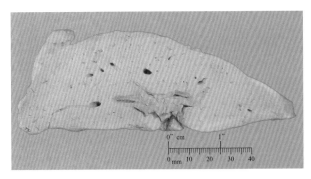

图 2-6　脂肪肝

泡。严重脂肪变的肝细胞，其胞核被胞质内蓄积的脂肪滴压向一侧，形似脂肪细胞（图2-7）。轻度肝细胞脂肪变通常不引起肝功能障碍，病因去除后病变可消退；重度脂肪变的肝细胞可坏死，并可导致肝硬化。

肝细胞脂肪变的机制：①肝细胞胞质内脂肪酸增多：肝细胞内可因氧化过程低下而脂肪酸相对增多；机体缺氧所致肝细胞糖酵解过程生成的乳酸可转化为多量脂肪酸；高脂饮食或体脂大量分解可致血液脂肪酸增多；②脂蛋白、载脂蛋白合成减少：缺氧、营养不良（蛋白质缺乏、饥饿、糖尿病等）和肝细胞毒性物质（CCl_4等）使载脂蛋白合成减少，甘油三酯蓄积于肝细胞胞质内；③甘油三酯合成过多：酗酒可致 α-磷酸甘油增多而促进甘油三酯合成。

（2）心肌脂肪变：常累及左心室心内膜下和乳头肌处心肌。①肉眼观：脂肪变心肌呈黄色条纹，与正常心肌暗红色相间排列，构成形似虎皮的斑纹，称为"虎斑心"，常出现在严重贫血或长期中等程度的缺氧时；②光镜下：脂肪滴常位于心肌细胞核附近，较小，排列呈串珠状。

3. 玻璃样变（hyaline degeneration） 又称透明变，是指在细胞内、结缔组织、细动脉壁在 HE 染色切片中出现均质、红染、半透明状的蛋白质蓄积。

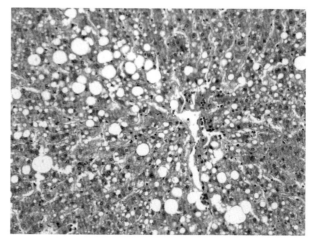

图 2-7　肝细胞脂肪变
光镜下见肝细胞胞质内出现大小不等脂肪空泡

（1）细胞内玻璃样变：指蓄积于细胞内的蛋白质形成均质、红染的近圆形小体，通常位于细胞质内。如肾小管上皮细胞的玻璃样小滴（蛋白尿时由原尿中重吸收的蛋白质形成）、浆细胞胞质中蓄积的免疫球蛋白（Russell 小体）和酒精性肝病时肝细胞胞质中的 Mallory 小体等。

（2）结缔组织玻璃样变：见于纤维结缔组织的生理性增生（如萎缩的子宫、乳腺、睾丸等）和病理性增生（如瘢痕、动脉粥样硬化斑块、肾小球纤维化、心瓣膜病、浆膜粘连、血栓或坏死组织的机化等）。①肉眼观：大范围玻璃样变性的纤维结缔组织（例如大块瘢痕）呈灰白色、均质半透明，质坚韧；②光镜下：结缔组织中的纤维细胞和血管均减少，胶原纤维变粗、融合，形成均质、淡红染的索状、片状结构。玻璃样变可能是由于胶原蛋白交联增多，使胶原纤维大量融合，多量糖蛋白蓄积其间；也可能是胶原蛋白变性、融合的结果。

（3）细动脉壁玻璃样变：又称细动脉硬化（arteriolosclerosis），常见于缓进性高血压和糖尿病患者，弥漫累及肾、脑、脾和视网膜等处的细动脉壁，因血浆蛋白渗出和基膜样物质沉积而形成光镜下均质性红染的玻璃样物质（图 2-8），使血管壁增厚、变硬，管腔狭窄，管壁弹性减弱、脆性增加，易继发

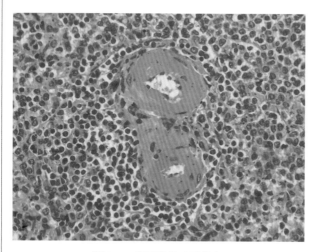

图 2-8　细动脉壁玻璃样变
光镜下见脾中央动脉壁明显增厚，均质红染，管腔狭小

扩张、破裂、出血。

4. 黏液样变（mucoid degeneration） 是指细胞间质内出现黏多糖和蛋白质的蓄积。常见于间叶组织肿瘤、风湿病、动脉粥样硬化和营养不良时的骨髓和脂肪组织等。光镜下见在疏松间质中，有多突起的星芒状纤维细胞散在于灰蓝色黏液样基质中。甲状腺功能低下时，可能是由于甲状腺素减少所致的透明质酸酶活性减弱，使含有透明质酸的黏液样物质以及水分蓄积于

皮肤及皮下的间质中，形成黏液性水肿（myxedema）。

5. 病理性钙化（pathologic calcification） 在骨和牙齿以外的组织内有固体性钙盐的沉积称为病理性钙化。沉积的钙盐主要是磷酸钙和碳酸钙。肉眼观为灰白色颗粒状或团块状坚硬质块，触之有砂粒感或硬石感。光镜下，在 HE 染色时，钙盐呈蓝色颗粒状、片块状。病理性钙化有两种类型。

（1）营养不良性钙化（dystrophic calcification）：体内钙磷代谢正常情况下，发生于局部变性、坏死组织或其他异物（例如血栓、死亡的寄生虫卵）内的钙盐沉积。

（2）转移性钙化（metastatic calcification）：由于钙磷代谢障碍（高血钙和高血磷）所致正常肾小管、肺泡壁、胃黏膜等处的异常钙盐沉积，可影响细胞、组织的功能。常见于甲状旁腺功能亢进、骨肿瘤破坏骨组织、维生素 D 摄入过多等。

（二）细胞死亡

细胞遭受严重损伤时，发生代谢停止、结构破坏和功能丧失等不可逆性变化，称为细胞死亡（cell death）。细胞死亡包括坏死和凋亡两种类型。

1. 坏死（necrosis） 指活体内局部组织、细胞的死亡。死亡细胞的质膜（细胞膜、细胞器膜等）崩解、结构自溶并引起周围组织的急性炎症反应。炎症时渗出的中性粒细胞释放溶酶体酶，可促进坏死的发生和溶解。

（1）基本病理变化：细胞死亡几小时后，光镜下才可见坏死细胞发生自溶性变化。细胞核的变化是坏死的标志性改变，表现为：①核固缩（pyknosis）：细胞核缩小、凝聚，呈深蓝色，提示 DNA 停止转录；②核碎裂（karyorrhexis）：核膜溶解，染色质崩解成碎屑，散在于胞质中；③核溶解（karyolysis）：染色质中的 DNA 和核蛋白被 DNA 酶和蛋白酶分解，核淡染，仅见核的轮廓（图 2-9）。

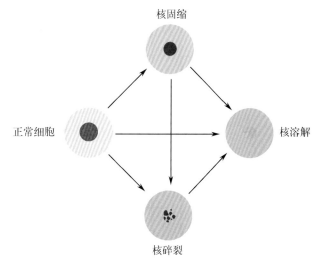

图 2-9 细胞坏死时核的变化模式图

此外，胞质红染，胞膜破裂，坏死细胞进而解体、消失；间质内胶原纤维肿胀、崩解、液化、基质解聚；最后坏死的细胞和崩解的间质融合成一片模糊的无结构的颗粒状红染物质。

由于坏死细胞膜通透性增加，胞质中的一些酶可释放至血液中，且酶的改变要比细胞坏死的形态改变出现早，临床上可借以作为诊断某些部位细胞坏死性疾病的参考指标。例如心肌梗死时的血液肌酸磷酸激酶、乳酸脱氢酶、谷草转氨酶升高；肝细胞坏死时的血液谷草转氨酶、谷丙转氨酶升高；胰腺坏死时的血液淀粉酶升高等。

临床上将失去生活能力的组织称为失活组织（devitalized tissue），治疗时应将其清除。一般情况下，失活组织颜色苍白、混浊，失去弹性，刺激后回缩不良；无血管搏动，切割时无新鲜的血液流出；失去正常的感觉和运动功能等。

（2）坏死的类型：根据坏死的形态表现可分为以下几个类型。

①凝固性坏死（coagulative necrosis）：多见于脾、肾和心等器官的缺血性坏死。肉眼观：坏死灶因蛋白质变性而凝固且溶酶体酶水解作用较弱，坏死区呈灰白或黄白色，干燥、质实固体状，周围可形成一暗红色边缘（充血出血带）与健康组织分界。光镜下：坏死区细胞结构消失，但细胞的外形和组织轮廓仍可保存一段时期（图 2-10）。

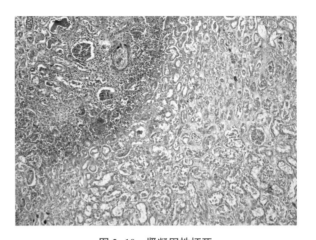

图 2-10　肾凝固性坏死

光镜下见右侧为坏死区，肾组织基本轮廓尚保存，但细胞的细微结构已丧失。左侧为炎症反应带及相对正常肾组织

②液化性坏死（liquefaction necrosis）：坏死组织迅速发生分解、液化成混浊液体状，常发生于脑组织的坏死，因其含水分和磷脂多而蛋白成分少，坏死后不易凝固，易被蛋白溶解酶溶解液化形成半流体状物，称脑软化（encephalomalacia，图 2-11）。化脓菌感染时，由于大量中性粒细胞的渗出，释放水解酶，使坏死组织溶解形成脓液，亦属液化性坏死。

③干酪样坏死（caseous necrosis）：是特殊类型的凝固性坏死，主要见于结核病，偶可见于某些坏死的肿瘤和结核样型麻风。肉眼观：坏死组织呈微黄，质松软，细腻，状似干酪。光镜下：原有的组织结构完全崩解消失，呈一片红染的无定形颗粒状物。

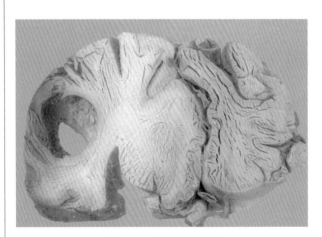

图 2-11　脑液化性坏死

左侧大脑液化性坏死引起的空腔

④坏疽（gangrene）：指继发腐败菌感染的较大范围组织坏死，坏死组织呈黑褐色。坏疽常发生在肢体或与外界相通的内脏。感染的腐败菌常为梭状芽孢杆菌属厌氧菌和奋森螺旋体等。腐败菌在分解坏死组织过程中，产生硫化氢，与血红蛋白中的 Fe^{2+} 结合，形成硫化亚铁，使组织变为黑褐色。根据坏疽的形态，可分为三种。

干性坏疽（dry gangrene）：多发生于肢体。常见于动脉粥样硬化、血栓闭塞性脉管炎和冻伤等疾病。由于动脉阻塞，肢体远端可发生缺血性坏死；又因静脉回流仍通畅，加上体表水分蒸发，以致坏死的肢体干燥且呈黑色；腐败性变化较轻，与周围正常组织之间有明显的分界线（图 2-12）。

湿性坏疽（wet gangrene）：多发生在与外界相通的内脏，如肺、肠、子宫

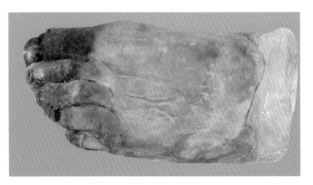

图 2-12　足干性坏疽

坏死组织边界清楚，呈黑色，干燥

和淤血的四肢等。由于坏死组织水分多，腐败菌易于繁殖，故腐败菌感染严重使局部肿胀，呈黑色或暗绿色，与健康组织无明显分界线；坏死组织经腐败分解产生吲哚、粪臭素等，故有恶臭；坏死组织腐败分解所产生的大量毒性物质被机体吸收。

气性坏疽（gas gangrene）：是一种特殊类型的湿性坏疽，常继发于深部肌肉的开放性创伤（特别是战伤）合并产气荚膜杆菌等感染时，细菌分解坏死组织并产生大量气体，使坏死组织呈蜂窝状。病变部位严重肿胀，棕黑色，有奇臭，按之有捻发音。因坏死组织分解产物和毒素大量吸收，气性坏疽和湿性坏疽常伴有全身中毒症状。

⑤纤维素样坏死（fibrinoid necrosis）：是结缔组织和小血管壁的坏死形式，发生于超敏反应性结缔组织病（风湿病、类风湿关节炎、系统性红斑狼疮、结节性多动脉炎等）和急进性高血压病。光镜下，坏死组织呈细丝、颗粒状无结构的红染物质，形似纤维素（纤维蛋白）而得名。纤维素样坏死物质可能是肿胀、崩解的胶原纤维或沉积于结缔组织中的免疫球蛋白，也可能是血液中渗出的纤维蛋白原转变成的纤维素。

⑥脂肪坏死（fat necrosis）：是特殊类型的液化性坏死，常见于急性胰腺炎。由于胰液溢出，其中的胰脂酶释放，将胰周围脂肪组织内的中性脂肪分解为甘油和脂肪酸，脂肪酸与组织液中的钙离子结合成不溶性钙皂。外伤性脂肪坏死则大多见于乳房，此时受损伤的脂肪细胞破裂，脂滴外逸，并常在乳房内形成肿块。光镜下，尚能见坏死细胞模糊轮廓，可见含有大量吞噬脂滴的巨噬细胞（泡沫细胞）和多核异物巨细胞。

（3）坏死的结局

①溶解吸收：由于坏死组织本身及坏死灶周围中性粒细胞释放的各种水解酶的作用，可使坏死组织溶解液化，然后由淋巴管或血管吸收。不能吸收的碎片，则由吞噬细胞吞噬、清除。小的坏死灶溶解吸收后，常通过修复使功能和形态恢复；大的坏死灶溶解后不易完全吸收，可形成囊腔（cyst）。

②分离排出：位于体表和与外界相通脏器的较大坏死灶不易完全溶解吸收，其周围可发生炎症反应，渗出的中性粒细胞释放水解酶，可加速坏死灶边缘组织的溶解，使坏死灶与健康组织分离、脱落，形成缺损。皮肤或黏膜的坏死组织脱落形成的缺损，称为溃疡（ulcer）。肾、肺等器官的坏死组织液化后可经自然管道（输尿管、气管）排出，所留下的空腔称为空洞（cavity）。

③机化（organization）：坏死组织不能完全溶解吸收或分离排出时，则由肉芽组织长入而代替坏死组织。这种由肉芽组织代替坏死组织（或异物等）的过程，称为机化，最后可形成瘢痕组织。

④包裹、钙化：如果坏死灶较大，或坏死物难以溶解吸收，或不能完全机化，则常由周围的肉芽组织加以包裹（encapsulation），继而转变为纤维组织，其中的坏死物质有时可继发营养不良性钙化。

（4）坏死的后果：坏死对机体的影响，与下列因素有关：①坏死细胞的生理重要性，例如心肌、脑组织的坏死后果严重；②坏死细胞的数量，例如肝细胞的广泛性坏死后果严重；③坏死细胞所在器官的再生能力，例如肝细胞易于再生，如果不是广泛性坏死，坏死后容易再生修复；④发生坏死器官的贮备代偿能力，例如肾、肺为成对器官，贮备能力强，即便发生较大的坏死也不会明显影响其功能；⑤坏死组织的继发变化，继发感染、穿孔、出血，则会引起严重后果，如肠梗死后继发肠穿孔。

2. 凋亡（apoptosis） 指在生理或病理状态下，由体内外因素触发细胞内预存的死亡程序而导致的细胞主动性死亡方式，亦称为程序性细胞死亡（programmed cell death，PCD）。凋亡无论在形态还是生化特征上都有别于坏死（图2-13，表2-1）。凋亡不仅与胚胎发生、发展、个体形成、器官的细胞平衡稳定等有密切的关系，而且在人类肿瘤、自身免疫性疾病、病毒性疾病等的发生上具有重要意义。

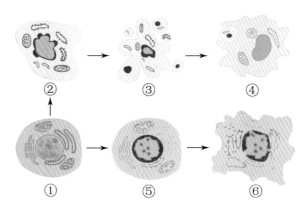

图 2-13　细胞坏死与凋亡模式图
①正常细胞；②细胞和细胞器皱缩，染色质边集；③细胞质分叶状突起，
分离为多个凋亡小体；④凋亡小体迅速被巨噬细胞吞噬、消化；⑤细胞和
细胞器肿胀，染色质边集、裂解；⑥细胞膜、细胞器膜和核膜破裂，细胞
自溶。图②～④为细胞凋亡过程，⑤～⑥为细胞坏死过程

表 2-1　凋亡与坏死的比较

	凋亡	坏死
机制	基因调控的程序化（programmed）细胞死亡，主动进行（自杀性）	意外事故性（accident）细胞死亡，被动进行（他杀性）
诱导因素	病理性损伤或生理性因素	病理性损伤
基因调控	有，主动过程	无，被动过程
死亡范围	多为散在的单个细胞	一般为成群的多数细胞
形态学特点	细胞固缩，核染色质边集，形成凋亡小体，细胞膜及细胞器膜完整	细胞肿胀，核染色质絮状或边集，细胞膜及细胞结构破裂，无凋亡小体
生化特征	主动、耗能过程，有新蛋白质合成，DNA降解为片段，琼脂凝胶电泳呈特征性梯带状	不耗能，无新蛋白质合成，DNA降解不规则，琼脂凝胶电泳无梯带状
周围反应	不引起周围组织炎症反应和修复	引起周围组织炎症反应和修复

（1）细胞凋亡的过程：从细胞受到凋亡诱导因素的作用到细胞凋亡约需数分钟至数小时不等，可分为四个阶段。

①凋亡信号转导：细胞内外的凋亡诱导因素通过各种受体作用于细胞后，细胞产生一系列的生化反应，形成与细胞凋亡有关的第二信使物质，如 Ca^{2+}、cAMP、神经酰胺等，然后通过胞内的信号转导途径激活后续的凋亡程序。

②凋亡基因激活：凋亡信号转导激活调控凋亡的基因后，细胞按预定程序启动并合成执行

凋亡所需的各种酶类及相关物质。

③细胞凋亡的执行：凋亡所需的各种酶类，特别是核酸内切酶（endogenous nuclease）和半胱天冬氨酸蛋白酶（caspase），可彻底破坏细胞生命活动所必需的全部指令，并导致细胞结构的全面解体，使细胞迅即进入死亡执行（execution of death）阶段。

④凋亡细胞的清除：已经凋亡的细胞被邻近的吞噬细胞或其他细胞所吞噬、分解。

上述从凋亡信号转导到凋亡执行的全过程都有负调控因子存在，以形成完整的反馈环路，使凋亡过程受到精确、严密的调控。

（2）细胞凋亡的生化改变：凋亡过程中出现的生化改变以 DNA 的片段化及蛋白质的降解最为重要。

①DNA 的片段化：典型的细胞凋亡以细胞核固缩、DNA 的特征性片段化为主要特征。组成染色质的 DNA 链被激活的核酸内切酶切割，可形成 180~200bp 或其整倍数的片段，而这些片段在琼脂糖凝胶电泳中呈特征性的梯状条带，这是判断凋亡发生的客观指标之一，也是细胞凋亡的关键性结局。

②蛋白质的降解：凋亡细胞蛋白质的降解是凋亡蛋白酶的激活所致。凋亡蛋白酶是一组对底物天冬氨酸部位有特异水解作用、其活性中心富含半胱氨酸的蛋白酶。目前发现该家族至少有 13 个成员（caspase 1~13）。凋亡蛋白酶在凋亡中的主要作用是灭活细胞凋亡的抑制物（如Bcl-2）；水解细胞的蛋白质结构，导致细胞解体并形成凋亡小体；在凋亡级联反应（cascade）中水解相关活性蛋白，从而使该蛋白获得或丧失某种生物学功能。

（3）凋亡与疾病：细胞凋亡概念的提出，使人们对疾病发生、发展的认识视角更为广泛。现有许多证据表明，细胞凋亡不足或细胞凋亡过度是许多疾病发生发展的重要机制之一。因此，采取某些措施对细胞凋亡过程进行调控是防治这些疾病的新途径。

①细胞凋亡不足：细胞凋亡相对不足，可使病变细胞异常增多而致细胞群体的稳态破坏。其中最典型的疾病是肿瘤，现认为细胞增生过度是肿瘤发病的一个途径，而细胞凋亡不足则是肿瘤发生发展的另一个途径。此外，自身免疫性疾病也可能与细胞凋亡不足有关。

②细胞凋亡过度：细胞凋亡过度在心血管疾病的发病中有重要意义，如在心肌缺血 - 再灌注损伤中的缺血早期、慢性轻度缺血及梗死灶周边常以细胞凋亡为主；而缺血晚期、急性严重缺血及梗死灶中央常以细胞坏死为主。这为心肌缺血或缺血 - 再灌注损伤的防治提供了新途径。此外，阿尔茨海默病、帕金森病以及艾滋病的发病也可能与细胞凋亡过度有关。

③细胞凋亡不足和过度并存：机体的不同细胞在致病因素作用下，可表现为不同程度的细胞凋亡。如动脉粥样硬化斑块形成过程中同时存在内皮细胞凋亡过度和平滑肌细胞则凋亡不足。因此，有人提出促进平滑肌细胞凋亡及防止其过度增生是防治动脉粥样硬化的新思路。

3. 细胞老化　细胞老化（cellular aging）是个体老化的基础，表现为随生物体年龄增长而发生的退行性变化。目前认为，细胞老化是细胞增殖活性进行性下降和长期的外界影响导致细胞和分子损伤积累的结果。

（1）细胞老化的特征：①普遍性：所有细胞、组织、器官和机体都会出现老化改变；②进行性或不可逆性：随着时间推移，老化不断进展；③内因性：由细胞内在基因决定的衰退；④有害性：老化会引起细胞代谢、适应及代偿能力下降，进而导致老年疾病的产生，机体其他疾病患病率也随之增加。

（2）细胞老化的形态学改变：老化细胞的结构蛋白、酶蛋白及受体合成减少，摄取营养和修复染色体损伤的能力下降。形态学上表现为细胞萎缩，水分减少，细胞及细胞核变形，线粒体、高尔基体数量减少，胞质色素沉积。由此导致器官萎缩，间质增生，功能及代谢下降。

（3）细胞老化的机制：人们从基因、代谢和器官水平来解释细胞的老化过程，但迄今为止没有公认的学说。目前，老化时钟学说和代谢遗传损害积累学说是较为重要的学说。①老化时钟学说：组织细胞在体外培养条件下分裂增生的能力是有限的，经过一定次数的传代后便会死亡。正常人的成纤维细胞在体外培养可进行 60 次分裂增殖，而早老性常染色体隐性遗传病（Werner 综合征）患者的成纤维细胞只可增殖 20 次；此外，同卵双胞胎之间的寿命长短具有显著的相关性。由此可见，细胞增殖次数是由基因组计时器，即老化时钟所控制的。端粒和端粒酶的发现证实了老化时钟的存在。端粒（telomeres）是位于真核细胞线性染色体末端的特殊结构，它保护基因组的完整性，防止染色体融合、丢失和降解。端粒的长短与细胞的"年龄"呈负相关。端粒长度的维持有赖于端粒酶的存在。端粒酶具有反转录酶的活性，可不断合成端粒 DNA 维持其长度。正常情况下，仅在生殖细胞和干细胞内的端粒酶保持活性而体细胞则无。因此随着体细胞的分裂，端粒逐渐缩短，细胞走向老化。而在恶性肿瘤细胞中端粒酶再度活化，导致肿瘤细胞的永生化。但这种理论如何解释永久性细胞如神经细胞的老化，答案尚不明了。②错误积累学说：细胞寿命的长短受细胞损伤与修复之间平衡的影响。一些代谢产物如氧自由基可引起蛋白、脂质和核酸的共价修饰。这些氧化损伤随年龄增长而不断积累，老化细胞中的脂褐素增多就是这种损伤的结果。损伤反复出现，导致相关修复酶的活性下降，出现DNA 乃至细胞膜结构的受损，细胞发生老化。

目前观点认为，细胞老化的机制受基因程序性因素所决定，同时细胞又受内外环境因素的影响。

第三节　损伤的修复

组织缺损后，由邻近健康组织的细胞分裂、增生进行修补恢复的过程，称为修复（repair）。修复过程可概括为两种不同的形式：①由损伤周围的同种细胞来修复，并完全恢复原组织的结构及功能，称为完全修复；②由纤维结缔组织来修复取代，称为纤维性修复，纤维结缔组织进而形成瘢痕，故也称瘢痕修复。在多数情况下，由于有多种组织发生损伤，故上述两种修复过程常同时存在。

一、再生

在损伤修复过程中，参与修复的细胞在局部分裂增殖的现象，称为再生（regeneration）。再生可分为生理性及病理性两种：生理性再生是指在正常情况下，有些细胞、组织不断老化、消耗，由同种细胞新生补充，以保持原有的结构和功能，是为完全再生，如表皮的表层角化细胞经常脱落，而表皮的基底细胞不断地增生、分化，予以补充；消化道黏膜上皮 1~2 天更新一次；子宫内膜周期性脱落，由基底部细胞增生加以恢复。病理性再生指病理状态下细胞、组织缺损后发生的再生，以其损伤的细胞类型和损伤程度不同可发生完全再生或不完全再生，后者形成瘢痕修复。

（一）组织细胞的再生能力

机体各组织、细胞的再生能力不一。按再生能力的强弱，人体细胞可分为三类。

1. 不稳定细胞（labile cells）　再生能力相当强。这类细胞总在不断地增殖，以代替衰亡或被破坏的细胞，如表皮细胞、黏膜上皮、淋巴及造血组织、间皮细胞等。

2. 稳定细胞（stable cells）　指在生理情况下，细胞增殖现象不明显，只有在遭受损伤或某种刺激时才表现出较强的再生能力。这类细胞包括各种腺体或腺样器官的实质细胞，如肝、胰、涎腺、内分泌腺、汗腺、皮脂腺和肾小管上皮等；还包括成纤维细胞、内皮细胞和原始的间叶细胞等，其中原始的间叶细胞，不仅有较强的再生能力，而且还有很强的分化能力，例如骨折愈合时，原始间叶细胞增生，并向软骨母细胞及骨母细胞分化。此外，平滑肌细胞虽然也属于稳定细胞，但一般情况下再生能力很弱。

3. 永久性细胞（permanent cells）　属于这类细胞的有神经细胞、骨骼肌细胞及心肌细胞。中枢神经细胞及周围神经的神经节细胞均缺乏再生能力，一旦遭受破坏则成为永久性缺失，但受损的神经纤维在神经细胞存活的前提下有活跃的再生能力。骨骼肌及心肌细胞损伤后，虽然有微弱的再生能力，但缺损基本上由瘢痕修复。

（二）各种组织的再生过程

1. 上皮组织的再生

（1）被覆上皮再生：鳞状上皮缺损时，由创缘或底部的基底层细胞分裂、增生，向缺损中心迁移，先形成单层上皮，然后增生、分化为鳞状上皮。黏膜（如胃肠黏膜）上皮缺损后，同样也由邻近的细胞分裂、增生来修补。

（2）腺上皮再生：腺上皮再生能力较强，如果腺上皮缺损而腺体的基膜未被破坏，可由残存细胞分裂、增生而完全恢复原来的腺体结构；如果腺体结构（包括基膜）被完全破坏，则难以再生恢复。

2. 纤维组织的再生　在损伤的刺激下，受损处的成纤维细胞可进行分裂、增生。成纤维细胞可由静止的纤维细胞转变而来，或由原始间叶细胞分化而来。成纤维细胞胞体大，两端常有突起呈星状，胞质略呈嗜碱性，细胞核体积大，染色淡，有1~2个核仁。电镜下，胞质内有丰富的粗面内质网及核蛋白体，说明其合成蛋白质的功能很活跃。当成纤维细胞停止分裂后，开始合成并分泌前胶原蛋白，在细胞周围形成胶原纤维，同时细胞则逐渐成熟，胞质越来越少，核越来越深染，成为长梭形的纤维细胞。

3. 血管的再生

（1）毛细血管的再生：是以出芽（budding）方式来完成的，又称为血管形成（angiogenesis）。首先在蛋白分解酶作用下基膜被分解，该处内皮细胞分裂、增生形成突起的幼芽，随着内皮细胞向前移动增生而形成实性细胞条索，数小时后便可被血流冲击出现管腔，形成新生的毛细血管，进而彼此吻合构成毛细血管网（图2-14）。增生的内皮细胞分化成熟时分泌Ⅳ型胶原、层粘连蛋白和纤维粘连蛋白，形成基膜的基板；周边的成纤维细胞分泌Ⅲ型胶原及基质，组成基膜的网板，成纤维细胞则成为血管外膜细胞。新生的毛细血管基膜不完整，内皮细胞间空隙较大，故通透性较高。为适应功能的需要，有些毛细血管不断改建为小动脉、小静脉，其管壁的平滑肌可能由血管外原始间叶细胞分化而来。

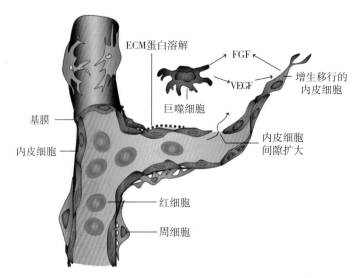

图 2-14 毛细血管再生模式图

（2）大血管的修复：大血管离断后需手术吻合，吻合处两侧内皮细胞分裂、增生，互相连接，完全恢复原来的内膜结构。但离断的肌层不能完全再生，而由结缔组织增生连接，形成瘢痕修复。

4. 神经组织的再生 脑及脊髓内的神经细胞破坏后不能再生，由神经胶质细胞及其纤维修补形成胶质瘢痕。外周神经受损时，如果与其相连的神经细胞仍然存活，则神经纤维可完全再生，其再生过程常需数月以上才能完成（图 2-15）。若断离的两端相隔太远，或者两端之间有瘢痕或其他组织阻隔，或者因截肢失去远端，再生轴突均不能到达远端，而与增生的结缔组织混杂在一起，卷曲成团，成为创伤性神经瘤，可发生顽固性疼痛。

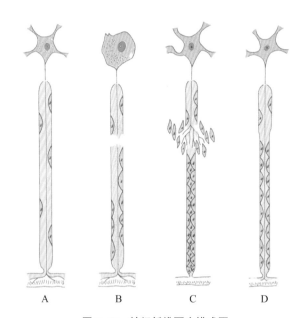

图 2-15 神经纤维再生模式图
A.正常神经纤维；B.神经纤维断离；C.神经鞘细胞增生，
轴突生长；D.神经轴突达末端，多余部分消失

（三）损伤细胞再生与分化的分子机制

受损细胞的再生受许多细胞因子及其他因素的调控，已知的分子机制可概括如下。

1. 与再生有关的生长因子 当细胞受到损伤因素的刺激后，可释放一些生长因子（growth factors），刺激同类细胞或同一胚层发育而来的细胞增生，促进修复过程。

（1）血小板源性生长因子（platelet derived growth factor，PDGF）：来源于血小板的α颗粒，能引起成纤维细胞、平滑肌细胞和单核细胞的增生和游走，并能促进神经胶质细胞增生。

（2）成纤维细胞生长因子（fibroblast growth factor，FGF）：生物活性十分广泛，几乎可刺激所有间叶细胞，但主要作用于内皮细胞，特别在毛细血管的新生过程中，能使内皮细胞分裂并产生蛋白溶解酶溶解基膜，便于内皮细胞穿越生芽。

（3）表皮生长因子（epidermal growth factor，EGF）：是从颌下腺分离出的一种6kDa多肽，对上皮细胞、成纤维细胞、胶质细胞及平滑肌细胞都有促进增殖的作用。

（4）转化生长因子（transforming growth factor，TGF）：TGF-β由血小板、巨噬细胞、内皮细胞等产生，对成纤维细胞和平滑肌细胞增生的作用依其浓度而异。低浓度诱导PDGF合成、分泌，为间接分裂原；高浓度抑制PDGF受体表达，生长受抑制。此外，TGF-β还促进成纤维细胞趋化，产生胶原和纤维连接蛋白，抑制胶原降解，促进纤维化发生。

（5）血管内皮生长因子（vascular endothelial growth factor，VEGF）：对肿瘤血管的形成有促进作用，也可促进创伤愈合及慢性炎症时的血管增生。VEGF还可明显增加血管的通透性，进而促进血浆蛋白在细胞间质中沉积，为成纤维细胞和血管内皮细胞长入提供临时基质。

（6）细胞因子（cytokine）：如白介素-1（IL-1）和肿瘤坏死因子（TNF）能刺激成纤维细胞的增殖及胶原合成，TNF还能刺激血管再生。

此外，还有许多细胞因子和生长因子，如造血细胞集落刺激因子、神经生长因子、IL-2（T细胞生长因子）等，对相应细胞的再生都有促进作用。

2. 抑素与接触抑制 抑素具有组织特异性，似乎任何组织都可以产生一种抑素抑制本身的增殖。此外，干扰素-α、前列腺素E2和肝素在组织培养中对成纤维细胞及平滑肌细胞的增生都有抑素样作用。

当皮肤创伤使缺损部周围上皮细胞分裂增生迁移并将创面覆盖而相互接触时，或部分肝脏切除后的肝细胞增生达到原有体积时，细胞停止生长，不至堆积起来，这种现象称为接触抑制（contact inhibition）。

3. 细胞外基质在细胞再生过程中的作用 不稳定细胞和稳定细胞都具有完全的再生能力，但能否重新构建为正常结构尚依赖细胞外基质（extracellular matrix，ECM）。组成ECM的主要成分有以下几种：

（1）胶原蛋白（collagen）：目前已知有10余种，其中Ⅰ、Ⅱ、Ⅲ型为纤维型胶原蛋白，Ⅳ、Ⅴ、Ⅵ型为非纤维型胶原蛋白，分别存在于不同组织的细胞外基质中，除作为组织和器官的主要支架外，对细胞的生长、分化、细胞黏附及迁移都有明显的影响。此外，它还能启动外凝血系统，参与凝血过程。

（2）蛋白多糖（proteoglycan）：蛋白多糖是构成ECM的主要成分，它能把多种细胞黏合在一起形成组织或器官；并参与体内的凝胶和溶胶体系，对物质交换、渗透压平衡等起重要作用，因而影响细胞的新陈代谢、生长与分化。

（3）黏附性糖蛋白（adhesiveglycoproteins）：包括纤维粘连蛋白（fibronectin，FN）、层粘连蛋白（laminin，LN）等。LN主要存在于基膜的透明层，对细胞的黏附、移行和增殖均有影响。FN可与ECM中各类成分结合，介导细胞间黏附，促进细胞铺展和细胞迁移。细胞铺展是细胞增殖的条件，FN浓度越高，细胞增殖越快。

研究表明，利用干细胞来源的组织工程和现代生物医学技术，有可能使因疾病或意外事故所造成的组织、器官伤残，得到完全修复或替代。

二、肉芽组织

肉芽组织（granulation tissue）是指由新生的毛细血管及成纤维细胞构成的幼稚结缔组织，并伴有炎性细胞浸润。肉眼观为鲜红色，颗粒状，柔软湿润，形似鲜嫩的肉芽而得名。

1. 肉芽组织的结构

（1）镜下可见大量由内皮细胞增生形成的毛细血管，以小动脉为轴心，向着创面垂直生长，并在周围形成袢状弯曲的毛细血管网；新生毛细血管的内皮细胞核体积较大，呈椭圆形，向腔内突出。

（2）在新生毛细血管的周围有许多成纤维细胞，其中一些成纤维细胞的胞质中含有细肌丝，除有成纤维细胞的功能外，尚有平滑肌的收缩功能，因此称其为肌成纤维细胞（myofibroblast）。成纤维细胞可合成、分泌基质和胶原。

（3）肉芽组织中常有大量渗出液及炎性细胞，炎性细胞以巨噬细胞为主，也有多少不等的中性粒细胞及淋巴细胞（图2-16）。

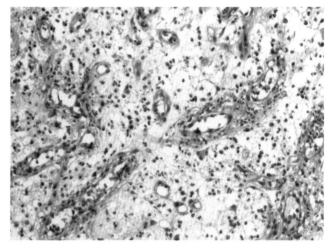

图2-16　肉芽组织

光镜下肉芽组织内可见大量新生毛细血管和炎症细胞，少量成纤维细胞和巨噬细胞

2. 肉芽组织的作用及结局

（1）肉芽组织在组织修复过程中的重要作用：①抗感染，保护创面；②填补创口及其他组织缺损；③机化或包裹坏死组织、血栓、炎性渗出物及其他异物。

（2）结局：肉芽组织在组织损伤后2~3天内即可出现，自下向上（如体表创口）或从周围向中心（如组织内坏死）生长、推进，填补创口或机化异物。随着时间的推移（约1周），肉芽组织按其生长的先后顺序，逐渐成熟，表现为间质的水分逐渐吸收减少；炎性细胞减少并逐渐消失；部分毛细血管管腔闭塞、数目减少；成纤维细胞产生越来越多的胶原纤维，最后变为纤维细胞，此即肉芽组织成熟为纤维结缔组织，并逐渐老化为瘢痕组织。

3. 瘢痕组织

（1）瘢痕组织结构：瘢痕（scar）指肉芽组织成熟、老化形成的纤维结缔组织。肉眼观：颜色苍白或灰白，半透明，质硬韧，缺乏弹性，并呈收缩状态。光镜下：由大量平行或交错分布的胶原纤维束组成，常呈均质红染的玻璃样变；纤维细胞稀少，核细长而深染；毛细血管少。瘢痕收缩的机制可能是由于其中的水分丧失或含有大量肌成纤维细胞所致。

（2）瘢痕组织对机体的影响：①由于瘢痕组织含大量胶原纤维，比肉芽组织的抗拉力强，可使损伤后修复的组织器官保持其坚固性；②瘢痕组织收缩和粘连可影响器官的功能，如发生于关节附近时，常引起关节挛缩或活动受限；胃溃疡瘢痕可引起幽门狭窄或梗阻；③器官内广泛纤维化及玻璃样变性，可导致器官硬化；④瘢痕组织增生过度，形成肥大性瘢痕，可突出于皮肤表面，称为瘢痕疙瘩（keloid），临床常称为"蟹足肿"。

三、创伤愈合

创伤愈合（wound healing）是指机体遭受外力作用，使组织出现缺损后的修复过程，包括各种组织再生和肉芽组织增生、瘢痕形成的各种过程。

（一）皮肤创伤愈合

1. 创伤愈合的基本过程　以皮肤伤口为例，叙述创伤愈合的基本过程。

（1）伤口早期的炎症渗出：在伤口局部有不同程度的组织坏死和血管断裂出血；数小时内便出现炎症反应，表现为充血、浆液渗出及白细胞游出，故局部红肿；早期炎性细胞浸润以中性粒细胞为主，3天后则以巨噬细胞为主。伤口中的血液和渗出液中的纤维蛋白原很快凝固形成纤维素凝块，凝块表面可干燥形成痂皮。

（2）伤口收缩：2~3天后边缘的皮肤及皮下组织向中心移动，伤口迅速缩小，直至14天左右停止。伤口收缩是由伤口边缘新生的肌成纤维细胞的牵拉作用引起的，与胶原无关。伤口收缩的意义在于缩小创面。

（3）肉芽组织增生和瘢痕形成：大约从第3天开始，伤口底部及边缘长出肉芽组织并逐渐填平伤口。肉芽组织中没有神经，故无感觉。从5~6天起成纤维细胞产生胶原纤维，随着胶原纤维的增多而形成瘢痕；大约在伤后1个月瘢痕完全形成，其胶原纤维可能由于局部张力的作用而最终与皮肤表面平行。

（4）表皮及其他组织再生：创伤发生24小时内，伤口边缘的基底细胞开始增生，并向伤口中心迁移，形成单层上皮，覆盖在创口的表面；当这些细胞彼此相遇时，则停止迁移，但可继续增生、分化成为鳞状上皮。健康的肉芽组织对表皮再生十分重要，可提供上皮再生所需的营养及生长因子。如果肉芽组织长时间不能将伤口填平，则上皮再生将延缓；相反，由于异物及感染等刺激而过度生长的肉芽组织，常高出于皮肤表面，也会阻止表皮再生，因此临床上常需将其切除；若伤口过大（一般认为直径超过20cm时），则再生表皮很难将伤口完全覆盖，往往需要植皮。

皮肤附属器（毛囊、汗腺及皮脂腺）如遭完全破坏，则不能完全再生而出现瘢痕修复。肌腱断裂后，初期也是瘢痕修复，但随着功能锻炼，胶原纤维可不断改建并按原肌腱纤维的方向排列，达到完全再生。

2. 创伤愈合的类型　根据损伤程度及有无感染，创伤愈合可分为两种类型。

（1）一期愈合（healing by first intention）：见于组织缺损少、创缘整齐、无感染、经黏合或缝合后创面对合严密的手术伤口。这种伤口只有少量的血凝块，炎症反应轻微，表皮再生在24~48小时内便可将伤口覆盖。肉芽组织在第3天就可从伤口边缘长出并很快将伤口填满。5~7天伤口两侧出现胶原纤维连接，此时切口达临床愈合标准，可以拆线。然而肉芽组织中的毛细血管及成纤维细胞仍继续增生，胶原纤维不断积聚，切口瘢痕呈鲜红色，甚至可略高出皮肤表面；随着水肿消退，炎细胞和血管数量减少，第 2 周末瘢痕开始"变白"，其过程需数月，最终形成一条白色线状瘢痕（图 2-17）。一般而言，1 个月后覆盖切口的表皮结构已基本正常，抗拉力强度则需 3 个月才能达到顶峰。

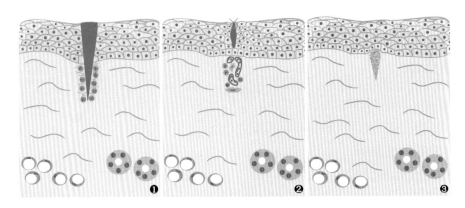

图 2-17　创伤一期愈合模式图

（2）二期愈合（healing by second intention）：见于组织缺损较大、创缘不整、哆开、无法整齐对合，或伴有感染的伤口。二期愈合与一期愈合有以下不同：①由于坏死组织多，或由于感染引起局部组织变性、坏死，炎症反应明显。这种伤口只有等到感染被控制，坏死组织被消除，修复才能开始。②伤口大，伤口收缩明显，伤口底部及边缘长出多量的肉芽组织才能将伤口填平。③愈合的时间较长，形成的瘢痕也大（图 2-18）。

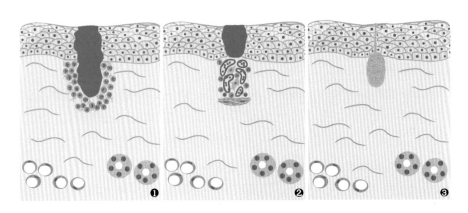

图 2-18　创伤二期愈合模式图

（二）骨折愈合

骨的再生能力很强，骨折愈合的基础是骨内膜或骨外膜细胞的再生。骨折愈合的好坏、所需时间的长短与骨折的部位、性质、错位的程度、年龄以及引起骨折的原因等因素有关。骨折（bone fracture）通常可分为外伤性骨折和病理性骨折两大类。一般而言，经过良好复位后的单纯性外伤性骨折，几个月内便可完全愈合，恢复正常结构和功能。骨折愈合过程如下。

1. 血肿形成　骨组织和骨髓都有丰富的血管，骨折时两端及其周围伴有大量出血，形成血肿，数小时后血肿发生凝固；与此同时常出现轻度的炎症反应。骨折早期常可见到骨髓组织的坏死，骨皮质亦可发生坏死。如果坏死灶较小，可被破骨细胞吸收；如果坏死灶较大，可形成游离的死骨片。

2. 纤维性骨痂形成　骨折后的 2~3 天，血肿开始由增生的毛细血管及成纤维细胞长入而被机化，继而发生纤维化，形成纤维性骨痂，或称暂时性骨痂。肉眼观及 X 线检查见骨折局部呈梭形肿胀。1 周左右，增生的肉芽组织及纤维组织可进一步分化，形成透明软骨；透明软骨的形成一般多见于骨外膜的骨痂区，骨髓内骨痂区则少见。

3. 骨性骨痂形成　纤维性骨痂可逐渐分化出骨母细胞，并形成类骨组织，以后出现钙盐沉积，使类骨组织转变为编织骨（woven bone）；纤维性骨痂中的软骨组织也可经软骨化骨过程演变为骨组织，形成骨性骨痂。

4. 骨痂改建或再塑　编织骨由于结构不够致密，骨小梁排列紊乱，仍达不到正常功能需要。为了适应骨活动时所受的应力，编织骨经过进一步改建成为成熟的板层骨。最终皮质骨和髓腔的正常关系以及骨小梁正常的排列结构也重新恢复。骨改建是在破骨细胞的骨质吸收及骨母细胞新骨质形成的协调作用下完成的。

（三）影响创伤愈合的因素

1. 全身因素

（1）年龄：青少年的组织再生能力强、愈合快。老年人则相反，组织再生力差、愈合慢，与老年人血管硬化、血液供应减少有关。

（2）营养：严重的蛋白质、氨基酸缺乏时，肉芽组织及胶原形成不良，伤口愈合延缓。维生素中以维生素 C 对愈合最重要，当维生素 C 缺乏时，前胶原分子难以形成，从而影响了胶原纤维的形成。微量元素锌对创伤愈合有重要作用，手术后伤口愈合迟缓的患者，皮肤中锌的含量大多比愈合良好的患者低，因此补锌能促进创伤愈合。

（3）激素及药物：机体的内分泌功能状态对修复有着重要影响。如肾上腺皮质激素能抑制炎症渗出、毛细血管新生和巨噬细胞的吞噬功能，同时还可影响成纤维细胞增生和胶原合成。因此，在创伤愈合过程中，要避免大量使用这类激素。一些药物亦可影响再生修复，如青霉胺可使伤口愈合延迟及抗张力强度减弱，其原因可能是青霉胺能与胶原 α- 肽链上的醛基结合，干扰胶原分子内及分子间的交联形成，使胶原纤维不稳定，可溶性胶原增多，从而促进胶原纤维的分解吸收。

2. 局部因素

（1）感染与异物：感染对再生修复的妨碍甚大。许多化脓菌产生一些毒素和酶，能引起组织坏死，并溶解基质或胶原纤维，加重局部组织损伤，妨碍创伤愈合；伤口感染时，渗出物很多，可增加局部伤口的张力，常使正在愈合的伤口或已缝合的伤口裂开，或者导致感染扩散加重损伤；坏死组织及其他异物也妨碍愈合并有利于感染。临床上对于创面较大、已被细菌污染但尚未发生明显感染的伤口，常施行清创术以清除坏死组织、异物和细菌，并在确保没有严重感染的情况下缝合伤口，以使本来是二期愈合的伤口，达到一期愈合。

（2）局部血液循环：局部血液循环一方面保证组织再生所需的氧和营养，另一方面对坏死物质的吸收及局部感染的抑制也起重要作用。因此，局部血液供应良好时，则再生修复较为理想。相反，如下肢有动脉粥样硬化或静脉曲张等病变，局部血液循环不良时，则该处伤口愈合迟缓。

（3）神经支配：正常的神经支配对组织再生有一定的作用。例如麻风引起的溃疡不易愈合，是因为神经受累致使局部神经性营养不良所导致；植物神经的损伤，使局部血液供应发生变化，对再生的影响则更为明显。

第三章　局部血液循环障碍

正常的血液循环是维持机体内环境恒定，保证新陈代谢和功能活动正常进行的基本条件。一旦血液循环发生障碍，超出神经体液所能调节的范围时，可引起相应组织器官的代谢障碍、功能失调和形态改变，并出现各种临床表现，严重者导致机体死亡。

血液循环障碍可分为全身性和局部性两大类。全身性血液循环障碍是整个心血管系统功能失调（如心功能不全、休克等）的结果；局部血液循环障碍是指某个器官或局部组织的循环异常，表现为：局部血管内血量的异常，如充血或缺血；局部血管内容物的异常，包括血液凝固形成的血栓以及血管内出现空气、脂滴和羊水等异常物质，阻塞局部血管，造成血管栓塞和组织梗死；血管壁通透性和完整性的异常，如出血、水肿等（图 3-1）。

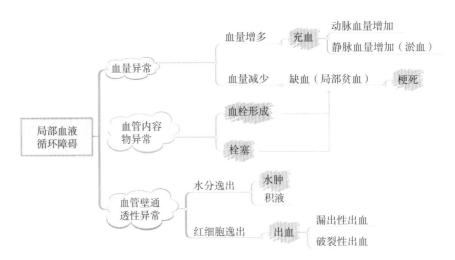

图 3-1　常见的局部血液循环障碍

局部血液循环障碍和全身血液循环障碍是密切相关、相互影响的。全身血液循环障碍可以通过局部表现出来，如右心衰竭可引起肝淤血；局部血液循环障碍也可影响全身血液循环，如冠状动脉粥样硬化可引起心肌缺血，使心肌收缩力减弱，从而导致全身血液循环障碍。在现代社会疾病谱中，心脑血管病（如心肌梗死、脑梗死、脑出血等）是最主要的致死病因，而这些疾病都涉及局部血液循环障碍。因此本章所叙述的局部血液循环障碍在人类常见疾病的发生发展中占有重要地位。

第一节　充　血

局部组织或器官血管内血液含量增多称为充血（hyperemia）。按其发生原因和机制的不同，可分为动脉性充血和静脉性充血两类（图3-2）。

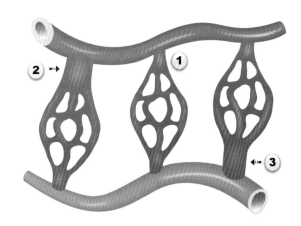

图3-2　充血模式图
①正常供血；②动脉性充血；③静脉性充血

一、动脉性充血

由于动脉血液流入过多引起局部组织或器官血管内血量增多，称动脉性充血（arterial hyperemia）或主动性充血（active hyperemia），简称充血（hyperemia）。

（一）原因

凡能引起细小动脉扩张的任何原因，都可引起局部组织器官的充血。细小动脉扩张是神经-体液因素作用于血管，使血管舒张神经兴奋性增高，或血管收缩神经兴奋性降低所致。由于器官和组织的代谢、功能加强而发生的充血，如运动时的骨骼肌充血、情绪激动时面部充血等，属生理性充血。由于理化因素、细菌毒素等刺激引起的充血，属病理性充血，常见以下两种类型。

1. 炎性充血　见于局部炎症反应的早期，由于致炎因子刺激引起的轴突反射使血管舒张神经兴奋，以及局部炎症介质（如组胺、缓激肽等）的作用，使局部血管扩张而引起充血。

2. 减压后充血　局部组织和器官长期受压后，组织内血管张力降低，一旦压力突然解除，局部受压组织内的细小动脉反射性扩张充血，称为减压后充血。例如急性尿潴留患者，由于膀胱过度膨胀，尿液压迫膀胱壁及膀胱周围器官血管，临床上施行导尿术时，如尿液排出过急过快，膀胱内压力突然解除可致减压后充血，严重者局部血管不能承受充血压力而破裂出血。

（二）病理变化

肉眼观：动脉性充血的局部组织、器官体积略增大。充血若发生于体表，由于微循环内氧合血红蛋白增多，局部组织颜色鲜红，并因物质代谢增强，温度升高。光镜下：主要表现为局部细小动脉和毛细血管扩张、充血。

（三）后果

动脉性充血是一种暂时的血管反应，原因消除后，可恢复正常，一般不引起不良后果。由于动脉性充血时，氧及营养物质供应增多，局部组织代谢、功能增强，抗损伤能力提高，故充血通常对机体有利。但对于已有病损的动脉，如动脉粥样硬化、脑内小动脉瘤形成等，充血时可引起血管破裂出血，导致严重后果。

二、静脉性充血

组织或器官由于局部静脉回流受阻，血液淤积于小静脉和毛细血管内，称为静脉性充血（venous hyperemia），又称被动性充血（passive hyperemia），简称淤血（congestion）。

（一）原因

静脉性充血的原因很多，凡能引起静脉血液回流受阻的各种因素，均可引起静脉性充血。

1. 静脉受压　静脉受压使其管腔变小或闭塞，血液回流受阻，引起局部淤血。如肿瘤、炎症包块等压迫局部静脉引起相应组织淤血，妊娠后期增大的子宫压迫髂静脉引起下肢淤血，肠扭转、肠套叠时肠系膜静脉受压引起肠淤血，肝硬化时增生的结缔组织压迫门静脉分支引起胃、肠和脾的淤血等。

2. 静脉腔阻塞　静脉腔内血栓、肿瘤栓子、静脉内膜炎性增厚，均可造成静脉管腔狭窄或闭塞，导致回流受阻引起相应组织或器官淤血。

3. 心力衰竭　心力衰竭时，心输出量减少，心腔内血液滞留，压力增高，阻碍了静脉的回流，造成淤血。左心衰竭时发生肺循环淤血，右心衰竭导致体循环淤血（肝、脾、肾、胃肠道和肢体等淤血）。

（二）病理变化

肉眼观：淤血组织及器官体积增大，包膜紧张，重量增加。发生于体表时，淤血部位血液中氧合血红蛋白减少，还原血红蛋白增多，致局部组织、器官呈暗红色或紫红色。当血液中还原血红蛋白超过50g/L时，局部皮肤或黏膜可呈紫蓝色，称为发绀（cyanosis）。局部组织、器官得不到充足的氧和营养物质，代谢功能下降，产热减少，故体表淤血区温度降低。光镜下：可见局部组织小静脉和毛细血管显著扩张，充盈血液，有时伴有水肿。

（三）影响和结局

淤血的影响取决于静脉阻塞发生的速度、阻塞的程度、淤血的部位以及淤血持续的时间等因素。如果静脉阻塞是逐渐发生的，血液可通过侧支循环回流代偿，可不发生淤血或淤血较轻。较长时间淤血可以引起：

1. 淤血性水肿　淤血时小静脉和毛细血管内流体静压升高，使组织液生成增多，回流减少，加之局部组织内代谢中间产物蓄积，损害毛细血管，使其通透性增高，在局部形成水肿。

2. 淤血性出血　严重缺氧时还可使血管壁的通透性进一步增高，红细胞从血管内漏出，形成出血。

3. 实质细胞损伤　长期淤血，局部缺氧加重，氧化不全的代谢产物大量堆积，可使实质细胞发生萎缩、变性及坏死。

4. 间质增生 长期淤血在引起实质细胞损伤的同时，间质纤维组织增生，同时网状纤维胶原化，致器官质地变硬，称淤血性硬化（congestive sclerosis）。

（四）重要器官的淤血

1. 慢性肺淤血 常由左心衰竭所致。肉眼观：肺体积增大，重量增加，呈暗红色，质地变实，切开时断面可流出淡红色泡沫状液体。光镜下：肺泡间隔毛细血管扩张淤血，纤维组织增生，肺泡间隔增宽。肺泡腔内可有淡红色的水肿液、红细胞。肺泡内的红细胞被巨噬细胞吞噬，红细胞的血红蛋白被分解成棕黄色的含铁血黄素颗粒，这种吞噬有含铁血黄素颗粒的巨噬细胞称为心力衰竭细胞（heart failure cell）（图 3-3A、B）。心力衰竭细胞多见于肺泡腔内，亦可见于肺间质或患者的痰内。慢性肺淤血晚期，肺质地变硬（因纤维组织增生），颜色加深呈棕褐色（因含铁血黄素沉积），称为肺褐色硬化（brown induration of lung）。肺淤血患者临床上有明显气促、缺氧、发绀、少量咯血或痰中带血丝。

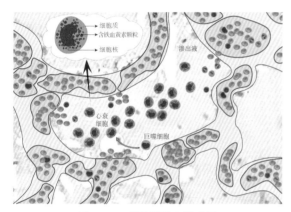

图 3-3A 慢性肺淤血模式图

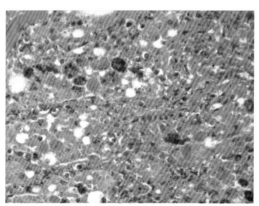

图 3-3B 慢性肺淤血
光镜下见肺泡壁增厚，肺泡腔内见心力衰竭细胞

2. 慢性肝淤血 常由右心衰竭引起。肉眼观：肝脏体积增大，重量增加，包膜紧张且略增厚，质较实，色暗红，在肝切面上可见红黄相间的网络状花纹（肝细胞脂肪变性区呈灰黄色，而肝小叶中央静脉和肝窦因淤血呈深红色），形似槟榔的切面，故称为槟榔肝（nutmeg liver，图 3-4）。光镜下：肝小叶中央静脉及其周围的血窦高度扩张充血，小叶中央区的肝细胞发生萎缩甚至消失，小叶周边区的肝细胞因缺氧而发生脂肪变性（图 3-5）。长期慢性肝淤血时，由于小叶中央肝细胞萎缩消失，网状纤维胶原化，同时汇管区纤维结缔组织增生，形成淤血性肝硬化（congestive liver cirrhosis）。

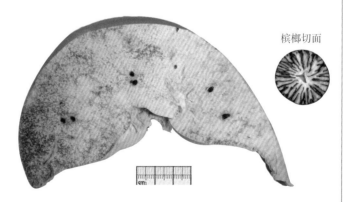

图 3-4 慢性肝淤血（槟榔肝）
肝切面出现红黄相间网络状花纹，右上为槟榔切面

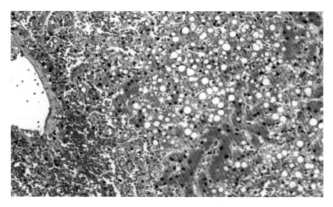

图 3-5   慢性肝淤血
图左见中央静脉，其周围肝窦充满红细胞，肝细胞消失；小叶周边
肝细胞脂肪变性

第二节   出   血

血液自心血管腔溢出到体外、体腔或组织间隙，称为出血（hemorrhage）。血液流出体外称为外出血；血液流入体腔或组织间隙称为内出血。

一、类型和原因

按血液溢出的机制可将出血分为破裂性出血和漏出性出血两种。

（一）破裂性出血

由于心脏或血管壁破裂而引起的出血，称破裂性出血（disruptive hemorrhage）。引起破裂性出血的原因有：

1. 血管壁机械性损伤   如各种切割伤、穿通伤、挫伤等。

2. 侵蚀性病变破坏血管壁   常见于炎症、溃疡、恶性肿瘤时的血管破坏，如肺结核病对肺血管的破坏，胃及十二指肠溃疡对溃疡底部血管的破坏，恶性肿瘤对其周围血管的侵蚀破坏等。

3. 心血管壁本身的病变   如心肌梗死灶或主动脉瘤等，在不能承受血流的压力时发生破裂出血。

（二）漏出性出血

这种出血是由于微血管壁通透性增高，血液通过扩大的内皮细胞间隙和受损的血管基膜而漏出于血管腔外。引起漏出性出血的原因有：

1. 血管壁损害   常见于缺氧、败血症、药物、生物毒素引起毛细血管损伤；超敏反应引起的血管炎；维生素 C 缺乏引起胶原合成障碍，毛细血管基膜破损等。

2. 血小板减少和血小板功能障碍   如再生障碍性贫血、白血病、血小板减少性紫癜、骨髓内广泛性肿瘤转移等均可使血小板生成减少或破坏过多，当血小板减少到一定数量（5×10^9/L 以下）时，引起漏出性出血。血小板的结构和功能缺陷也能引起漏出性出血，这类疾病很多为先天性的，如血小板功能不全（血小板细胞膜缺乏纤维蛋白原受体）和血小板颗粒缺乏症等。

3. 凝血因子缺乏   肝脏是合成多种凝血因子的场所，肝功能不全时，包括纤维蛋白原在内的多种凝血因子合成障碍；或因弥散性血管内凝血等病变消耗凝血因子；或因先天性疾病，使凝血因子Ⅷ（血友病 A）、Ⅸ（血友病 B）、von Willebrand 因子（von Willebrand 病）等缺乏，均造成凝血障碍和出血倾向。

二、病理变化

肉眼观：新鲜出血呈红色，以后随红细胞降解形成含铁血黄素而呈棕黄色。光镜下：组织内可观察到溢出的红细胞，或含铁血黄素颗粒，或吞噬有含铁血黄素颗粒的巨噬细胞。

1. 外出血的表现　皮肤、黏膜的点状出血，称为瘀点（petechia）；直径 1~2cm 以上较大的出血斑点，称为瘀斑（ecchymosis）；全身密集点状出血，呈弥漫性紫红色，称为紫癜（purpura）。呼吸道出血经口咳出，称为咯血（hemoptysis）。消化道出血经口呕出，称为呕血（hematemesis）；血液自肛门排出，称为便血（hematochezia）；黑便（melena）则是上消化道出血时，血液中血红蛋白在肠道分解后与硫化物形成硫化铁所致；鼻出血称鼻衄（epistaxis）。泌尿道出血随尿排出称尿血（hematuria）；子宫大出血称血崩（metrorrhagia）。

2. 内出血的表现　多量血液聚积于组织内，称为血肿（hematoma）；血液蓄积于体腔内，称为积血（hematocele），如心包积血、胸腔积血、腹腔积血和关节腔积血。

三、后果

出血对机体的影响取决于出血量、出血速度和出血部位。短时间小量出血，一般不会引起严重后果；但小量持续或反复的出血，如溃疡病等，可导致缺铁性贫血。急性大量出血，如在短时间内丧失循环血量的 20%~25% 时，即可发生失血性休克。发生在重要器官的出血，即使出血量不多，亦可致命，如心脏破裂引起心包内积血（心包填塞），可导致急性心功能不全；脑出血，尤其是脑干出血，可因重要神经中枢受压而致死。

第三节　血栓形成

在活体的心脏或血管内，血液有形成分形成固体质块的过程，称为血栓形成（thrombosis），所形成的固体质块称为血栓（thrombus）。

血栓和血凝块（clot）不同，血栓是在活体心血管内流动的血液中缓慢地、有规律地黏集形成，而血凝块则是在心血管外或机体死亡后血流停止，血液凝固而形成。

一、血栓形成的条件和机制

血液中存在着相互拮抗的凝血系统和抗凝血系统。在生理状态下，血液中的凝血因子不断、有限地被激活，形成微量纤维蛋白（即纤维素），沉着于血管内膜上，随即这些微量的纤维蛋白又被激活了的纤维蛋白溶解系统（简称纤溶系统）所溶解，同时被激活的凝血因子也可不断地被单核吞噬细胞系统及抗凝物质清除或灭活。凝血系统和抗凝血系统的动态平衡，既保证了血液有潜在的可凝固性，又始终保证了血液的流体状态。在一定条件下，这种动态平衡被破坏，凝血过程得到增强，血液在心血管腔内便可形成血栓。血栓形成的条件包括以下三方面。

（一）心血管内膜的损伤

心血管内膜的内皮细胞具有抗凝和促凝两种特性。正常情况下，完整的内皮细胞主要起抑制血小板黏集和抗凝血作用，一旦受到损伤，就会引起局部凝血。

1. 完整的血管内皮细胞以抗凝作用为主（图3-6）

（1）屏障作用：完整的单层内皮细胞覆盖在血管内表面，形成薄膜屏障，把血液中的凝血因子、血小板和能促发凝血的内皮下胶原纤维隔离开来。

（2）抗血小板黏集：内皮细胞能合成前列环素（PGI$_2$）、一氧化氮（NO）、二磷酸腺苷酶（ADP酶）等抗血小板黏集的物质。

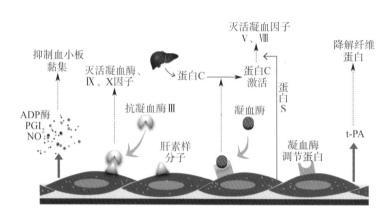

图3-6　内皮细胞抗凝作用模式图

（3）抗凝血作用：内皮细胞能合成膜相关肝素样分子（硫酸乙酰肝素）与抗凝血酶Ⅲ结合，灭活凝血酶和凝血因子Ⅸ、Ⅹ。内皮细胞合成凝血酶调节蛋白，为凝血酶受体，凝血酶与之结合后转化为抗凝物质，进而激活抗凝血因子蛋白C（肝脏合成的一种血浆蛋白），在蛋白S（由内皮细胞合成）的协同下，灭活凝血因子Ⅴ和Ⅷ。

（4）促进纤维蛋白溶解：内皮细胞能生成组织型纤溶酶原活化因子（tissue type plasminogen activator，t-PA），有促进纤维蛋白溶解的作用，以清除沉着于内皮细胞表面的纤维蛋白。

2. 损伤的内皮细胞以促凝作用为主（图3-7）

（1）启动内源性和外源性凝血途径：内皮细胞损伤后，屏障作用丧失，其下的胶原纤维暴露，与血液中凝血因子Ⅻ接触，Ⅻ因子被激活从而启动内源性凝血途径。受损内皮细胞释放组织因子（凝血因子Ⅲ），激活凝血因子Ⅶ，启动外源性凝血系统。

（2）辅助血小板黏附：内皮细胞损伤时释放出血管性假血友病因子（von Willebrand factor，vWF），在血小板与胶原或其他表面黏附中起桥梁作用。

（3）抑制纤维蛋白溶解：内皮细胞分泌纤维蛋白溶解酶原激活物的抑制因子（inhibitors of plasminogen activator，PAIs），抑制纤维蛋白溶解。

心脏和血管内皮细胞的损伤，是血栓形成最重要和最常见的原因。内皮细胞损伤后，暴露内皮下胶原，激活血小板和凝血因子Ⅻ，启动内源性凝血过程。同时损伤的内皮细胞释放组织因子，激活凝血因子Ⅶ，启动外源性凝血过程。

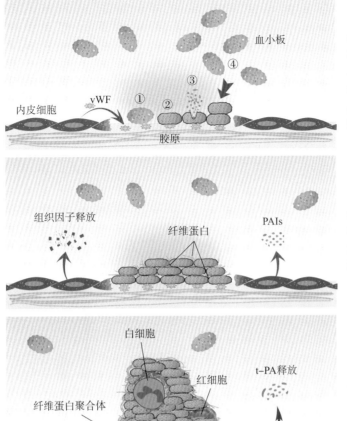

A.内膜损伤，胶原暴露。①血小板（PLT）在vWF的桥梁作用下与胶原黏附；②黏附后PLT变形；③PLT释放反应；④更多血中PLT趋向黏集

血小板

内皮细胞

vWF

胶原

B.血小板激活，黏集堆增大。内外凝血途径激活，纤维蛋白生成。PAIs抑制纤维蛋白溶解。黏集堆牢固性增加

组织因子释放

纤维蛋白

PAIs

白细胞

红细胞

纤维蛋白聚合体

t-PA释放

C.纤维蛋白聚合体呈网状加固血小板堆，其中可网罗少量白细胞和红细胞

图 3-7　内皮细胞损伤后的促凝作用及血小板活化模式图

在血栓形成过程中，血小板起关键作用，主要包括以下三个连续的反应：①血小板的黏附：血小板在vWF的桥梁连接作用下，黏附于损伤局部的胶原上。②血小板的活化：血小板黏附于胶原纤维后，其胞浆内微丝和微管收缩而发生变形，称为黏性变态（viscous metamorphosis）。同时分泌 α 颗粒（含有纤维蛋白原、纤维连接蛋白、V因子、vWF、血小板第Ⅳ因子、血小板源性生长因子及转化生长因子等）和 δ 颗粒（又称致密颗粒，含有丰富的ADP、Ca^{2+}、组胺、5-HT、肾上腺素等），并将这两种颗粒内的物质释放出来。血小板的黏性变态和颗粒的释放过程称为活化。③血小板的黏集：血小板活化之后出现血小板黏集。促使血小板彼此黏集成团块的因子主要是ADP、TXA_2、Ca^{2+} 和凝血酶。最初的血小板黏集主要由ADP、TXA_2 共同作用，启动自动催化过程，使血小板彼此黏集成堆并逐渐增大，此时形成的血小板黏集堆是可逆的。随着内、外源性凝血过程激活，凝血酶产生并与血小板表面的受体结合，以及与ADP、TXA_2 协同作用，血小板黏集堆进一步增大、收缩，变为不可逆性血小板融合团块，并成为血栓形成的起始点。同时，在血小板团块中，凝血酶将纤维蛋白原转变为纤维蛋白，将血小板紧紧地交织在一起。

临床上，心血管内皮细胞损伤导致的血栓形成，多见于风湿性和细菌性心内膜炎的病变瓣膜、心肌梗死区的心内膜、静脉内膜炎、动脉粥样硬化斑块溃疡处、创伤性或炎症性的血管损伤部位。缺氧、休克、败血症和细菌内毒素等可引起全身广泛的内皮细胞损伤，激活凝血过程，引起弥散性血管内凝血。

（二）血流状态的改变

血流状态改变主要指血流缓慢和产生漩涡等改变。正常血液中的有形成分如红细胞、白细胞及血小板在血流的中轴部流动（轴流），外周是一层血浆带（边流），血浆将血液的有形成分与血管壁隔开，阻止血小板与内膜接触而激活。血流变慢或产生漩涡时等血液动力学障碍可导致正常血流状态的改变，表现为轴流变宽或层流状态紊乱。此时血小板得以进入边流，增加与血管内膜接触的机会，并黏附于内膜的可能性增大；同时被激活的凝血因子和凝血酶能在局部达到凝血过程所必需的浓度。此外，血流缓慢导致的缺氧以及涡流产生的离心力均可造成内皮细胞损伤，内皮下的胶原暴露，从而可促发内源性和外源性的凝血过程。

临床上静脉血栓约比动脉血栓多 4 倍；下肢静脉血栓又比上肢静脉血栓多 3 倍，下肢静脉血栓（图 3-8）和盆腔静脉血栓常发生于心力衰竭、久病和术后卧床患者。这主要是因为静脉瓣内的血流不但缓慢，而且易呈漩涡，所以静脉血栓形成往往以瓣膜为起始点；此外，静脉不似动脉那样随心脏搏动而舒张、收缩，其血流有时甚至可出现短暂的停滞；静脉壁较薄，容易受压；血流通过毛细血管到静脉后血液的黏性有所增加。

心脏和动脉内的血流快，不易形成血栓，但在二尖瓣狭窄时的左心房、动脉粥样硬化斑块溃疡灶、动脉瘤、室壁瘤或血管分支处血流缓慢及出现涡流时，则易并发血栓形成。

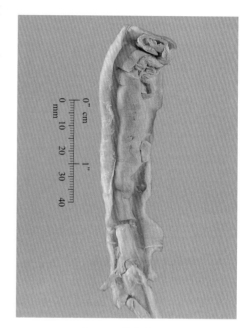

图 3-8　静脉内血栓

（三）血液的高凝状态

血液的高凝状态是指血液中血小板或凝血因子增多、血小板黏性增大或纤溶系统活性降低，可见于遗传性或获得性疾病。

1. 获得性高凝状态　指继发于其他疾病的血液高凝状态。如在产后、手术后、外伤后，由于大量失血，血中补充了黏性较大的幼稚血小板，同时肝脏合成凝血因子增加和抗凝血酶Ⅲ减少。大面积烧伤后，血液浓缩，血小板也相应增多。异型输血时，血小板和红细胞大量破坏，释放出大量血小板因子和凝血因子。妊娠后期或使用大剂量肾上腺皮质激素时，机体内纤溶系统功能减低。一些恶性肿瘤（如肺癌、胃癌、胰腺癌、前列腺癌等）及胎盘早期剥离者，因组织坏死释放出大量组织因子，可激活外源性凝血系统，引起广泛的血栓形成。此外，妊娠、高脂血症、吸烟、冠状动脉粥样硬化等，也可因血小板增多或黏性增高而诱发血栓形成。

2. 遗传性高凝状态　最常见的为第Ⅴ因子基因突变和凝血酶原基因突变。突变的第Ⅴ因子编码的蛋白能抵抗蛋白 C 的降解，使蛋白 C 失去抗凝活性。凝血酶原基因 3' 端非翻译区的突变致使凝血酶原水平升高，容易形成静脉血栓。少数情况下，遗传性高凝状态还与抗凝血酶Ⅲ、蛋白 C 或蛋白 S 先天缺乏有关。

上述血栓形成的三个条件，往往合并存在，在某一阶段常以某一条件为主。

二、血栓形成过程与类型

血栓形成过程包括血小板黏集和血液凝固两个基本过程（图3-9）。在血栓形成过程中，首先是血小板黏附于内膜损伤后裸露的内皮下胶原，血小板被活化，即发生黏性变态和脱颗粒，再从颗粒中释放出ADP、血栓素A_2及血小板第Ⅳ因子等物质，使血流中的血小板不断地在局部黏集，形成血小板堆。此时的血小板堆是可逆的，可被血流冲散。同时，内皮损伤还可通过暴露胶原，激活Ⅻ因子，以及释放组织因子，而启动内源性和外源性凝血途径，使凝血酶原变为凝血酶，凝血酶将纤维蛋白原转变为纤维蛋白。纤维蛋白与受损处的内膜基质中的纤维连接蛋白结合，形成纤维蛋白网，使黏附的血小板堆牢固附着于受损的血管内膜表面，成为不可逆的血小板血栓，并作为血栓的起始点。

血小板黏集堆的形成是血栓形成的第一步，此后血栓形成的发展及血栓的形态和组成以及

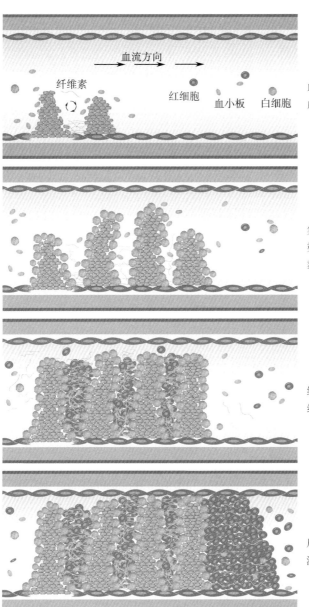

A. 血管内膜损伤，血小板黏集成堆，局部血流形成漩涡

B. 血小板继续黏集，形成多数血小板小梁，小梁周围有白细胞黏附

C. 小梁间形成纤维素网，网眼中充满红细胞

D. 血管腔阻塞，局部血流停滞，下游血液凝固

图3-9 静脉血栓形成过程模式图

大小取决于血栓发生的部位和局部血流的速度。血栓类型一般分为以下 4 种。

（一）白色血栓

由于心血管内皮细胞损伤，血小板黏附聚集于受损的心血管内膜处，并不断增大而形成白色血栓（pale thrombus）。肉眼观：白色血栓呈灰白色，表面粗糙，质硬，与血管壁紧密黏着。光镜下：主要由血小板及少量纤维素构成。白色血栓常位于血流较快的受损的心瓣膜、心腔和动脉内。例如在急性风湿性心内膜炎时，在二尖瓣闭锁缘上形成的赘生物为白色血栓。在静脉血栓中，白色血栓位于血栓的起始部，即构成延续性血栓（propagating thrombus）的头部。

（二）混合血栓

白色血栓形成后，其下游的血流变慢和出现漩涡，又使血小板析出和黏集，导致新的血小板堆的形成。如此反复进行，血小板黏附形成分枝状或不规则的珊瑚状突起，称为血小板梁。在血小板梁之间血流几乎停滞，血液发生凝固，纤维蛋白形成网状结构，网内充满大量红细胞。这种由灰白色的血小板和纤维素层以及暗红色的红细胞层交错而构成的血栓称为混合血栓（mixed thrombus），也称为层状血栓，成为静脉延续性血栓的体部。单一的混合血栓见于动脉瘤、室壁瘤的附壁血栓及扩张的左心房内的球形血栓。

肉眼观：血栓呈粗糙、干燥的圆柱状，与血管壁黏着，有时可见灰白色与红褐色相间的条纹。光镜下：血小板小梁呈珊瑚状，表面有许多中性粒细胞黏附，小梁之间纤维素成网状，网眼内含有大量红细胞和少许白细胞（图 3-10）。

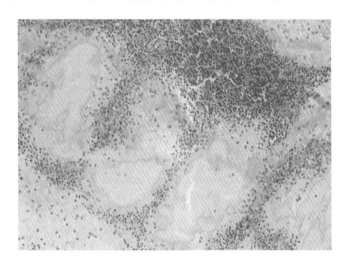

图 3-10 混合血栓
光镜下见淡红色为血小板，之间为红细胞和白细胞及纤维素网

（三）红色血栓

红色血栓（red thrombus）主要见于静脉。随着混合血栓逐渐延长增大，阻塞血管腔，其下游的血流停止，迅速凝固形成红色血栓，也称为凝固性血栓，构成延续性血栓的尾部。

光镜下：主要为大量的红细胞，可见少量纤维素及分散于其中的血小板。肉眼观：呈暗红色，新鲜的红色血栓湿润，有一定的弹性；陈旧的红色血栓由于水分被吸收，变得干燥，易碎，失去弹性，并易于脱落造成栓塞。

（四）透明血栓

透明血栓（hyaline thrombus）发生于微循环的毛细血管及小静脉内，主要由纤维素构成，只能在显微镜下看见，故又称微血栓，见于弥散性血管内凝血。

此外，如果血栓将血管腔完全堵塞，称为闭塞性血栓（occlusive thrombus）；如果血栓仅造成血管腔部分堵塞，称为附壁血栓（mural thrombus）。

三、血栓的结局

1. 溶解、吸收或脱落　激活的 XII 因子在启动凝血过程的同时，也激活纤溶系统，开始降解纤维素和溶解血栓；血栓中的白细胞崩解后释放出蛋白溶解酶，对血栓溶解也起一定的作用。小的血栓溶解后可被完全吸收（图 3-11）。较大的血栓如果在它附着于内膜的部分被溶解，被血流冲击可形成碎片或整个脱落，引起血栓栓塞。

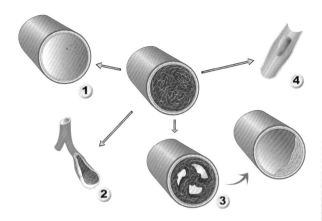

图 3-11　血栓结局模式图
①血栓溶解吸收；②部分软化，形成栓子；③机化与再通；④血栓发生钙盐沉着，形成静脉石

2. 机化与再通　当纤溶系统活性不足，血栓不能软化吸收或脱落时，由血管壁向血栓内长入新生的肉芽组织，逐渐取代血栓成分，这个过程称为血栓机化。血栓机化一般于血栓形成后 1~2 天开始，至 3~4 天即可使血栓较牢固地附着于血管壁上。中等大小的血栓，经过 2~4 周左右即可完成机化。在机化过程中，因血栓逐渐干燥收缩，其内部或与血管壁间出现裂隙，新生的内皮细胞长入并被覆裂隙表面，形成血栓内或血栓旁的血管新通道，使血栓上下游的血流得以部分恢复，这种现象称为再通（recanalization）（图 3-11）。

3. 血栓的钙化　陈旧的血栓未完全机化时，可发生钙盐沉着，形成静脉石（phlebolith）或动脉石（arteriolith）（图 3-11）。

四、血栓对机体的影响

当血管破裂后，在血管损伤处形成血栓，可封闭伤口，具有止血作用；在炎症病灶周围小血管内血栓形成，有防止出血和局部感染蔓延的作用。因此，在一定条件下，血栓形成可看作是机体的一种防御性措施。但在多数情况下血栓形成对机体是不利的，主要表现为：

1. 阻塞血管　如动脉不完全性阻塞，可引起局部组织、器官缺血而萎缩。若动脉完全性阻塞，又缺乏有效侧支循环时，则引起局部组织缺血性坏死，即梗死，例如心冠状动脉血栓形成可引起心肌梗死。如阻塞静脉则引起局部组织淤血、水肿、出血甚至坏死。

2. 栓塞　血栓一部分或全部脱落，随血流运行而被带至他处引起栓塞。如果栓子内含有细菌，则细菌可随栓子运行而蔓延扩散，引起败血症或脓毒血症等严重后果。

3. 心瓣膜变形　心瓣膜上的血栓机化后，可引起心瓣膜增厚、变硬、粘连等，导致瓣膜口狭窄或关闭不全。临床常见于慢性风湿性心内膜炎。

4. 出血或休克　见于弥散性血管内凝血，微循环内广泛性微血栓形成，消耗了大量的凝血因子和血小板，可引起全身广泛性出血和休克。

第四节　栓　塞

循环血流中出现不溶于血液的异常物质，随血液流动阻塞血管腔的现象称为栓塞（embolism），造成栓塞的异常物质称为栓子（embolus）。栓子可以是固体、液体或气体，其中最常见的是血栓栓子，较少见的为脂肪栓子、空气栓子、肿瘤细胞栓子、细菌栓子和羊水栓子等。

一、栓子的运行途径

栓子的运行途径一般与血流方向一致，常停留在口径与其相当的血管，并阻断血流，罕见情况下也可逆血流运行引起栓塞（图 3-12）。

1. 正向性栓塞　①右心或体静脉的栓子随静脉血液回流，嵌塞于肺动脉的主干或其分支，引起肺动脉系统的栓塞。②左心和动脉系统的栓子，常栓塞于脾、肾、脑、下肢等体循环的动脉分支内。③门静脉系统的栓子，随门静脉血流进入肝脏，引起肝内门静脉分支的栓塞。

2. 交叉性栓塞　较少见，偶发于房间隔或室间隔缺损，栓子可以由压力高的一侧通过缺损处进入压力低的另一侧，即动、静脉系统的栓子发生交叉运行，形成交叉性栓塞现象。

3. 逆行性栓塞　罕见，偶见于下腔静脉内的栓子，由于胸、腹内压力突然升高（如剧烈咳嗽、呕吐）时，栓子逆向运行，在下腔静脉所属分支（如肝、肾、髂静脉等处）引起栓塞。

此外，右心或体静脉的栓子，有些体积甚小，又富于弹性，如气泡、羊水或脂肪等，可以通过肺泡壁毛细血管进入肺静脉系统，回流至左心，再进入体循环，引起动脉分支的栓塞。

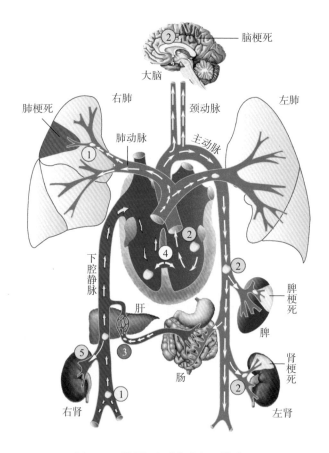

图 3-12　栓子运行途径和梗死模式图
①右心或体静脉的栓子；②左心和动脉系统的栓子；③门静脉系统的栓子；④交叉性栓塞；⑤逆行性栓塞

二、栓塞的类型和对机体的影响

根据栓子的种类可将栓塞分为不同的类型，栓塞对机体的影响则因栓子的类型、栓塞的部位以及侧支循环建立的状况而异。

（一）血栓栓塞

由于血栓脱落引起的栓塞，称为血栓栓塞（thromboembolism）。临床上 90% 以上的栓塞是由血栓栓子所致，是栓塞中最常见的类型。栓子的来源、大小、数量和栓塞部位不同，对机体的影响也不相同。

1. 肺动脉栓塞　引起肺动脉栓塞的血栓栓子约 95% 来自下肢深部静脉，特别是腘静脉、股静脉和髂静脉，偶可来自盆腔静脉或右心附壁血栓，少数来自颅内静脉窦。肺动脉栓塞的后果有以下几种情况。

（1）无显著影响：肺具有肺动脉和支气管动脉双重血液供应，一般情况下较小的栓子栓塞在肺动脉小分支，常常可由侧支循环代偿，栓子逐渐被溶解吸收，患者可以不出现任何临床症状（图 3-13）。少数栓子被机化可引起小范围的肺组织永久性失去呼吸功能，但可由周围肺组织代偿，一般不产生严重后果。

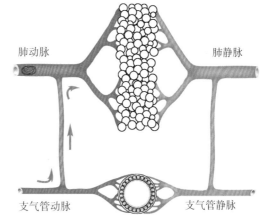

图 3-13　肺动脉栓塞时侧支循环代偿模式图

（2）肺动脉高压症：如果在较长一段时间内，反复发生小的肺动脉栓塞，使损伤得以积累，可以引起所谓的特发性肺动脉高压症。

（3）肺出血性梗死：如在栓塞前肺已有严重淤血致微循环内压升高，吻合支不能起代偿作用，则可引起肺组织的出血性梗死（详见第 5 节梗死）。

（4）肺动脉栓塞症：如许多较小的血栓广泛地栓塞肺动脉分支，或者大栓子栓塞肺动脉主干或大分支，可使肺循环受阻，肺动脉压急剧增高，引起急性右心室扩张和右心衰竭（急性肺源性心脏病），病人可突然出现呼吸困难、发绀、剧烈咳嗽、心悸、咯血、胸骨后疼痛、休克等，甚至发生急性呼吸循环衰竭而猝死，称为肺动脉栓塞症。猝死的机制一般认为：①肺动脉主干或大分支栓塞时，肺动脉内阻力急剧增加，致急性右心衰竭。②肺动脉栓塞刺激迷走神经，通过神经反射引起肺动脉、冠状动脉、支气管动脉和支气管的痉挛，导致急性右心衰竭和窒息；肺栓塞的血栓栓子内血小板释出 5-HT 及血栓素 A_2，亦可引起肺血管的痉挛。

2. 体循环动脉栓塞　引起体循环动脉栓塞的血栓大多来自左心，如亚急性细菌性心内膜炎时的心瓣膜赘生物，心房纤颤、心肌梗死时心内膜的附壁血栓，少数来自动脉粥样硬化斑块和动脉瘤内的附壁血栓。动脉系统栓子常栓塞在下肢、脑、脾、肾等处。如栓塞的动脉分支较小且有足够侧支循环形成时，则常无严重后果；若栓塞动脉分支较大而侧支循环形成不足时，则局部可发生梗死。如栓塞发生在冠状动脉或脑动脉分支，则常产生严重后果，甚至危及生命。

（二）脂肪栓塞

循环血流中出现游离脂肪滴并阻塞血管，称为脂肪栓塞（fat embolism）。正常时血浆中的脂类并非以游离状态存在，而是以脂蛋白的形式存在，能溶解于血液。病理条件下出现游离脂滴主要见于：

1. 外伤致储存脂肪进入血液　多发生于长骨粉碎性骨折、手术、烧伤、脂肪组织的严重创伤等，脂肪细胞因受损而破裂，脂肪游离成无数脂肪滴，从破裂的血管进入血流。

2. 血脂乳化状态失去稳定性　见于非创伤性的病人如糖尿病时的血脂过高、酗酒和慢性胰腺炎等，由于血脂的乳化状态失去稳定性，而游离形成脂滴。或精神刺激、过度紧张使机体处于应激状态下，导致儿茶酚胺大量分泌，过多动员储备脂肪，增高血脂，形成过多的乳糜微粒并互相融合，形成脂肪滴。

脂肪栓塞常见于肺、脑等器官。脂滴栓子随静脉入右心到肺，肺内少量的脂肪栓子，可由巨噬细胞吞噬或被血管内皮细胞分泌的脂酶所分解，对机体无影响。当进入肺动脉的脂肪量达 9~20g 时，肺部血管广泛受阻或痉挛，肺循环总面积可丧失 3/4；同时脂滴分解出的脂肪酸损伤血管内皮细胞，引起肺水肿、肺出血及肺不张，影响气体交换，患者可死于窒息或急性右心衰竭。直径小于 20μm 的栓子通过肺静脉至左心达体循环的分支，可引起全身多器官的栓塞。最常见的为脑血管的栓塞，引起脑水肿和血管周围点状出血。

（三）气体栓塞

气体阻塞血管或心腔的过程，称为气体栓塞（gas embolism）。

1. 空气栓塞（air embolism）　多由于静脉损伤破裂，外界空气由静脉缺损处进入血流所致。如颈、胸部外伤和手术、使用正压静脉输液、人工气胸或气腹误伤静脉时，空气可在吸气时因静脉腔内的负压吸引，通过静脉破裂处进入血液循环。也见于分娩或流产时，子宫强烈收缩，将空气挤入子宫壁破裂的静脉窦内。少量空气入血，可被溶解或吸收，一般不引起严重后果。若进入空气量超过 100mL 左右时，空气随血流进入右心后，由于心脏搏动的"搅拌"作用，使空气与血液混合成泡沫状，由于泡沫具有压缩性和弹性，可随心脏收缩而缩小，随心脏舒张而扩大，使血液在心脏舒张期不能有效地回流，收缩期不能有效射出，造成严重的血液循环障碍，患者可出现呼吸困难、发绀而猝死。

2. 氮气栓塞（nitrogen embolism）　当体外大气压力骤然降低时，如潜水员由水底迅速升向水面，或飞行员从地面迅速飞向高空时，原来溶解于血液和组织液中的大量气体迅速游离出来，氧和二氧化碳可重新溶解而被吸收，氮气则溶解迟缓，导致在血液和组织内形成无数小气泡或融合成大气泡，造成气体栓塞，又称为减压病（decompression sickness）或沉箱病（caisson disease）。氮气栓塞可因气体所在部位不同，其临床表现也不同。位于肌肉、肌腱、韧带内引起肌肉和关节的疼痛；位于心、脑、肺和肠等器官时可造成缺血和梗死，引起相应的症状，甚至危及生命。骨，尤其骨髓内含脂肪量较多的股骨、胫骨和肱骨因氮气栓塞易发生缺血坏死，并造成痉挛性疼痛。

（四）其他类型的栓塞

羊水栓塞（amniotic fluid embolism）是由于分娩或胎盘早期剥离时，羊膜破裂，尤其又有胎儿阻塞产道时，子宫强烈收缩，宫内压增高，可将羊水压入破裂的子宫壁静脉窦，经血液循环进入肺动脉分支及毛细血管内引起栓塞所致。临床上多见于高龄产妇，发病急骤，出现呼吸困难、发绀和休克，多数导致死亡。羊水中的角化上皮、胎毛、胎脂、胎粪和黏液等可造成肺循环机械性阻塞，此外羊水中的凝血致活酶样物质或前列腺素样物质引发弥散性血管内凝血常是致死原因。

瘤细胞栓塞可造成远处器官肿瘤转移；寄生虫及其虫卵、细菌或真菌团栓塞，可引起病变的播散蔓延。此外，其他异物入血均可引起栓塞。

第五节　梗　死

局部组织、器官由于血流迅速中断而引起的缺血性坏死，称为梗死（infarct），其形成过程称为梗死形成（infarction）。

一、梗死形成的原因和条件

（一）梗死形成的原因

血管阻塞尤其是动脉阻塞引起的梗死多见而严重，是梗死发生的主要原因。但静脉血流中断或静脉、动脉先后受阻亦可引起梗死，常见的原因有：

1. 血栓形成　是引起梗死最常见的原因。如心冠状动脉和脑动脉粥样硬化继发血栓形成，引起心肌梗死和脑梗死；伴有血栓形成的足背动脉闭塞性脉管炎引起足部梗死。

2. 动脉栓塞　也是引起梗死的常见原因。在肾、脾和肺梗死中，由动脉栓塞引起者远比血栓形成多见。

3. 动脉痉挛　多数管腔已狭窄的动脉（如动脉粥样硬化），在诱因的刺激下，引起血管持续痉挛，可致血流中断而发生梗死。

4. 血管受压闭塞　如肿瘤对局部血管的压迫所引起的局部梗死；肠套叠、肠扭转和嵌顿疝对肠系膜动脉、静脉压迫引起肠梗死。

（二）梗死形成的条件

血管阻塞是否造成梗死，还与下列因素有关：

1. 供血血管的类型　有双重血液供应的器官，如肺（肺动脉和支气管动脉供血）、肝（肝动脉和门静脉供血）；平行动脉供血，如前臂（由肱动脉在肘窝分成两支，即桡动脉和尺动脉平行供血）；吻合支丰富的供血，如肠（肠动脉的各分支，在接近肠壁时，相互吻合，形成网状）。这些类型的供血方式，其中一支动脉阻塞，可以通过另一支血管代偿维持，通常不易发生梗死。肾、脾是终末动脉供血的器官，心、脑虽有一些吻合支但较少，一旦动脉发生阻塞，极易发生梗死（图3-14）。

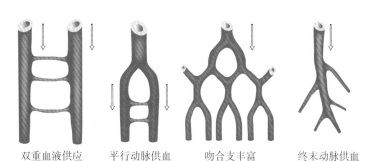

双重血液供应　　平行动脉供血　　吻合支丰富　　终末动脉供血

图3-14　供血血管类型模式图

2. 血流阻断的速度　缓慢发生的血流阻断，可为吻合支血管逐步扩张，建立侧支循环提供时间，不易发生梗死；反之则易发生梗死。

3. 组织对缺氧的耐受性及血液的含氧量　脑组织对缺氧的耐受性最低，血液供应中断 3~4 分钟，即可引起梗死；心肌纤维缺氧 20~30 分钟发生坏死；骨骼肌、纤维结缔组织对缺氧耐受性较强，较少发生梗死。严重贫血、失血、心力衰竭时血氧含量低，当动脉供血不足时，对缺氧耐受性低的心、脑等易发生梗死。

二、梗死的类型和病理变化

（一）贫血性梗死

贫血性梗死（anemic infarct）常发生在组织结构较致密、侧支循环不丰富并由终末动脉供血的器官，如心、肾、脾等。当其动脉阻塞发生梗死时，它所属的分支和邻近的动脉发生反射性痉挛，将梗死区内循环血液排挤到周围组织中；同时，局部组织因缺血缺氧而坏死崩解，局部胶体渗透压升高，吸收水分而体积略胀大，进一步挤走间质内的残留循环血液；再加上心、脾、肾等器官组织致密，出血量少，残留的红细胞很快崩解，血红蛋白被溶解吸收。这些因素导致梗死区呈灰白色或灰黄色，故又称为白色梗死。

病理变化：贫血性梗死区的形状与动脉分布有关，脾、肾等有"门"的器官的血管呈锥形分布，故梗死灶呈锥体形，尖端朝向门部，底部朝向脏器表面（图 3-15）。心冠状动脉分布不规则，故心肌梗死灶的形状呈不规则形或地图形；脑内动脉分布不甚规则，故脑梗死区常呈不规则状。新鲜梗死灶常稍肿胀，表面隆起，与正常组织交界处因炎症反应出现红色的充血出血带，数日后因红细胞被巨噬细胞吞噬形成含铁血黄素，而变成黄褐色。经数日后则梗死组织变干、变硬，表面稍凹陷。梗死区可部分或完全被肉芽组织取代，最终形成瘢痕。光镜下梗死区多数呈凝固性坏死，可见细胞核呈固缩、碎裂、溶解等改变，组织的结构轮廓尚存（脑梗死灶为液化性坏死）。晚期病灶呈均质性结构，边缘有肉芽组织长入和瘢痕组织形成，最终被瘢痕组织取代。

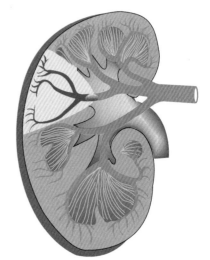

图 3-15　肾贫血性梗死形成模式图

（二）出血性梗死

出血性梗死（hemorrhagic infarct）常发生于组织疏松且具有双重血液循环的器官，如肺、肠等，梗死灶有明显的弥漫性出血，因梗死灶呈红色，又称为红色梗死（red infarct）。此种梗死的形成除有动脉阻塞外，还须具有下列条件：

1. 严重淤血　严重淤血是肺出血性梗死形成的重要先决条件。由于器官严重淤血，流体静脉压升高，妨碍了侧支循环的建立，故局部组织可因动脉阻塞而发生坏死。组织坏死后，淤积在静脉内的血液，经坏死的血管壁而漏出至坏死组织中，造成弥漫性出血。

2. 双重血液循环　肺具有肺动脉和支气管动脉双重血液循环，一般不容易发生梗死，但在器官有严重淤血时，当一支动脉被阻塞，另一支动脉由于不能克服静脉淤血的阻力，以致局部血液循环障碍而发生梗死。梗死后，外周血液通过吻合支而流入梗死区，造成弥漫性出血。

3. 组织疏松 肺、肠等器官组织结构疏松，组织间隙可容纳多量出血。局部血管发生反射性痉挛和坏死组织膨胀时，均不能把血液挤出至梗死灶外，血液存留于局部小血管和毛细血管内，进而发生出血。

病理变化：出血性梗死的形态变化与贫血性梗死基本相似，与血管分布一致。肺出血性梗死多发生于肺下叶，呈锥体形（图 3-16）；而肠出血性梗死常发生于小肠，呈节段状，因梗死区有大片出血，为暗红色。镜下梗死区组织坏死，结构消失，并有大量红细胞。

此外，梗死区内伴有细菌感染者，称为败血性梗死（septic infarct）。败血性梗死的细菌感染途径有三种：①梗死前组织内即有病原微生物的存在，如在细菌性肺炎的基础上发生肺梗死；②细菌栓子：如在感染性心内膜炎时，心瓣膜上含有细菌的赘生物脱落栓塞而引起的梗死；③梗死发生后，病原微生物经自然管道由外界侵入某些器官的梗死灶。

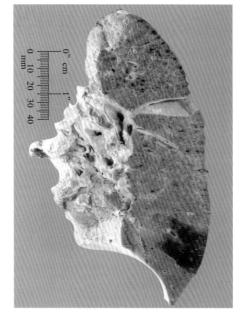

图 3-16 肺出血性梗死

三、梗死的结局及其对机体的影响

如果动脉阻塞时栓子内不含细菌，在梗死发生 24~48 小时后，肉芽组织即从周围长入梗死灶内，小的梗死灶可被肉芽组织机化，日后变为瘢痕。较大的梗死灶不能完全机化，形成纤维包裹，梗死灶内也可发生钙化，脑梗死可液化形成囊腔。

梗死对机体的影响，与梗死发生的部位、范围的大小及有无细菌感染等有关。脾、肾等小范围梗死对机体影响不大，常常仅引起局部症状。如脾梗死累及包膜，患者可觉刺痛；肾梗死可引起腰痛、血尿；肺梗死可引起咯血及并发肺炎；肠梗死时，肠腔内的细菌可通过坏死的肠壁侵入腹腔而引起弥漫性腹膜炎；梗死发生在四肢（多见于下肢）时，常因梗死后继发感染及坏死组织的分解产物入血，可引起毒血症或败血症；若心、脑等重要脏器梗死，轻者出现功能障碍，重者危及生命。

第四章 炎 症

炎症是一种十分常见且重要的病理过程，机体各器官、组织在遭受内、外源性损伤因子刺激时皆可发生炎症，常见者如感冒、胃肠炎、阑尾炎、肺炎、肝炎、疖、痈，某些过敏性疾病和外伤感染等都属于炎症。

第一节 概 述

一、炎症的概念

炎症（inflammation）是具有血管系统的活体组织对损伤因子的刺激所发生的以防御为主的反应。炎症的基本病理变化为局部组织的变质、渗出和增生。临床上病灶局部表现为红、肿、热、痛及功能障碍，并有发热、白细胞增多等全身反应。

机体这种防御反应是在进化过程中逐渐发展形成的。单细胞和多细胞无脊椎动物对局部损伤可发生简单的防御反应，如吞噬和清除损伤因子，但不能称为炎症。只有当生物进化到具有血管系统时，才能发生以血管反应为中心的一系列局部和全身反应，以稀释、局限和清除损伤因子，使机体的防御反应更趋完善，才能称为炎症，因此，血管反应是炎症过程的中心环节。实际上炎症是损伤因子导致的机体组织损伤和抗损伤反应两个方面矛盾斗争过程的综合表现。

炎症按照病理变化可分为变质性炎、渗出性炎和增生性炎三类。按照发病缓急和持续时间的长短，分为急性炎症和慢性炎症两种常见的类型。此外，还有临床上相对较少见的超急性炎和亚急性炎两种类型。

二、炎症的原因

任何能引起组织和细胞损伤的因子都可成为炎症的原因，称为致炎因子。常见的致炎因子包括：

1. 生物性因子 包括细菌、病毒、立克次体、支原体、螺旋体、真菌和寄生虫等，可在人体内繁殖、扩散，或释放毒素和代谢产物，或诱发免疫反应而损伤组织细胞引起炎症。生物性因子是最常见的致炎因子，由其所致的炎症通常称为感染（infection）。

2. 理化因子 物理因素如高温、低温、放射线、紫外线、电击、切割伤、挤压伤、挫伤、扭伤等；外源性化学物质如强酸、强碱、强氧化剂、多种毒气、松节油、巴豆油等；病理状态下体内产生的内源性代谢产物如尿酸、尿素以及组织坏死后的崩解产物等，都可引起炎症反应。

3. 异常免疫反应　当机体免疫反应异常时，可引起不适当或过度的免疫反应，造成组织损伤，形成炎症。如各种类型的超敏反应，某些自身免疫性疾病如系统性红斑狼疮、类风湿关节炎、干燥综合征等。

4. 异物　二氧化硅晶体、手术缝线或者物质碎片残留体内可导致炎症。

必须指出，上述各种损伤因子作用于机体是否引起炎症以及炎症反应的强弱程度，既与损伤因子的性质、强度和持续时间有关，也与机体的防御功能和反应性有关。

第二节　炎症的基本病理变化

炎症局部组织可发生一系列功能和形态的改变。虽然炎症的表现千差万别，但其基本病理变化均表现为局部组织的变质、渗出和增生。

一、变质

变质（alteration）是指炎症局部组织、细胞发生的各种变性和坏死。炎区组织的变性和坏死是由于致炎因子的直接损伤、局部血液循环障碍、局部异常代谢产物堆积、炎症介质产生以及变质组织释放的多种蛋白水解酶等综合作用的结果。

1. 形态变化　实质细胞常出现细胞水肿、脂肪变、凝固性坏死、液化性坏死等，间质可表现为黏液样变、纤维素样坏死等。

2. 代谢变化

（1）局部酸中毒：炎症局部组织分解代谢显著增强、耗氧量增加、血液循环障碍、酶系统功能受损等，导致氧化不全的酸性代谢产物（乳酸、脂肪酸）堆积，组织发生代谢性酸中毒。

（2）渗透压升高：炎区内分解代谢亢进和坏死组织的崩解，使大分子蛋白质分解为大量的小分子物质；加之血管壁通透性增加，血浆蛋白渗出，使炎区的胶体渗透压显著升高。同时，局部氢离子浓度升高，以及组织分解加强，从细胞释放出来的钾离子和磷酸离子增多，使炎区的晶体渗透压也升高。渗透压升高以炎症灶中心部分尤为突出，为局部血液循环障碍和炎性渗出提供了重要条件。

二、渗出

渗出（exudation）是指炎症局部组织血管内的液体、蛋白质和各种白细胞通过血管壁进入组织间隙、体腔、黏膜表面或体表的过程。渗出的成分称为渗出物或渗出液（exudate）。渗出液若积聚于组织间隙可形成炎性水肿（inflammatory edema）；积聚到浆膜腔则形成炎性积液（inflammatory hydrops）。渗出是炎症最具特征性的变化，是机体抵抗损伤因子的主要防御手段。

炎症的渗出过程是在局部血流动力学变化、血管壁通透性增高的基础上发生发展的，炎症介质在渗出过程中发挥重要作用。

（一）血流动力学变化

当局部组织受损伤因子刺激后，很快发生一系列血流动力学变化。包括：①细动脉出现迅速短暂的痉挛，仅持续几秒钟到几分钟；②细动脉、毛细血管扩张，局部血流加快，血流量增多，形成动脉性充血，即炎性充血（inflammatory hyperemia），是炎症局部组织发红和发热的原因。持续时间取决于致炎因子的强弱及炎症的类型，长的可达几小时；③随着毛细血管的开放和小静脉血管持续扩张，血流速度由快变慢，血管壁通透性升高，导致静脉性充血。此时富含蛋白质的液体渗出到血管外，使局部血管内血液浓缩，黏稠度增加，在扩张的血管内充满红细胞，称为血流停滞（stasis）。血流停滞为白细胞游出创造了条件（图4-1）。血流动力学改变的发生机制与神经（轴突反射）、体液因素（化学介质）的作用有关。

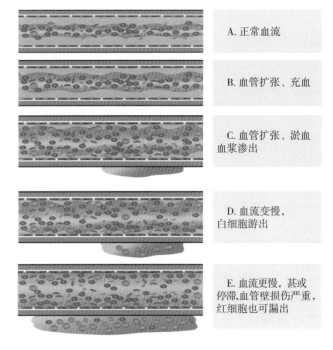

A. 正常血流

B. 血管扩张、充血

C. 血管扩张、淤血血浆渗出

D. 血流变慢，白细胞游出

E. 血流更慢，甚或停滞，血管壁损伤严重，红细胞也可漏出

图4-1　炎症血流动力学变化模式图

（二）液体渗出

引起液体渗出的机制较为复杂，其中血管壁通透性增高是液体渗出的主要因素。此外，还与炎区组织内渗透压升高，以及炎区血流缓慢、静脉淤血引起的毛细血管内流体静压升高有关。

1. 血管壁通透性增高的机制

（1）内皮细胞收缩：炎症介质如组胺、缓激肽、白细胞三烯与内皮细胞的相应受体结合，使内皮细胞迅速发生收缩，内皮细胞间缝隙加大，是造成血管壁通透性增高的最常见原因。这种反应仅持续15~30分钟，而且是可逆的，故称速发短暂反应（immediate transient response），通常发生在细静脉，可能与细静脉的内皮细胞具有较多炎症介质受体有关，抗组胺药物可抑制此反应。引起内皮细胞收缩的另一机制是炎症时细胞因子如白细胞介素-1（IL-1）、肿瘤坏死因子（TNF）、干扰素-γ（IFN-γ）及缺氧，可使内皮细胞内的骨架结构发生重构，其发生较晚且持续时间较长，多在受损伤后4~6小时出现，可持续24小时或更长。

（2）内皮细胞损伤：严重烧伤和化脓性感染时，可直接损伤内皮细胞使之坏死脱落，血管基膜完整性也可遭到破坏，使血管通透性迅速增加，并持续几小时到几天，直至血栓形成或内皮细胞再生修复为止，称为速发持续反应（immediate sustained response）。这种损伤可累及毛细血管、细静脉和细动脉。另外，黏附于内皮细胞的白细胞激活后，释放氧代谢产物及蛋白分解酶，也可损伤内皮细胞而引起血管壁通透性增高，主要发生在细静脉、肾和肺的毛细血管。

（3）穿胞作用增强：内皮细胞胞质中存在相互连接的囊泡体形成穿胞通道，其开放活跃也引起血管壁通透性增高，使富含蛋白质的液体通过穿胞通道穿越内皮细胞的现象称为穿胞作用（transcytosis）。血管内皮生长因子（VEGF）的释放可引起内皮细胞穿胞通道增加和囊泡口径增大而促进穿胞作用。组胺、缓激肽、白细胞三烯等炎症介质也是促成这一机制发生的重要因素。

（4）新生毛细血管壁的高通透性：在炎症修复过程中形成的新生毛细血管，其内皮细胞分化尚不成熟，细胞连接不健全，并且具有较多的炎症介质受体，因而具有高通透性（图4-2）。

2. 渗出液的成分 渗出液的成分与损伤因子、炎症部位和血管壁损伤程度等因素的不同有关。当血管壁受损较轻时，渗出液中主要为水、盐类和分子量较小的白蛋白；当血管壁受损较重时，分子量较大的球蛋白，甚至纤维蛋白原也能渗出。

3. 渗出液与漏出液比较 炎症时的渗出液和非炎症时的漏出液（transudate）在发病机制和成分上均有不同（表4-1），但两者均可在组织内积聚形成水肿或积液。

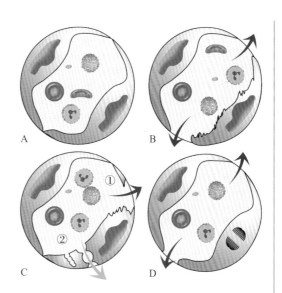

图 4-2 血管通透性升高的主要机制模式图
A. 血管正常。B. 血管内皮细胞收缩。C.①内皮细胞损伤，②穿胞通道开放。D. 新生毛细血管高通透性

表 4-1 渗出液与漏出液的区别

	渗出液	漏出液
原因	炎症	非炎症
蛋白量	30g/L 以上	30g/L 以下
相对密度	>1.018	<1.018
有核细胞数	$>500×10^6$/L	$<100×10^6$/L
Rivalta 试验 *	阳性	阴性
凝固性能	自凝	不自凝
外观	混浊	澄清

注：* 即李凡他试验，也称黏蛋白定性试验

4. 渗出液在炎症中的作用 渗出液对机体具有一定的保护意义：①渗出液可以稀释毒素和有害物质，减轻毒素对组织的损伤；②渗出液中含有大量的抗体、补体及溶菌物质，有利于杀灭病原微生物；③渗出物中的纤维蛋白原所形成的纤维蛋白（纤维素）交织成网，不仅可限制病原微生物的扩散，还有利于白细胞吞噬消灭病原微生物，并在炎症后期成为修复的支架。

过多的渗出液也可给机体带来危害，如严重的喉头水肿可引起窒息；心包腔及胸膜腔渗出液过多时，可压迫并妨碍心脏和肺的正常活动；过多的纤维素渗出而不能完全吸收时，则可发生机化并引起器官的粘连。

（三）白细胞渗出

炎症时血液中各种白细胞通过血管壁游出到血管外的现象，称为白细胞渗出。渗出的白细胞聚集于炎症局部组织间隙内，称为炎细胞浸润（inflammatory cell infiltration），是炎症反应的重要形态特征，也是白细胞在损伤部位发挥吞噬作用并构成炎症防御反应的主要环节。白细胞渗出是一个主动、耗能、复杂的连续过程，包括白细胞边集和附壁、黏着、游出、趋化和吞噬等步骤。

1. 白细胞边集和附壁   随着炎症灶内血流缓慢及液体渗出，白细胞离开轴流靠近血管壁而发生白细胞边集（leukocytic margination），并沿内皮细胞表面缓慢翻转滚动，随后停留并贴附于血管壁，称为白细胞附壁（leukocytic pavement）。

2. 白细胞黏着   附壁的白细胞与内皮细胞牢固黏附，称白细胞黏着（adhesion）。黏着是由内皮细胞黏附分子（免疫球蛋白超家族分子）和白细胞表面的黏附分子（整合素）介导的。免疫球蛋白超家族分子包括两种内皮细胞黏附分子：细胞间黏附分子 1（ICAM-1）和血管细胞黏附分子 1（VCAM-1），它们分别与白细胞表面的整合素受体结合。整合素分子是由 α 和 β 亚单位组成的异二聚体，能介导白细胞和内皮细胞黏附，同时还可以介导白细胞与细胞外基质黏附。

炎症过程中介导白细胞滚动黏附的机制包括：黏附分子重新分布、诱导新的黏附分子合成、增加黏附分子之间的亲和性等。炎症介质和某些细胞因子可以调节这类黏附分子的表达和功能状况。如果黏附分子的表达发生缺陷，导致黏附分子的数量或者黏附分子的构型改变，影响细胞的黏附作用，可导致临床出现反复发生难以治愈的感染，如先天性白细胞黏附缺陷症。

3. 白细胞游出   黏着的白细胞逐步游出血管壁（主要是毛细血管后小静脉及毛细血管）的过程，称为白细胞游出（transmigration）。白细胞附壁后，其胞质形成伪足并插入到内皮细胞间隙，然后整个白细胞以阿米巴运动的方式逐步游出至内皮细胞和基膜之间，短暂停留后，白细胞分泌胶原酶降解血管基膜进入周围组织，并通过白细胞表面的整合素和 CD44 分子而黏附于细胞外基质，使白细胞滞留在炎症病灶处。每一个白细胞需要2~12分钟才能完全通过血管壁（图 4-3）。白细胞 - 血管内皮细胞间黏附分子在白细胞游出过程中具有重要作用，如免疫球蛋白超家族成员中的 CD31（血小板 - 内皮细胞黏附分子）位于内皮细胞连接处，具有内皮细胞间的黏附作用。

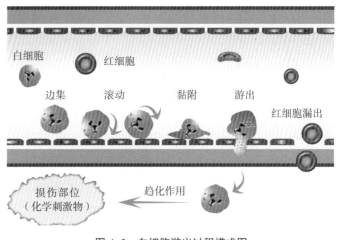

图 4-3   白细胞游出过程模式图

各种白细胞都以同样的方式游出，但在炎症的不同阶段以及致炎因子的不同，游出的白细胞种类有所差别：①中性粒细胞游走能力最强，游出最早，移动最快，而淋巴细胞最弱；②急性炎症或炎症早期中性粒细胞首先游出，24~48 小时后由单核细胞取代。主要原因是不同炎症阶段激活的黏附分子及趋化因子不同；其次是中性粒细胞寿命短，24~48 小时后逐渐崩解消失，而单核细胞的生存期较长；再则中性粒细胞崩解能释放单核细胞趋化因子，可以诱导单核细胞的游出；③损伤因子不同，游出的白细胞种类也不同。化脓性感染以中性粒细胞浸润为主，病毒感染以淋巴细胞浸润为主,过敏反应以嗜酸性粒细胞浸润为主。

红细胞无运动能力,当血管壁受损严重时,红细胞也可以通过血管壁到达血管外,称为红细胞漏出(red cell leakage),这与白细胞游出不同,其漏出是一种被动的过程,常是由于炎症反应强烈,血管壁损害严重,血液流体静压增高等因素所致。渗出液中出现大量红细胞是炎症反应剧烈和血管壁严重损伤的表现。

4. 趋化作用 渗出的白细胞向炎症灶定向游走集中的现象,称为趋化作用(chemotaxis)。趋化作用是由于炎区存在某些化学刺激物对白细胞具有化学吸引力所致,这些化学刺激物称为趋化因子(chemotactic agent)。

(1)分类:趋化因子有内源性和外源性两大类,前者主要有 C5a、LTB4(白细胞三烯 B4)、IL-8 等;后者主要为可溶性的细菌产物,特别是含有 N- 甲酰甲硫氨酸末端的细菌多肽,如金黄色葡萄球菌分离出的多肽。趋化因子不仅有吸引白细胞做定向运动的作用,还对白细胞有激活作用。

(2)特异性:趋化因子具有特异性,有些趋化因子只吸引中性粒细胞,而另一些则吸引单核细胞或嗜酸性粒细胞。白色或金黄色葡萄球菌、大肠杆菌所产生的类脂和多肽、C5a 以及 LTB4 等对中性粒细胞有趋化作用。过敏性疾病时由肥大细胞释放的嗜酸性粒细胞趋化因子,对嗜酸性粒细胞有很强的趋化作用。致敏 T 淋巴细胞释出的单核细胞趋化因子,中性粒细胞胞质内的阳离子蛋白、C5a、LTB4 等则对单核细胞有趋化作用。此外,不同的炎症细胞对趋化因子的反应能力也不同,其中以中性粒细胞和单核细胞对趋化因子反应强,淋巴细胞对趋化因子反应较弱。

(3)趋化作用的机制:目前认为,白细胞膜上有一种能与趋化因子结合的特异性 G 蛋白耦联受体,当两者结合后,发生一系列的信号传导和生化反应,使白细胞内游离钙离子浓度增加,激活 GTP 酶和一系列激酶,导致肌动蛋白聚合并分布于细胞运动的前缘,而肌球蛋白聚合于细胞后缘,通过延伸丝状伪足的拉动,促使白细胞向趋化因子所在方向做定向运动。

5. 白细胞在炎症局部的作用

(1)吞噬作用:渗出的白细胞吞噬、消化病原微生物、组织崩解碎片以及异物的过程,称为吞噬作用(phagocytosis)。白细胞的吞噬作用是机体消灭致病因子的一种重要手段,是炎症防御反应的重要环节。

①吞噬细胞种类:具有吞噬能力的细胞称为吞噬细胞(phagocyte),中性粒细胞和单核细胞(巨噬细胞)是人体最主要的吞噬细胞(图 4-4)。

a. 中性粒细胞:又称为小吞噬细胞。细胞直径为 10~12μm,核浓染呈杆状或分叶状,细胞质内富含中性颗粒,相当于电镜下的溶酶体,主要含有酸性水解酶、中性蛋白酶、溶菌酶、碱性磷酸酶、胶原酶和乳铁蛋白等,在杀灭、消化和降解病原微生物和组织碎片过程中发挥重要作用。中性粒细胞具有活跃的运动和吞噬能力,在急性炎症及炎症早期能迅速渗出,构成细胞防御的第一道防线。在化脓性炎时,中性粒细胞容易变性、坏死成为脓细胞,并释放蛋白水解酶溶解坏死组织。此外,中性粒细胞还能释放炎症介质如白细胞致热原等,参与炎症反应。

b. 巨噬细胞:又称为大吞噬细胞。细胞直径为 12~24μm,胞核着色较浅,常呈肾形。胞质丰富,含有丰富的溶酶体,富含酸性水解酶和过氧化物酶。炎症灶中的巨噬细胞主要由血液中的单核细胞游出后转化而成,也可由局部组织细胞增生而来,其具有较活跃的运动能力和较

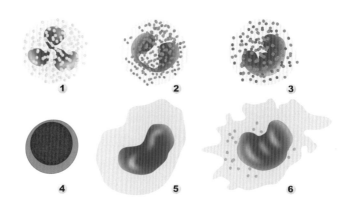

图 4-4　各种炎细胞模式图
①中性粒细胞；②嗜酸性粒细胞；③嗜碱性粒细胞；④淋巴细胞；
⑤单核细胞；⑥巨噬细胞

强的吞噬能力，能吞噬比较大的病原微生物、异物、坏死组织碎片，甚至整个细胞，构成细胞防御的另一道防线。巨噬细胞还能释放更多的生物活性物质如干扰素、前列腺素、血小板激活因子等。此外，巨噬细胞还参与特异性免疫反应。在免疫反应开始时，巨噬细胞能摄取并"处理"抗原，把抗原信息传递给免疫活性细胞。巨噬细胞常出现于急性炎症的后期、慢性炎症和非化脓性炎症（如伤寒、结核）、病毒性感染（如病毒性肝炎）和原虫感染（如阿米巴疾病）等。

巨噬细胞在不同情况下可出现不同的形态特征：当巨噬细胞吞噬许多脂质时，在 HE 染色的切片上可见其胞质内充满脂质空泡，称为泡沫细胞（foamy cell）；由于巨噬细胞含有较多的脂酶，能消化结核杆菌的蜡质膜，在吞噬结核杆菌后可变成上皮样细胞（epithelioid cell）；如果多个上皮样细胞互相融合，或由一个上皮样细胞经多次无丝分裂可形成多核巨细胞，称为 Langhans 巨细胞（Langhans giant cell）；如果异物过大，则可由多个巨噬细胞互相融合成为多核巨细胞而进行吞噬，称为异物巨细胞（图 4-5）。

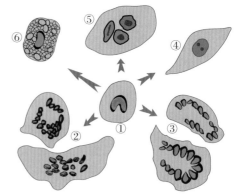

①巨噬细胞；②异物巨细胞；③ Langhans 巨细胞；
④上皮样细胞；⑤风湿细胞；⑥泡沫细胞
图 4-5　巨噬细胞及其演化细胞

c. 嗜酸性粒细胞：胞体略大于中性粒细胞，核呈双叶状，胞质内富含嗜酸性颗粒。嗜酸性粒细胞吞噬能力较弱，能吞噬抗原抗体复合物，杀伤寄生虫。

②吞噬过程：可分为三个阶段。

a. 识别（recognition）和黏着（attachment）：指炎症灶内吞噬细胞首先与病原微生物或组织崩解碎片等异物接触、黏着的阶段。在血清中有调理素（主要包括抗体的 Fc 段、补体 C3b）存在时，吞噬细胞借助其表面存在的 Fc 和 C3b 受体和凝集素受体，识别被抗体或补体包围的细菌，并将细菌黏着于吞噬细胞表面。

b. 吞入（engulfment）：指吞噬物质被牢固地黏着在吞噬细胞表面后，吞噬细胞的胞质伸出伪足，将其包入胞质内形成吞噬体（phagosome）的阶段。吞噬体和吞噬细胞胞质内的初级溶酶体融合而形成吞噬溶酶体（phagolysosome），继而溶酶体内容物倾入其中，称为脱颗粒

（degranulation），使细菌在吞噬溶酶体中被杀伤、降解。

c. 杀伤（killing）和降解（degradation）：指吞噬溶酶体内释放的多种溶酶体酶将被吞噬物杀伤和降解的过程。其机制可分为依赖氧和不依赖氧两种：前者是指吞噬溶酶体内的病原微生物被活性氧代谢产物杀伤，是最主要的杀伤机制。后者是靠吞噬细胞内的一种通透性增加蛋白，激活磷脂酶降解磷脂，增加微生物外膜的通透性而杀菌。此外，由于炎细胞本身糖酵解作用增强，乳酸生成增多，使吞噬体内的 pH 降至 4~5，有利于杀菌（图 4-6）。

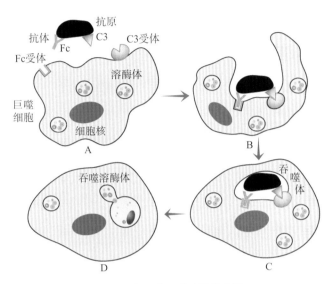

图 4-6 白细胞吞噬过程模式图
A. 识别和黏着；B. 吞入；C、D. 杀伤和降解

通过吞噬作用，大多数病原微生物被杀灭、降解，但有些病原微生物（如结核杆菌、伤寒杆菌）虽被吞噬却不一定被杀灭，反而在吞噬细胞内生长繁殖，并可能随吞噬细胞的游走而在患者体内播散。

（2）免疫作用：参与免疫作用的细胞主要包括巨噬细胞、淋巴细胞和浆细胞。抗原进入机体后，首先由巨噬细胞将其吞噬、吞饮或被动吸收等摄取，并对其加工、处理，再把抗原信息递呈给 T 和 B 淋巴细胞。免疫活化的 T 淋巴细胞产生淋巴因子参与细胞免疫；B 淋巴细胞转化为浆细胞产生抗体，参与体液免疫，共同发挥着杀伤病原微生物的作用。淋巴细胞体积较小，核呈圆形，浓染，胞质极少。浆细胞呈卵圆形，核圆，位于细胞的一侧，染色质呈车轮状排列，胞质丰富，略呈嗜碱性。

此外，自然杀伤细胞（natural killer cell，NK 细胞）是机体重要的免疫细胞，其胞质内含有丰富的嗜天青颗粒，无需先致敏，不依赖抗体就可溶解感染病毒的细胞。NK 细胞不仅与抗感染有关，还与抗肿瘤、免疫调节以及在某些情况下参与超敏反应和自身免疫性疾病有关。淋巴细胞和浆细胞浸润常见于慢性炎症，特别多见于结核、梅毒以及病毒、立克次体感染等。

（3）组织损伤作用：白细胞在发挥吞噬作用及免疫反应的同时，也可造成组织损伤。如白细胞在趋化、激活和吞噬过程中的产物（如溶酶体酶、活性氧自由基、前列腺素和白细胞三烯等）释放到细胞外，可引起内皮细胞和组织的损伤。此外，嗜碱性粒细胞（basophilic leukocytes）和肥大细胞（mast cells）在炎症反应中也起重要作用。嗜碱性粒细胞来自血液，胞质内含有较为粗大的嗜碱性异染颗粒，内含组胺、5-HT、嗜酸性粒细胞趋化因子（ECFA）、血小板活化因子等。肥大细胞主要分布在全身的结缔组织和血管周围，其形态和功能与嗜碱性粒细胞相似。炎症时，由于创伤、细菌毒素及过敏毒素（C3a、C5a）的刺激，或含IgE抗体的免疫复合物与肥大细胞或嗜碱性粒细胞膜上的受体结合，可使肥大细胞、嗜碱性粒细胞脱颗粒而释放组胺、5-HT、ECFA等，多见于超敏反应性炎症。

综上所述，白细胞在机体的防御反应中起着重要作用。当机体白细胞数量不足或功能障碍时，则可导致严重及反复的感染。如白血病患者的白细胞功能障碍、再生障碍性贫血患者的白细胞数量减少，以及白细胞的黏附缺陷、趋化障碍、杀菌活性障碍、吞入和脱颗粒障碍等均可导致反复或难以控制的感染。

（四）炎症介质

炎症介质（inflammatory mediator）是指炎症过程中产生并参与引起炎症反应的化学物质，亦称化学介质（chemical mediator）。炎症介质对炎症的发生发展过程，尤其是对局部炎症灶的血管反应和细胞渗出具有重要意义。其主要作用是扩张小血管、使血管壁通透性增高、白细胞趋化作用、发热和致痛以及造成组织损伤。炎症介质的共同特点包括：①可来自血浆或细胞。来自血浆的炎症介质主要在肝脏内合成，并以前体的形式存在，需经蛋白酶水解才能激活。来自细胞的炎症介质或以细胞内颗粒的形式储存于细胞内，或在某些损伤因子的刺激下而新合成，也可是细胞破坏过程的降解产物；②多数炎症介质需要通过与靶细胞的表面受体结合而发挥其生物学效应；③某种炎症介质可作用于一种或多种靶细胞，根据细胞或组织类型不同而有不同的生物学效应；④炎症介质受到精细调节，当炎症介质被激活分泌或释放到细胞外后，其半衰期十分短暂，很快衰变，或被酶解灭活、或被拮抗分子抑制、或被清除，机体通过这种调控体系使体内炎症介质处于动态平衡；⑤炎症介质作用于靶细胞后，可引起靶细胞产生次级炎症介质，其能够放大或抵消初级炎症介质的作用。

1. 细胞释放的炎症介质　指细胞（包括各种组织的细胞、白细胞、血小板、巨噬细胞、肥大细胞等）受到损伤因子刺激或损伤时所生成或释放的炎症介质。

（1）血管活性胺（vasoactive amines）：包括组胺（histamine）和5-羟色胺（5-hydroxytryptamine，5-HT）。组胺主要存在于肥大细胞、嗜碱性粒细胞和血小板内。当肥大细胞受到某种刺激时即可释放组胺。组胺能引起细动脉扩张，细静脉通透性增高，对嗜酸性粒细胞具有趋化作用，并能刺激支气管、小肠和子宫平滑肌收缩，促进腺体分泌。5-HT主要存在于血小板和肠嗜铬细胞，其作用与组胺相似。胶原纤维、凝血酶、ADP、免疫复合物及血小板活化因子等可以促进血小板释放5-HT。

（2）花生四烯酸的代谢产物：花生四烯酸（arachidonic acid，AA）是存在于细胞膜磷脂成分内的二十碳不饱和脂肪酸。当细胞受到刺激时，其磷脂酶被激活，使AA自细胞膜的磷脂释放出来，再分别通过环氧化酶和脂质氧化酶两个不同代谢途径，分别生成前列腺素、白细胞三烯和脂氧素，可引发炎症反应和启动凝血系统（图4-7）。

①前列腺素（prostaglandin，PG）：是AA通过环氧化酶途径生成的代谢产物，包括PGD_2、PGE_2、PGF_2和PGI_2等，由肥大细胞、巨噬细胞和内皮细胞产生，具有使血管扩张、水肿加剧、致痛和致热等作用。临床上的解热镇痛药如阿司匹林（乙酰水杨酸）、消炎痛等就是通过对环氧化酶的抑制作用及减少PG合成而控制炎症的发展。

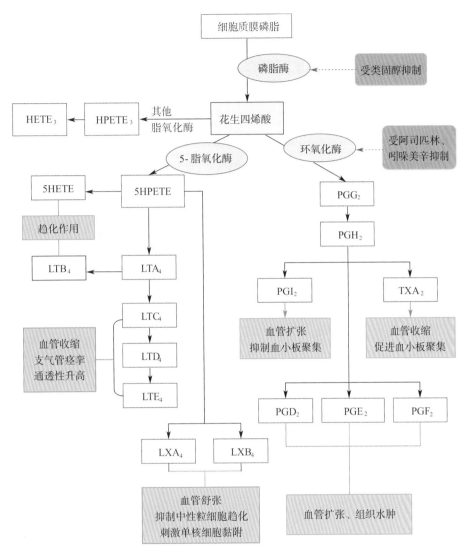

图 4-7 花生四烯酸代谢过程

②白细胞三烯（leukotriene，LT）：是 AA 通过脂质氧化酶途径产生的，包括 LTB_4、LTC_4、LTD_4、LTE_4 等，具有强烈的缩血管作用，还能促进血管通透性增高，以及促使血管和支气管平滑肌痉挛。LTB_4 对中性粒细胞和单核细胞具有强趋化作用，并引起中性粒细胞聚集和黏附于血管内皮。类固醇类药物的抗炎作用可能是通过抑制磷脂酶，使花生四烯酸不能从细胞膜磷脂中释出而实现的。

③脂氧素（lipoxins，LX）：是一种新的花生四烯酸活性代谢产物，主要功能是抑制白细胞聚集以及抑制炎症细胞反应。例如可抑制中性粒细胞的化学趋化作用及黏附于内皮细胞，故LX 可能是内源性炎症负调节因子，还可能与炎症的消散有关。

（3）白细胞产物及溶酶体成分：主要来自中性粒细胞和单核细胞。

①氧自由基：白细胞产生的活性氧（主要包括 O_2^-、H_2O_2、$OH\cdot$）及其在细胞内与一氧化氮（NO）结合形成活性氮中间产物，少量释放到细胞外时，可增加 IL-8、其他细胞因子以及内皮细胞和白细胞黏附因子的表达，引发炎症的级联反应并产生放大效应；当其大量释放到细胞外时，可损伤内皮细胞，导致血管壁通透性增高，也可损伤实质细胞和红细胞，还可以引起抗蛋白酶的失活，导致蛋白酶活性升高，破坏细胞外基质。

②溶酶体成分：吞噬细胞的死亡或吞噬过程中的酶类外溢均可以导致溶酶体内酶的释放。溶酶体种类繁多，作用广泛，有多种促发炎症的作用。当其释放到细胞外时，可增加血管壁通透性和化学趋化性。其蛋白酶还可降解各种细胞外成分如胶原纤维、基膜、纤维蛋白、弹力蛋白以及软骨等。当其在细胞内时，可促进吞噬溶酶体内细菌及细胞碎片的降解。

（4）细胞因子和化学趋化因子：细胞因子（cytokine）主要由激活的淋巴细胞、单核巨噬细胞、内皮细胞、上皮细胞和结缔组织细胞等产生，IL-1、TNF 是其中最重要的两个因子。这些细胞因子在炎症和免疫反应过程中产生，通过与靶细胞上的特异性受体结合而发挥作用。主要作用有：①激活淋巴细胞并促进其增生和分化，如 IL-2、IL-4；②调节自然免疫，如 TNF-α、IL-1β、干扰素（IFN-α、IFN-β）等；③激活巨噬细胞，如 IFN-γ、TNF、IL-5、IL-10 等；④对白细胞有趋化作用，如 IL-8、单核细胞趋化蛋白 -1 等；⑤刺激造血功能，如 IL-3、IL-7 和干细胞生长因子。这些细胞因子的合成和作用可以相互影响，就某一因子而言，可能既有正向调节又有反向调节作用。细胞因子受体的表达受各种内源性和外源性信号的调节。

化学趋化因子（chemokines）是一组小分子蛋白质，可分为两类：炎症性趋化因子和归巢性趋化因子。化学趋化因子通过与细胞表面受体结合发挥作用，不同的化学趋化因子可以和同一受体结合，一种化学趋化因子也可以和不同的受体结合。化学趋化因子的主要功能是刺激白细胞的招募及调节细胞在组织中的迁移，这种作用既可以是促进化学趋化作用，也可以是化学趋化的拮抗作用，以此来调节炎症的化学趋化和归巢功能。

（5）血小板活化因子（platelet activating factor，PAF）：来源于嗜碱性粒细胞、中性粒细胞、巨噬细胞、内皮细胞以及血小板本身。能激活血小板，还可参与炎症过程中的许多环节，如引起血管及支气管收缩，极低浓度可引起血管扩张、小静脉通透性增加，促使白细胞与内皮细胞黏附并脱颗粒，影响其趋化作用，以及刺激白细胞和其他细胞合成炎症介质。

（6）一氧化氮（NO）：可引起小血管扩张，抑制血小板黏附和聚集，抑制肥大细胞引起的炎症反应，调节、控制白细胞向炎症灶的集中。NO 与活性氧代谢产物还可形成多种具有杀灭微生物作用的物质。高浓度 NO 可杀伤微生物，也可造成组织和细胞的损伤。

（7）神经肽（neuropeptide）：如 P 物质（substance P）可传递疼痛信号、调节血压和刺激免疫细胞、内分泌细胞分泌的作用，还可引起血管壁通透性增高。

2. 血浆源性炎症介质　指血浆内的凝血、纤溶、激肽和补体四个系统，在损伤因子作用下，同时或先后被激活而形成的部分活化产物。

（1）激肽系统（kinin system）：在炎症反应中起主要作用的是缓激肽（bradykinin），能使小血管扩张、血管壁通透性增高，以及引起血管以外的平滑肌（如支气管及肠道）收缩，并有强烈的致痛作用。

（2）补体系统（complement system）：是血浆中一组具有酶活性的糖蛋白，平时以非激活的形式存在，在炎症或免疫反应过程中被激活。其中 C3a 和 C5a 能使肥大细胞释放组胺。C5a 能激活中性粒细胞和单核细胞的花生四烯酸代谢，进一步合成和释放炎症介质，且对中性粒细胞和单核细胞具有强烈的趋化作用，并能促使中性粒细胞黏附于血管内皮。C3b 是重要的调理素之一，能促进吞噬细胞的吞噬功能。

（3）凝血系统和纤维蛋白溶解系统：炎症时的组织损伤，可激活因子Ⅻ，启动凝血系统，同时也激活了纤维蛋白溶解系统。凝血系统中具有炎症介质活性的物质是凝血酶（thrombin）、纤维蛋白多肽（fibrinopeptide）和Xa因子。凝血酶能促使白细胞黏着和成纤维细胞增生，纤维蛋白多肽能促使血管壁通透性增高，并对白细胞有趋化作用，Xa因子能促使血管壁通透性增高及白细胞游出。纤溶系统中具有炎症介质活性的物质是纤维蛋白降解产物（fibrin degradation product，FDP）及纤维蛋白溶酶，前者能使血管壁通透性增高，并对中性粒细胞有趋化作用；后者可裂解C3，产生C3a。主要炎症介质的作用归纳如下（表4-2）。

表 4-2 主要炎症介质及其功能

功能	主要炎症介质
血管扩张	组胺，缓激肽，前列腺素（PGI_2，PGE_2，PGD_2），NO
血管通透性升高	组胺，缓激肽，C3a 和 C5a，白三烯 C_4、D_4、E_4，PAF，P 物质
趋化作用	LTB_4，C5a，细菌产物，阳离子蛋白，化学因子
发热	IL-1，TNF，PGE_2
疼痛	PGE_2，缓激肽，P 物质
组织损伤	氧自由基，溶酶体酶，NO

三、增生

损伤因子的长期作用和炎区内的代谢产物可刺激局部组织发生增生。增生的细胞主要有单核巨噬细胞、成纤维细胞和毛细血管内皮细胞。炎症灶中的被覆上皮、腺上皮及其他实质细胞也可发生增生。一般情况下，在炎症早期细胞增生不明显，而在炎症后期和慢性炎症时则较显著，但某些炎性疾病初期或急性炎症也可呈现明显的增生，如急性肾小球肾炎时的肾小球系膜细胞和内皮细胞增生。

炎性增生是一种防御反应，增生的巨噬细胞具有吞噬病原微生物和清除组织崩解产物的作用，增生的成纤维细胞和血管内皮细胞可形成炎性肉芽组织，有助于炎症局限化及损伤组织的修复。但过度的组织增生可使原有组织遭受破坏，影响器官的功能，如慢性肝炎所致肝硬化和心肌炎后引起的心肌硬化等。

总之，不同类型的炎症尽管临床表现千差万别，但其基本病理变化特征都是变质、渗出和增生，只不过在不同类型的炎症或某一种炎症的不同时期，以某种或多种病理变化为主。一般而言，在炎症早期和急性炎症以变质和渗出为主，而炎症后期和慢性炎症则以增生为主。变质是以损伤为主的过程，而渗出和增生是以抗损伤为主的防御反应和修复过程。

第三节 急性炎症

急性炎症起病急骤，持续时间短，一般仅几天或几周，多数不超过 1 个月。急性炎症的主要病变特点是以变质及渗出性变化为主，渗出的白细胞以中性粒细胞为主。

一、变质性炎

变质性炎常发生于心、肝、脑等实质器官，一般由重症感染、细菌毒素及病毒引起。由于病变器官的实质细胞发生严重变性和坏死，常造成相应器官功能障碍。如白喉杆菌外毒素引起的心肌炎，可出现严重心功能障碍；乙型脑炎病毒引起神经细胞广泛变性和坏死，导致严重的中枢神经系统功能障碍。

二、渗出性炎

渗出性炎（exudative inflammation）是以渗出为主、变质及增生性变化较轻的炎症，最为常见。根据渗出物成分的不同，可分为以下几种。

（一）浆液性炎

浆液性炎（serous inflammation）是以浆液渗出为特征，其中蛋白质占 3%~5%（主要为白蛋白），混有少量纤维蛋白、中性粒细胞及脱落的上皮细胞。好发于疏松结缔组织和浆膜、黏膜、皮肤等处。常见的原因有高温（如烧伤）、毒蛇咬伤、蚊蜂叮咬及其他化学性因子、病毒、细菌感染等，如结核杆菌引起的浆液性胸膜炎、风湿病时的风湿性关节炎以及感冒初期的鼻炎等。

浆液性渗出物若弥漫浸润疏松结缔组织，可造成局部明显炎性水肿；若聚集于浆膜腔，则引起炎性积水。浆液性炎的病变一般较轻，易于消散。但如浆膜腔内炎性积水过多，可压迫器官（如心、肺），引起明显的器官功能障碍；如渗出的液体未被及时吸收，可引起轻度粘连。

（二）纤维素性炎

纤维素性炎（fibrinous inflammation）是以渗出物中含有大量纤维素为特征。常见于黏膜、浆膜（图 4-8）和肺脏。由于血管壁损伤较重，通透性增高，血浆中的纤维蛋白原渗出，继而转变为纤维素。引起纤维素性炎的损伤因子有内、外源性的毒素或某些细菌感染，如尿毒症及白喉杆菌、痢疾杆菌、肺炎球菌感染等。

1. 病变特点　纤维素性炎发生在黏膜时，渗出的纤维素、白细胞和其下的坏死黏膜组织形成一层灰白色的膜状物，称为假膜，这种炎症又称为假膜性炎（pseudomembranous inflammation）。由于局部组织结构的不同，有的假膜牢固附着于黏膜面不易脱落（如咽白喉）；有的假膜则与黏膜损伤部位联系松散而容易脱落（如气管白喉），可造成气管堵塞窒息而危及生命。发生在心包膜的纤维素性炎，由于心脏搏动，渗出的纤维素在心外膜表面被牵拉成绒毛状，称为绒毛心（corvillosum）（图 4-9）。大叶性肺炎时，肺泡腔有大量纤维素充填可致肺实变。

2. 经过和结局　纤维素性渗出物可由白细胞释放出的蛋白水解酶作用而发生溶解、液化并被吸收。但如果渗出的白细胞数量少，纤维素不能被完全溶解和吸收，则可发生机化，引起浆膜增厚和粘连（如心包粘连）。例如大叶性肺炎时，肺泡腔内的纤维素性渗出物可液化，通过淋巴管被吸收或经气管咳出；如不能被完全溶解、液化，则被机化，最终形成肺肉质变。

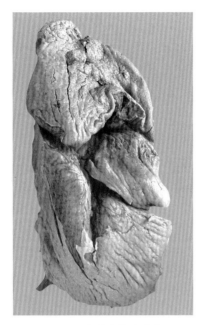
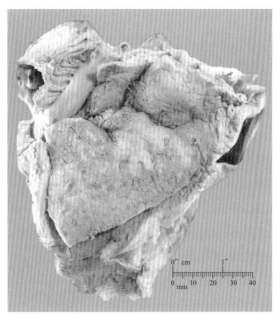

图 4-8 纤维素性胸膜炎
胸膜表面覆盖有灰白色纤维素性附着物

图 4-9 纤维素性心包炎（绒毛心）
心外膜表面附着的纤维素似绒毛状

（三）化脓性炎

化脓性炎（purulent inflammation）是以中性粒细胞渗出为主，并伴不同程度的组织坏死和脓液形成的一类特征性炎症。化脓性炎多由化脓菌（如葡萄球菌、链球菌、脑膜炎双球菌、大肠杆菌）感染所致；也可由化学物质（如松节油、巴豆油）和机体的坏死组织引起，称为无菌性化脓。

1. 病变特点 病灶中的中性粒细胞容易变性、坏死，释放出蛋白水解酶，使坏死组织液化，形成灰黄色或黄绿色混浊、黏稠的液体，称为脓液。脓液是由大量变性坏死的中性粒细胞、坏死组织、不等量的细菌和少量渗出的浆液组成。脓液形成的过程称为化脓，变性、坏死的中性粒细胞称为脓细胞。脓液中的纤维蛋白因被脓细胞释放的蛋白水解酶所破坏，故脓液不会凝固。

2. 分类 化脓性炎根据病因、发生部位及病变特点的不同，可分为三类。

（1）蜂窝织炎（phlegmonous inflammation）：是指发生在疏松组织的弥漫性化脓性炎，常发生于皮肤、肌肉和阑尾等处（图 4-10，图 4-11）。蜂窝织炎主要由溶血性链球菌引起，链球菌能分泌透明质酸酶，降解疏松结缔组织基质中的透明质酸，链球菌还能分泌链激酶溶解纤维素。因此细菌易于通过组织间隙和淋巴管扩散，表现为病变组织内明显水

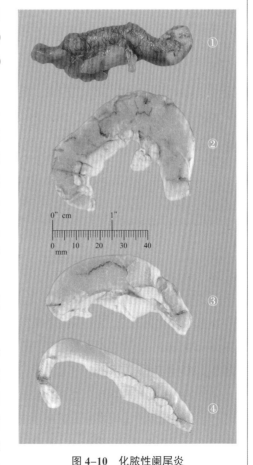

图 4-10 化脓性阑尾炎
①②③为三种不同程度的化脓性阑尾炎；④为正常阑尾

NOTE

肿及大量中性粒细胞弥漫性浸润，与周围组织无明显分界。蜂窝织炎轻者可完全吸收消散，重者可经淋巴道扩散而致局部淋巴结肿大及全身中毒症状。

（2）脓肿（abscess）：是局限性化脓性炎伴脓腔形成。常发生于皮下和内脏等部位，主要由金黄色葡萄球菌感染引起。金黄色葡萄球菌产生的毒素可致局部组织坏死，继而大量中性粒细胞浸润，释出蛋白水解酶，使坏死组织液化形成脓液。

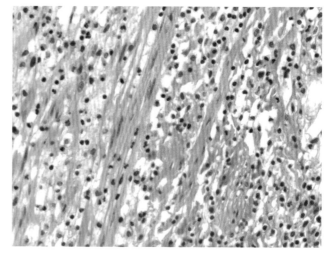

图 4-11　蜂窝织炎性阑尾炎
光镜下见阑尾肌层内大量中性粒细胞浸润

金黄色葡萄球菌可产生血浆凝固酶，使渗出的纤维蛋白原转变成纤维素，包裹病灶，因而病变较局限，仅在局部形成一个圆形或不规则的脓腔（图 4-12）。早期脓肿周围水肿，炎细胞浸润。以后周围的肉芽组织逐渐增生，形成包绕脓腔的壁，称为脓肿壁。小脓肿可以吸收消散，较大脓肿需要切开排脓或穿刺排脓，其所留下的缺损可由肉芽组织长入而形成瘢痕修复。

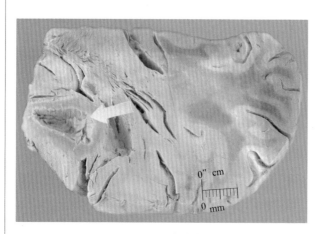

图 4-12　脑脓肿
箭头所指为脑脓肿腔

脓肿常可发展或蔓延形成溃疡、窦道、瘘管。溃疡（ulcer）是皮肤黏膜的脓肿向表面破溃而形成的组织缺损；窦道（sinus）是指深部的脓肿向体表或自然管道穿破，形成有一个排脓的盲端通道；若深部脓肿的一端向体表或体腔穿破，另一端向自然管道穿破或在两个有腔器官之间形成贯通两侧的通道称为瘘管（fistula）。窦道和瘘管常见于肛门直肠周围，因长期排脓而不易愈合。

疖（furuncle）是单个毛囊及其所属皮脂腺和周围组织的化脓性炎，病原菌多为金黄色葡萄球菌，好发于毛囊和皮脂腺丰富的部位，如颈、头、面部及背部等。当部分患者抵抗力较低，或伴有营养不良、糖尿病时，许多疖可同时或先后发生，称为疖病（furunculosis）。如果多个疖相互融合沟通，则称为痈（carbuncle），多见于后颈部、背部、臀部等皮肤厚韧处，皮肤表面可见多个开口。

（3）表面化脓和积脓：是指发生在黏膜和浆膜的化脓性炎，其特点是中性粒细胞主要向黏膜、浆膜表面渗出，深部组织无明显炎细胞浸润。如化脓性尿道炎或化脓性支气管炎，渗出的脓液可沿尿道或支气管排出体外。当化脓性炎发生于浆膜、胆囊和输卵管时，脓液则在浆膜腔、胆囊和输卵管腔内积存，称为积脓（empyema）。

（四）出血性炎

炎症时由于血管损害严重，渗出物中含有大量红细胞，称为出血性炎。出血性炎并不是一种独立性炎症，常和其他类型炎症混合存在，如出血性纤维素性炎等，主要由某些毒力很强的病原微生物引起，如炭疽、流行性出血热、钩端螺旋体病等。

此外，卡他性炎（catarrhal inflammation）是指发生在呼吸道、胃肠道等处黏膜较轻的渗出性炎，常由病毒、细菌及慢性刺激（如烟熏）等引起。根据渗出物不同可将卡他性炎分为浆液性、黏液性和脓性卡他三种，但在炎症过程中各类型可互相转化。如上呼吸道感染时，早期的浆液性卡他性炎可发展为黏液性卡他，晚期可发展为脓性卡他。

上述渗出性炎的分类并不是绝对的，有时两种不同类型可以并存，如浆液性纤维素性炎、化脓性出血性炎等。在炎症发展过程中，不同类型之间还可互相发生转化。

第四节　慢性炎症

慢性炎症病程较长，常达数月至数年以上。多由急性炎症迁延而来，或致炎因子的刺激较轻并持续时间较长，一开始即呈慢性经过。慢性炎症局部病变多以增生为主，变质和渗出较轻；病灶局部浸润的炎细胞多以淋巴细胞、巨噬细胞和浆细胞为主。

一、非特异性增生性炎

非特异性增生性炎多表现为慢性炎症，但亦可见于少数急性炎症（如急性肾小球肾炎）。其形态特点是：炎症灶内浸润的细胞主要为淋巴细胞、浆细胞和单核细胞；常伴有明显的毛细血管内皮细胞及成纤维细胞增生，并形成大量胶原纤维。有时黏膜上皮、腺上皮和某些实质细胞也同时增生。

如发生在黏膜局部，黏膜上皮、腺上皮和肉芽组织增生可形成向外表突出的带蒂肿物，称为炎性息肉（inflammatory polyp），如鼻息肉、宫颈息肉。如果炎性增生形成一个境界清楚的肿瘤样团块，则称为炎性假瘤（inflammatory pseudotumor），好发于肺及眼眶。肺的炎性假瘤结构复杂，除有肺泡上皮、肉芽组织及巨噬细胞增生外，还有淋巴细胞、浆细胞浸润和肺泡内出血、含铁血黄素沉积等。炎性假瘤的本质是炎症，需与肿瘤区别。

二、特异性增生性炎

特异性增生性炎是指炎症局部以巨噬细胞及其演化的细胞增生为主，形成境界清楚的结节状病灶，又称为肉芽肿性炎（granulomatous inflammation）或炎性肉芽肿。

1. 分类　根据其病原性质的不同，可分为感染性和异物性肉芽肿两大类。

（1）感染性肉芽肿：指由生物性病原如结核杆菌、伤寒杆菌、寄生虫等感染引起的肉芽肿，其增生的细胞成分在形态学上常具有一定的特殊性，对诊断有一定的意义，如结核杆菌引起的结核性肉芽肿，由大量上皮样细胞、Langhans 巨细胞及淋巴细胞组成；风湿病时形成的风湿小体，由风湿细胞及淋巴细胞等组成。

（2）异物性肉芽肿：指由外科缝线、粉尘、滑石粉、木刺等异物引起的肉芽肿。病变以异物为中心，周围有大量巨噬细胞、异物巨细胞和成纤维细胞包绕，形成结节状病灶。

2. 形成因素　肉芽肿的形成可能与多方面因素有关。

（1）感染性肉芽肿：可能是某些病原微生物不易被消化或引起机体的免疫反应（特别是细胞免疫反应）所致。巨噬细胞吞噬病原微生物后将抗原呈递给 T 淋巴细胞，使其激活，并产生 IL-2 和干扰素 -γ（IFN-γ），其中 IL-2 可进一步激活 T 淋巴细胞，IFN-γ 可使巨噬细胞转变成上皮样细胞和多核巨细胞。

（2）异物肉芽肿：是由于异物不易被消化，使刺激长期存在而形成的慢性炎症。

3. 肉芽肿的主要细胞成分　构成肉芽肿的主要细胞成分是上皮样细胞和多核巨细胞。上皮样细胞胞体较大，胞质呈淡粉色，胞质丰富，细胞之间境界不清，多分布于干酪样坏死灶周围，其胞核呈圆形或卵圆形，有时核膜折叠，染色质少，可见 1~2 个小核仁，因这种细胞形态与上皮细胞类似，故有上皮样细胞之称；多核巨细胞胞体很大，直径达 40~50μm。细胞核形态与上皮样细胞相似，数目可达几十个，甚至百余个，排列在细胞周边部，呈马蹄形或环形，胞质丰富。常见于不易消化的较大异物周围。如果多核巨细胞的细胞核排列于细胞周边，又称为 Langhans 巨细胞。如果细胞核散乱排列于细胞内，这种多核巨细胞被称为异物巨细胞（foreign body giant cell）。

需要说明的是，急性炎症与慢性炎症的区分并不是绝对的。例如，在急性肾小球肾炎（急性弥漫性增生性肾小球肾炎）则是以肾小球毛细血管内皮细胞和系膜细胞的增生为其主要病理特点；伤寒病时，病变以单核巨噬细胞增生为主。此外，还有一类病程介于急性和慢性之间的亚急性炎症，如亚急性感染性心内膜炎，变质、渗出和增生三种病理变化均较明显，且渗出的炎细胞类型包含中性粒细胞、单核细胞和淋巴细胞。

第五节　炎症的临床表现和结局

一、炎症的临床表现

（一）局部表现

炎症局部可出现红、肿、热、痛和功能障碍，尤以体表的急性炎症最为明显。红、热是由于炎症局部血管扩张、血流加快，局部代谢增强，产热增多所致。肿是由于局部炎症性充血、血液成分渗出引起，慢性炎症局部肿大则是局部增生的结果。疼痛与多种因素有关，如渗出物压迫和某些炎症介质等直接作用于神经末梢引起疼痛。炎症时由于变性、坏死、代谢障碍、炎性渗出物的压迫等因素引起实质细胞不同程度的功能障碍，如病毒性肝炎时肝细胞的变性坏死可引起肝功能障碍，急性心包炎可因心包积液的压迫而影响心脏功能。

（二）全身反应

1. 发热　在感染性炎症，特别是当病原微生物蔓延入血时，发热常明显。发热是由内源性和外源性致热原所致。细菌的代谢产物，尤其内毒素是常见的外源性致热原，而细胞因子如 IL-1、TNF 及前列腺素是常见的内源性致热原。适当的体温增高可增强机体的代谢，使白细胞的吞噬作用增强和抗体的生成增多，有利于增强机体的防御反应。但高热或持久发热会影响正常代谢，影响器官、系统的功能，特别是对神经系统功能影响，有时可引起严重后果，甚至危及生命。

2. 外周血白细胞增多　在急性炎症，特别是感染性炎症，患者外周血白细胞数量常明显增多。一般急性化脓性炎症以中性粒细胞增多为主，慢性肉芽肿性炎以单核细胞增多为主，寄生虫感染和过敏反应可引起嗜酸性粒细胞增多。白细胞增多的机制主要是激活的 T 淋巴细胞能分泌集落刺激因子（CSF），可促使骨髓造血干细胞增生所致。白细胞增多具有防御意义，但在某些感染，如部分病毒性疾病和伤寒病以及机体抵抗力极度降低等情况下，外周血白细胞计数可无明显升高，甚至可出现外周血白细胞数量减少。

3. 单核巨噬细胞系统增生　炎症灶中的病原微生物、组织崩解产物可经淋巴管到达局部淋巴结或经血流到达全身其他单核巨噬细胞系统，促使巨噬细胞增生，功能增强，以利于吞噬、消化病原微生物和组织崩解产物。在临床上表现为肝、脾、淋巴结肿大。

二、炎症的结局

通过机体的防御反应以及积极有效的治疗，多数炎症性疾病能够痊愈，少数急性炎症可迁延为慢性炎症和亚急性炎症，少数甚至蔓延扩散，导致病情恶化。

（一）痊愈

1. 完全痊愈　当机体抵抗力较强或经过适当治疗，侵入的病原微生物可被消灭，炎症局部的少量渗出物及坏死组织崩解产物可被溶解液化，并通过淋巴管吸收，以致完全恢复病变组织、器官的正常结构和功能，称为完全痊愈。

2. 不完全痊愈　如果机体的抗病能力较弱，炎症病灶变质和渗出较严重而广泛时，病灶周围的肉芽组织增生，可将其机化、包围，并发生纤维化，形成瘢痕，以致不能完全恢复原组织器官的正常结构和功能，称为不完全痊愈。

（二）迁延转为慢性

如果机体的抗病力低下或治疗不适当，损伤因子持续或反复作用于机体，不断损伤组织，急性炎症则可转变为慢性炎症，以致炎症反应时轻时重，迁延不愈。

（三）蔓延扩散

当患者抵抗力弱、病原微生物在体内大量繁殖时，炎症可向周围扩散，并可经血管、淋巴管和自然管道播散。

1. 局部蔓延　指炎症灶的病原微生物经组织间隙或器官的自然通道向周围组织和器官扩散，如肾结核时结核杆菌可沿泌尿道下行播散，引起输尿管和膀胱结核。

2. 淋巴道播散　指病原微生物侵入淋巴管内，随淋巴液到达局部淋巴结，引起淋巴管炎和淋巴结炎，例如足部感染时，炎症可沿淋巴管扩散而致腹股沟淋巴结炎。

3. 血道播散　指炎症灶的病原微生物侵入血液循环或其毒素被吸收入血而引起的播散。

（1）菌血症（bacteremia）：指细菌在局部病灶生长繁殖，并经血管或淋巴管入血，血液中可查到细菌，但患者全身症状不明显，如伤寒、流行性脑脊髓膜炎早期，都有菌血症的存在。

（2）毒血症（toxemia）：指大量细菌毒素或毒性代谢产物被吸收进入血液，并引起高热、寒战等全身中毒症状。严重时患者可出现中毒性休克，心、肝、肾的实质细胞可发生变性或坏死。

（3）败血症（septicemia）：指细菌入血，并在血中大量生长繁殖并产生毒素，患者常有寒战、高热、皮肤黏膜多发性出血点、脾肿大及全身淋巴结肿大等临床表现，严重者可并发中毒性休克。血培养常可查到病原菌。

（4）脓毒败血症（pyemia）：指化脓菌入血，不仅在血中繁殖，而且随血流播散，在身体其他部位发生多个继发性脓肿。由于脓肿是细菌栓塞于器官毛细血管腔所引起，故又称栓塞性脓肿或转移性脓肿。临床上除有败血症的表现外，还有多发性迁移性脓肿形成。

第五章 肿 瘤

　　肿瘤（neoplasm，tumor）是一种常见病和多发病，以细胞异常增生并常在机体局部形成肿块为特点。肿瘤种类繁多，但主要分为良性和恶性两大类：良性肿瘤生长缓慢，对机体危害性小；恶性肿瘤生长迅速，侵袭性及破坏性强，对机体危害性大，甚至危及生命。

　　关于肿瘤发病率和死亡率，世界各国统计资料有所不同，我国不同部门统计资料也有差异，近年来我国大多文献资料表明：恶性肿瘤的发病年龄趋于年轻化，发病率呈上升趋势，但死亡率呈下降趋势。这得益于人们对肿瘤重视程度提高、医学检测技术快速发展，使肿瘤被早期发现及患者得到合理治疗。据陈万青教授发表《2015 年中国癌症统计》提示：2015 年中国预计有 429.2 万例新发肿瘤病例和 281.4 万例死亡病例。我国恶性肿瘤发病率前十位是：肺癌、胃癌、食管癌、肝癌、结直肠癌、乳腺癌、脑肿瘤、宫颈癌、胰腺癌、甲状腺癌。这些肿瘤的病因学、发病学及其防治，均是我国研究的重点。本章主要介绍肿瘤的基本知识和肿瘤发生的基本理论，为正确诊断和防治肿瘤打下基础。

第一节　肿瘤的概念

　　肿瘤是机体在各种致瘤因素作用下，局部组织的细胞在基因水平上失去对其生长和分化的正常调控，导致克隆性异常增生而形成的新生物，常表现为局部肿块。

　　正常细胞转变为肿瘤细胞后，具有异常的形态结构、功能和代谢，并在不同程度上失去分化成熟的能力，甚至接近幼稚的胚胎细胞。肿瘤生长旺盛，并具有相对自主性，即使去除致瘤因素，肿瘤仍能持续性生长。这提示致瘤因素已使细胞的基因发生改变，肿瘤细胞这些遗传异常可以传给其子代细胞。肿瘤细胞的增生是单克隆性的，肿瘤性增生不仅与机体不协调，而且对机体造成很大危害。

　　机体在生理状态下以及炎症、损伤与修复等病理状态下也有细胞及组织的增生，称为非肿瘤性增生（亦称反应性增生）。此类增生的细胞、组织能分化成熟，并在一定程度上能恢复原来的结构和功能；其次，此类增生是有一定限度的，一旦增生的原因消除后就不再继续；再者，此类增生有的属于正常新陈代谢所需的细胞更新，有的是针对一定刺激或损伤的防御性、修复性反应，皆为机体生存所需，与机体相协调。由此可见，肿瘤性增生与非肿瘤性增生有本质上的区别。

第二节　肿瘤的命名和分类

一、肿瘤的命名

肿瘤的种类繁多，命名复杂。肿瘤命名的一般原则是表明肿瘤的组织来源和生物学特性（良性或恶性）。在命名时要结合肿瘤发生的部位及形态特点。

（一）常见肿瘤的命名

1. 良性肿瘤命名　任何组织来源的良性肿瘤，一般称为瘤。其命名方式是肿瘤的来源组织名称后加一"瘤"字，如来源于腺上皮的良性肿瘤称为腺瘤（adenoma）。有时还结合肿瘤的形态特点命名，如腺瘤呈乳头状生长并有囊腔形成者称为乳头状囊腺瘤，加之囊内物为浆液或黏液则又可称为浆液性或黏液性乳头状囊腺瘤。

2. 恶性肿瘤命名　主要有两大类，即癌和肉瘤。人们一般所称的"癌症"（cancer）系泛指所有的恶性肿瘤。在临床病理诊断中，恶性肿瘤的名称还应体现肿瘤肉眼形态及分化程度。

（1）癌（carcinoma）：指来源于上皮组织的恶性肿瘤。上皮组织包括被覆上皮和腺上皮。命名时在发生部位和来源组织名称后加一"癌"字。如食管中段鳞状上皮细胞癌，若肿瘤肉眼观为溃疡型、镜下细胞呈高度分化，则称食管中段溃疡型高分化鳞状上皮细胞癌；胃腺上皮癌，若肿瘤肉眼观为息肉型、镜下细胞呈低度分化，则称为胃息肉型低分化腺上皮癌。

（2）肉瘤（sarcoma）：指来源于间叶组织的恶性肿瘤。间叶组织包括纤维结缔组织、脂肪、肌肉、脉管、骨、软骨组织等，命名时在发生部位和来源组织名称后加"肉瘤"二字，如子宫肌壁平滑肌肉瘤、胫骨上段骨肉瘤等。

（3）癌肉瘤（carcinosarcoma）：肿瘤中既有癌的成分，又有肉瘤成分，称为癌肉瘤。

（二）少数肿瘤的特殊命名

有少数肿瘤与上述命名原则不符合，应格外注意。这类肿瘤主要有：①以"母细胞瘤"命名的肿瘤：来源于幼稚组织的肿瘤称为母细胞瘤，其中大多数是恶性，如神经母细胞瘤、肾母细胞瘤等；良性者有肌母细胞瘤等。②以"恶性"为字首命名的肿瘤：有的肿瘤与一般命名原则不符，为区分良恶性，则在肿瘤前加上"恶性"二字，如恶性脑膜瘤、恶性畸胎瘤等。③以"病"或人名命名的肿瘤：因习惯原因，少数恶性肿瘤冠以人名或"病"命名，如尤文肉瘤、霍奇金淋巴瘤、白血病等。④以"瘤"结尾的恶性肿瘤：少数肿瘤虽称为"瘤"，实际上是恶性肿瘤，如精原细胞瘤、无性细胞瘤等。⑤以瘤细胞形态命名的肿瘤：如燕麦细胞癌、透明细胞肉瘤、印戒细胞癌等。⑥以"瘤病"命名的多发性良性肿瘤：如纤维瘤病、脂肪瘤病等。

注：有些良性病变临床肉眼观及影像学很似肿瘤而其本质并非真性肿瘤，习惯性也称"瘤"，常见有动脉瘤、室壁瘤、结核瘤等。

二、肿瘤的分类

肿瘤分类原则与肿瘤的命名方法相关。根据肿瘤生物学特性及其对机体危害性的不同，一般将肿瘤分为良性和恶性两大类；另外，根据肿瘤组织来源（或分化方向）不同，可将肿瘤分为上皮源性、间叶源性、神经源性、淋巴造血组织及其他如生殖细胞肿瘤、畸胎瘤等（表5-1）。此外，少数肿瘤良恶性难以分辨，则称之为交界性肿瘤。

表 5-1 肿瘤分类举例

来源组织	良性肿瘤	恶性肿瘤	好发部位
上皮组织			
复层扁平组织的鳞状细胞	乳头状瘤	鳞状细胞癌	乳头状瘤见于皮肤、鼻、鼻窦、喉；鳞癌见于子宫颈、皮肤、食管、鼻咽、喉、肺和阴茎等处
复层扁平组织的基底细胞		基底细胞癌	面部皮肤
腺上皮	腺瘤	腺癌（各种类型）	多见于乳腺、甲状腺、胃、肠、卵巢等处
尿路上皮（变移上皮）	乳头状瘤	尿路上皮癌（移行上皮癌）	肾盂、膀胱
间叶组织			
纤维组织	纤维瘤	纤维肉瘤	多见于四肢皮下组织
脂肪组织	脂肪瘤	脂肪肉瘤	脂肪瘤多见于皮下组织；脂肪肉瘤多见于下肢和腹膜后
平滑肌组织	平滑肌瘤	平滑肌肉瘤	多见于子宫和胃肠道
横纹肌组织	横纹肌瘤	横纹肌肉瘤	多见于头颈、泌尿生殖道、四肢及腹膜后
血管组织	血管瘤	血管肉瘤	皮肤和皮下组织、舌、唇等
淋巴管组织	淋巴管瘤	淋巴管肉瘤	皮肤和皮下组织、舌、唇等
骨组织	骨瘤	骨肉瘤	骨瘤多见于头面骨、长骨；骨肉瘤多见于长骨干骺端，以膝关节上下尤为多见
软骨组织	软骨瘤	软骨肉瘤	软骨瘤多见于手足短骨；软骨肉瘤多见于盆骨、肋骨、股骨、肱骨及肩胛骨等
滑膜组织	滑膜瘤	滑膜肉瘤	膝、踝、肩和肘等关节附近
间皮	间皮瘤	恶性间皮瘤	胸、腹膜
淋巴造血组织			
淋巴组织		恶性淋巴瘤	颈部、纵隔、肠系膜和腹膜后淋巴结
造血组织		各种白血病	淋巴造血组织
神经组织			
神经鞘细胞	神经鞘瘤	恶性神经鞘瘤	头、颈、四肢等处神经
胶质细胞	胶质细胞瘤	恶性胶质细胞瘤	大脑
脑膜皮细胞	脑膜瘤	恶性脑膜瘤	脑膜、脊膜

续表

来源组织	良性肿瘤	恶性肿瘤	好发部位
交感神经节	节细胞神经瘤	神经母细胞瘤	节细胞神经瘤多见于纵隔和腹膜后，神经母细胞瘤多见于肾上腺髓质
其他肿瘤			
黑色素细胞		黑色素瘤	皮肤、黏膜
滋养层细胞		绒毛膜上皮癌	子宫
生殖细胞		精原细胞瘤	睾丸
		无性细胞瘤	卵巢
		胚胎性癌	睾丸、卵巢
成熟型畸胎瘤		未成熟型畸胎瘤	卵巢、睾丸、纵隔和骶尾部

　　确定肿瘤的类型，除了依靠其临床表现、影像学和形态学特点，还可借助于检测肿瘤细胞表面或细胞内的一些特定分子。如通过免疫组化方法，检测肌肉组织表达的结蛋白（desmin）、淋巴细胞表面的 CD 分化抗原、上皮细胞中的各种细胞角蛋白（cytokeratin，CK）、间叶细胞表达的波形蛋白（vimentin）、神经细胞和黑色素细胞表达的 S-100 等。

第三节　肿瘤的基本特征

一、肿瘤的一般形态

　　观察肿瘤形态时应注意肿瘤的发生部位、形状、数目、大小、颜色、硬度，同时要了解患者性别和年龄，这些信息有助于临床鉴别肿瘤的性质。

　　1. 肿瘤的形状　肿瘤的形状取决于肿瘤的生长部位、组织来源、生长方式、周围组织的性质和肿瘤的良恶性等。生长在皮肤、黏膜的肿瘤可呈息肉状、乳头状、蕈伞状、绒毛状、菜花状或弥漫肥厚状等，瘤组织坏死脱落后可形成溃疡。发生在深部和实质器官的良性肿瘤多呈结节状、分叶状或囊状等，边界清楚，常有包膜；恶性肿瘤多呈不规则结节状、条索状，并像树根样或蟹足状长入周围组织（图 5-1）。边界不清楚，无包膜。

　　2. 肿瘤的数目和大小　肿瘤通常是 1 个，少数可为多个。肿瘤的大小相差悬殊，与其生长时间、发生部位和良恶性有关。肿瘤早期往往较小，有的甚至在显微镜下才能发现。生长在体表或体腔内的肿瘤可长得很大（有时可达数千克），生长在密闭的狭小腔道（如颅腔、椎管）内的肿瘤则一般较小。恶性肿瘤生长迅速，较早危及患者的生命，因此体积常不会太大。

　　3. 肿瘤的颜色　肿瘤常与其来源组织颜色相似，从肿瘤的颜色一般可推断出肿瘤组织起源。如脂肪瘤为黄色、血管瘤为红色或暗红色。癌一般多呈灰白色而肉瘤多呈灰红色。肿瘤可因其含血量的多少、有无出血、色素、变性、坏死或感染而呈现不同的颜色，有时会影响临床对肿瘤组织来源的判断。

　　4. 肿瘤的硬度　肿瘤的硬度取决于来源组织、实质与间质的比例以及有无变性、坏死。

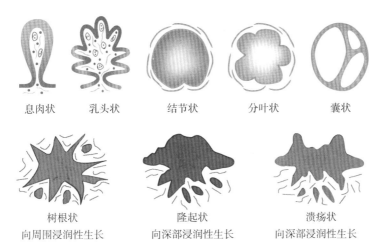

息肉状　　乳头状　　结节状　　分叶状　　囊状

树根状　　　　　　隆起状　　　　　　溃疡状
向周围浸润性生长　向深部浸润性生长　向深部浸润性生长

图 5-1　肿瘤的外形和生长方式模式图

如骨瘤很硬，脂肪瘤较软；肿瘤中有钙盐沉着、骨质形成或纤维成分多时较硬，当肿瘤有出血、坏死、囊性变时则较软。

二、肿瘤的组织结构

肿瘤的组织结构虽呈多样性，但任何一个肿瘤在镜下都可分为实质和间质两部分。

1. 肿瘤的实质（parenchyma）　是肿瘤细胞的总称，是肿瘤的主要成分。肿瘤的生物学特征以及每种肿瘤的特殊性都是由肿瘤的实质决定的。根据肿瘤实质的形态可识别肿瘤的组织来源，确定肿瘤的良恶性和进行肿瘤的分类、命名。一个肿瘤通常只有一种实质，少数肿瘤可含两种或多种实质成分，如乳腺纤维腺瘤、畸胎瘤等。

2. 肿瘤的间质（mesenchyma，stroma）　主要由结缔组织和血管组成。肿瘤间质不具特异性，但对肿瘤的实质有支持和营养作用，构成微环境，影响肿瘤的生长和分化。间质血管的多少对肿瘤生长速度有决定性影响。肿瘤间质中往往有数量不等的淋巴细胞等单个核细胞浸润，这可能是机体对肿瘤组织的免疫反应。研究发现，当肿瘤直径或厚度达 1~2mm 时便停止生长。只有当瘤体获得丰富的血液供应才能长大，并会在此基础上发生侵袭和转移。肿瘤细胞本身和浸润到肿瘤组织内及其周围的炎症细胞（主要为巨噬细胞）能产生一类血管生成因子（angiogenesis factor），如血管内皮细胞生长因子等，能刺激内皮细胞分裂、增殖、迁移，促进血管基膜降解，诱导宿主毛细血管出芽新生，增加毛细血管通透性。当肿瘤细胞附着于组织18~24 小时，就开始出现新生的血管芽，每天以 1mm 的速度伸向肿瘤。毛细血管一旦长入瘤组织，肿瘤即快速增生，在血管形成 2 周内，肿瘤组织增生 1000~2000 倍。新生的血管既为肿瘤生长提供了营养，又为肿瘤转移准备了条件。

三、肿瘤的分化与异型性

（一）分化

在组织胚胎学中，分化（differentiation）是指幼稚或原始的细胞发育成为成熟的细胞过程；而肿瘤病理学中，"分化"一词用于指肿瘤细胞和组织与其来源的成熟细胞和组织的相似程度。

（二）异型性

肿瘤组织无论在细胞形态和组织结构上，都与其来源的正常组织有不同程度的差异，这种差异称为异型性（atypia）。肿瘤的异型性大小反映了肿瘤组织的分化程度。肿瘤异型性小，表示它与来源的正常组织和细胞相似，因而分化程度高；异型性大，表示其与来源的正常组织和细胞有很大的不同，分化程度低。识别肿瘤异型性的大小是诊断肿瘤、确定肿瘤的良恶性以及恶性程度高低的主要组织学依据。良性肿瘤细胞一般分化好异型性小，而恶性肿瘤细胞常有明显的异型性。

恶性肿瘤的分级就是根据其分化程度的高低、异型性的大小及核分裂的多少来确定恶性程度的级别。一般分为三个级别：Ⅰ级为分化好，恶性度较低；Ⅱ级为中分化，中度恶性；Ⅲ级为低分化，恶性度高。

1. 肿瘤细胞的异型性　良性肿瘤细胞的异型性小，一般与其来源的正常细胞相似，而恶性肿瘤细胞常具有明显的异型性，表现为：

（1）瘤细胞多形性（图 5-2）：恶性肿瘤细胞一般比正常细胞大，且大小不一，形态不规则，有时出现瘤巨细胞。但少数分化很差的肿瘤其瘤细胞较正常细胞小，且大小形态比较一致。

（2）瘤细胞核的多形性：瘤细胞核体积增大，细胞核与细胞质比例增大（正常细胞为1∶4~1∶6，恶性肿瘤细胞可接近1∶1）。核大小、形状、染色不一，甚至可出现巨核、双核、多核或奇异形核（图 5-2）。由于核内 DNA 增多，核染色深，染色质呈粗颗粒状，分布不均匀，常堆积于核膜下，使核膜显得增厚。核仁肥大，数目增多。核分裂象增多，特别是出现不对称性、多极性等病理性核分裂象时，对于诊断恶性肿瘤具有重要意义。

（3）瘤细胞胞质的改变：由于瘤细胞胞质内核蛋白体增多而多呈嗜碱性染色；有些瘤细胞内尚可出现黏液、糖原、脂质、角蛋白、色素等肿瘤分泌物或代谢物，可用特殊染色显示，常有助于判断肿瘤的来源。

2. 肿瘤组织结构的异型性　肿瘤组织在空间排列方式上与其来源的正常组织的差异，包

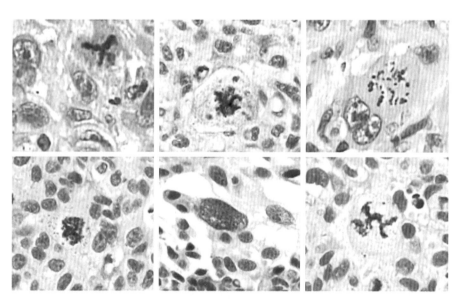

图 5-2　恶性肿瘤细胞的异型性
镜下见肿瘤细胞大小、形态不一，可见瘤巨细胞和病理性核分裂

括瘤细胞的排列、层次、极向以及实质与间质的关系等方面。良性肿瘤瘤细胞的异型性不明显,但有不同程度组织结构的异型性,这是区别正常组织与良性肿瘤的主要组织学依据。例如子宫平滑肌瘤的瘤细胞与正常子宫平滑肌细胞很相似,只是其排列与正常不同,呈编织状且间质血管畸形。恶性肿瘤的组织结构异型性明显,表现为肿瘤实质与间质关系紊乱、瘤细胞排列紊乱、失去正常的结构与层次、极向紊乱和消失,如肠腺癌的腺体大小和形态很不规则、排列较乱甚至不形成腺腔,腺上皮细胞排列失去极向、紧密重叠或多层。

第四节 肿瘤的生长和扩散

一、肿瘤的生长

1. 生长速度 肿瘤的生长速度有很大的差别,主要取决于肿瘤细胞的分化程度。良性肿瘤成熟程度高,因此生长缓慢,可长达数年甚至更长。如果其生长速度突然加快,就要考虑发生恶变的可能。恶性肿瘤,特别是高度恶性的肿瘤,生长速度较快,短期内可形成明显肿块,并且由于血管形成及营养供应相对不足,易发生坏死、出血等继发性变化。

2. 生长方式

(1)膨胀性生长(expansive growth):是大多数良性肿瘤的生长方式。由于良性肿瘤生长缓慢,不侵袭周围组织,随着肿瘤体积逐渐增大,推开或挤压周围组织,常呈结节状生长(图5-3),有完整的包膜,与周围组织分界清楚,位于皮下者触诊时可以推动,易于手术摘除,术后不易复发。

(2)浸润性生长(infiltrating growth,又称侵袭性生长 invasive growth):为大多数恶性肿瘤生长方式。由于肿瘤生长迅速,随着瘤细胞不断分裂增生,穿破原有组织,犹如树根样或蟹足状,侵入并破坏周围组织(图5-3)。一般无包膜,与邻近组织紧密连接而界限不清;触诊时固定不活动,手术不易切除干净,术后易复发。侵袭性生长是恶性肿瘤区别于良性肿瘤的重要形态学指标,也是恶性肿瘤细胞发生转移的基础。

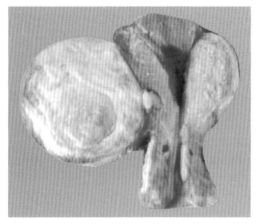
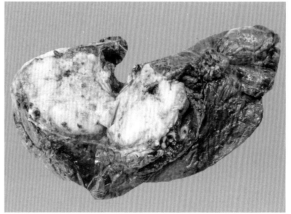

图5-3 良、恶性肿瘤的不同生长方式
左:膨胀性生长(子宫平滑肌瘤);右:浸润性生长(肺癌)

（3）外生性生长（exophytic growth）：发生在体表、体腔或自然管道表面的肿瘤，常向表面生长，形成突起的乳头状、息肉状、蕈伞状、菜花状新生物，称为外生性生长。良性和恶性肿瘤都可呈外生性生长。但恶性肿瘤在外生性生长的同时，其基底部往往向组织深部呈浸润性生长，其表面由于生长迅速，血供不足，易发生坏死脱落而形成溃疡。

二、肿瘤的扩散

肿瘤的扩散是恶性肿瘤重要的生物学特征，是导致患者死亡的主要原因。

1. 直接蔓延（direct spread）　随着恶性肿瘤不断长大，瘤细胞可连续不断地沿着组织间隙、淋巴管、血管或神经束衣侵入并破坏邻近正常组织或器官继续生长，称为直接蔓延。如晚期乳腺癌可穿过胸肌和肋骨侵入胸腔甚至到达肺脏，晚期子宫颈癌可侵入阴道壁、膀胱、直肠及盆腔组织，有时可形成肿瘤性瘘管。

2. 转移（metastasis）　恶性肿瘤细胞从原发部位侵入淋巴管、血管或体腔，迁徙到身体其他部位继续生长，形成与原发瘤同类型的肿瘤，这个过程称为转移，所形成的肿瘤称为继发瘤或转移瘤。良性肿瘤一般不转移，恶性肿瘤较易发生转移。转移瘤的命名是转移部位加上"转移性"，再加上原发瘤的名称，如肝癌转移至肺部，肺内的肿瘤称为"肺转移性肝癌"。常见的转移途径有：

（1）淋巴道转移：淋巴道是癌最常见的转移途径。瘤细胞侵入淋巴管后，随淋巴流到达局部淋巴结，形成转移瘤（图5-4）。如肺癌首先转移到肺门淋巴结，甲状腺癌首先转移至颈部淋巴结。到达淋巴结的瘤细胞先聚集在边缘窦，然后生长增殖而累及整个淋巴结，使淋巴结肿大、质地变硬、切面常呈灰白色。有时由于瘤组织浸出被膜而使多个淋巴结相互融合成团块。淋巴道转移一般是由近到远，局部淋巴结发生转移后，可继续转移至下一站的淋巴结，最后可经胸导管进入血流再继发血道转移。

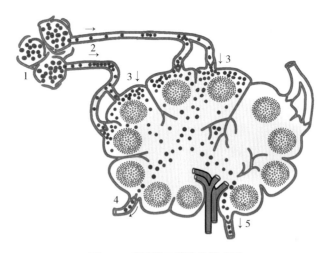

图5-4　癌的淋巴道转移模式图
1. 原发癌；2. 沿输入淋巴管蔓延；3. 癌细胞聚集在边缘窦；4. 经输入淋巴管逆行性转移；5. 癌细胞由输出淋巴管到达下一站淋巴结

（2）血道转移：恶性肿瘤细胞侵入血管后，可随血流到达远隔器官继续生长，形成转移瘤（图5-5）。由于毛细血管和静脉壁较薄，同时管内压力较低，故瘤细胞多经此入血，少数可经淋巴管入血。进入血管系统的恶性肿瘤细胞与血小板聚集成团，形成瘤栓（tumor embolus）。肉瘤组织富含薄壁小血管，易被瘤细胞侵入，故血道转移是肉瘤最常见的转移途径。血管丰富的癌如绒毛膜癌、肝癌、肺癌等，以及晚期癌也常发生血道转移。血道转移的途径与栓子的运行途径相似，即侵入体循环静脉系统的瘤细胞经右心到肺，在肺内形成转移瘤，如骨肉瘤肺转移；侵入门静脉系统的瘤细胞，到达肝脏形成转移瘤，如胃肠道癌的肝转移；侵入肺静脉的瘤细胞经左心进入主动脉系统，形成全身各器官广泛播散，常见于脑、肾、肾上腺等处；侵入胸、腰、骨盆静脉的瘤细胞可经吻合支进入脊椎静脉丛，引起椎骨及脑的转移，如前列腺癌可以没有肺转移而发生脊椎的转移，进而转移到脑。

血道转移瘤的特点：肿瘤结节散在多发，圆形结节状，境界较清楚（图 5-5）。位于器官表面的转移瘤，中央可因缺血坏死而塌陷，形成"癌脐"。血道转移虽然可见于许多器官，但最常见的是肺和肝脏。这是临床上为早期发现肿瘤有无转移，在体检项目中必须做肺脏和肝脏相关影像学检查的原因。

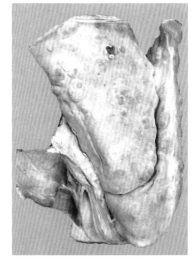

图 5-5　癌的血道转移（肺转移性肝癌）

（3）种植性转移：体腔内器官的恶性肿瘤蔓延至器官表面时，瘤细胞可脱落，并像播种一样种植在体腔内其他器官的表面，形成多个转移瘤，称为种植性转移。种植性转移多见于腹腔内的恶性肿瘤，如胃癌细胞侵及浆膜后可脱落种植至大网膜、腹膜甚至卵巢等处，在卵巢可形成 Krukenberg 瘤。肺癌可在胸腔内形成广泛的种植性转移。脑部恶性肿瘤可经脑脊液转移到脑的其他部位或脊髓，形成种植性转移。浆膜腔内的种植性转移常伴有血性浆液性积液，抽取积液做细胞学检查可查见恶性肿瘤细胞，有助于临床诊断。

附：恶性肿瘤临床分期

肿瘤分期的主要原则是根据原发瘤大小、浸润范围和深度、周围邻近器官受累情况、有无局部淋巴结及远处淋巴结的转移，以及有无血源性或远距离转移等来确定。较为常用的是国际抗癌联盟提出的 TNM 分期。T（tumor）代表原发肿瘤，随肿瘤的增大依次用 $T_1 \sim T_4$ 表示；N（node）代表局部淋巴结受累情况，N_0 为无淋巴结转移，随着淋巴结受累及的程度和范围的加大，依次用 $N_1 \sim N_3$ 表示；M（metastasis）代表血行转移，无血行转移者用 M_0 表示，有血行转移者用 M_1 表示。临床上应用肿瘤的分期进行肿瘤扩散程度和预后的评估。

三、肿瘤生长的生物学

典型的恶性肿瘤自然生长史可以分成几个阶段：一个细胞恶性转化→转化细胞的克隆性增生→局部浸润→远处转移。在此过程中，恶性转化细胞的内在特点（如肿瘤细胞的生长分数）和宿主对肿瘤细胞或其产物的反应（如肿瘤的血管形成）共同影响肿瘤的生长与演进（图 5-6）。

1. 肿瘤生长的动力学　影响肿瘤生长速度的因素有：

（1）肿瘤细胞倍增时间（doubling time）：实验发现肿瘤细胞生长周期与正常细胞一样，也分为 G_0、G_1、S、G_2 和 M 期。多数恶性肿瘤细胞的倍增时间与正常细胞相似，因此恶性肿瘤的生长速度快不一定是由此造成的。

（2）生长分数（growth fraction）：生长分数指肿瘤细胞群体中处于增殖阶段（S 期 $+G_2$ 期）

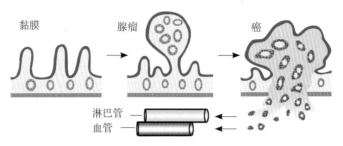

图 5-6 肿瘤生长史模式图

黏膜的一个上皮细胞在致瘤因素作用下，发生基因突变，克隆性增生形成
一个良性的、非浸润性息肉状腺瘤；良性肿瘤细胞由于基因进一步改变，
转变为恶性瘤细胞，形成浸润性癌，癌细胞侵入淋巴管和血管形成转移

细胞的比例。在细胞恶性转化的初期，绝大多数的细胞处于复制期，所以生长分数很高。但是随着肿瘤的持续生长，不断有瘤细胞发生分化，离开增殖阶段的细胞越来越多，使大多数肿瘤细胞处于 G_0 期，即使是生长迅速的肿瘤其生长分数也只在 20% 左右。

（3）瘤细胞的生成与丢失：在一个肿瘤群体中，既有新细胞的不断产生，同时又有细胞不断死亡，其生成与丢失的程度共同影响着肿瘤的生长和生长速度。肿瘤细胞有别于正常细胞的重要特点之一是其持续性生长，肿瘤组织中瘤细胞的生成大于丢失。在生长分数相对较高的肿瘤（如急性白血病），瘤细胞生成远大于丢失，其生长速度比那些细胞生成稍大于丢失的肿瘤（如结肠癌）快得多。

肿瘤的生长速度取决于肿瘤细胞的生长分数和生成与丢失之比，以及肿瘤的血管形成，而与倍增时间关系不大。肿瘤的细胞动力学概念在肿瘤的化学治疗上有重要的意义。目前几乎所有的抗癌药物均针对处于增殖期的细胞。因此高生长分数的肿瘤（如高度恶性的淋巴瘤）对于化疗特别敏感。常见的实体瘤（如结肠癌）由于生长分数低，故对化学治疗不够敏感。临床治疗这些肿瘤的策略是先用放射或手术治疗将肿瘤缩小或去除，使残存的瘤细胞从 G_0 期进入增殖期后再用化学治疗。

2. 肿瘤的演进与异质化   恶性肿瘤在生长过程中变得越来越富有侵袭性的现象称为肿瘤的演进（progression）；包括生长加快、浸润周围组织和远处转移等。这些生物学现象的出现与肿瘤的异质化有关。肿瘤的异质化（heterogeneity）是指由一个克隆来源的肿瘤细胞在生长过程中形成在侵袭能力、生长速度、对激素的反应、对抗癌药的敏感性等方面有所不同亚克隆细胞的过程。在肿瘤生长过程中，可能有附加的基因突变，使那些适应存活，生长、浸润、转移、逃脱机体免疫监督能力强的高侵袭性瘤细胞亚克隆得以保留和存活、增殖，由此造成肿瘤的不断演进。

四、恶性肿瘤浸润和转移的机制

恶性肿瘤浸润和转移是一个非常复杂的过程，其机制可能与下列因素有关（图 5-7）。

1. 局部浸润的机制   以癌为例，可大致归纳为四个步骤。

（1）癌细胞间的黏附性降低：正常上皮细胞之间通过各种黏附分子（如上皮钙黏素 E-cadherin），将彼此胶着在一起，阻止细胞移动。研究表明：癌细胞表面黏附分子减少，使细胞彼此分离。上皮钙黏素表达下调是多种恶性肿瘤（如乳腺癌、结肠腺癌）发生转移的原因之一。将编码的上皮钙黏素 DNA 插入到癌细胞基因组中则可限制或逆转恶性肿瘤的侵袭行为。

肿瘤细胞不断增生是浸润的前提。增生导致肿瘤组织内压力增高，细胞趋向周围扩展。肿瘤细胞能伸出较多伪足，产生活跃的阿米巴运动，这与肿瘤细胞内有丰富的微管系统和骨架结构紊乱有关。肿瘤细胞表面存在多量微绒毛与足突，能影响细胞彼此间的接触。肿瘤细胞表面钙离子减少使细胞间不易产生交联。电镜发现，癌细胞的连接装置如桥粒、紧密连接、缝隙连接不发达，也使癌细胞黏附性下降。

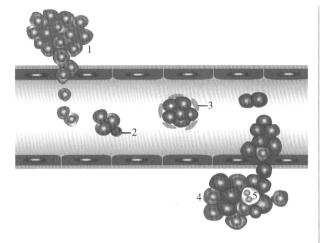

图 5-7 恶性肿瘤细胞浸润和血道转移模式图
1. 原发肿瘤，肿瘤细胞侵入血管；2. 肿瘤细胞与淋巴细胞相互作用；3. 肿瘤细胞与血小板形成瘤栓；4. 肿瘤细胞侵出血管形成转移灶；5. 毛细血管形成

（2）癌细胞与基质附着力增强：ECM 主要由胶原、层黏蛋白（laminin, LN）、纤连蛋白（FN）、蛋白多糖和透明质酸组成。正常上皮细胞 LN 受体（整合素）分布于细胞基底面，能与基膜的 LN 分子（配体）结合而使上皮细胞附着。而癌细胞则有更多的 LN 受体，分布于整个细胞表面，使之更易与基膜附着。在人的乳腺癌与结肠腺癌细胞表面的 LN 受体密度与其侵袭性呈正相关。

（3）癌细胞对基质降解能力增强：癌细胞与基膜紧密接触 4~8 小时后，ECM 就可被癌细胞分泌的蛋白溶解酶（如基质金属蛋白酶、IV 型胶原酶）所溶解，使基膜产生局部缺损；癌细胞也可诱导宿主细胞产生蛋白溶解酶，使 ECM 溶解。

（4）癌细胞的移出：癌细胞通过被溶解的基膜缺损处游出是借助于自身的阿米巴运动。肿瘤产生的自分泌移动因子（autocrine motility factor）可介导癌细胞的移动。基质成分的降解产物除了对癌细胞有化学趋向性外，还可以促进血管形成和肿瘤生长。癌细胞穿过基膜后，重复上述步骤，进一步溶解间质的结缔组织，在间质中移动。当接触到血管壁时，可以同样方式穿过血管壁的基膜进入血管。

2. 血行播散的机制 进入血管的单个癌细胞绝大多数被机体的自然杀伤细胞消灭，能形成新转移灶的几率小于千分之一。只有被血小板凝集成团的癌细胞形成的瘤栓不易被消灭，并可与栓塞处的血管内皮细胞黏附，然后以前述机制穿过血管内皮和基膜，才有可能形成新的转移灶。由于肿瘤异质化而选择出的高侵袭性的瘤细胞亚克隆，尤其容易形成广泛的血行转移。黏附分子 CD44 可能与血行播散有关，CD44 高表达的恶性肿瘤表现出更高的转移潜能。

关于肿瘤转移途径值得注意的是，有些肿瘤的转移并不是按淋巴道及血道解剖路线逐级转移，而是跳跃式转移到远处器官。另外，血行转移的器官分布与某些肿瘤具有器官特殊亲和性有关，如肺癌易转移到肾上腺和脑；甲状腺癌、肾癌和前列腺癌易转移到骨；乳腺癌易转移到肺、肝、骨、卵巢和肾上腺等。产生这种现象的可能原因是：①这些器官的血管内皮细胞上有能与进入血循环的癌细胞表面黏附分子特异性结合的配体；②靶器官能释放某些吸引癌细胞的化学趋化物质；③与该器官结构有关，如转移多趋向至肺，与经过肺循环时细胞在血液中流动缓慢有关，肝转移可能与肺中情况类似；④肿瘤患者血液流变学改变，如高黏度红细胞聚集和高血浆黏度可能利于转移的发生。

第五节　肿瘤对机体的危害性

一、良性肿瘤对机体的危害性

1. 局部压迫和阻塞　局部压迫和阻塞是良性肿瘤对机体的主要影响。消化道的良性肿瘤（如突出肠腔内的平滑肌瘤）可引起肠梗阻或肠套叠；颅内或椎管内的良性肿瘤压迫神经组织、阻塞脑脊液循环而引起颅内高压和脑积水等神经系统症状。

2. 继发性病变　良性肿瘤有时可引起继发性病变，对机体造成不同程度的影响。如卵巢囊腺瘤发生蒂扭转，使瘤体坏死出血，引起急腹症；子宫黏膜下平滑肌瘤、肠息肉状腺瘤、膀胱乳头状瘤等，表面可发生糜烂和溃疡，继发出血感染，但较少见。

3. 激素分泌过多　内分泌系统来源的良性肿瘤，常因某种激素分泌过多而引起相应的症状。如垂体前叶的嗜酸性细胞腺瘤分泌生长激素可引起巨人症或肢端肥大症；胰岛细胞瘤分泌过多的胰岛素可引起阵发性低血糖；肾上腺嗜铬细胞瘤可引起阵发性高血压等。

二、恶性肿瘤对机体的危害性

恶性肿瘤由于分化不成熟，生长较迅速，发生浸润和转移，对机体产生严重影响。恶性肿瘤除可引起局部压迫和阻塞外，还可引起更为严重的后果。

1. 破坏器官结构和功能　恶性肿瘤能破坏原发部位及浸润和转移部位器官的结构和功能。如肝癌晚期引起肝功能衰竭，骨肉瘤引起骨质破坏造成病理性骨折等。

2. 并发症　恶性肿瘤可因浸润、坏死而并发溃疡、出血、穿孔、感染等。因肿瘤代谢产物、坏死组织毒性物质和继发感染而引起发热。肿瘤压迫、浸润神经组织可引起顽固性疼痛。

3. 癌症性恶病质　是指恶性肿瘤晚期患者可发生严重消瘦、乏力、贫血、全身衰竭、皮肤干枯呈黄褐色的临床综合征，可致患者死亡。发生机理尚未完全阐明，可能与许多因素有关，如患者缺乏食欲、进食减少、出血、感染、发热或因肿瘤组织坏死所产生的毒性产物等引起机体的代谢紊乱，恶性肿瘤迅速生长消耗大量营养物质，以及晚期癌肿引起的疼痛影响患者的进食和睡眠等，均是导致恶病质的重要因素。

4. 异位内分泌综合征及副肿瘤综合征　一些非内分泌腺肿瘤能产生和分泌激素或激素类物质，如促肾上腺皮质激素（ACTH）、甲状旁腺素（PTH）、胰岛素（insulin）、抗利尿激素（ADH）、人绒毛膜促性腺激素（HCG）、促甲状腺激素（TSH）、生长激素（GH）、降钙素（calcitonin）等十余种，此类肿瘤称为异位内分泌肿瘤，其所引起的内分泌紊乱的临床症状称为异位内分泌综合征。此类肿瘤大多数为恶性肿瘤，其中以癌为多，如肺癌、胃癌、结肠癌、肝癌等；也可见于肉瘤。许多分泌异位激素的恶性肿瘤都有产生两种以上激素的特点。此外，APUD（amine precursor uptake and decarboxylation）系统来源的肿瘤（如类癌、肺小细胞癌、神经内分泌癌）可产生生物胺和多肽激素，有时也可引起内分泌紊乱。

由于肿瘤的产物（包括产生的异位激素）或异常免疫反应（包括交叉免疫、自身免疫、免疫复合物沉着等）或其他不明原因，还可引起内分泌、神经、消化、造血、骨、关节、肾及皮肤等系统发生一些病变和临床表现，如周围神经病变、高血钙、肌病等。这些表现不是由原发肿瘤或转移灶直接引起的，而是通过上述途径间接引起，故称为副肿瘤综合征（Paraneoplastic syndrome）。认识副肿瘤综合征具有重要临床意义，一方面可以通过副肿瘤综合征为线索及早发现原发肿瘤；另一方面不要因为出现副肿瘤综合征而误认为原发肿瘤已发生全身转移从而放弃治疗，例如，前列腺癌未发生转移时就可引起全身骨质疼痛。

第六节　良性肿瘤与恶性肿瘤的区别

良性肿瘤与恶性肿瘤在生物学特点上明显不同，因而对机体的危害也不同。良性肿瘤对机体危害小，治疗效果好；恶性肿瘤对机体危害大，治疗措施复杂，效果亦不够理想。如果将恶性肿瘤误诊为良性肿瘤，就会延误治疗，或者治疗不彻底，造成复发、转移；相反，如将良性肿瘤误诊为恶性肿瘤，会造成过度治疗，使患者遭受不应有的痛苦、伤害和精神负担。因此，区别良性肿瘤与恶性肿瘤，对于正确诊断和指导治疗具有重要的实际意义（表5-2）。

表 5-2　良性肿瘤与恶性肿瘤的区别

	良性肿瘤	恶性肿瘤
分化程度	分化高，异型性小，与来源组织形态相似	分化低，异型性大，与来源组织形态差别大
核分裂象	无或少，不见病理性核分裂象	多见，可见病理性核分裂象
生长速度	缓慢	较快
生长方式	膨胀性或外生性生长，常有包膜，与周围组织分界清楚	浸润性或外生性生长，无包膜，与周围组织分界不清
继发改变	一般较少见	常发生出血、坏死、溃疡、感染等
转移	一般不转移	常有转移
复发	不复发或很少复发	手术等治疗后易复发
对机体危害	较小，主要为局部压迫或阻塞	较大，除压迫、阻塞外，还可破坏组织，引起出血、坏死、感染、恶病质等，甚至导致患者死亡

必须指出，在区别良性肿瘤与恶性肿瘤时，还必须注意下列几点：

1. 相对性　表5-2中各项，单一某项区分良恶性都是相对的，应综合考虑。目前，良恶性肿瘤的区别主要依据病理学形态并结合生物学行为等多项指标，其中最重要的指标包括细胞异型性、浸润、转移等。

2. 交界性　有些肿瘤组织形态和生物学行为介于良性肿瘤与恶性肿瘤之间，病理上称为交界性肿瘤（borderline tumor），如卵巢交界性浆液性乳头状囊腺瘤、交界性胃肠道间质瘤、骨母细胞瘤等。此类肿瘤具有恶性潜能，临床应积极治疗并加强随访。

3. 可变性　有些良性肿瘤如不及时治疗，可转变为恶性肿瘤，称为恶变（malignant change），如结肠腺瘤可恶变为腺癌。

第七节　癌前病变、非典型增生、原位癌及上皮内瘤变

正确认识癌前病变、非典型增生、原位癌及上皮内瘤变，并及时治疗，是肿瘤防治的重要环节。

1. 癌前病变（precancerous lesion）或癌前疾病　是指某些具有癌变潜在可能性的良性病变，如长期存在，则少数有可能转变为癌。常见的癌前病变或癌前疾病有：

（1）黏膜白斑：常发生于口腔、外阴、阴茎及食管等处黏膜，肉眼呈白色增厚的斑块，故称为白斑。主要病理变化是该处黏膜的鳞状上皮过度增生和过度角化，可出现细胞异型性，长期不治愈有可能转变为鳞状细胞癌。

（2）乳腺增生性纤维囊性变（或病）：由内分泌失调引起，常见于40岁左右的女性。主要表现为乳腺小叶导管和腺泡上皮细胞增生、大汗腺化生及导管囊性扩张，如伴导管内乳头状增生及细胞异型性者较易发生癌变。

（3）大肠腺瘤：较常见，可为单发或多发性。主要类型包括绒毛状腺瘤、管状腺瘤、绒毛管状腺瘤，其中绒毛状腺瘤更易癌变。家族性大肠腺瘤病（亦称家族性多发性腺瘤性息肉）几乎均可癌变。

（4）慢性萎缩性胃炎：慢性萎缩性胃炎如伴有胃黏膜腺体异型增生，与胃癌发生密切相关。

（5）慢性溃疡性结肠炎：在溃疡反复发作和黏膜增生的基础上可发展为结肠癌。

（6）皮肤慢性溃疡：经久不愈的皮肤溃疡，尤其是小腿的慢性溃疡可发展为鳞状细胞癌。

（7）肝硬化：由乙型与丙型肝炎病毒感染所致的肝硬化患者，相当一部分发展为肝细胞性肝癌。

必须指出，正常细胞从增生到癌变，需要经过一段漫长渐进的演变过程，是多种病因长期作用、多基因协同参与、多阶段逐渐形成的结果。并非所有癌前病变均会转变成癌，而且大多数癌目前并未发现有明确的癌前病变。

2. 非典型增生（dysplasia，atypical hyperplasia）或异型增生　指增生的上皮细胞出现一定的异型性，但还不足以诊断为癌。光镜下见增生的细胞层次增多，排列紊乱，极向消失；细胞大小不一，形态多样，核大浓染，核浆比增高，核分裂增多，但多为正常核分裂象。非典型增生多发生在皮肤、黏膜表面被覆的鳞状上皮，也可发生在腺上皮。根据其异型性大小和累及的范围，可分为轻、中、重度三级。以发生在鳞状上皮的非典型增生为例，轻、中度非典型增生（分别累及上皮层下部的 1/3 和 2/3 处），病因去除后可恢复正常；而重度非典型增生（累及上皮层 2/3 以上，尚未达全层），则很难逆转，常转变为癌。由于非典型增生可见于肿瘤相关病变，也见于炎症、修复性反应性病变。为区别两者，近年来，病理学术界倾向于用异型增生这一术语描述与肿瘤相关的非典型增生。

3. 原位癌（carcinoma in situ） 指基因发生突变的异型增生的细胞累及上皮全层，但尚未突破基膜而向下浸润性生长，称为原位癌。常发生于鳞状上皮或尿路上皮被覆的部位，例如子宫颈、食管及皮肤的原位癌。鳞状上皮原位癌有时可累及黏膜腺体，尚未侵破腺体基膜，仍是原位癌，称为原位癌累及腺体。此外，当乳腺小叶腺泡发生癌变而尚未侵破基膜者，可称为小叶原位癌。原位癌是一种早期癌，因而早期发现，积极治疗，可防止其发展为浸润癌而提高恶性肿瘤的治愈率。

4. 上皮内瘤变（intraepithelial neoplasia，IN） 目前 WHO 采用此概念来描述上皮从非典型增生到原位癌这一连续的过程。上皮内瘤变分为三级，轻度和中度非典型增生分别称为上皮内瘤变Ⅰ级和Ⅱ级；重度非典型增生和原位癌称为上皮内瘤变Ⅲ级，这是因为二者常难以截然划分，而且处理原则基本一致。值得注意的是：子宫颈上皮内瘤变（cervican intraepithelial neoplasia，CIN）Ⅰ级称为低级别上皮内瘤变，而Ⅱ级和Ⅲ级（图 5-8）合称为高级别上皮内瘤变；其他部位的上皮内瘤变Ⅰ、Ⅱ级两者合称为低级别上皮内瘤变，上皮内瘤变Ⅲ级又称为高级别上皮内瘤变。

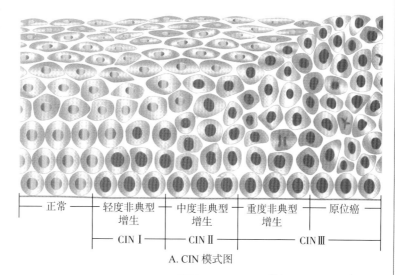

A. CIN 模式图

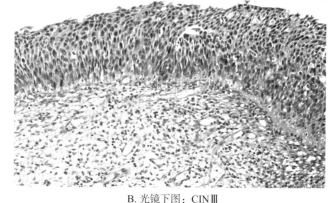

B. 光镜下图：CINⅢ

图 5-8 子宫颈上皮内瘤变

第八节 常见肿瘤举例

一、上皮组织肿瘤

上皮组织包括被覆上皮和腺上皮。上皮组织发生的肿瘤最为常见，对人类危害最大的恶性肿瘤大部分来源于上皮组织。

（一）良性上皮组织肿瘤

1. 乳头状瘤（papilloma） 由被覆上皮发生的良性肿瘤，向表面呈外生性生长，形成许多手指样或乳头状突起，外观可似绒毛或菜花样。肿瘤根部常变细成蒂与正常组织相连。光镜下每个乳头由具有小血管的纤维结缔组织构成轴心，其表面覆有增生的上皮（图5-9）。上皮因来源部位不同而异，可为鳞状上皮、柱状上皮、尿路上皮。常见于鳞状上皮、尿路上皮被覆的部位，如皮肤、鼻腔、外阴、喉、外耳道、膀胱等处。发生在膀胱、阴茎和外耳道的乳头状瘤易恶变。

2. 腺瘤（adenoma） 是由腺上皮发生的良性肿瘤，多见于甲状腺、卵巢、乳腺、涎腺、肠道等处。发生于腺器官的腺瘤多呈结节状，常有完整包膜；发生于黏膜面的腺瘤多呈息肉状、蕈状。分化较好的腺瘤具有一定的分泌功能。常见的腺瘤有：

（1）囊腺瘤（cystadenoma）：好发于卵巢，亦可见于胰腺等。由于腺瘤组织中无导管形成，其腺体分泌物潴留，腺腔逐渐扩大并相互融合形成囊腔，故称为囊腺瘤。肉眼可见单个或多个大小不一的囊腔。根据肿瘤成分和形态特点可分为浆液性囊腺瘤、黏液性囊腺瘤（图5-10），部分腺上皮可向腔内形成乳头状突起，称为乳头状囊腺瘤。其中卵巢浆液性乳头状囊腺瘤易发生恶变，转变为浆液性乳头状囊腺癌。

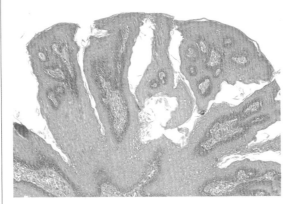

图5-9　皮肤乳头状瘤
光镜下见乳头表面覆盖的增生鳞状上皮，纤维结缔组织构成轴心

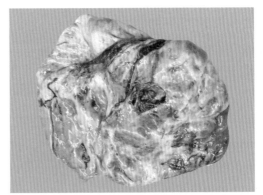

图5-10　卵巢黏液性囊腺瘤

（2）纤维腺瘤（fibroadenoma）：是女性乳腺常见的良性肿瘤，多为单个，结节状，境界清楚，有包膜。光镜下由增生的腺体及纤维组织共同构成肿瘤实质。现归于乳腺纤维上皮性肿瘤。

（3）多形性腺瘤（pleomorphic adenoma）：多发生在涎腺，特别常见于腮腺。肉眼呈结节状或分叶状，境界清楚。光镜下，由腺体、黏液样基质、软骨样基质等多种成分组成，构成肿瘤的多形性特点。本瘤多见于中年人，生长缓慢，但切除后较易复发，少数可发生恶变。

（4）管状腺瘤（tubular adenoma）：又称为腺瘤性息肉。多见于直肠和结肠。常呈息肉状生长突向肠腔。根据其肿瘤细胞排列成的形状不同分为：肿瘤性腺上皮排列成腺管状结构占80%以上时称管状腺瘤（图5-11）；呈细长乳头状、绒毛状突起时称为绒毛状腺瘤（villous adenoma）；两种成分混合存在称为管状绒毛状腺瘤。家族性结肠多发性腺瘤性息肉病易发展为腺癌。

（二）恶性上皮组织肿瘤

由上皮组织发生的恶性肿瘤统称为癌，多见于40岁以上的人群，近年来发病年龄趋向年轻化，是人类最常见的一类恶性肿瘤。癌生长速度快，常以浸润性生长为主，故与周围组织分界不清。发生在皮肤、黏膜表面的可呈息肉状、菜花状、蕈伞状，肿瘤表面常有坏死及溃疡形成；

发生在实质器官内的常为不规则结
节状，呈蟹足状或树根样向周围组织
浸润，质地较硬。切面常为灰白色，
较干燥。光镜下可见癌细胞呈巢状、
腺管状或条索状排列，与间质分界清
楚；网状纤维染色可见网状纤维位于
癌巢周围，而癌细胞间无网状纤维。
大多数癌早期易发生淋巴道转移，到
晚期可发生血道转移。

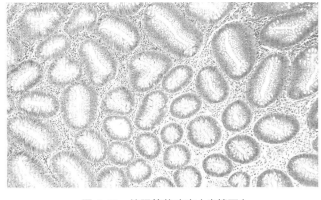

图 5-11　结肠管状腺瘤（光镜下）

常见的癌有以下几种：

1. 鳞状细胞癌（squamous cell carcinoma） 简称鳞癌。常发生于有鳞状上皮覆盖的部位，
如皮肤、口腔、唇、喉、食管、子宫颈、阴道、阴茎等处。亦见于可发生鳞状上皮化生的部
位，如支气管、胆囊、肾盂等处。
肉眼观：肿瘤常呈菜花状，表面可
坏死形成溃疡。光镜下：癌细胞形
成大小不等的团块状或条索状的癌
细胞巢，并向深层浸润。角化型的
鳞癌细胞间可见细胞间桥，在癌巢
中央可见红染同心圆状排列的角化
物，称为角化珠（keratin pearl）或
癌珠（图 5-12）。非角化型的鳞癌
无角化珠形成，亦无细胞间桥，癌
细胞异型性明显并见较多核分裂象。

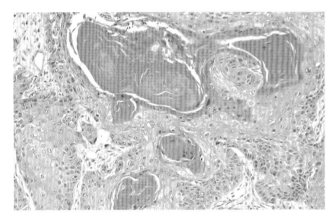

图 5-12　角化型鳞癌
光镜下，癌巢内可见角化珠

2. 基底细胞癌（basal cell carcinoma） 多见于老年人面部，如眼睑、鼻翼、颊部等处。
癌巢主要由深染的基底细胞样癌细胞构成。本癌生长缓慢，表面常形成溃疡，并浸润破坏深层
组织，但较少发生转移，对放射治疗敏感，临床上呈低度恶性经过。

3. 尿路上皮癌（urothelial cell carcinoma） 旧称移行细胞癌，来源于膀胱、肾盂、输尿
管等处的被覆上皮（变移上皮），患者临床常有无症状血尿。肉眼观：肿瘤多呈乳头状、息肉
状、结节状、溃疡状，单发或多发。光镜下：癌细胞似变移上皮，不同程度异型增生和浸润性
生长，根据组织学形态分为低级别和高级别尿路上皮癌。

4. 腺癌（adenocarcinoma） 是指腺上皮来源的恶性肿瘤，常见于胃肠道、肺、乳
腺、胆囊、子宫体等器官。肉眼观：肿瘤形态多样，可呈息肉状、结节状、菜花状，常伴有
溃疡形成。光镜下：腺癌组织学形态复杂，癌细胞常形成大小不等、排列不规则的腺样结
构，病理诊断中根据腺样结构分化高低及细胞异型性大小，分为高、中、低分化腺癌。当
腺癌主要由腺管构成时称为管状腺癌（tubular adenocarcinoma）（图 5-13）；当伴有大量乳头
状结构时称为乳头状腺癌（papillary adenocarcinoma）；当腺腔高度扩张呈囊状时称为囊腺癌
（cystadenoadenocarcinoma）；当癌细胞向囊腔内呈乳头状生长时，称为乳头状囊腺癌。有时低
分化腺癌可无腺样结构而形成实体癌巢（旧称实性癌）。

癌组织分泌大量黏液称为黏液癌（mucoid carcinoma）（图 5-14）。肉眼观：呈灰白色，湿润，半透明胶冻样，又称为胶样癌（colloid carcinoma），常见于胃及肠道。光镜下：可见黏液堆积于腺腔内，并可由于腺体崩解而形成黏液池，此时可见散在或小堆的癌细胞漂浮于黏液中。有时黏液聚集于癌细胞内，将细胞核挤向一边，使癌细胞呈印戒状，称为印戒细胞（signet-ring cell）。以印戒细胞为主要成分的黏液癌称为印戒细胞癌（signet-ring cell carcinoma）（图 5-15）。

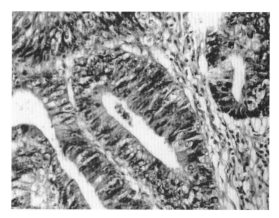

图 5-13　管状腺癌（光镜下）

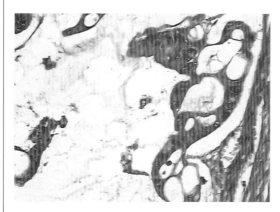

图 5-14　黏液癌（光镜下）

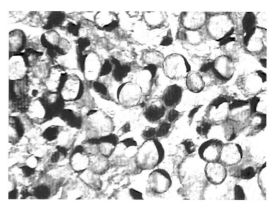

图 5-15　印戒细胞癌（光镜下）

二、间叶组织肿瘤

间叶组织包括脂肪组织、血管和淋巴管、平滑肌、横纹肌、纤维组织、骨组织等。间叶组织来源的良性肿瘤较常见，恶性肿瘤（肉瘤）不常见。

（一）良性间叶组织肿瘤

此类肿瘤分化程度高，其组织结构、细胞形态、硬度、颜色等均与来源组织相似。肿瘤生长慢，呈膨胀性生长，一般有包膜。常见的类型有：

1. 脂肪瘤（lipoma）　是最常见的良性间叶组织肿瘤，好发于肩、颈、背及四肢皮下组织。很少恶变，手术易切除。肉眼观：肿瘤为结节或分叶状，有包膜，质地柔软，单发或多发；切面常为淡黄色，似正常的脂肪组织（图 5-16）。光镜下：瘤细胞与正常脂肪细胞相似，呈不规则小叶结构，小叶间有纤维间隔。

2. 血管瘤（hemangioma）　多为先天性，常见于儿童的头面部皮肤。内脏血管瘤以肝脏最多见。

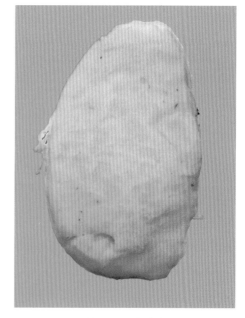

图 5-16　脂肪瘤

肿瘤无包膜，呈浸润性生长，界限不清；在皮肤或黏膜可呈突起的鲜红色肿块，或暗红色斑；内脏血管瘤多为结节状。有毛细血管瘤、海绵状血管瘤、静脉型血管瘤等多种类型。

3. 淋巴管瘤（lymphangioma） 多见于小儿头颈部、腋下等处。肉眼观：灰白色、半透明、无包膜，与周围组织分界不清。光镜下：由增生的淋巴管构成，内含淋巴液，瘤内淋巴管可呈囊性扩大并相互融合，内含大量淋巴液，称为囊状水瘤（cystic hygroma）。

4. 平滑肌瘤（leiomyoma） 最多见于子宫（图 15-17），其次为胃肠道。肉眼观：肿瘤为结节状，界限清楚，质硬，灰白色，单发或多发；切面常为编织状或漩涡状。镜下瘤组织由形态比较一致的梭形细胞构成，瘤细胞成束状、编织状排列，核长杆状，两端钝圆，类似于成熟的平滑肌细胞，核分裂象少见（图 5-18）。

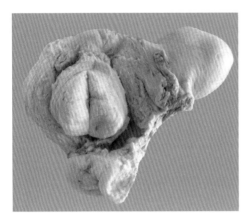

图 15-17 子宫平滑肌瘤

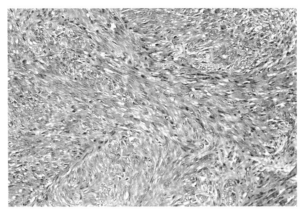

图 5-18 平滑肌瘤
光镜下，见瘤细胞排列成束状或编织状

（二）恶性间叶组织肿瘤

来源于间叶组织的恶性肿瘤统称为肉瘤，较癌少见，但多见于青少年，如骨肉瘤；少数类型常见于中老年，如脂肪肉瘤。肉眼观：为结节状或分叶状；由于肿瘤生长较快，除浸润性生长外，也可挤压周围组织形成假包膜。肉瘤体积常较大，质软，切面常为灰红色，细腻，湿润似鱼肉状，易发生出血、坏死、囊性变。光镜下：肉瘤细胞多弥漫性生长，不形成细胞巢，实质与间质分界不清，网状纤维染色可见肉瘤细胞间存在网状纤维。间质结缔组织少，血管丰富，常先由血道转移。上述各点均与癌有所不同，正确掌握癌与肉瘤的区别（表 5-3），对临床诊断和治疗有实际意义。

表 5-3 癌与肉瘤的区别

	癌	肉瘤
组织来源	上皮组织	间叶组织
发病率	较高，约为肉瘤的 9 倍，多见于 40 岁以上成人	较低，多见于青少年，少数类型见于中老年
肉眼特点	灰白色、质硬、粗糙、干燥	灰红色、质软、湿润、细腻、鱼肉状
组织学特点	癌细胞多成巢，实质与间质分界清楚	肉瘤细胞多弥漫分布，实质与间质分界不清、间质内血管丰富，纤维组织少
网状纤维	癌巢周围有网状纤维围绕，癌细胞间无网状纤维	肉瘤细胞间多有网状纤维
转移	多经淋巴道转移	多经血道转移
免疫组化	表达上皮组织标记（如细胞角蛋白）	表达间叶组织标记（如波形蛋白）

1. 纤维肉瘤（fibrosarcoma） 较少见，好发于成年人，多见于四肢，尤其是大腿，其次为躯干和头颈部等处的深部软组织内。肉眼观：肿瘤呈圆形、卵圆形或结节状，无包膜或有假包膜；切面灰白或灰红色，质地坚实；体积较大者可见出血、坏死灶。光镜下：由不同程度异型的梭形纤维母细胞样细胞组成，瘤细胞常呈交织的条束状排列，典型病例可见鱼骨状或人字形排列结构，核分裂象易见。分化差者复发率高，常见转移至肺、骨等处。

2. 脂肪肉瘤（liposarcoma） 肉瘤中较常见的类型，常见于40岁以上的成年人，极少见于青少年。多发生于大腿深部软组织及腹膜后。肿瘤来源于原始的间叶组织，极少从脂肪瘤恶变而来。肉眼观：肿瘤形态差异很大，可为结节状或分叶状，表面常有假包膜，可似脂肪瘤，亦可呈黏液样或鱼肉样。光镜下：瘤细胞形态多种多样，可见分化差的星形、梭形、小圆形或多形性的脂肪母细胞，胞质内可见大小不一、多少不等的脂质空泡，苏丹Ⅲ染色阳性；亦可见分化成熟的脂肪细胞。分为高分化脂肪肉瘤、黏液/圆细胞脂肪肉瘤、多形性脂肪肉瘤及去分化脂肪肉瘤等类型，其中以多形性脂肪肉瘤恶性度最高。

3. 平滑肌肉瘤（leiomyosarcoma） 好发于子宫，亦可见于腹膜后、大网膜及皮肤等处。以中老年多见。肉眼观：常为结节状肿块，部分有假包膜；切面灰红或灰棕色，鱼肉状或编织状；较大的可有出血、坏死、囊性变。光镜下：分化好的瘤细胞呈梭形，细胞异型性小，分化差的瘤细胞具有明显异型性，瘤内常见凝固性坏死，核分裂象易见。肿瘤细胞凝固性坏死及核分裂象多少对平滑肌肉瘤的诊断及恶性程度高低的判断非常重要。

4. 骨肉瘤（osteosarcoma） 来源于骨母细胞，是骨组织中最为常见的肿瘤，常见于青少年。好发于四肢长骨的干骺端，尤其是股骨下端和胫骨上端。早期无症状，中晚期可有局部肿块及疼痛。

（1）肉眼观：肿瘤呈梭形肿大，切面呈灰白或灰红色鱼肉状（图5-19），常见有出血、坏死，若肿瘤性骨质形成较多，则较硬。肿瘤位于干骺端的髓腔中央或偏心生长，随着肿瘤逐渐增大，侵犯破坏骨皮质，常引起病理性骨折。当肿瘤突破骨皮质后可将骨外膜掀起，并刺激骨膜形成新生骨。影像学见肿瘤上、下两端的骨皮质与掀起的骨外膜之间形成一个三角形的隆起，称为Codman三角。肿块内有放射状新生骨小梁，与骨干纵轴垂直或斜行，形成日光放射状阴影。此两种影像学特征有助于骨肉瘤的诊断。

（2）光镜下：肿瘤细胞异型性明显，呈梭形或

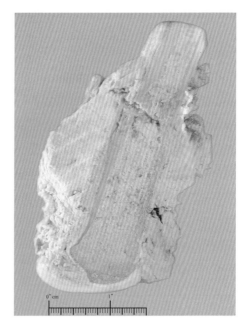

图5-19 股骨骨肉瘤

多边形，弥漫分布，病理性核分裂象多见，其间可见肿瘤性骨样组织（tumor bone），这是诊断骨肉瘤重要的组织学特征。本瘤恶性程度高，生长迅速，早期即可发生血道转移，预后差。

三、淋巴造血组织肿瘤

（一）淋巴瘤

淋巴瘤（lymphoma），也称恶性淋巴瘤（malignant lymphoma），是原发于淋巴结和结外淋

巴组织等处的淋巴细胞及其前体细胞的恶性肿瘤，较为常见。根据瘤细胞的组织学形态、免疫表型及分子生物学特点，可将其分为霍奇金淋巴瘤和非霍奇金淋巴瘤两大类，我国以非霍奇金淋巴瘤常见，占80%~90%。

1. 霍奇金淋巴瘤（Hodgkin lymphoma，HL） 旧称为霍奇金病（Hodgkin disease），是恶性淋巴瘤的一个独特的类型。HL有2个发病高峰，青少年和50岁前后，以前者多见。最常累及颈部和锁骨上淋巴结，其次为腋下、纵隔、腹膜后、主动脉旁等淋巴结。病变常从一个或一组淋巴结开始，逐渐波及远处淋巴结。晚期可累及脾、肝、骨髓等处。临床最常见的表现为局部淋巴结无痛性肿大，可伴发热、贫血、体重下降、瘙痒等症状。

（1）病理变化：肉眼观：受累淋巴结肿大，随病情进展，相邻淋巴结相互粘连或形成巨大肿块，不易推动；切面灰白鱼肉状。光镜下：组织学特征是在以淋巴细胞为主的多种炎细胞（浆细胞、中性粒细胞、嗜碱性粒细胞、嗜酸性粒细胞等）混合浸润的背景上出现不等量的形态不一的肿瘤细胞散布其间，肿瘤细胞包括Reed-Sternberg细胞（R-S细胞）及其变异型细胞。典型的R-S细胞为直径20~50μm，双核或多核的瘤巨细胞，胞质丰富，嗜酸性或嗜碱性，细胞核呈圆形或椭圆形，核膜厚，核中央见大而圆的嗜酸性核仁，核仁周围有空晕。最具诊断性的是双核面对面排列，彼此对称，形成所谓的镜影细胞（mirror image cell）（图5-20）。R-S细胞被认为是来源于B淋巴细胞。

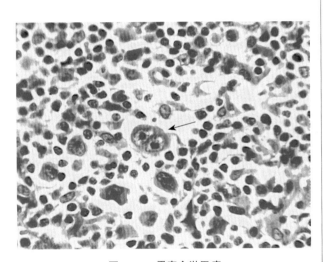

图5-20 霍奇金淋巴瘤
箭头所指为R-S细胞

（2）分类：WHO将HL分为结节性淋巴细胞为主型霍奇金淋巴瘤（NLPHL）和经典型霍奇金淋巴瘤（CHL）两种独立类型。CHL根据瘤细胞形态和反应性背景细胞的特征，进一步分为4个亚型：富于淋巴细胞型（LRCHL）、结节硬化型（NSCHL）、混合细胞型（MCCHL）以及淋巴细胞消减型（LDCHL）。其中以富于淋巴细胞型预后最好，其次是结节硬化型和混合细胞型，而淋巴细胞消减型预后最差。

2. 非霍奇金淋巴瘤（non-Hodgkin lymphoma，NHL） 指霍奇金淋巴瘤以外的淋巴瘤，占淋巴瘤的80%~90%。非霍奇金淋巴瘤2/3原发于淋巴结，常见部位为颈部淋巴结，其次为腋下与腹股沟淋巴结；1/3原发于淋巴结以外的淋巴组织，如消化道、呼吸道、肺、皮肤、涎腺、甲状腺及中枢神经系统等。晚期可侵犯脾、肝和骨髓等。

（1）肉眼观：病变淋巴结或器官肿大，切面灰白或淡粉色，鱼肉状，可见坏死区。

（2）光镜下：正常淋巴组织结构破坏，为异型淋巴细胞所替代。异型淋巴细胞可弥漫分布或呈结节状、滤泡样。NHL组织学分类复杂，目前倾向于形态、临床、免疫标记、细胞遗传学和基因分析结合进行分类。包括前驱B和T细胞肿瘤、成熟B细胞肿瘤、成熟T或NK细胞肿瘤等类型。临床绝大多数为成熟B细胞肿瘤，其次为T/NK细胞源性。成人常见弥漫大B细胞性淋巴瘤（DLBCL），儿童常见淋巴母细胞淋巴瘤/Burkitt 淋巴瘤。

（二）髓系肿瘤

　　髓系肿瘤（myeloid neoplasms）是骨髓内具有多向分化潜能的造血干细胞克隆性增生。根据受累细胞系的不同进行命名，包括粒、单核、红细胞和巨核细胞来源的肿瘤。因干细胞位于骨髓内，故髓系肿瘤多表现为白血病，且常有二级造血器官如脾脏、肝、淋巴结的累及，并有髓外造血。白血病（leukaemia）是骨髓造血干细胞克隆性增生形成的恶性肿瘤，其主要特征是骨髓内异常的白细胞弥漫性增生，取代正常骨髓组织，并进入外周血液和浸润肝、脾、淋巴结等全身组织和器官，造成贫血、出血、感染等。WHO 分类中将髓系肿瘤分为六组：①骨髓增殖性肿瘤（MPN）为克隆性干细胞疾病，特征为有效造血导致外周血一系或多系细胞增多，常伴终末分化的髓细胞增多，极度增生的骨髓象，以及外周血细胞数量的明显增加。②急性髓性白血病（AML）为原始髓系细胞的克隆性扩增，以不成熟髓细胞在骨髓内聚集，以及骨髓造血抑制为特征。③骨髓增生异常综合征（MDS）为克隆性干细胞发育异常，特征为骨髓无效造血导致全血减少及一系或多系细胞发育异常。④骨髓增生异常 / 骨髓增殖性疾病（MDS/MPD），具有骨髓增生异常综合征与慢性骨髓增殖性疾病重叠的特点，表现为不同程度的有效造血及发育异常。⑤伴有嗜酸粒细胞增多及 PDGFRA，PDGFRB 或 FGFRI 基因异常的髓系与淋巴系肿瘤。⑥急性未明系别白血病是指没有明确沿单一系别分化证据的白血病。

四、其他组织肿瘤

（一）畸胎瘤

　　来源于生殖细胞的肿瘤，具有向体细胞分化的潜能，肿瘤多由 2 个或 3 个胚层组织成分混杂组成，故名畸胎瘤。常发生于卵巢、睾丸，少数见于躯干中线部位，如颅底、松果体、纵隔、腹膜后、骶尾部。多见于青少年。90%~95% 畸胎瘤为良性，少数为恶性。

　　1. 成熟型畸胎瘤　是卵巢最常见的肿瘤之一，多为囊性，称成熟性囊性畸胎瘤（图 5-21）；少数为实性。肉眼观：肿瘤常为囊性，囊内充满毛发、皮脂样物。切面可见皮肤、脂肪、软骨、骨、牙齿等结构。光镜下：可见 2 个或 3 个胚层的各种成熟组织，常见鳞状上皮、毛囊、汗腺、皮脂腺、脂肪组织，亦可见成熟神经组织、呼吸道上皮、消化道上皮、软骨、甲状腺滤泡等。

　　2. 未成熟型畸胎瘤　为恶性的生殖细胞肿瘤。肉眼观：多为实性分叶状，切面可见大小不一的囊腔。光镜

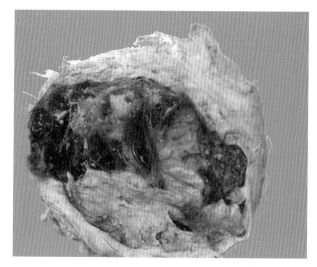

图 5-21　成熟型畸胎瘤
肿瘤呈囊性，内有毛发和皮脂腺样物

下：由数量不等的未成熟胚胎组织（多为原始神经管和菊形团，亦可见未成熟的骨、软骨等，偶见神经母细胞瘤成分）混合以不同比例的成熟组织所构成。含幼稚未成熟组织越多，恶性度

越高。

（二）皮肤黑色素细胞痣和黑色素瘤

1. 皮肤黑色素细胞痣（melanocytic nevus） 来源于表皮基底层的黑色素细胞，为良性错构瘤性畸形的增生性病变，但有的可恶变为黑色素瘤。根据其在皮肤组织内发生部位的不同，可分为三种类型：皮内痣是最常见的一种，痣细胞仅在真皮内生长，呈巢状或条索状排列。交界痣的痣细胞呈多角形或上皮样，在表皮下层（限于基底膜带）生长，形成多个细胞巢。此型色素痣较易恶变为黑色素瘤。混合痣即同时有交界痣和皮内痣。

2. 黑色素瘤（melanoma） 又称为恶性黑色素瘤（图 5-22），是一种能产生黑色素的高度恶性肿瘤，预后较差。多见于 30 岁以上的成人，发生于皮肤者以足底部、外阴及肛周多见，也可发生于黏膜和内脏。肿瘤可以一开始即为恶性，但通常由交界痣恶变而来。临床出现黑痣色素加深，体积增大，周围出现卫星痣，生长加快，或破溃、发炎、出血等均提示恶变可能。光镜下：黑色素瘤的组织结构复杂多样，瘤细胞排列成巢状、条索状或腺泡样，瘤细胞呈多边形或梭形，核大，常有粗大的嗜酸性核仁，胞浆内可有黑色素颗粒。

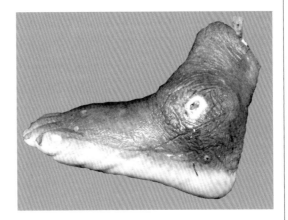

图 5-22　下肢皮肤黑色素瘤

第九节　肿瘤的病因学和发病学

　　肿瘤的病因学是研究引起肿瘤的始动因素，肿瘤的发病学则是研究肿瘤的发病机制与发生条件。肿瘤的病因包括外因和内因两个方面，外因一般是指来自环境的致癌因素，内因是指各种有利于外界致癌因素发挥作用的体内因素。近几十年来随着分子生物学迅速发展，特别是对癌基因和肿瘤抑制基因的研究，已初步揭示了某些肿瘤的病因和发病机制。

一、肿瘤发生的分子生物学基础

　　原癌基因、癌基因、肿瘤抑制基因等都是存在于正常机体细胞内的，实际上是对细胞生长、分化起正向或者反向调节的基因，在保持机体正常功能方面起着重要作用，如果发生异常改变，则可引起细胞的转化和肿瘤的发生。目前的研究表明，肿瘤从本质上来说是基因病。

（一）原癌基因、癌基因及原癌基因激活

　　癌基因最初是在研究逆转录病毒（RNA 病毒）中发现的。某些逆转录病毒能迅速诱发动物肿瘤，并能在体外转化细胞，其含有能够转化细胞的 RNA 片段称为病毒癌基因（viral oncogene）。后来发现在正常细胞基因组中有着与病毒癌基因十分相似的 DNA 序列，称为原癌基因（proto-oncogene），这些基因是调控细胞生长和增殖的正常细胞基因，其产物主要包括生长因子、生长因子受体、信号转导蛋白和转录因子等。原癌基因在各种环境或遗传等因素作用

下，结构发生了改变，能引起细胞发生恶性转化，此时称为细胞癌基因（cellular oncogene），如 c-ras、c-myc 等。常见的癌基因、癌基因的激活方式及相关人类肿瘤见表 5-4。

表 5-4　常见的原癌基因、编码的蛋白质、激活方式和相关的人类肿瘤

蛋白质	原癌基因	激活机制	相关人类肿瘤
生长因子			
PDGF-β 链	sis	过度表达	星形细胞瘤，骨肉瘤等
FGF	hst-1、int-2	过度表达、扩增	胃癌，膀胱癌，乳腺癌，黑色素瘤
生长因子受体			
EGF 受体家族	erb-B1、B2、B3	过度表达、扩增	乳腺癌，卵巢癌，肺癌，胃癌
信号转导蛋白			
GTP 结合蛋白	ras	点突变	肺癌，结肠癌，胰腺癌，白血病
非受体酪氨酸激酶	abl	易位	慢性粒细胞白血病，急性淋巴细胞白血病
转录因子	c-myc	转位	Burkitt 淋巴瘤
	N-myc	扩增	小细胞肺癌，神经母细胞瘤
	L-myc	扩增	小细胞肺癌
细胞周期调节蛋白			
周期素	cycline	扩增	乳腺癌，食管癌
周期素依赖激酶	ckd4	扩增或点突变	胶质母细胞瘤，黑色素瘤，肉瘤

原癌基因转变为细胞癌基因的过程，称为原癌基因的激活。原癌基因激活方式主要有：

1. 点突变　包括碱基替换、插入和缺失，引起编码蛋白质的氨基酸序列改变，从而导致蛋白质的结构改变、功能异常。最为常见的是碱基替换，如促进细胞生长的信号传导蛋白 Ras 基因 12 号密码子 GGC 发生单个碱基置换，突变为 GTC，导致 Ras 蛋白的甘氨酸被缬氨酸取代，突变的 Ras 蛋白不能将 GTP 水解为 GDP，使其持续处于活性状态，导致细胞增生过度。

2. 基因扩增　是指基因过度复制、拷贝数增加，产生过量的生长促进蛋白。如神经母细胞瘤中 N-myc 的扩增，乳腺癌中的 HER_2 的扩增。

3. 染色体重排　包括染色体易位和倒转，可导致原癌基因的表达异常或结构、功能异常，比如可使原癌基因处于强启动子控制之下，转录增强，过度表达；或产生具有致癌能力的融合基因，导致细胞恶化。人 Burkitt 淋巴瘤中位于 8 号染色体上的 c-myc 转位到 14 号染色体上编码免疫球蛋白重链的基因位点，使得 c-myc 与 IgH 拼接，造成 c-myc 过度表达；慢性粒细胞白血病中 9 号染色体上的原癌基因 abl 转位到 22 号染色体的 bcr 位点，导致 bcr 蛋白序列取代 abl 蛋白的氨基端，形成功能异常的 bcr/abl 融合基因。

（二）肿瘤抑制基因

在正常细胞内还存在一类基因，其产物能抑制细胞生长，即对细胞增殖起着负调控作用，称为肿瘤抑制基因（tumor suppressor gene），又称抑癌基因。其功能失活或缺失，能促进细胞的肿瘤性转化。肿瘤抑制基因的失活多数是通过等位基因的两次突变或缺失的方式实现的。

目前了解最多的是 Rb 基因和 p53 基因，它们的产物都是以转录调节因子的方式调节核转录和细胞周期的核蛋白。主要肿瘤抑制基因和相关人类肿瘤见表 5-5。

表 5-5 主要肿瘤抑制基因和相关人类肿瘤

基因	功能	与体细胞相关的肿瘤	与遗传型突变相关的肿瘤
p53	控制细胞周期和凋亡	大多数人类肿瘤	Li-Fraumeni 综合征，多发性癌和肉瘤
APC	抑制信号传导	胃癌，结肠癌，胰腺癌	家族性结肠腺瘤病，结肠癌
Rb	调节细胞周期	视网膜母细胞瘤，骨肉瘤，肺癌，乳腺癌，结肠癌	视网膜母细胞瘤，骨肉瘤
p16	抑制周期素依赖激酶	胰腺癌，食管癌	黑色素瘤
WT-1	抑制基因转录	肾母细胞瘤（Wilms 瘤）	Wilms 瘤
BRCA-1	DNA 修复		女性家族性乳腺癌和卵巢癌
BRCA-2	DNA 修复		男性和女性乳腺癌

（三）凋亡调节基因

目前认为，细胞凋亡不足与肿瘤的发生、发展及转移均有密切关系。已知 bcl-2 基因产物能广泛抑制细胞凋亡，延长细胞寿命，它的高表达与多种肿瘤有关。bcl-2 基因产物在人前列腺癌、结肠癌、白血病、神经母细胞瘤、滤泡性淋巴瘤等瘤组织中高表达，且与预后不良相关。研究表明，在多数肿瘤组织中 p53 基因突变或缺失，导致细胞凋亡减弱，使肿瘤的发生率明显升高。

（四）DNA 修复调节基因

人类在生活中接触到的许多致癌物质，能引起细胞内 DNA 受损（如碱基损伤、DNA 链断裂、DNA 磷酸化），但正常细胞内的 DNA 修复机制（如切除、重组、错配修复）可及时予以修复，这对维持细胞遗传基因组的稳定非常重要。DNA 错配修复基因（mismatch repair, MMR），当其功能失活时，导致基因组 DNA 微卫星小体不稳定。如遗传性非息肉病性结肠、直肠癌综合征患者就是由 DNA 错配修复基因引起的一段单链 DNA 在复制时碱基错配，不能修复，形成结肠、直肠癌。

（五）端粒、端粒酶和肿瘤

细胞的复制次数是由一种位于染色体末端的称为端粒（telomere）的 DNA 重复序列所控制的，细胞每复制一次，其端粒就缩短一点，端粒缩短到一定程度，细胞老化、死亡。端粒酶（telomerase）是一种保持细胞染色体末端的端粒结构、维持细胞具有旺盛增殖能力所必需的酶。生殖细胞中存在着端粒酶，可使缩短的端粒得以恢复，因此生殖细胞有强大的自我复制能力。绝大多数体细胞没有端粒酶活性，因而只能分裂约 50 次。而许多恶性肿瘤细胞都含有一定程度的端粒酶活性，可能使其端粒不会缩短，此与肿瘤细胞的永生化（immortality）有关。因此，抑制肿瘤细胞端粒酶的活性可能是治疗肿瘤的一种新途径。

二、环境致癌因素

（一）化学致癌因素

化学致癌因素是最主要的环境致癌因素，现已知对动物有致癌作用的化学致癌因素有

1000 多种，其中有些可引起人类的肿瘤。随着工业的发展，将产生更多的化学物质污染环境，使恶性肿瘤的发病率呈不断上升趋势。

1. 间接作用的化学致癌物　多数化学致癌物需在体内（主要在肝脏）代谢活化后才能致癌，称为间接致癌物。

（1）多环芳烃类：这是数量最多、分布最广、与人类关系最密切的一类致癌物，多存在于石油、煤焦油中。其中 3,4- 苯并芘是煤焦油的主要致癌成分，有强致癌性，可由有机物燃烧产生，存在于工厂排出的煤烟、汽车的尾气、烟草点燃的烟雾中。近年来肺癌的发生率增加与工业城市严重的大气污染有密切关系。此外，烟熏和烧烤的鱼、肉等食品中也含有多环芳烃，这可能与某些地区胃癌高发有关。

（2）芳香胺类与氨基偶氮染料：芳香胺类致癌物，包括乙萘胺、4- 氨基联苯、联苯胺等，与印染厂和橡胶厂工人的膀胱癌发生率较高有关。氨基偶氮类染料，如过去食品工业中曾使用过的奶油黄、猩红等可引起实验动物肝细胞性肝癌。

（3）亚硝胺类：具有较强的致癌作用，致癌谱广，可在许多实验动物诱发各种不同器官肿瘤。亚硝酸盐可作为肉、鱼类食品的保存剂与着色剂，也可由细菌分解硝酸盐产生。在胃内的酸性环境中，亚硝酸盐与来自食物中的各种二级胺合成亚硝胺，能引起肝、肾、肺、食管、胃、肠等肿瘤。我国河南林县食管癌的高发与食物中亚硝胺含量高有关。

（4）真菌毒素：黄曲霉菌广泛存在于霉变的食物中，尤以霉变的花生、玉米及谷类中含量最多，其中黄曲霉毒素 B_1 的致癌性最强，这种毒素主要诱发肝细胞性肝癌。在肝癌高发区调查显示黄曲霉毒素 B_1 污染水平高，同时这些地区也是乙型肝炎病毒（HBV）感染的高发区，因此 HBV 感染与黄曲霉毒素 B_1 的协同作用是肝癌高发的主要因素。

2. 直接作用的化学致癌物　少数化学致癌物不需要体内代谢活化即可致癌，称为直接致癌物。这类致癌物为弱致癌剂，主要有烷化剂和某些微量元素。

（1）烷化剂类：这是一类具有烷化作用的有机物分子，其中某些功能基团有致癌作用。如抗肿瘤药氮芥、环磷酰胺、亚硝基脲等既用于肿瘤的治疗，又可在数年后诱发第二种恶性肿瘤（如白血病等）。

（2）其他直接致癌物：金属元素如铬、镍、镉、铍等对人类有致癌作用。如镉与前列腺癌、肾癌发生有关；接触镍的工人鼻咽癌和肺癌的发生率明显升高。此外，一些非金属元素和有机化合物也能致癌，如砷能诱发皮肤癌、氯乙烯可致塑料工人的肝血管肉瘤、苯致白血病等。

（二）物理致癌因素

物理致癌因素的种类很多，已证明有的具有直接致癌作用，有的只有促癌作用。

1. 电离辐射　是指 X 射线、γ 射线、亚原子微粒等的辐射。长期接触 X 射线及镭、铀、钴、锶等放射性同位素，又无必要的防护，可引起各种恶性肿瘤。长期吸入如钴、氡等放射性粉尘的矿工，肺癌发生率明显升高；日本长崎、广岛原子弹爆炸后的幸存者，经长期观察发现，慢性粒细胞性白血病发生率明显升高，甲状腺癌、乳腺癌、肺癌等的发生率亦较高。辐射能使染色体断裂、易位、发生点突变，因而激活癌基因或灭活抑癌基因。

2. 紫外线照射　长期过度照射紫外线可引起皮肤癌，尤其见于白种人和照射后色素不增加的有色人种。正常皮肤上皮细胞含有 DNA 修复酶，可将损伤的 DNA 修复。长期照射紫外线，细胞内 DNA 吸收了光子，使其中相邻的两个嘧啶连接，形成嘧啶二聚体，妨碍 DNA 分子复制。着色性干皮病患者由于先天性缺乏 DNA 修复酶，不能修复紫外线所致的 DNA 损伤，易患皮肤癌。

（三）生物致癌因素

1. 肿瘤病毒　能引起人或动物形成肿瘤的病毒称为肿瘤病毒（tumor virus），现已知有上百种病毒可引起肿瘤，包括 DNA 肿瘤病毒和 RNA 肿瘤病毒。

（1）DNA 肿瘤病毒：DNA 肿瘤病毒感染细胞后，病毒基因若整合到宿主的 DNA 中，可引起细胞的转化。与人类肿瘤发生密切相关的 DNA 病毒主要有三种：

①人类乳头状瘤病毒（human papilloma virus，HPV）：HPV 有多种亚型，高危型 HPV（如16、18 型）与子宫颈、肛门生殖区等处的鳞状细胞癌关系密切，大多数宫颈癌活检标本中可检测出 HPV DNA。某些 HPV 亚型（如 6、11 型）与生殖道和喉等部位的乳头状瘤发生有关。HPV 的基因产物（如 E6 和 E7 蛋白）与抑癌基因（Rb 和 p53）的产物结合后，可使后者失去对细胞生长的抑制功能，引发肿瘤。

② Epstein-Barr 病毒（EBV）：EBV 与伯基特（Burkitt）淋巴瘤、鼻咽癌等有关。EBV 与B 细胞有很强的亲和性，能使受感染的 B 细胞发生多克隆增生，再附加突变，发展为单克隆增生，形成淋巴瘤。

③乙型肝炎病毒（hepatitis B virus，HBV）：一些研究发现，HBV 感染者发展为肝细胞癌的几率是未感染者的 200 倍。HBV 可能通过编码 HBx 蛋白使受染肝细胞的几种生长促进基因激活，并且 HBx 蛋白与 p53 结合可干扰生长抑制功能，导致损伤的肝细胞癌变。

（2）RNA 肿瘤病毒：是逆转录病毒（retrovirus），它们通过转导或插入突变两种机制将其遗传物质整合到宿主 DNA 中，使宿主细胞转化。可分为急性转化病毒和慢性转化病毒：①急性转化病毒含有病毒癌基因，如 v-src、v-abl、v-myb 等，这些病毒感染细胞后，以病毒 RNA为模板，通过逆转录酶合成 DNA 片断整合到宿主细胞的 DNA 链中并表达，导致细胞转化。②慢性转化病毒本身并不含癌基因，但是有促进基因转录的启动子或增强子，当感染宿主细胞后也可通过逆转录酶的作用插入到宿主细胞 DNA 链中的原癌基因附近，引起原癌基因激活和过度表达，使宿主细胞转化。

人类 T 细胞白血病 / 淋巴瘤病毒 1（human T-cell leukemia/lymphoma virus 1，HTLV-1）是目前发现的一种与人类肿瘤发生密切相关的 RNA 肿瘤病毒，与主要发生于日本和加勒比地区的成人 T 细胞白血病 / 淋巴瘤（ATL）有关。

2. 幽门螺杆菌（helicobacter pylori，H. pylori）　为革兰阴性杆菌，幽门螺杆菌感染与胃黏膜相关淋巴组织边缘区淋巴瘤（MALT 淋巴瘤）发生密切相关。其机制可能是幽门螺杆菌感染后，刺激 T 细胞增生，增生的 T 细胞分泌淋巴因子又导致 B 细胞增生，从多克隆性增生到单克隆增生，最终发生淋巴瘤。幽门螺杆菌感染也与一些胃腺癌发生有关系。

3. 寄生虫　埃及血吸虫感染患者膀胱癌发病率高；日本血吸虫流行区结肠癌发病率高，癌组织间有大量陈旧的血吸虫卵沉积；华支睾吸虫感染者胆管细胞癌发病率较高。寄生虫感染与相应癌的关系可能是虫卵、虫体的机械性刺激或虫体分泌的化学物质引起局部组织增生，进而癌变。

三、肿瘤发生的内因及其作用机制

（一）遗传因素

1. 常染色体显性遗传的肿瘤　这类肿瘤属单基因遗传，是以常染色体显性遗传规律出现的，如家族性多发性大肠腺瘤性息肉病、神经纤维瘤病、视网膜母细胞瘤、肾母细胞瘤、神经母细胞瘤等。现已知此类肿瘤发生遗传性基因突变或缺失的都是肿瘤抑制基因，如 Rb、p53、APC 等，肿瘤的发生需要二次突变。

2. 常染色体隐性遗传的遗传综合征　如毛细血管扩张性共济失调症患者易发生急性白血病和淋巴瘤；Bloom 综合征（先天性毛细血管扩张性红斑及生长发育障碍）患者易发生白血病和其他恶性肿瘤；着色性干皮病患者经紫外线照射易患皮肤癌等。这些遗传综合征与 DNA 修复基因的异常有关。

3. 肿瘤遗传易感性　一些肿瘤有家族聚集的倾向，如乳腺癌、鼻咽癌、胃肠癌、食管癌、肝癌等。肿瘤遗传易感性反映了遗传变异对环境致癌物的敏感程度，其物质基础是遗传基因的差异，决定这类肿瘤的遗传因素是多基因的。

（二）免疫因素

实验和临床观察均证明肿瘤的发生、发展、治疗效果和预后都与机体的免疫状态有关，动物实验发现无胸腺、无脾脏的裸鼠诱癌率高、诱发时间短。临床上免疫功能低下（如先天性免疫缺陷、使用免疫抑制剂或 AIDS）患者中恶性肿瘤发生率明显升高。这些现象提示，正常机体存在着免疫监视（immune surveillance）机制，能清除发生了肿瘤性转化的细胞，起到抗肿瘤的作用。免疫监视功能的下降，肿瘤细胞逃避免疫监视，可能与一些肿瘤的发生、发展有关。

1. 肿瘤抗原　发生了肿瘤性转化的细胞可引起机体的免疫反应，引起机体免疫反应的肿瘤抗原可分为两类：①肿瘤特异性抗原是肿瘤细胞特有的抗原，只存在于肿瘤细胞而不存在于正常细胞；②肿瘤相关抗原即存在于肿瘤细胞，也存在于某些正常细胞，有些肿瘤相关抗原在胎儿组织中大量表达，在成熟组织中少量或不表达，但在癌组织中表达增加，称为肿瘤胚胎抗原（如甲胎蛋白 AFP、癌胚抗原 CEA），有些肿瘤相关抗原是在正常细胞和肿瘤细胞中都存在的与某个分化方向有关的抗原，称为肿瘤分化抗原（如前列腺特异抗原 PSA）。

肿瘤抗原引起的宿主免疫反应主要是细胞免疫，参与细胞免疫的效应细胞主要有细胞毒性 T 淋巴细胞（cytotoxic T lymphocyte，CTL）、自然杀伤细胞（nature killing cell，NK）和巨噬细胞等。它们通过不同的激活方式杀灭肿瘤细胞，是机体抗肿瘤的重要环节。

2. 肿瘤的免疫逃逸　肿瘤细胞在演进过程中抗原性减弱或丧失，使其避开 CTL 的攻击；肿瘤细胞可破坏宿主的免疫功能，保护肿瘤细胞免受宿主的免疫攻击，使肿瘤持续生长，甚至转移，这种现象称为免疫逃逸。对肿瘤患者进行免疫治疗，旨在替换机体免疫系统受抑制的成分，或刺激内源性反应来增加机体的抗肿瘤能力。免疫治疗已成为肿瘤综合治疗的重要组成部分。

（三）其他因素

1. 内分泌因素　某些肿瘤的发生与激素水平及其受体异常有关。如乳腺癌、子宫内膜癌的发生与雌激素水平过高有关；前列腺癌的发生与雄激素水平关系密切。激素致癌的可能机制是调节与细胞周期有关的调节蛋白，影响细胞的增生；调节与细胞分裂有关的基因表达，促进DNA 合成；刺激生长因子表达，促进肿瘤发生。临床常采用内分泌治疗。

2. 性别因素 生殖系统、乳腺、甲状腺肿瘤多见于女性，肺癌、肝癌、胃癌、食管癌、鼻咽癌等多见于男性。性别上的差异可能与女性激素有关，或与男女染色体差异和同一性别较多地接触某种致癌因素的作用有关。

3. 年龄因素 某些肿瘤有一定年龄分布，如儿童易患急性白血病、肾母细胞瘤、神经母细胞瘤等；青年人则以骨肉瘤、横纹肌肉瘤多见；40 岁以上的中老年人癌的发病率升高。

4. 种族与地理因素 一些肿瘤在不同的种族与地区间发病率有相当大的差别，如欧美国家乳腺癌、大肠癌的发病率较高，日本胃癌发病率高，我国广东、广西鼻咽癌发病率高。说明肿瘤与种族有一定关系，且地理和生活习惯也可能起到一定作用。

肿瘤发生受诸多因素影响，随着分子生物学的发展，近年来对肿瘤的病因和发病机制的研究有了很大的进展。但是肿瘤的发生和发展十分复杂，还有许多未知领域有待深入研究。目前对于肿瘤的了解，以下几点是比较肯定的：①从遗传角度上来说，肿瘤是一种基因病。②肿瘤的形成是瘤细胞单克隆性扩增的结果。③环境和遗传致癌因素引起细胞遗传物质（DNA）改变的主要靶基因是原癌基因和肿瘤抑制基因。原癌基因的激活和（或）肿瘤抑制基因的失活，加上凋亡调节基因和（或）DNA 修复基因的改变，可导致细胞的肿瘤性转化。④肿瘤的发生不只是单个基因突变的结果，而是一个长期的、分阶段的、多种基因突变积累的过程。⑤机体免疫监视机制在防止肿瘤发生上起着重要的作用。

第六章　水、电解质代谢紊乱

水、电解质代谢紊乱是临床常见的病理过程，主要表现为体液的容量、分布、电解质浓度及渗透压的异常，可导致组织细胞代谢紊乱和全身各器官系统的功能障碍，严重时可危及生命。

水是人体内含量最多的物质。水与溶解于其中的各种无机物和有机物组成的溶液称为体液，体液广泛分布于细胞内外，是机体新陈代谢活动的场所。电解质是指以离子状态溶于体液中的各种无机盐、低分子有机物和蛋白质，其中细胞外液的离子以 Na^+、Cl^-、HCO_3^- 为主，而细胞内液的离子则以 K^+、HPO_4^{2-} 和蛋白质为主；但二者的阴、阳离子所带的电荷总数相等，以维持体液呈中性状态。体液的渗透压主要取决于电解质的含量，其中血浆渗透压主要由 Na^+、Cl^-、HCO_3^- 所引起；组织间液的晶体渗透压与血浆渗透压基本相等；细胞内液的渗透压主要依赖于 K^+ 和 HPO_4^{2-} 来维持，其渗透压与细胞外液基本相等。本章主要讲述水、钠、钾及钙磷代谢障碍。

第一节　水、钠代谢障碍

一、正常水、钠代谢

（一）正常水平衡

正常人每天水的摄入和排出处于动态平衡（表 6-1）。正常情况下，经皮肤、肺和粪排出的水量较为稳定，而每天经肾排出的尿量常取决于摄入水量；摄入多则排尿多，摄入少则排尿少。正常成人每天随尿排泄的蛋白质代谢终产物和电解质等固体溶质，至少需要排尿 500mL（最低尿量）才能被清除，因此加上经皮肤、肺和粪排出的水量，成人每天的最低排水量约为1500mL。若成人每天尿量少于 500mL，血液中就会有代谢终产物的潴留和电解质的异常。显

表 6-1　正常人每天的摄入水和排出水量

水的来源（mL）		水的排出（mL）	
饮水量	1000~1300	肾排尿量	1000~1500
食物含水量	700~900	皮肤蒸发水量	500
代谢生水量	300	呼吸蒸发水量	350
		随粪排水量	150
共计	2000~2500	共计	2000~2500

性出汗时的汗液内含 NaCl（约 0.2%）以及少量 K^+，是一种低渗溶液。

（二）正常钠平衡

正常成人体内含钠总量为 40~50mmol/kg 体重，其中约 50% 分布于细胞外液，约 10% 存在于细胞内液，约 40% 位于骨骼内。血清 Na^+ 浓度的正常范围是 130~150mmol/L。钠是维持细胞外液渗透压的主要物质，并参与维持细胞内外液体的平衡和酸碱的调节等。

天然食物中含钠甚少，故摄入的钠主要来自食盐。摄入的钠几乎全部经小肠吸收，Na^+ 主要经肾随尿排出。肾排钠的特点是：多摄多排，少摄少排。此外，随粪便和汗液也可排出少量的钠，Na^+ 的排出常伴有 Cl^- 的排出。正常情况下排出和摄入钠量几乎相等。

（三）水、钠平衡的调节

机体主要是通过神经 – 内分泌系统的调节保持体液容量和渗透压的相对恒定。

1. 口渴中枢　位于下丘脑视上核的侧面，与渗透压感受器邻近。细胞外液渗透压升高 1%~2% 就可刺激渗透压感受器，从而兴奋口渴中枢，引起口渴的感觉，使机体主动饮水。

2. 抗利尿激素（antidiuretic hormone，ADH）　由下丘脑视上核和视旁核神经元分泌，储存于神经垂体，其释放主要受细胞外液渗透压的影响。当细胞外液渗透压升高时，可刺激渗透压感受器，使 ADH 释放入血增加。ADH 作用于肾远曲小管和集合管上皮细胞，促进水通道蛋白（AQP2）融合嵌入管腔膜，增加对水的重吸收，使细胞外液渗透压降低。

3. 醛固酮（aldosterone）　由肾上腺皮质球状带细胞分泌，其主要功能是促进肾远曲小管和集合管对 Na^+ 的重吸收，并伴 Cl^- 和水的重吸收，并通过 Na^+–K^+、Na^+–H^+ 交换而促进 K^+、H^+ 的排出。醛固酮的分泌主要受肾素 – 血管紧张素系统和血浆 K^+、Na^+ 浓度的调节。

4. 心房钠尿肽（atrial natriuretic peptide，ANP）　ANP 是 1984 年发现的肽类激素，它合成并贮存于心房肌细胞中，又称为心房肽（atriopeptin）。当血容量增加、心房扩张、血浆 Na^+ 浓度增高或血管紧张素增多时，均可刺激心房肌细胞分泌 ANP。ANP 释放入血后，通过抑制肾素和醛固酮分泌、对抗血管紧张素的缩血管效应、拮抗醛固酮的滞钠作用、抑制 ADH 的分泌和拮抗 ADH 的作用，发挥强大的利钠、利尿、扩张血管和降低血压的作用。与肾素 – 血管紧张素 – 醛固酮系统共同担负着调节水、钠代谢的作用。

5. 水通道蛋白（aquaporin，AQP）　是一组与水通透有关的细胞膜转运蛋白。目前已发现至少有 13 种 AQP 亚型存在于哺乳动物体内。不同的 AQP 有其特异的组织分布，并通过不同机制调节水的通透性。近年来的研究提示，AQP2 与尿液浓缩过程中 ADH 调节集合管对水的重吸收关系密切。

二、水、钠代谢障碍

水、钠代谢障碍往往是同时或相继发生，故临床上常将二者同时考虑。根据血钠浓度及体液容量的不同，分为低钠血症、高钠血症及正常血钠性水紊乱等类型。

（一）低钠血症

低钠血症（hyponatremia）是指血清 Na^+ 浓度低于 130mmol/L，伴有或不伴有细胞外液容量的改变，是临床上常见的水、钠代谢紊乱。低钠血症根据体液容量又可分为：低容量性低钠血症、高容量性低钠血症、等容量性低钠血症。

1. 低容量性低钠血症（hypovolemic hyponatremia）　特点是失 Na^+ 多于失水，血清 Na^+

浓度低于 130mmol/L，血浆渗透压低于 280mmol/L，伴有细胞外液量的减少，常称为低渗性脱水（hypotonic dehydration）。

（1）原因和机制：各种原因引起失液后只补充水分而未补充 Na^+ 均可导致低容量性低钠血症。常见的原因有：

①肾性原因：a. 高效利尿药如速尿、噻嗪类等的长期连续使用，可抑制肾小管对 Na^+ 的重吸收；b. 肾实质性疾病如慢性间质性肾炎等，可使肾髓质结构破坏，以致随尿排 Na^+ 增多；c. 肾上腺皮质功能不全如阿狄森（Addison）病时，醛固酮分泌不足，可致肾小管重吸收 Na^+ 减少；d. 肾小管酸中毒时，肾集合管泌 H^+ 功能降低，可致 Na^+–H^+ 交换减少而 Na^+ 排出增多。

②非肾性原因：a. 经消化道失液：如呕吐、腹泻等可致大量含 Na^+ 消化液丢失；b. 皮肤大量出汗或大面积烧伤等可致大量液体和 Na^+ 丢失；c. 某些疾患引起胸水、腹水可致大量液体在第三间隙积聚。

（2）对机体的影响

①细胞外液减少：易发生休克。低容量性低钠血症由于渗透压降低，可使细胞外液向渗透压相对较高的细胞内转移而进一步减少，血容量随之进一步降低，易出现低血容量性休克倾向，病人往往有血压下降、脉搏细速等症状。此外，血浆渗透压降低使患者无口渴感，以致不能通过增加饮水来补充水。

②脱水体征明显：由于血容量减少，组织间液向血管内转移，使组织间液减少更为明显，常引起患者皮肤弹性减退、眼窝和婴幼儿囟门凹陷等失水体征。

③尿量变化：血浆渗透压降低抑制渗透压感受器，可使 ADH 减少，导致肾小管重吸收水相应减少，所以患者早期尿量一般不减少。但在晚期血容量明显降低时，可使 ADH 释放增多，促进肾小管对水的重吸收而致少尿。

④尿钠变化：经肾失钠的低钠血症患者，尿钠含量增多（>20mmol/L）；非肾性原因所致低钠血症患者，可因血容量降低而激活肾素 – 血管紧张素 – 醛固酮系统，醛固酮分泌增多可促进肾小管对 Na^+ 重吸收而致尿钠含量减少（<10mmol/L）。

2. 高容量性低钠血症（hypervolemic hyponatremia） 特点是血清 Na^+ 浓度低于 130mmol/L，血浆渗透压低于 280mmol/L，体钠总量正常，细胞内、外液容量均增加，又称为水中毒（water intoxication）。

（1）原因和机制

①水摄入过多：当短时间内大量饮水、无盐液体灌肠、静脉输入含盐不足或无盐液体过多过快而超过肾排水能力时，易致水中毒。婴幼儿更易发生。

②水排出减少：常见于急性肾功能衰竭少尿期输入或摄入过多液体的患者。肾功能良好时，一般不易发生水中毒。

高容量性低钠血症由于水摄入过多而排出减少，导致细胞外液容量增加，可致血清 Na^+ 浓度减少，血浆渗透压降低，促进水向细胞内转移而致细胞内液潴留，但体钠总量正常。

（2）对机体的影响

①细胞外液增多可使血液稀释，早期出现尿量增加（肾功能衰竭例外）、尿相对密度下降，晚期或重症患者可出现凹陷性水肿。

②细胞内液增多可致细胞水肿，并产生相应的临床表现。

③水中毒对机体最为严重的影响是细胞内、外液增多，引起脑水肿而致颅内压升高，并引起各种神经系统症状，甚至可发生脑疝而危及生命。

3. 等容量性低钠血症（isovolemic hyponatremia） 特点是血清 Na^+ 低于 130mmol/L，血浆渗透压低于 280mmol/L，细胞外液容量基本正常。

（1）原因和机制：等容量性低钠血症主要是由于 ADH 分泌异常综合征（syndrome of inappropriate ADH secretion，SIADH）引起 ADH 异常释放所致。

①原因：恶性肿瘤如肺小细胞癌、胰腺癌、前列腺癌、恶性淋巴瘤等可异位合成、释放 ADH 或 ADH 样物质；中枢神经系统疾病如肿瘤、创伤、感染等可刺激 ADH 释放；严重肺疾患如结核、炎症有时也可伴发 SIADH。

②机制：ADH 释放增多，使肾小管重吸收水增加，可稀释细胞外液 Na^+ 而致其浓度降低；水在体内潴留使细胞外液容量轻度扩张，可促进 ANP 释放，抑制肾小管对 Na^+ 的重吸收而增加尿 Na^+ 排出（尿 Na^+>20mmol/L）；细胞外液因渗透压降低而促进水向细胞内转移，并主要在细胞内潴留，以致血容量无明显变化。

（2）对机体的影响：轻度的等容量性低钠血症对机体无明显影响；当低钠血症比较明显而进入细胞内液的水较多时，可致细胞水肿，其中脑细胞水肿可使患者出现恶心、呕吐、抽搐、昏迷等中枢神经系统症状。

（二）高钠血症

高钠血症（hypernatremia）是指血清 Na^+ 浓度高于 150mmol/L，并伴有血浆渗透压升高。根据体液容量又可分为：低容量性高钠血症、高容量性高钠血症、等容量性高钠血症。

1. 低容量性高钠血症（hypovolemic hypernatremia） 特点是失水多于失 Na^+，血清 Na^+ 浓度高于 150mmol/L，血浆渗透压高于 310mmol/L，细胞内、外液量均减少，又称为高渗性脱水（hypertonic dehydration）。

（1）原因和机制：只有在失水大于失钠又不能及时补充水分时，才易引起低容量性高钠血症。渴感正常的人，在水分丢失时可刺激口渴中枢，引起口渴而主动饮水，则很少发生。

①单纯失水过多：单纯失水主要指不含电解质的水分丢失，以致体钠总量正常，血清 Na^+ 浓度增高，体液容量降低。常见原因有：a.持续通气过度可致呼吸道黏膜不感性蒸发加强，单纯水丢失过多；b.皮肤在机体发热或患甲状腺功能亢进时，通过非显性汗蒸发的单纯失水增多；c.经肾单纯失水主要见于中枢性尿崩症（ADH 分泌减少）和肾性尿崩症（肾远曲小管和集合管对 ADH 的反应减弱）时，可使肾重吸收水减少而排出增多。

②失水多于失钠：机体同时失水和失钠，但失水多于失钠，以致血清 Na^+ 浓度升高，体液容量降低。常见原因有：胃肠道因呕吐、腹泻而丢失含钠量低的消化液；皮肤因大量出汗而排出过多含 Na^+ 量少的水分；肾因大量使用甘露醇、高渗葡萄糖等脱水剂而致渗透性利尿，排水多于排钠。

③水摄入减少：多见于水源断绝、因病使进食或饮水困难、渴感障碍的患者。

（2）对机体的影响

①口渴：细胞外液渗透压增高可刺激口渴中枢产生渴感，但衰弱的患者及老年人口渴感可不明显。

②细胞内液向细胞外液转移：细胞内液中的水向渗透压较高的细胞外液转运，致使细胞脱

水及皱缩，当脑细胞脱水时可引起嗜睡、抽搐、昏迷等中枢神经系统功能障碍的症状。

③尿少：除尿崩症患者外，血浆渗透压增高，可刺激渗透压感受器而致 ADH 分泌增多，促进肾小管对水的重吸收，使患者尿量减少而相对密度增高。

以上三点均使细胞外液得到水的补充，既有助于渗透压回降，又使血容量得到补充，故血容量减少程度较低容量性低钠血症时轻，发生休克者也较少。

④尿钠变化：早期或轻症患者，由于血容量减少不明显，醛固酮分泌不增多，故尿中仍有钠排出，其浓度还可因水重吸收增多而增高；晚期或重症病例则因血容量减少引起醛固酮分泌增多，促进肾小管对 Na^+ 重吸收而致尿钠量减少。

2. 高容量性高钠血症（hypervolemic hypernatremia） 特点是血清 Na^+ 浓度和血容量均增高，又称为盐中毒。

（1）原因和机制：主要原因是盐摄入过多或盐中毒。

①钠摄入过多：常为医源性，如纠正脱水患者时输入过多高渗盐溶液，治疗乳酸中毒时给予过多高浓度碳酸氢钠等，均可导致高容量性高钠血症。

②原发性钠潴留：原发性醛固酮增多症和库欣综合征（Cushing's syndrome）的患者，因醛固酮持续分泌过多，促进肾小管对 Na^+ 及水的重吸收，以致体钠总量和血清 Na^+ 浓度含量增多，并伴细胞外液容量的增加。

（2）对机体的影响：由于细胞外液高渗，液体自细胞内向细胞外转移，导致细胞脱水及功能障碍，严重者引起中枢神经系统功能障碍。

3. 等容量性高钠血症（isovolemic hypernatremia） 特点是血 Na^+ 浓度高于 150mmol/L，血容量无明显改变。

（1）原因和机制：此为原发性高钠血症，可能系下丘脑受损所致。由于下丘脑损伤，其渗透压感受器的阈值升高，即渗透压调定点上移。当血清 Na^+ 浓度及血浆渗透压正常时，因尚未达到上移的渗透压调定点，ADH 释放受到抑制，肾排水增多，使血清 Na^+ 浓度和血浆渗透压升高；此时渗透压感受器才能受到刺激而释放 ADH，促进肾小管重吸收水，使血清 Na^+ 浓度和血浆渗透压降低，直至达到上移的渗透压调定点，从而维持血清 Na^+ 浓度和血浆渗透压高于正常水平的调节，以致表现高钠血症。另一方面，由于患者血容量调节机制尚未受损，故在高钠血症的同时，血容量正常。

（2）对机体的影响：由于细胞外液呈高渗状态，可使细胞内液向细胞外转移而致细胞脱水，其中脑细胞脱水皱缩可引起中枢神经系统功能障碍。

（三）正常血钠性水紊乱

1. 正常血钠性细胞外液减少 特点是 Na^+ 和水成比例地丢失，血清 Na^+ 浓度在 130~150mmol/L 之间，血浆渗透压在 280~310mmol/L 之间，伴细胞外液减少，又称为等渗性脱水（isotonic dehydration）。

（1）原因和机制：任何原因使等渗液在短期内大量丢失均可引起。如各种原因引起的腹泻、小肠瘘、小肠梗阻等可导致大量等渗性小肠液（Na^+ 浓度在 120~140mmol/L 之间）丧失；大面积烧伤及大量胸、腹水的形成均可使血浆过多丧失。

（2）对机体的影响：主要丢失细胞外液，血容量及组织间液均减少，而细胞内液量无明显变化；血容量减少可刺激醛固酮和 ADH 释放增多，增强肾小管对 Na^+、水重吸收，使细胞外液得到一定的补充，同时尿量减少；血容量迅速而严重的减少可导致休克。

2. 正常血钠性细胞外液过多　主要表现为水肿（见第七章）。

上述水、钠代谢障碍的类型不是固定不变的，如血钠正常性细胞外液减少的患者未能及时处理，可通过不感性蒸发丧失水分而转变为低容量性高钠血症；若只补充水分而不补充钠盐，则可转变为低容量性低钠血症。

第二节　钾代谢障碍

一、正常钾代谢

（一）钾的分布与平衡

正常成人体钾总量为每公斤体重 50~55mmol，其中约 98% 存在于细胞内，约 2% 分布于细胞外。钾是体内最重要的必需无机阳离子之一，具有参与细胞新陈代谢、维持细胞静息膜电位、调节体液渗透压及酸碱平衡等重要生理功能。

钾的摄入和排出处于动态平衡，以维持血清 K^+ 浓度在 3.5~5.5mmol/L 的范围。成人每天随饮食摄入钾 50~120 mmol，由于天然食物含钾比较丰富，通过正常饮食即可获取。肾是机体排钾的主要器官，摄入钾的 90% 随尿排出，少量钾随粪便和汗液排出。如果钾的摄入完全停止，机体每天通过尿和粪的最低排钾量仍在 10mmol 以上，若不及时补充，很容易发生机体缺钾或低钾血症。

（二）钾平衡的调节

1. 钾的跨细胞转移　调节钾跨细胞转移的基本机制被称为泵 – 漏机制。泵指 Na^+–K^+ 泵，漏指 K^+ 顺浓度差移出细胞外。其影响因素主要有胰岛素和儿茶酚胺、细胞外液 K^+ 浓度和渗透压、酸碱失衡以及体钾总量等。

2. 肾的排钾功能　主要通过肾远曲小管和集合管上皮细胞对钾的分泌和重吸收作用进行调节。

（1）肾的排钾机制

①钾的分泌是由远曲小管和集合管的主细胞（principal cell）跨细胞转运而完成。主细胞的基膜面通过细胞膜 Na^+ 泵排 Na^+ 摄 K^+；主细胞的管腔面细胞膜对 K^+ 有高度通透性，随细胞内 K^+ 浓度的升高而促使 K^+ 排出到肾小管腔内。

②钾的重吸收主要由集合管的闰细胞（intercalated cell）完成。闰细胞的管腔面通过细胞膜 H^+– K^+–ATP 酶（质子泵或 H^+ 泵）向肾小管腔内排出 H^+ 而重吸收 K^+。

（2）影响肾排钾功能的因素：有醛固酮、血清 K^+ 浓度、远曲小管尿液流速和酸碱平衡状态等。

3. 结肠的排钾功能　正常时，摄入钾的 90% 经肾排出，约 10% 的钾由肠道排出，结肠泌 K^+ 亦受醛固酮调控。在肾功能衰竭时，结肠泌 K^+ 量平均可达到摄入钾量的三分之一。

二、钾代谢障碍

钾代谢障碍主要指细胞外液 K^+ 浓度的异常，根据血 K^+ 浓度的高低分为低钾血症和高钾血症两种。

（一）低钾血症

血清 K^+ 浓度低于 3.5mmol/L 称为低钾血症（hypokalemia）。机体总钾量和细胞内钾缺失，称为缺钾。除体内钾分布异常外，血清钾浓度减少常伴有机体总钾含量缺乏。

1. 原因和机制

（1）钾丢失过多

①经胃肠道失钾过多：大量消化液丧失是低钾血症最常见的原因。主要见于严重呕吐、腹泻、肠瘘、胃肠减压等。发生机制是：a. 消化液含钾量比血浆高，故消化液丧失必然丢失大量钾；b. 消化液丧失导致血容量减少时，引起醛固酮分泌增加使肾排钾增多。

②经肾失钾过多：主要见于：a. 长期大量使用髓袢或噻嗪类利尿剂，由于水、钠、氯的重吸收受到抑制，到达远曲小管钾分泌部位的尿流速增加，促进钾分泌；同时继发血容量减少，可使醛固酮分泌增加导致肾排钾过多。b. 原发性或继发性醛固酮增多症、库欣综合征，也可出现低钾血症。c. 某些肾疾患可增加尿钾的排出，如远曲小管性酸中毒，可抑制集合管 H^+ 泵功能而泌 H^+ 减少和排 K^+ 增多；近曲小管性酸中毒，可抑制其 HCO_3^- 重吸收，而致远曲小管内 HCO_3^- 增多，并促进 K^+ 排出增多；各种肾疾病引起远曲小管内尿液流速加快等均可增加尿 K^+ 排出。d. 缺镁可使肾小管上皮细胞依赖 Mg^{2+} 激活的 $Na^+ - K^+ -ATP$ 酶失活，钾重吸收减少，而失钾增多。

③经皮肤失钾过多：汗液中含 K^+ 很少，一般出汗不会引起低钾血症；但在高温环境下进行剧烈体力劳动而大量出汗时也可导致钾丢失过多。

（2）钾摄入不足：正常饮食条件下，一般不会发生低钾血症。钾摄入不足常见于昏迷不能进食、消化道梗阻、手术后需要禁食而未注意补钾的患者。

（3）钾进入细胞内过多：当细胞外钾向细胞内转移过多，可引起低钾血症，但体内钾总量并不减少。主要见于：①大量使用胰岛素治疗糖尿病可促进细胞摄钾；②碱中毒时，细胞内 H^+ 移出而 K^+ 移入细胞内；③某些毒物中毒，如钡、棉酚等中毒可抑制 K^+ 流向细胞外。④家族性低钾性周期性麻痹，在发作时出现低钾血症和骨骼肌瘫痪，6~24 小时后可自行缓解。

2. 对机体的影响　低钾血症对机体的影响主要取决于血钾降低的速度和程度。但个体差异很大。

（1）与膜电位异常相关的障碍：静息电位和动作电位都与钾平衡有密切关系，低钾血症导致膜电位异常对可兴奋组织如神经、肌肉和心肌产生损害，主要表现为细胞膜电位的改变及细胞膜离子通透性的改变。

①对神经 – 肌肉的影响：主要是骨骼肌和胃肠道平滑肌。a. 急性低钾血症：细胞外钾浓度（$[K^+]e$）急剧降低，细胞内 K^+ 在短时间内来不及外移，细胞内钾浓度（$[K^+]i$）变化不明显，故 $[K^+]i / [K^+]e$ 比值增大，静息状态下钾外流增加，使静息电位负值增大，与阈电位之间的距离增大，神经肌肉处于超极化阻滞状态，以致肌肉兴奋性降低甚至消失，表现为肌肉无力和弛缓性麻痹。骨骼肌以下肢肌肉无力最常见，严重时可导致呼吸肌麻痹，后者是低钾血症的主要死亡原因；胃肠道平滑肌无力和麻痹可致胃肠运动减弱，出现恶心、呕吐、腹胀甚至麻痹性肠梗阻。b. 慢性低钾血症：随着细胞内 K^+ 外流逐渐增多，$[K^+]i / [K^+]e$ 比值变化不大，静息电位基本正常，细胞兴奋性无明显变化，临床症状不明显。

②对心脏的影响：主要表现为各种心律失常，如窦性心动过速、心房早搏、心室早搏、心室纤颤等。其发生机制主要与心肌电生理特性的改变有关。a. 对心肌兴奋性影响：急性低钾血症时，心肌细胞膜对 K^+ 通透性降低，K^+ 外流减少，静息膜电位负值减小，静息膜电位更接近阈电位，以致较弱刺激即可引起兴奋。b. 对心肌自律性影响：低钾血症时，心肌细胞膜对 K^+ 通透性下降，舒张中期 K^+ 外流减慢，而持续性的 Na^+ 内流相对加快，以致自律细胞自动除极化加速，故自律性提高。c. 心肌传导性降低：低钾血症时因心肌静息膜电位绝对值减少，除极化时 Na^+ 内流速度减慢，膜内电位上升速度减慢和幅度减小，以致其兴奋扩布减慢，因而传导性降低。d. 对心肌收缩性的影响：急性低钾血症，其对 Ca^{2+} 内流的抑制作用减弱，Ca^{2+} 内流加速，心肌兴奋 – 收缩耦联增强，收缩性增强。但严重或慢性低钾血症，因细胞内缺钾引起代谢障碍，可使心肌变性坏死而致收缩性减弱。e. 心电图异常：T 波低平和 U 波增高，反映心室肌动作电位 3 相复极化过程延缓；ST 段下降反映动作电位 2 相平台期 K^+ 外流减少、Ca^{2+} 内流相对增多；QRS 波群增宽，反映心室的去极化过程减慢，心肌传导性降低。

（2）与细胞代谢障碍有关的损害：比较典型的表现在骨骼肌和肾脏。

①骨骼肌溶解：钾对骨骼肌的血量有调节作用。局部钾浓度增加可扩张血管，增加血流量。严重低钾血症（<2.5mmol/L）患者，肌肉运动时细胞不能释放足够的钾，以致肌肉因缺血缺氧而发生痉挛、坏死和横纹肌溶解。

②肾脏损害：形态上主要表现为髓质集合管上皮细胞肿胀、增生等；功能上主要表现为肾小管对尿的浓缩功能降低而致多尿和低相对密度尿，其原因与肾小管上皮细胞受损，妨碍了对水的重吸收有关。

③糖代谢改变：低钾血症可抑制胰岛素分泌以致糖原合成障碍，引起轻度血糖升高。

（3）对酸碱平衡的影响：低钾血症可导致代谢性碱中毒，出现反常性酸性尿（详见第八章酸碱平衡紊乱）。

（二）高钾血症

血清 K^+ 浓度高于 5.5mmol/L，称为高钾血症（hyperkalemia）。

1. 原因和机制

（1）钾排出减少：机体排钾的主要途径是肾，因而肾排钾减少是引起高钾血症最主要的原因。常见于：①肾功能衰竭：急性肾功能衰竭少尿期、慢性肾功能衰竭晚期，因肾小球滤过率减少或肾小管排钾功能障碍可发生高钾血症。②盐皮质激素缺乏：包括绝对缺乏和相对缺乏。前者见于 Addison 病、双侧肾上腺切除、原发性醛固酮合成障碍（先天性合成酶缺乏）等，后者见于某些肾小管疾病（如间质性肾炎、狼疮肾等）对醛固酮反应低下，两者均表现为肾小管排钾减少。③长期应用安体舒通等潴钾利尿药，具有对抗醛固酮保钠排钾的作用。

（2）钾摄入过多：肾功能正常的机体，即使经胃肠道摄钾过多一般也不会引起高钾血症；只有经静脉输入 K^+ 浓度过高或过快，尤其是伴肾功能障碍时，才会发生高钾血症。

（3）细胞内钾转移到细胞外：①急性酸中毒：H^+ 进入细胞内增多而促进 K^+ 外移出。②缺氧：缺氧时细胞内 ATP 生成减少，细胞膜 Na^+–K^+ 泵运转障碍，故 Na^+ 潴留于细胞内，细胞外 K^+ 不易进入细胞内。③组织分解：血管内溶血或挤压综合征伴大量肌肉组织损伤时，细胞内 K^+ 释出增多。④高钾血症性周期性麻痹：发作时细胞内 K^+ 向细胞外转移而常伴高钾血症。⑤某些药物的使用：β 受体阻滞剂、洋地黄中毒干扰 Na^+–K^+ 泵活性而妨碍摄钾；肌肉松弛剂琥珀胆碱可增大骨骼肌膜对 K^+ 的通透性，使细胞内 K^+ 外溢。

2. 对机体的影响   高钾血症对机体的影响主要表现为肌无力和心肌兴奋传导异常。后者可形成致死性心律失常。

（1）对神经－肌肉的影响

①急性高钾血症：轻度高钾血症（血清钾 5.5~7mmol/L）时，细胞内外钾浓度差减小，细胞内钾外流减少，使静息电位绝对值变小，神经肌肉兴奋性增高，患者可出现肢体感觉异常、刺痛等症状；而严重高钾血症（血清钾 7~9mmol/L）时，静息电位绝对值过小，钠通道失活，使神经肌肉兴奋性降低，患者出现肌肉软弱无力甚至弛缓性麻痹等症状。

②慢性高钾血症：细胞内外钾浓度梯度变化不大，很少出现神经－肌肉方面的症状。

（2）对心脏的影响：高钾血症对心肌的毒性作用极强，可发生致命性室颤和心脏骤停。①轻度高钾血症时，可致心肌兴奋性增高；重度高钾血症时，可致心肌兴奋性降低甚至消失；②高钾血症可使心肌细胞内 K^+ 外流加快而 Na^+ 内流相对缓慢，以致自动除极化延缓而自律性降低；③[K^+]e 增高可抑制 Ca^{2+} 内流，使心肌兴奋－收缩耦联障碍而致收缩性减弱；④[K^+]e 增高可使心肌去极化速度减慢和幅度减小、兴奋扩布缓慢而致传导性降低；⑤心肌的上述各种变化均可导致心律失常，严重心律失常可致心搏骤停；⑥心电图异常：反映动作电位 3 相复极化的 T 波呈高耸而狭窄的高尖状、反映心房去极化的 P 波变得低平甚至消失、反映心室去极化的 QRS 波群压低及增宽。

（3）对酸碱平衡的影响：高钾血症可导致代谢性酸中毒，出现反常性碱性尿。

第三节   钙磷代谢障碍

一、正常钙磷代谢、调节和功能

（一）钙磷的吸收、分布与排泄

体内钙磷由食物供给。钙在十二指肠的吸收率最高；磷在空肠吸收最快。人体 Ca^{2+} 约 20% 经肾排出、80% 经粪便排出；磷有 70% 经肾排出、30% 由粪便排出。体内约 99% 钙和 86% 磷存在于骨骼和牙齿，其余呈溶解状态分布于体液和软组织中。血钙指血清中所含的总钙量，正常成人为 2.25~2.75mmol/L。血钙分为非扩散钙和可扩散钙。非扩散钙是指与血浆蛋白结合的钙，不易透过毛细血管壁。可扩散钙能通过生物膜扩散，主要为游离 Ca^{2+} 及少量与柠檬酸、碳酸氢根等结合的可扩散结合钙。发挥生理作用的主要是游离 Ca^{2+}。血液中的磷以有机磷和无机磷两种形式存在。血磷通常是指血浆中的无机磷，正常人为 1.1~1.3mmol/L。血浆中钙、磷浓度关系密切。正常时，两者的乘积（[Ca] × [P]）为 30~40（mg/dL）。

（二）钙磷代谢的调节

1. 体内外钙稳态调节   主要受甲状旁腺激素、1,25-（OH)$_2$D$_3$ 和降钙素三种激素调控。

（1）甲状旁腺素（parathormone, PTH）：PTH 具有升高血钙、降低血磷和酸化血液等作用。血钙是调节 PTH 的主要因素。低血钙的即刻效应是刺激储存的 PTH 释放，持续作用主要是抑制 PTH 的降解速度。PTH 的生理作用包括：①促进成骨和溶骨的双重作用。②增加

肾小管对 Ca^{2+} 的重吸收，抑制肾小管对磷的重吸收。③通过激活肾脏 $1\alpha-$ 羟化酶，促进 $1,25-(OH)_2D_3$ 合成，间接促进小肠吸收钙磷。

（2）$1,25-(OH)_2D_3$：$1,25-(OH)_2D_3$ 是一种生理活性比维生素 D 高 10~15 倍的激素。可促进小肠对钙磷的吸收和转运；促进肾小管对钙磷重吸收；具有溶骨和成骨双重作用；当钙磷供应充足时促进成骨，当血钙降低时促进溶骨，使血钙升高。

（3）降钙素（calcitonin，CT）：血钙升高可刺激 CT 的分泌，血钙降低则抑制其分泌。CT 的生理功能为：①直接抑制破骨细胞的生成和活性，抑制骨基质分解和骨盐溶解；加速破骨细胞、间质细胞转化为成骨细胞，增强成骨作用，降低血钙、血磷浓度。②直接抑制肾小管对钙磷的重吸收，使尿磷、尿钙排出增多。③抑制肾 $1\alpha-$ 羟化酶而间接抑制小肠钙磷的吸收。

2. 细胞内钙稳态的调节

（1）Ca^{2+} 进入胞液：是顺浓度梯度的被动过程。①Ca^{2+} 通过细胞膜上的钙通道，从细胞外进入胞液；②Ca^{2+} 通过钙库的钙释放通道，从内质网和线粒体释放到胞液。

（2）Ca^{2+} 离开胞液：是逆浓度梯度、耗能的主动过程。①通过钙泵：当 $[Ca^{2+}]_i$ 升高到一定程度时，细胞膜、内质网膜和线粒体膜上的钙泵被激活，水解 ATP，将 Ca^{2+} 泵出细胞或泵入钙库，离开胞液；②通过 Na^+-Ca^{2+} 交换：细胞膜上有 Na^+-Ca^{2+} 交换蛋白，受跨膜 Na^+ 梯度调节；③通过 $Ca^{2+}-H^+$ 交换：$[Ca^{2+}]_i$ 升高时，线粒体排出 H^+、摄取 Ca^{2+}，使 Ca^{2+} 离开胞液。

（三）钙磷的生理功能

1. 钙磷共同参与的生理功能

（1）成骨：绝大多数钙磷存在于骨骼和牙齿中，起支持和保护作用。

（2）凝血：钙磷共同参与凝血过程。在凝血过程中，Ca^{2+} 作为血浆凝血因子IV，在激活某些凝血因子过程中不可缺少；磷脂为凝血过程重要链式反应提供"舞台"。

2. Ca^{2+} 的其他生理功能 Ca^{2+} 在细胞信号转导、肌肉兴奋 - 收缩耦联等过程中发挥重要的信使调节作用；Ca^{2+} 是许多酶的激活剂，还能抑制 $1\alpha-$ 羟化酶的活性，从而影响代谢活动；Ca^{2+} 与 Mg^{2+}、Na^+、K^+ 等共同维持神经 - 肌肉的正常兴奋性。当血浆 Ca^{2+} 的浓度降低时，神经 - 肌肉的兴奋性增高，可引起抽搐；Ca^{2+} 可降低毛细血管和细胞膜的通透性，防止渗出，抑制炎症和水肿。

3. 磷的其他生理功能 磷具有调控生物大分子活性、参与能量代谢和构成生命重要物质组分等重要生理功能。

二、钙、磷代谢障碍

（一）低钙血症

当血清蛋白浓度正常时，血钙低于 2.2mmol/L，或血清 Ca^{2+} 低于 1mmol/L，称为低钙血症（hypocalcemia）。

1. 原因和机制

（1）维生素 D 代谢障碍：食物中维生素 D 缺少或紫外线照射不足、肠道吸收维生素 D 障碍、维生素 D 羟化障碍，使活性维生素 D 减少，引起肠道吸收钙减少，发生低钙血症。

（2）甲状旁腺功能减退：各种原因致使 PTH 减少，或因 PTH 靶器官受体异常，导致破骨减少，成骨增加，钙在骨骼中增多，发生低钙血症。

（3）慢性肾功能衰竭：①肾排磷减少，血磷升高，血钙降低；②肾实质破坏，$1,25-(OH)_2D_3$ 生成不足，肠道吸收钙减少；③血磷升高，肠道分泌磷酸根增多，与食物钙结合形成难溶的磷酸钙随粪便排出，使钙难以吸收；④肾毒物损伤肠道，影响肠道钙磷吸收。

2. 对机体的影响

（1）对神经肌肉的影响：低血钙时神经、肌肉兴奋性增加，可出现肌肉痉挛、手足抽搐、惊厥。

（2）对骨骼的影响：维生素 D 缺乏引起的佝偻病可表现为囟门闭合迟缓、方颅、鸡胸、串珠肋、O 型腿或 X 型腿等；成人可表现为骨质软化、骨质疏松、纤维性骨炎等。

（3）对心肌的影响：低血钙对 Na^{2+} 内流的膜屏障作用减小，心肌兴奋性和传导性升高。

（二）高钙血症

血钙高于 2.75mmol/L，或血清 Ca^{2+} 高于 1.25mmol/L，称为高钙血症（hypercalcemia）。

1. 原因和机制

（1）甲状旁腺功能亢进：原发性或继发性甲状旁腺功能亢进时，PTH 过多，促进溶骨、肾重吸收钙和维生素 D 活化，引起高钙血症。

（2）恶性肿瘤：恶性肿瘤和恶性肿瘤骨转移时，破骨作用增强，可引起高钙血症。

（3）维生素 D 中毒：长期服用大量维生素 D 可造成维生素 D 中毒导致高钙高磷血症。

（4）甲状腺功能亢进：甲状腺素具有溶骨作用，中度甲亢病人约 20% 伴高钙血症。

2. 对机体的影响

（1）对神经肌肉的影响：高钙血症可使神经、肌肉兴奋性降低，表现为乏力、腱反射减弱，严重时可出现精神障碍、木僵和昏迷。

（2）对心肌的影响：Ca^{2+} 对心肌细胞 Na^+ 内流具有竞争抑制作用，高血钙时，心肌兴奋性和传导性降低。

（3）肾损害：肾对血钙升高较敏感，Ca^{2+} 主要损伤肾小管，引起水肿、坏死、基底膜钙化。早期表现为浓缩功能障碍；晚期发生肾小管纤维化、肾钙化、肾结石，导致肾功能衰竭。

（4）异位钙化灶形成：血管壁、关节、软骨、胰腺、鼓膜可形成钙化灶，引起相应组织器官功能的损害。

（5）高钙血症危象：血清钙高于 4.5mmol/L 时可发生高钙血症危象，表现为严重脱水、高热、心律失常、意识不清等，患者可死于心脏骤停、坏死性胰腺炎和肾功能衰竭等。

（三）低磷血症

血清无机磷浓度低于 0.8mmol/L 称为低磷血症（hypophosphatemia）。

1. 原因和机制

（1）肠道吸收磷减少：饥饿、腹泻、$1,25-(OH)_2D_3$ 不足等，可致小肠吸收磷减少。

（2）尿磷排泄增加：甲状旁腺功能亢进症、肾小管性酸中毒等，磷从尿中排出增多。

（3）磷移入细胞内：应用促进合成代谢的胰岛素等情况下，磷移向细胞内，使血磷降低。

2. 对机体的影响　低磷血症主要引起 ATP 合成不足和红细胞内 2,3-DPG 减少。轻者可无症状，严重时可发生肌无力、感觉异常、骨痛、病理性骨折、抽搐，甚至昏迷。

（四）高磷血症

血清磷成人高于 1.61mmol/L，儿童高于 1.90mmol/L，称高磷血症（hyperphosphatemia）。

1. 原因和机制

（1）肾功能不全：肾小球滤过率低于 20~30mL/min 时，肾排磷减少，血磷升高。

（2）甲状旁腺功能低下：尿排磷减少，导致血磷增高。

（3）维生素 D 中毒：肾及小肠对磷的重吸收增多。

（4）磷向细胞外移出：急性酸中毒，骨骼肌破坏，高热，恶性肿瘤（化疗）。

（5）甲状腺功能亢进：促进溶骨，使血磷增加。

2. 对机体的影响　急性严重高磷血症可抑制肾脏 1α – 羟化酶。其临床表现与高磷血症诱导的低钙血症和异位钙化有关。

第七章 水 肿

过多液体在组织间隙或体腔中积聚称为水肿（edema）。其中水肿液积聚在体腔内，又称为积水，如胸腔积水、脑积水等。水肿不是一个独立的疾病，而是一种病理过程。水肿可从不同角度进行分类，如从分布范围可分为全身性水肿和局部性水肿；按病因可分为心性水肿、肝性水肿、肾性水肿等；按发生的部位可分为皮下水肿、脑水肿、肺水肿等。

第一节 水肿的发病机制

正常人体组织间液量的相对恒定主要取决于血管内外液体交换的平衡和机体内外液体交换的平衡，这两种平衡的失调是产生水肿的基础。

一、血管内外液体交换平衡失调

正常情况下，组织间液和血浆之间不断进行液体交换，使组织液的生成和回流保持动态平衡。血管内外液体的移动方向取决于以下四个因素：毛细血管血压（即毛细血管流体静压）、组织间液流体静压、血浆胶体渗透压和组织间液胶体渗透压。影响血管内外液体交换的因素有：①有效流体静压：是指毛细血管流体静压与组织间液流体静压之差，为驱使血管内液体向外滤出的力量。②有效胶体渗透压：是指血浆胶体渗透压与组织间液胶体渗透压之差，为促使液体回流至毛细血管内的力量。有效流体静压减去有效胶体渗透压，是有效滤过压（图 7–1）。

如图所示，正常情况下组织液的生成略大于回流。③淋巴液回流：组织液回流后的剩余部分经淋巴管再进入血液循环，从而维持体液交换的动态平衡。可见，上述因素的异常变化可以导致水肿的发生。常见因素有：

1. 毛细血管流体静压升高 毛细血管内流体静压升高使有效滤过压增加，液体从毛细血管动脉端滤出增加，静脉端回流减少，组织液生成增多，如果超过了淋巴回流的代偿限度，就可出现水肿。毛细血管内压升高主要是由静脉压升高引起的，最常见于充血性心力

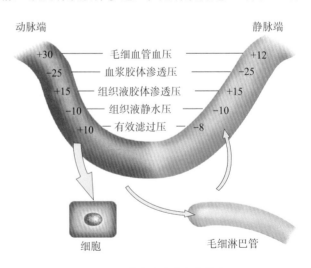

图 7–1 血管内外液体交换模式图
注：+ 表示促进液体滤出血管的动力；
    – 表示促使液体回流至血管的动力

衰竭、静脉血栓、肿瘤压迫静脉、妊娠子宫压迫髂外静脉等情况。

2. 血浆胶体渗透压降低 血浆胶体渗透压主要取决于血浆白蛋白的含量。当血浆白蛋白浓度明显降低时，血浆胶体渗透压降低，使有效滤过压增加，液体从毛细血管滤出增多，回流明显减少，引起水肿。主要原因为：①蛋白质摄入不足，见于食物中蛋白质供给不足或胃肠道消化吸收障碍；②蛋白质合成障碍，见于肝功能不全时，肝脏合成蛋白质明显减少；③机体消耗或丢失过多，见于慢性感染、恶性肿瘤、肾病综合征、严重烧伤和创伤等；④稀释性低蛋白血症，见于大量水、钠潴留或输入大量非胶体溶液时，使血浆蛋白稀释。这种水肿往往是全身性的，水肿液中蛋白含量较低。

3. 毛细血管壁通透性增加 当毛细血管壁通透性增高时，不仅液体的滤出增加，而且伴有大量的血浆蛋白滤出。这种改变在降低血管内胶体渗透压的同时，又可增加组织间液的胶体渗透压，促使更多的液体从毛细血管滤出并积聚在组织间隙。毛细血管壁通透性升高的原因很多，主要见于各种炎症、感染、烧伤、冻伤、化学损伤以及缺氧、酸中毒等。这些因素可直接损伤毛细血管壁或通过组胺、肽类等炎症介质的作用而使毛细血管壁的通透性增高。此型水肿的特点是水肿液中蛋白含量较高。

4. 淋巴回流受阻 淋巴回流受阻时，组织液经淋巴管回流减少，造成组织间液增多而引起水肿。常见原因有淋巴管受压或阻塞，如丝虫病、恶性肿瘤细胞侵入并堵塞淋巴管，主要淋巴结手术摘除等。

上述诸因素在水肿发生、发展的过程中关系密切，往往是综合作用的结果。

二、机体内外液体交换平衡失调

正常人体肾小球滤出的钠和水，99%~99.5% 被肾小管重吸收，只有 0.5%~1% 从尿中排出，肾小球的滤出和肾小管的重吸收之间保持一定平衡，即球 – 管平衡。任何原因使肾小球滤过率减少和（或）肾小管重吸收增多时，都会发生球 – 管失平衡，导致钠、水潴留，成为水肿发生的重要机制（图 7-2）。

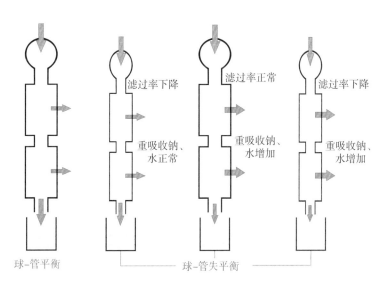

图 7-2 球 – 管失平衡基本形式模式图

1. 肾小球滤过率下降

（1）肾小球广泛受损：如急性和慢性肾小球肾炎，其肾小球的有效滤过面积减少，肾小球滤过率降低，原尿生成减少。

（2）肾血流量减少：如充血性心力衰竭、肝硬化腹水形成、肾病综合征等。由于机体有效循环血量减少，使肾血流量减少，以及继发的交感－肾上腺髓质系统、肾素－血管紧张素系统兴奋，使入球小动脉收缩，肾血流量进一步减少，肾小球滤过率降低，导致水、钠潴留。

2. 肾小管重吸收增加　无论肾小球滤过率是否减少，只要肾小管重吸收增加，即可造成水、钠潴留而引起全身性水肿。

（1）醛固酮（ALS）增多：醛固酮能促进肾远曲小管对钠的重吸收。醛固酮分泌增加的主要机制有：①有效循环血量减少或其他原因引起肾血流量减少时，肾血管灌注压下降可刺激入球小动脉的牵张感受器，促进球旁细胞释放肾素。②肾小球滤过率降低，致密斑感受到小管液流量和 Na^+ 量减少，通过管－斑反馈，刺激肾素释放；肾素－血管紧张素系统激活，使血管紧张素 II 和 III 增多，后两者刺激肾上腺皮质球状带，使醛固酮分泌增多。此外，肝功能严重损害时可致醛固酮灭活减少，也是引起醛固酮增多的因素。

（2）抗利尿激素（ADH）增多：抗利尿激素有促进肾远曲小管和集合管重吸收水的作用，是引起体液潴留的另一因素。当有效循环血量或心排血量下降时，使左心房壁和胸腔大血管壁的容量感受器所受刺激减弱，反射性地引起 ADH 分泌增加；肾素－血管紧张素系统被激活后，血管紧张素 II 生成增多，进而导致醛固酮分泌增加，促使肾小管对钠的重吸收增多，血浆渗透压升高，刺激下丘脑渗透压感受器，使 ADH 的分泌与释放增加。此外，肝功能障碍时，ADH 灭活减少，也可使血中 ADH 增多。

（3）心房钠尿肽（ANP）分泌减少：心房钠尿肽是由心房肌细胞所分泌的一种多肽激素，其分泌受血容量、血压和血 Na^+ 含量的调节。ANP 具有利钠利尿、扩张血管和降低血压的作用。当有效循环血量明显减少时，心房牵张感受器兴奋性降低，致使 ANP 分泌减少，肾小管对钠、水的重吸收增加，从而导致或促进水肿的发生。

（4）肾内血流重新分布：在正常情况下，约 90% 肾血流量通过皮质外层 2/3 的肾单位，只有小部分通过髓旁肾单位。在病理情况下，如有效循环血量减少（如休克、充血性心力衰竭等），可导致肾血流重新分布，通过皮质外层肾单位的血流量明显减少，较多的血流转向髓旁肾单位。这可能与肾皮质交感神经丰富有关。髓旁肾单位的髓袢较长，重吸收钠、水的作用较强，使肾小管对钠、水的重吸收相对增加，可引起钠、水潴留。

（5）肾小球滤过分数（filtration fraction）增加：肾小球滤过分数 = 肾小球滤过率 / 肾血流量。正常时约 20% 肾血流量流经肾小球，肾血流量减少时，出球小动脉收缩大于入球小动脉，肾小球滤过率增加，肾小球滤过分数增大，血液浓缩，血浆胶体渗透压增高及流体静压下降，当血液流经肾小管周围毛细血管时，近曲小管重吸收钠、水增多，导致水钠潴留。

第二节　水肿类型与特点

一、心性水肿

心性水肿（cardiac edema）通常是指右心功能不全引起的全身水肿，其发病机制主要有以下两个方面（图7-3）。

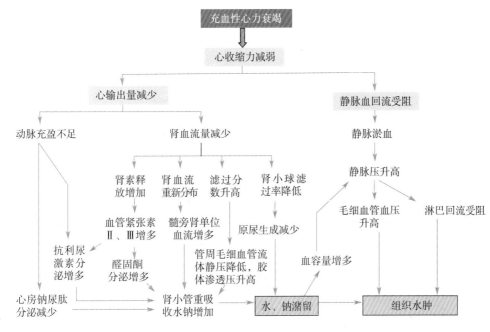

图7-3　心性水肿发生模式图

1. 心输出量减少　由于心力衰竭，使心输出量减少，有效循环血量亦减少，可通过下述机制引起水肿：①肾血流量减少，肾小球滤过率下降使原尿生成减少；②肾血流量减少，使醛固酮、ADH分泌增多，心房钠尿肽分泌减少；③肾血流重新分布和滤过分数增加，使肾小管对水、钠重吸收增加。

2. 静脉回流障碍　心力衰竭时，心收缩力减弱导致排血量减少，静脉回流受阻；再加之水、钠潴留使血容量增加等作用，均使静脉压升高，后者又引起毛细血管内流体静压升高和淋巴回流受阻，引起组织水肿。心力衰竭患者由于胃肠道淤血和肝淤血，使蛋白质摄入减少、消化吸收障碍和血浆蛋白合成减少，引起血浆胶体渗透压降低，进一步加重水肿。

二、肾性水肿

肾性水肿（renal edema）是由肾功能不全引起。多见于肾病综合征、急性肾小球肾炎和慢性肾小球肾炎的晚期。根据发病机制的不同可分为以下两类。

1. 肾病性水肿　①血浆胶体渗透压下降：肾病综合征的主要病变是肾小球基膜损伤，导致其通透性增高，大量蛋白随尿排出体外，引起严重的低蛋白血症和血浆胶体渗透压下降，毛细血管内液体滤出增加，而回吸收减少，这是产生肾病性水肿的主要环节。②水、钠潴留：由于大量液体积聚在组织间隙，血容量减少，肾素－血管紧张素－醛固酮系统激活、ADH 分泌增加，促进肾小管对钠、水的重吸收；同时肾血流量的减少，使肾小球滤过率降低，加重了钠、水潴留。

2. 肾炎性水肿　①急性肾小球肾炎的主要病变是肾小球毛细血管内皮细胞和系膜细胞增生、肿胀，加之炎性渗出物的挤压，使肾小球毛细血管管腔受压和闭塞，肾小球囊腔变窄，导致肾小球滤过率显著降低，出现钠、水潴留。②慢性肾炎晚期肾单位进行性破坏，使肾小球滤过面积极度减少，肾小球滤过降低，钠、水潴留；同时，因病程长，蛋白消耗增加，出现血浆胶体渗透压降低，血管内的液体进入组织间隙增多而产生水肿。

三、肝性水肿

严重肝脏疾病引起的水肿，称为肝性水肿（hepatic edema）。肝硬化、急性肝坏死都可引起水肿。多数肝性水肿表现为腹水，少数表现为下肢或下垂部位水肿，而腹水不明显。其发病机制有三种。

1. 静脉回流受阻　肝硬化时纤维组织在肝内广泛增生和肝细胞的结节状再生，压迫小叶下静脉，使中央静脉、肝窦血回流受阻，血液自窦壁漏入腹腔而形成腹水；同时门静脉回流也受阻，加之肝内肝动脉小分支与门静脉小分支在汇入肝窦前形成异常吻合等原因，可出现门静脉淤血和门静脉高压，使肠道的静脉回流减少、淋巴液形成增多而漏入腹腔，促进腹水形成。

2. 血浆蛋白减少　严重肝病时，由于白蛋白的合成障碍、消化吸收障碍以及蛋白质的大量丢失，可导致血浆胶体渗透压降低。

3. 水、钠潴留　当肝性腹水形成后，有效循环血量减少及肾小球滤过率降低，通过神经及体液因素的调节，可导致水、钠潴留。此外，肝功能严重受损，对醛固酮、ADH 等激素的灭活能力下降也促进了水肿的形成。

四、肺水肿

肺间质有过多液体积聚和（或）溢入肺泡腔内，称为肺水肿（pulmonary edema）。正常时，肺组织具有特殊的抗水肿能力，但在很多疾病过程中仍可发生肺水肿。肺水肿一般始发于肺间质，继之水肿液可进入肺泡腔。过多的液体积聚在肺泡内，可降低肺的顺应性，减少肺泡的有效容积。肺间质水肿可影响肺内血氧交换，导致动脉血血氧分压下降，临床表现为进行性呼吸困难和血性泡沫痰。肺水肿的发生机制主要与以下因素有关。

1. 肺毛细血管内压升高　各种原因引起的左心衰竭，肺静脉淤血，均可使肺毛细血管内压升高，导致肺组织间液生成增多而回流减少；休克或炎症时，炎症介质产生增多，可引起肺小血管收缩，毛细血管内压随之升高。

2. 肺泡壁毛细血管通透性增高　缺氧、炎症、中毒以及弥散性血管内凝血等，均可使血管内大量血浆蛋白伴随液体滤出，引起血浆胶体渗透压下降，肺组织间液的胶体渗透压增高，促进肺水肿的发生。

3. 血浆胶体渗透压降低　大量输液造成的血液稀释，使血管内胶体渗透压降低。此时肺毛细血管内压的轻度上升，即可形成肺水肿。

4. 淋巴回流受阻　当淋巴管发生痉挛或受压迫时，均可使淋巴回流减少而形成水肿。

五、脑水肿

脑组织内水分增多，引起脑的体积增大及重量增加，称为脑水肿（brain edema）。由于脑组织处于容积固定的颅腔内，其体积略有增加即引起严重的颅内压增高，可危及患者生命。根据发病机制可分为以下三类。

1. 血管源性脑水肿（vasogenic brain edema） 是最常见类型，主要由于毛细血管壁的通透性增高及血脑屏障功能下降引起。在严重脑缺血、脑缺氧、脑肿瘤、脑外伤等疾病时，毛细血管壁的通透性增高，含血浆蛋白的液体渗入组织间隙而形成水肿。其发生部位主要在大脑白质区，其特点为脑白质的细胞间隙及血管周围有大量液体积聚。

2. 细胞中毒性脑水肿（cytotoxic brain edema） 是由于脑严重缺氧、中毒、感染、急性低钠血症（水中毒）等，使脑细胞内 ATP 合成不足，细胞膜钠泵失调，Na^+ 迅速在细胞内堆积，以致脑细胞内水、钠潴留。急性稀释性低钠血症、输液不当所致的水中毒或急性低渗性脱水时，大量水进入脑细胞内，也可引起脑细胞中毒性脑水肿。这类脑水肿的特点是神经元、胶质细胞、血管内皮细胞均可出现肿胀，细胞外间隙由于脑细胞肿胀的挤压而缩小。

3. 间质性脑水肿（interstitial brain edema） 又称为脑积水（hydrocephalus），是指脑脊液循环障碍，脑室内液体积聚而出现脑室扩张，并引起脑室周围白质的液体含量增加。其主要发病机制是脑脊液循环通路受阻或蛛网膜下腔的回吸收受阻，如肿瘤或炎症性疾病堵塞导水管。

上述三类脑水肿可同时存在，或先后发生。如严重化脓性脑膜炎时，三类水肿可同时并存。

第三节 水肿的特征和对机体的影响

一、水肿的表现特征

1. 水肿液的性状特点 水肿液含有血浆的全部晶体成分，其蛋白质含量取决于毛细血管壁的通透性。如炎症时，由于血管壁的通透性增加引起的水肿，水肿液中蛋白质含量较高，称为渗出液。若水肿液中蛋白质含量较低，则称为漏出液，如肝性水肿时的腹水。

2. 水肿的皮肤特点 皮下水肿是全身或躯体局部水肿的重要体征，水肿区域由于水肿液的积聚而肿胀，皮肤松软，皱纹被张力展平，颜色苍白，温度降低，用力按压可产生凹陷，称为凹陷性水肿（pitting edema）。但是在凹陷性水肿尚未出现前，水肿区域的组织间液量和组织的重量已有增加，并可达原体重的 10%，称为隐性水肿（recessive edema）。这是因为水肿早期，组织间隙内的胶体网状物质可吸收大量的水肿液并产生膨胀。当超过其吸收能力而致组织间隙中具有高度移动性的游离液体时，按压点的外力可使游离液体向周围移动，形成凹陷；当外力去除后，液体缓慢返回原处，凹陷稍后自然平复。因此，对怀疑有早期水肿者，每天称量体重是较好的指标。

3. 全身性水肿的分布特点 ①疏松及伸展性较大组织（眼睑部）的水肿液较易积聚，而皮肤较致密的部位（手掌）不易有水肿液的积聚。②心性水肿时，由于血流动力学变化受到重力的影响较大，离心脏越远的低垂部位毛细血管内压越高，坐位或立位时下肢最低，仰卧位时骶部最低，均利于水肿液的积聚。③肾性水肿时，因受毛细血管内压力和重力变化的影响较小，水肿液可首先在眼睑或面部等组织疏松、容易容纳水肿液的部位积聚。④肝脏病变时，由于肝静脉淤血及门静脉高压，腹腔毛细血管内压明显增加，水肿液易积聚于腹腔形成腹水。

二、水肿对机体的影响

水肿对机体的影响取决于水肿的部位、程度、发生速度及持续时间。一般而言，体表的水肿对机体影响并不大，但长期水肿可引起组织细胞营养障碍，易发生皮肤溃烂、伤口不易愈合、对感染的抵抗力降低。重要器官或部位发生水肿则可造成严重后果，如喉头水肿造成声门狭窄，可引起窒息；心包或胸腔积液，使心肺受压，可引起呼吸和循环障碍，甚至发生呼吸循环衰竭；脑水肿使颅内压增高引起脑功能紊乱，可出现头痛、意识障碍，甚至发生脑疝引起死亡。但某些时候，水肿对机体也是有利的，如炎性水肿时，水肿液可稀释毒素，内含某些抗体可增加局部抵抗力，水肿液中的蛋白质可吸附有害物质，渗出液中的纤维蛋白凝固成网状结构，可阻止病原微生物扩散并有利于吞噬细胞的吞噬等。

第八章　酸碱平衡紊乱

适宜的酸碱度是机体组织细胞进行正常代谢活动的基本条件。正常情况下，机体经常从体外摄入或体内不断生成一些酸性或碱性物质，但是通过体内的缓冲和调节机制，血液的 pH 可以稳定在正常范围，即 7.35~7.45，平均值为 7.40。这种维持体液酸碱度相对稳定的过程称为酸碱平衡（acid-base balance）。

许多病因可引起酸碱平衡调节机制障碍，造成体内酸性或碱性物质堆积或不足，导致体液内环境酸碱稳态破坏，这种状态称为酸碱平衡紊乱（acid-base disturbance）。

第一节　酸碱物质的来源及平衡调节

一、体液酸碱物质的来源

体液中的酸性或碱性物质多数来源于细胞的分解代谢，少数来自食物。在普通膳食条件下，体内生成的酸性物质远远超过碱性物质。

1. 酸性物质及其来源

（1）挥发酸（volatile acid）：即碳酸（H_2CO_3）。糖、脂肪和蛋白质于氧化分解过程中生成的终产物 CO_2 与水结合形成碳酸，体内某些组织细胞含有碳酸酐酶能够催化这一反应。H_2CO_3 可以释出 H^+，也可以转变为 CO_2 气体，经肺排出体外，故称 H_2CO_3 为挥发酸，并把肺对 H_2CO_3 排出量的调节称为酸碱平衡的呼吸性调节。

（2）固定酸（fixed acid）：指经肾脏随尿排出，不能经肺呼出的酸性物质，又称非挥发性酸（unvolatile acid）。正常成人每天由固定酸释放出来的 H^+ 为 50~100mmol。体内的固定酸是糖、蛋白质和脂肪在分解代谢过程中产生的。如磷蛋白、核酸等分解生成的磷酸；蛋氨酸、半胱氨酸等分解生成的硫酸；嘌呤类化合物分解生成的尿酸；有机酸包括糖酵解生成的乳酸、丙酮酸；脂肪代谢生成的 β-羟丁酸和乙酰乙酸等。固定酸由肾脏排泄调节，故称为酸碱的肾性调节。

2. 碱性物质的来源　体液中碱性物质主要来源于食物。食物中的有机酸盐，例如柠檬酸钠、苹果酸钠等，在体内可以被代谢生成碳酸氢钠。体内物质代谢也可产生碱性物质，例如氨基酸脱氨基生成氨，但是由于氨在肝脏转变为尿素，故对体液酸碱度影响不大。

二、机体对酸碱平衡的调节

机体不断地生成和摄入酸性或碱性物质，但是血液的酸碱度并没有显著变化，这是因为机体存在维持酸碱平衡的调节机制。酸碱在体内增多的即刻或数分钟，细胞外液的缓冲系统可以减轻血液 pH 的显著变化；数分钟后，肺脏发挥作用；几小时或更长时间后，肾脏和组织细胞积极调节，维持机体的酸碱稳态。

1. 血液的缓冲作用 缓冲系统是由一种弱酸（缓冲酸）和其相对应的缓冲碱构成的，具有缓冲酸或碱的能力。血液的缓冲系统主要有下述几种：

（1）碳酸盐缓冲系统：由 HCO_3^- 和 H_2CO_3 构成，在细胞外液的缓冲系统中最为重要，其作用特点是：①缓冲能力最强，是细胞外液含量最多的缓冲系统，其缓冲固定酸的能力占全血缓冲总量的 1/2 以上（表 8-1）；②为开放性缓冲系统，可通过肺和肾对 H_2CO_3 和 HCO_3^- 的调节，使缓冲物质得以补充或排出，以增加其缓冲能力。但是，碳酸盐缓冲系统只能缓冲碱和固定酸，不能缓冲挥发性酸。

（2）磷酸盐缓冲系统：由 $HPO_4^{2-}/H_2PO_4^-$ 构成，存在于细胞内、外液，主要在细胞内液发挥作用。

（3）蛋白质缓冲系统：由 Pr^-/HPr 构成，存在于血浆及细胞内。尤其是血浆蛋白缓冲系统平时作用不大，当其他缓冲系统都被调动后，其作用才显示出来。

（4）血红蛋白缓冲系统：由 Hb^-/HHb 和 $HbO_2^-/HHbO_2$ 组成。在缓冲挥发性酸中发挥主要作用。

表 8-1 血液缓冲系统的缓冲能力

缓冲系统	缓冲能力（%）
血浆 HCO_3^-	35
细胞内 HCO_3^-	18
血红蛋白缓冲系统	35
血浆蛋白缓冲系统	7
磷酸盐缓冲系统	5

总之，在酸碱平衡调节中，挥发性酸主要由血红蛋白缓冲系统缓冲，而固定酸和碱能被所有缓冲系统所缓冲，其中以 HCO_3^- 缓冲系统最为重要。当体液中酸或碱性物质含量发生改变时，缓冲系统通过接受 H^+ 或释放 H^+，减轻体液 pH 变化的程度。

2. 肺的调节作用 肺脏通过呼吸作用控制 CO_2 的排出量来调节血浆中 H_2CO_3（挥发酸）的含量，维持血浆 HCO_3^-/H_2CO_3 的正常比值。

延髓呼吸中枢对动脉血中 $PaCO_2$ 的变化很敏感。实验证明，当 $PaCO_2$ 升高、脑脊液中 H^+ 浓度增加时，可刺激中枢化学感受器（位于延髓腹侧第四脑室的侧壁）而引起呼吸中枢兴奋，使肺的通气量增加；但当 $PaCO_2$ 过高（80mmHg 以上）时，呼吸中枢反而受到抑制，称为 CO_2 麻醉。此外，呼吸中枢对来自外周化学感受器的刺激也很敏感，当血液中 H^+ 含量增高或 PaO_2 下降时，均可刺激颈动脉体和主动脉体的外周化学感受器，引起呼吸中枢兴奋，使呼吸运动增强。

呼吸运动加深加快，可使血液中的 CO_2 呼出量显著增加，从而降低血液中的 H_2CO_3 浓度。如果血液中 $PaCO_2$ 降低或 pH 升高时，因呼吸中枢的兴奋性减弱而引起呼吸运动变浅变慢，使肺的通气量和 CO_2 排出量减少，血液中 H_2CO_3 含量增加，HCO_3^-/H_2CO_3 的比值维持正常。

3. 肾的调节作用 肾脏主要通过调节排酸或保碱的量来维持血液 HCO_3^- 的正常浓度，使 pH 相对恒定。由于正常人每天体内生成的酸性物质远远超过碱性物质，因此肾脏主要调节固定酸。

（1）近曲小管的泌氢保 HCO_3^- 作用：近曲小管的上皮细胞内含有碳酸酐酶（carbonic anhydrase，CA），能催化 H_2O 与 CO_2 结合生成 H_2CO_3，H_2CO_3 进一步解离出 H^+ 和 HCO_3^-。当肾小管腔原尿中钠浓度增高时，由于小管上皮细胞的管腔膜对 Na^+ 的通透性较高，Na^+ 以被动扩散的形式进入细胞内；但是进入细胞的 Na^+ 随即被细胞基膜侧的 Na^+ 泵泵出，并进入细胞间隙及血液，从而造成细胞内 Na^+ 的降低，使管腔液中的 Na^+ 不断进入细胞，等量的 HCO_3^- 和 Cl^- 也随之被重吸收。同时，细胞内 Na^+ 浓度的降低，还可促进管腔液中的 Na^+ 通过 H^+–Na^+ 交换方式主动重吸收，即管腔液中的 Na^+ 和细胞内的 H^+ 与管腔膜上的载体蛋白（称为逆向转运体或交换体）结合，以相反的方向通过细胞膜转运，使管腔液中的 Na^+ 进入细胞内，细胞内的 H^+ 进入管腔液中。进入管腔液中的 H^+ 与 HCO_3^- 结合成 H_2CO_3，进而分解为 CO_2 和 H_2O；CO_2 可弥散进入细胞内，与细胞内 H_2O 结合，在 CA 作用下生成 H_2CO_3；H_2CO_3 形成的 H^+ 又可通过交换体进入管腔液，而 HCO_3^- 则由基侧膜的 Na^+–HCO_3^- 载体被动重吸收到血循环。因此，H^+–Na^+ 交换也具有泌氢保 HCO_3^- 的作用（图 8-1）。

（2）远曲小管和集合管的泌氢保 HCO_3^- 作用：远曲小管和集合管的泌氢作用主要通过肾小管上皮细胞管腔膜上的 H^+–ATP 酶泵向管腔泌 H^+。细胞内的 CO_2 和 H_2O 在 CA 作用下生成 H_2CO_3，又解离成 HCO_3^- 和 H^+，后者经 H^+–ATP 酶泵转入管腔排泌，前者通过基侧膜回到血液（图 8-2）。

（3）肾脏排 NH_4^+：肾小管上皮细胞中的谷氨酰胺经谷氨酰胺酶水解产生 NH_3，由于 NH_3 是脂溶性的，可通过细胞膜向小管周围的细胞间隙或管腔液中自由扩散。扩散的方向和量取决于两种液体的 pH。通常管腔液的 pH 较低，NH_3 容易向管腔液中扩散，并与管腔液中的 H^+ 结合，使管腔液的 NH_3 浓度下降，以致在管腔膜两侧形成 NH_3 的

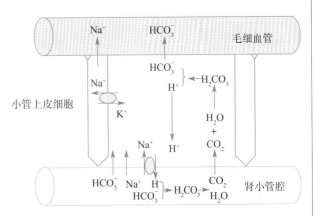

图 8-1 近曲小管泌氢保 HCO_3^- 模式图

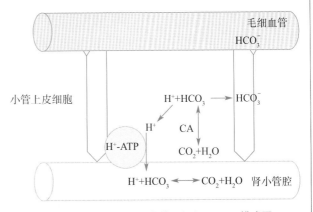

图 8-2 远曲小管、集合管泌氢保 HCO_3^- 模式图

浓度梯度，加速了 NH_3 向管腔液中扩散。而 NH_3 与 H^+ 结合形成 NH_4^+ 后，进一步与强酸盐的负离子结合成铵盐（例如与 NaCl 作用形成 NH_4Cl）随尿排出。而强酸盐解离后形成的正离子（例如与 Na^+）又可通过 H^+–Na^+ 交换等方式进入肾小管上皮细胞，与 HCO_3^- 一起被运回血液。因此肾脏分泌 NH_3 不仅通过铵盐形式排出固定酸，还促进了 HCO_3^- 的重吸收（图 8-3）。

（4）磷酸盐的酸化：血液 pH 在正常范围内时，血浆中 HPO_4^{2-} 与 $H_2PO_4^-$ 的比值为 4∶1。

近曲小管管腔液中磷酸盐的比值与血浆相同。远曲小管和集合管分泌 H^+ 到集合管管腔后，可将管腔滤液中的碱性 HPO_4^{2-} 变为酸性 $H_2PO_4^-$，随着尿液酸化，两者比值由原来的 4:1 变为 1:99。通过磷酸盐的酸化方式的排酸作用有限。因为尿液 pH 降到 5.0 时，几乎尿液中所有的磷酸盐都已转变为 $H_2PO_4^-$，再不能进一步发挥缓冲作用了。

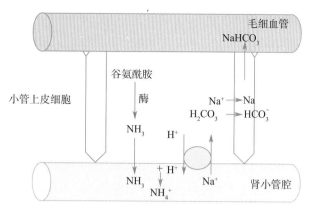

图 8-3 尿铵形成模式图

总之，肾对酸碱的调节主要是通过肾小管上皮细胞的活动来实现的。肾小管上皮细胞中的碳酸酐酶高效地催化 CO_2 和 H_2O 合成 H_2CO_3，由 H_2CO_3 生成的 HCO_3^- 被回收到血浆中，而 H^+ 则分泌到肾小管管腔液中，这是最主要的排酸保碱方式；近曲小管、集合管泌 NH_3 并与 H^+ 结合以 NH_4^+ 的形式排出，可调节尿中的酸度，有助于排 H^+ 保碱的功能；磷酸盐的酸化可以发挥缓冲作用，但是作用有限。

4. 细胞内外离子交换的调节作用 机体大量组织细胞内液也是酸碱平衡的缓冲池，细胞的缓冲作用主要是通过离子交换进行的。实验证明，将酸或碱加至细胞外液时，H^+、OH^-、HCO_3^- 等离子中约有一半进入细胞内，在细胞内被缓冲。当 H^+ 进入体液时，有一部分在细胞外液受到缓冲，一部分弥散至细胞内。由于 H^+ 带正电荷，可与细胞内 Na^+ 或 K^+ 进行离子交换，以维持电中性，这种调节可产生酸中毒时的高钾血症。当细胞外液 H^+ 浓度降低时，上述过程可以逆向进行。

以上四个调节因素在机体酸碱平衡的维持中密切相关，但各调节因素的作用时间和强度存在差异。血液化学缓冲系统作用快、持续时间短，继而肺的呼吸调节作用发挥较大的效能，细胞内外离子交换和肾的调节作用表现得较为缓慢和持久。

第二节 反映体内酸碱平衡变化的指标及其意义

1. 酸碱度（pH） pH 是 H^+ 浓度的负对数，是反映溶液内 H^+ 浓度的简明指标。血液的 pH 通常采用动脉血或动脉化毛细血管血来测定，正常值为 7.35~7.45。pH 小于 7.35 为酸中毒；大于 7.45 为碱中毒。pH 在正常范围内，可以表示酸碱平衡正常，也可表示处于代偿性酸、碱中毒阶段，或同时存在程度相近的混合性酸碱中毒，使 pH 变动相互抵消。血液的 pH 受血液缓冲对，特别是 HCO_3^-/H_2CO_3 的影响，由呼吸性因素和代谢性因素共同决定，pH7.40 时，HCO_3^-/H_2CO_3 比值为 20:1。比值变小时，pH 小于 7.40，发生了酸中毒；比值变大时，pH 大于 7.40，则发生了碱中毒。

2. 动脉血 CO_2 分压（$PaCO_2$） 是指以物理状态溶解于血浆中的 CO_2 分子所产生的张力，反映血浆中 H_2CO_3 的浓度。由于 CO_2 通过肺泡膜的弥散速率很快，动脉血 CO_2 分压（$PaCO_2$）

与肺泡气的 CO_2 分压（$PaCO_2$）基本相等，是反映酸碱平衡呼吸性因素的重要指标。正常 $PaCO_2$ 为 33~46mmHg，平均为 40mmHg。$PaCO_2$ 增高表示肺通气不足，有 CO_2 潴留，见于呼吸性酸中毒或代偿后的代谢性碱中毒。$PaCO_2$ 降低，表示肺通气过度、CO_2 排出过多，见于呼吸性碱中毒或代偿后的代谢性酸中毒。

3. 标准碳酸氢盐与实际碳酸氢盐　标准碳酸氢盐（standard bicarbonate，SB）是指全血在 37℃、Hb 氧饱和度为 100%，$PaCO_2$ 为 40 mmHg 气体平衡的标准条件下，测定的血浆 HCO_3^- 含量。此时，已排除了呼吸因素的影响，可作为判断代谢因素的指标，正常值为 22~27mmol/L，平均为 24mmol/L。SB 降低见于代谢性酸中毒，或代偿后的呼吸性碱中毒；增高见于代谢性碱中毒，或代偿后的呼吸性酸中毒。实际碳酸氢盐（actual bicarbonate，AB）是指隔绝空气的全血标本，在实际 $PaCO_2$ 和实际血氧饱和度条件下测得的血浆 HCO_3^- 的含量，是人体血浆中 HCO_3^- 的真实浓度，受呼吸和代谢两方面因素影响。AB 与 SB 的数值之间的差，反映了呼吸性因素对酸碱平衡影响的程度。正常人由于 $PaCO_2$ 和血氧饱和度与测定 SB 时的条件基本相同，AB = SB。如果 AB > SB，表明 $PaCO_2$ 大于正常，见于呼吸性酸中毒或代偿后的代谢性碱中毒；反之，AB < SB，则表明 $PaCO_2$ 小于正常，见于呼吸性碱中毒或代偿后的代谢性酸中毒。

4. 缓冲碱（buffer base，BB）　是指血液中全部具有缓冲作用的负离子碱质总和，包括血浆和红细胞中 HCO_3^-、Hb^-、HbO_2^-、Pr^- 和 HPO_4^{2-}。其中最主要为 HCO_3^-、Hb^-。正常值为 45~52mmol/L，平均值为 48mmol/L。BB 是反映代谢性因素的指标，$PaCO_2$ 升高或降低对其无明显影响。代谢性酸中毒时，BB 减少；代谢性碱中毒时，BB 增多。BB 中有相当一部分为血红蛋白和血浆蛋白，如果血中 HCO_3^- 含量正常而 BB 减少，表明血液中血红蛋白和血浆蛋白含量降低。

5. 碱剩余（base excess，BE）　是指全血标本在 37℃、Hb 的氧饱和度为 100%，用 $PaCO_2$ 为 40mmHg 的气体平衡后的标准条件下，用酸或碱滴定至 pH 7.40 时所需酸或碱的量（mmol/L）。正常时 BE 应趋近于零，其正常值为 0±3mmol/L。

BE 不受呼吸性因素影响，是反映代谢性因素的主要指标。代谢性碱中毒时，需用酸滴定，表明碱过剩，其正值增加；代谢性酸中毒时，需用碱滴定，表明碱缺失，其负值增加。BE 能比较真实地反映 BB 含量的变化，可提供更为直观的数据。

6. 阴离子间隙　血浆中阴、阳离子总量相等，以维持电荷平衡。主要阳离子为 Na^+，占全部阳离子的 90%，称可测定阳离子。主要阴离子为 Cl^- 和 HCO_3^-，占全部阴离子的 85%，称可测定阴离子。血浆中还有未测定阴离子（undetermined anion，UA）和未测定阳离子（undetermined cation，UC）。阴离子间隙（anion gap，AG）是指血浆中未测定阴离子和未测定阳离子的浓度差，即 AG = UA – UC。由于细胞外液阴阳离子总当量数相等，即：$UC+Na^+=UA+Cl^-+HCO_3^-$，移项后可得 $AG = [Na^+] – ([HCO_3^-]+[Cl^-])$，故 AG 可用血浆中常规可测定的阳离子（$Na^+$）与常规测定的阴离子（$Cl^-$ 和 HCO_3^-）的差值算出，正常值为 12±2mmol/L（图 8-4）。

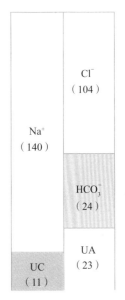

图 8-4　血浆阴离子间隙图解（单位 mEq/L）

AG 是反映血浆中乳酸、酮体、硫酸等固定酸含量的指标，AG 值升高表明体内有固定酸增高如磷酸盐和硫酸盐潴留，乳酸堆积，酮体过多等引起的代谢性酸中毒存在，而有些 AG 增高与代谢性酸中毒无关，如高渗性脱水。可以根据 AG 值正常或升高将代谢性酸中毒分为正常 AG 型代谢性酸中毒与高 AG 型代谢性酸中毒。AG 降低在诊断酸碱失衡方面意义不大，仅见于 UA 减少或 UC 增多，如低蛋白血症等。AG 值也有助于诊断混合型酸碱平衡紊乱。

第三节　单纯型酸碱平衡紊乱

当体内 H^+ 浓度（HCO_3^- / H_2CO_3）发生改变时，可出现酸碱平衡紊乱，发生酸中毒（acidosis）或碱中毒（alkalosis）。单纯型酸碱平衡紊乱分为四种类型：①代谢性酸中毒；②呼吸性酸中毒；③代谢性碱中毒；④呼吸性碱中毒。根据机体发挥代偿调节作用后，动脉血 pH 能否控制在正常范围，分为代偿性与失代偿性酸中毒或碱中毒。

一、代谢性酸中毒

代谢性酸中毒（metabolic acidosis）是以血浆中 HCO_3^- 原发性减少，导致 pH 呈降低趋势为特征的酸碱平衡紊乱。它是临床上最常见的酸碱失衡。

（一）原因和机制

1. 碱性物质丢失过多　在发生严重腹泻、胆瘘、胰瘘、小肠瘘或肠长期引流时，都能丧失大量碱性消化液而使 HCO_3^- 直接丢失过多。

2. 固定酸生成过多　①乳酸酸中毒（lactic acidosis）：各种原因引起机体缺氧时，糖酵解增强，乳酸不能进一步氧化而堆积，消耗 HCO_3^- 增加。临床常见于休克、心跳骤停、低氧血症、严重贫血、肺水肿、心力衰竭、CO 中毒等。此外，严重的肝脏疾患使乳酸利用障碍也可引起血浆乳酸过高。②酮症酸中毒（ketoacidosis）：糖尿病、饥饿或酒精中毒时，体内脂肪分解加速，过多酮体（β-羟丁酸、乙酰乙酸）堆积。

3. 肾排酸保碱功能降低　①尿毒症性酸中毒（uremic acidosis）：急、慢性肾功能不全时，体内磷酸、硫酸、乙酰乙酸、β-羟丁酸等固定酸排泄障碍而潴留体内；肾小管上皮细胞泌 H^+ 和重吸收 HCO_3^- 的功能也显著降低。②肾小管性酸中毒（renal tubular acidosis）：是一种少见的肾小管功能异常，以排 H^+ 和重吸收 HCO_3^- 障碍为特征。亦见于使用碳酸酐酶抑制剂，如乙酰唑胺（醋唑磺胺）可抑制肾小管上皮细胞分泌 H^+ 和重吸收 HCO_3^- 的功能。

4. 摄入过多的酸性药物　使用过多酸性药物如盐酸、乙酰水杨酸等，可消耗大量 HCO_3^- 造成酸中毒。

5. 稀释性酸血症　输入大量葡萄糖溶液或生理盐水后，血浆中 HCO_3^- 与 H_2CO_3 浓度同等程度下降，由于 H_2CO_3 可由细胞外液中原呈溶解状态的部分 CO_2 与输入的水迅速生成，而 HCO_3^- 需经肾脏的重吸收而恢复较慢，可出现一过性稀释性酸血症。

6. 高钾血症　各种原因引起的细胞外液 K^+ 增多时，K^+ 与细胞内 H^+ 交换，引起细胞外 H^+ 增加，导致代谢性酸中毒。这种酸中毒时，体内 H^+ 总量并未增加，H^+ 从细胞内逸出，造成细胞内 H^+ 下降，使细胞内呈碱中毒。同时，肾远曲小管由于小管上皮排 K^+ 增多，泌 H^+ 减少，引起 HCO$_3^-$ 重吸收减少，尿液呈碱性，引起反常性碱性尿。

（二）分类

根据阴离子间隙（AG）和血氯的变化，可将代谢性酸中毒分为两类，即 AG 正常型代谢性酸中毒与 AG 增高型代谢性酸中毒。

1. AG 正常型　代谢性酸中毒时，血浆 HCO$_3^-$ 降低，而同时伴血氯代偿性升高，则呈 AG 正常型代谢性酸中毒（图 8-5B）。常见于碱性物质丢失过多，肾脏排酸保碱功能降低，输入过多含氯酸性药物或碳酸酐酶抑制剂等原因造成的代谢性酸中毒。肾脏与肠道重吸收 Cl$^-$ 增加及血液浓缩都与血 Cl$^-$ 增高有关，故常称为 AG 正常型高血氯性代谢性酸中毒。

2. AG 增高型　是指除了含氯以外的任何固定酸的血浆浓度增大时的代谢性酸中毒。常见于体内固定酸生成过多，如乳酸酸中毒、酮症酸中毒，也可见于摄入过多不含氯盐的酸性药物如乙酰水杨酸、磷酸和硫酸在体内蓄积等原因造成的代谢性酸中毒。因固定酸的 H$^+$ 被 HCO$_3^-$ 缓冲，其酸根（乳酸根、H$_2$PO$_4^-$、SO$_4^{2-}$、水杨酸根）增高。这部分酸根均属未测定的阴离子（UA），因而 AG 增高，并不伴高氯血症（图 8-5C），故又称 AG 增高型正常血氯性代谢性酸中毒。

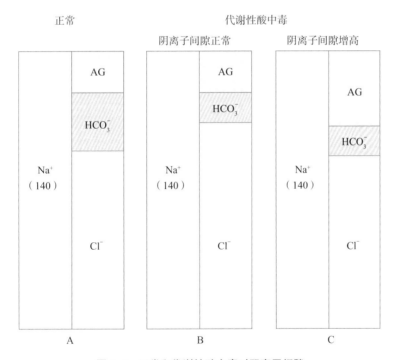

图 8-5　正常和代谢性酸中毒时阴离子间隙

（三）机体的代偿调节作用

1. 血液的缓冲及细胞内外离子交换的代偿调节　代谢性酸中毒时，血液中的 H$^+$ 浓度增高。首先通过血液中的缓冲体系进行调节，主要使血液中的 HCO$_3^-$ 因大量消耗而降低，反映代谢性因素的酸碱指标也发生改变。此后，细胞外液增高的部分 H$^+$ 可与细胞内的 K$^+$ 交换，导致细胞外液 K$^+$ 浓度增高，出现高钾血症。

2. 肺的代偿调节　血浆 H$^+$ 浓度增高，引起呼吸中枢兴奋，使呼吸运动增强，CO$_2$ 排出增多，血浆 H$_2$CO$_3$ 含量下降，使 HCO$_3^-$ / H$_2$CO$_3$ 比值趋于正常。

3. 肾的代偿调节　代谢性酸中毒时，肾小管上皮细胞中的碳酸酐酶和谷氨酰胺酶活性增强，加强泌 H^+ 和泌 NH_4^+，同时重吸收 HCO_3^- 增多，使 HCO_3^- 在细胞外液的浓度有所恢复。因此，一般酸中毒患者的尿液 pH 较低，HCO_3^- 含量减少。由于肾小管上皮细胞排 H^+ 增多，排 K^+ 减少，可引起血清 K^+ 浓度升高。

代谢性酸中毒时，通过上述代偿调节机制，在一定范围内可维持血浆 HCO_3^-/H_2CO_3（20/1）的正常比值，使血液 pH 正常，称为代偿性代谢性酸中毒。如机体代谢障碍继续加重，超过了机体的代偿能力，或因代谢障碍引起肺、肾功能不全时，血浆 HCO_3^-/H_2CO_3 的比值可发生改变（< 20/1）。当 pH 低于 7.35 时，称为失代偿性代谢性酸中毒。

代谢性酸中毒时，酸碱平衡指标的变化特点为：AB、SB、BB 均降低，BE 负值增大；代偿性 $PaCO_2$ 降低，AB< SB。失代偿时，血液 pH 降低。

（四）对机体的影响

1. 对中枢神经系统的影响　代谢性酸中毒患者常因中枢神经系统功能障碍而出现疲乏、感觉迟钝、意识障碍、嗜睡、昏迷等，最后可出现呼吸中枢和血管运动中枢麻痹而死亡。其发生机制为：酸中毒时，生物氧化酶活性受抑制、氧化磷酸化过程减弱，ATP 生成减少，导致脑组织能量供应不足；酸中毒使脑内谷氨酸脱羧酶活性增高，使抑制性神经递质 γ – 氨基丁酸生成增多。

2. 对心血管系统的影响　主要表现为心肌收缩力减弱，心输出量减少；血管紧张性降低；严重的代谢性酸中毒可引起室性心律失常、房室传导阻滞，甚至急性心力衰竭。酸中毒对心肌的影响是由于：

（1）心肌收缩力减弱：其机制可能是：①H^+ 可竞争性地抑制 Ca^{2+} 和肌钙蛋白的结合，抑制心肌的兴奋 – 收缩耦联；②H^+ 浓度升高，影响 Ca^{2+} 内流；③H^+ 浓度升高，影响心肌细胞肌浆网释放 Ca^{2+}。

（2）心律失常：酸中毒时常伴有血清 K^+ 浓度升高。重度高钾血症可导致严重的房室传导阻滞和心肌兴奋性消失，造成室性心律失常或心跳停止。

（3）血管系统对儿茶酚胺的反应性降低：酸中毒时，周围血管对儿茶酚胺的反应性降低，导致外周血管阻力减低，血管容量不断扩大，回心血量减少，血压下降。同时，心肌收缩无力、心排出量减少，均可引发周围循环衰竭。

3. 其他　慢性酸中毒还可引起骨质脱钙、高钾血症。

二、呼吸性酸中毒

呼吸性酸中毒（respiratory acidosis）是以血浆中 H_2CO_3（$PaCO_2$）原发性增高，导致 pH 呈降低趋势为特征的酸碱平衡紊乱。呼吸性酸中毒也是临床上较为常见的酸碱失衡。

（一）原因和机制

引起呼吸性酸中毒的主要原因是肺通气障碍而致 CO_2 排出受阻，较少见的是 CO_2 吸入过多。常见的原因有：

1. 呼吸中枢抑制　颅脑损伤、脑炎、脑血管意外、呼吸中枢抑制剂如吗啡、巴比妥类、某些麻醉剂、大量酒精等，均可抑制呼吸中枢，使呼吸减弱或停止。

2. 呼吸肌麻痹　急性脊髓灰质炎、多发性神经根炎、重症肌无力、有机磷中毒、重度低血钾等，均可使呼吸动力不足，导致肺泡通气受限，CO_2 排出减少。

3. 呼吸道和肺部疾病　如呼吸道机械梗阻、哮喘、慢性阻塞性肺病、肺气肿、肺纤维化、肺不张等。

4. 胸廓病变　如胸部创伤或手术、胸廓畸形、严重气胸、胸腔积液等。

5. 其他　房间通风不良、闭式吸入麻醉时通气量过少、过度肥胖、呼吸机使用不当等导致吸入气中 CO_2 浓度持续升高。

（二）机体的代偿调节

呼吸性酸中毒主要是由于呼吸功能障碍引起的，因此肺的代偿调节能力减弱甚至消失；也不能由血液中的碳酸氢盐缓冲系统（HCO_3^-/H_2CO_3）来缓冲调节这种挥发酸的增高。此时，机体主要是依靠血液中非碳酸氢盐缓冲系统（主要在细胞内）和肾的代偿调节功能。

1. 细胞内外离子交换和细胞内缓冲　这是急性呼吸性酸中毒的主要代偿方式。在急性 CO_2 潴留时，血浆 H_2CO_3 浓度上升，并解离为 H^+ 和 HCO_3^-，HCO_3^- 留在血浆中，有利于维持 HCO_3^- 与 H_2CO_3 的比值；H^+ 与细胞内的 K^+ 交换，H^+ 进入细胞内可被蛋白质缓冲。同时 CO_2 通过弥散迅速进入红细胞内，并在碳酸酐酶的催化下生成 H_2CO_3，而 H_2CO_3 又解离成 H^+ 和 HCO_3^-，H^+ 主要被血红蛋白和氧合血红蛋白缓冲，而 HCO_3^- 则进入血浆与 Cl^- 交换，又可使血浆中 HCO_3^- 浓度有所增加。

2. 肾的代偿调节　是慢性呼吸性酸中毒的主要代偿方式。肾的代偿调节作用需在数小时后显示作用，3~5 日方可发挥最大效能。随着血液中 $PaCO_2$ 增高及 H_2CO_3 浓度增加，可增强肾小管上皮细胞内碳酸酐酶和谷氨酰胺酶活性，肾小管上皮细胞的泌 H^+、泌 NH_4^+ 和重吸收 HCO_3^- 的能力明显增强，维持 HCO_3^-/H_2CO_3 的比值接近正常。

呼吸性酸中毒时，酸碱平衡测定指标变化特点为：$PaCO_2$ 升高，AB、SB、BB 均代偿性升高，BE 正值升高，AB>SB，血浆 Cl^- 浓度可降低。失代偿时，血液 pH 降低。

（三）对机体的影响

呼吸性酸中毒对机体的影响与代谢性酸中毒基本相似。但因肾的代偿调节作用较慢，急性呼吸性酸中毒容易出现失代偿和血液 pH 降低，对机体的影响往往比代谢性酸中毒严重。

1. 对中枢神经系统的影响　CO_2 容易通过血脑屏障，直接引起脑血管扩张和脑血流量增加，可出现多种精神、神经系统功能异常，早期可表现为头疼、不安、焦虑，进一步发展可出现震颤、精神错乱、嗜睡，甚至昏迷，临床称为肺性脑病（pulmonary encephalopathy）。肺性脑病的发生机制详见呼吸衰竭章。

2. 对心血管系统的影响　高浓度 CO_2 能刺激血管运动中枢，反射性引起血管收缩。肺动脉血管收缩时，产生肺动脉高压，加重右心负荷；但由于脑血管壁上无 α 受体，故 CO_2 潴留可引起脑血管的扩张。细胞外液中过多的 H^+ 进入细胞内，K^+ 则由细胞内外逸，发生高钾血症，可引起心肌收缩力减弱、心律失常。

三、代谢性碱中毒

代谢性碱中毒（metabolic alkalosis）是以血浆中 HCO_3^- 原发性增多，导致 pH 呈上升趋势为特征的酸碱平衡紊乱。

（一）原因和机制

1. H$^+$ 丢失过多　血浆 HCO$_3^-$ 原发性升高，主要见于 H$^+$ 丢失。H$^+$ 丢失主要通过以下两个途径：

（1）胃酸丢失过多：溃疡病引起幽门梗阻时，大量呕吐或胃减压引流，使富含 HCl 的胃液过量丢失，是代谢性碱中毒最常见的原因。胃液丢失导致代谢性碱中毒的机制有：胃液中 H$^+$ 丢失，使来自胃、肠和胰液的 HCO$_3^-$ 得不到中和而被吸收入血，造成血浆浓度升高；胃液中 Cl$^-$ 丢失，可引起低氯性碱中毒；胃液中 K$^+$ 丢失，可引起低钾性碱中毒；胃液大量丢失引起有效循环血量减少，继发醛固酮增多引起代谢性碱中毒。由于大量 H$^+$ 丧失，使血液中 H$^+$ 浓度减低，HCO$_3^-$ 浓度升高，引起代谢性碱中毒。

（2）经肾脏丢失过多：①应用利尿药：某些髓袢利尿剂（如速尿、利尿酸钠等），通过减少细胞外液容量特别是增加肾排 H$^+$，使 HCO$_3^-$ 大量重吸收引起碱中毒。利尿药排 H$^+$ 机制为抑制了髓袢升支对 Cl$^-$、Na$^+$、H$_2$O 的重吸收。此时远曲小管流速增加，由于冲洗作用，使肾小管内 H$^+$ 浓度急剧降低，促进了 H$^+$ 的排泌，引起低氯性碱中毒。②肾上腺皮质激素增多：主要见于盐皮质激素分泌过多的疾病，如原发性醛固酮增多症（肾上腺皮质肿瘤或增生）及由于有效循环血量不足导致的继发性醛固酮增多。醛固酮通过保 Na$^+$ 和排 K$^+$，促使 H$^+$ 排泌、水和 Na$^+$、HCO$_3^-$ 重吸收，引起低钾性代谢性碱中毒。此外，糖皮质激素也具有一定的盐皮质激素作用，其分泌过多的疾病如 Cushing 氏综合征，也可发生代谢性碱中毒。

2. HCO$_3^-$ 过量负荷　口服或输入碱性物质过多，超过肾的 HCO$_3^-$ 排出能力，可出现代谢性碱中毒。常见于溃疡病患者长期过量服用小苏打（NaHCO$_3$），或纠正代谢性酸中毒输入过量的 NaHCO$_3$ 后，特别是在并发肾功能不全时。

3. 低钾血症　可导致 H$^+$ 向细胞内流动而发生代谢性碱中毒。其机制为：①细胞内外 H$^+$ – K$^+$ 交换，引起细胞外碱中毒和细胞内酸中毒；②肾小管内 K$^+$ 浓度降低，H$^+$ – Na$^+$ 交换增强，NaHCO$_3$ 的重吸收增多。

4. 肝功能衰竭　鸟氨酸循环障碍，血氨升高（NH$_3$ 可中和 H$^+$），可导致代谢性碱中毒。

（二）机体的代偿调节作用

1. 血液缓冲和细胞内外离子交换的代偿调节　代谢性碱中毒时，H$^+$ 浓度降低、HCO$_3^-$ 浓度升高，HCO$_3^-$ 可被缓冲系统中的 H$_2$CO$_3$、HHbO$_2$、H$_2$PO$_4^-$ 等弱酸中和。碱中毒时由于细胞外液 H$^+$ 浓度降低，细胞内 H$^+$ 逸出补充，细胞外 K$^+$ 向细胞内移动，使碱中毒改善而伴有低钾血症。但这种缓冲能力较弱。

2. 肺的代偿调节　由于血浆内 HCO$_3^-$ 原发性增多和 H$^+$ 浓度降低，可抑制呼吸中枢，使呼吸变浅变慢，肺通气量和 CO$_2$ 排出量减少，使血中 PaCO$_2$ 及 H$_2$CO$_3$ 含量继发性增加，HCO$_3^-$/H$_2$CO$_3$ 的比值接近或恢复正常。随着 PaCO$_2$ 的增高，常伴有 PaO$_2$ 的降低，又可反过来兴奋呼吸中枢。PaCO$_2$ 代偿极限为 55mmHg，很少能达到完全的代偿。

3. 肾的代偿调节　由于体液 H$^+$ 浓度降低，使肾小管上皮内的碳酸酐酶和谷氨酰胺酶的活性降低，H$^+$ 和 NH$_3$ 生成减少，重吸收 HCO$_3^-$ 降低。HCO$_3^-$ 可直接由尿中排出，一般呈碱性尿。由于肾的代偿调节发挥作用较慢，常需 3~5 天方可达高峰，急性期不起主要作用，而是主要依靠肺的代偿调节作用。低钾血症性碱中毒时，由于肾小管上皮细胞出现 K$^+$ – Na$^+$ 交换减少，H$^+$ – Na$^+$ 交换增强，尿中 H$^+$ 排出增多后可出现反常性酸性尿。

通过上述机体的代偿调节作用，调整 HCO_3^-/H_2CO_3 的比值，可以使血液的 pH 维持在正常范围，称为代偿性代谢性碱中毒，患者常无明显症状。如果病因未能及时解除，病情继续加重，超过了机体的代偿能力，HCO_3^-/H_2CO_3 的正常比值不能维持，出现血液 pH 增高，称为失代偿性代谢性碱中毒，将对机体的代谢和功能产生严重影响。

代谢性碱中毒时，酸碱平衡测定指标的变化特点为：AB、SB、BB 均升高，BE 正值升高；因代偿性 $PaCO_2$ 升高，AB >SB。失代偿时血 pH 升高。

（三）对机体的影响

1. 中枢神经系统功能改变　血液 pH 升高，可引起谷氨酸脱羧酶的活性降低和 γ - 氨基丁酸转氨酶的活性增高，使 γ - 氨基丁酸分解加强而生成减少，对中枢神经系统的抑制作用减弱而引起兴奋现象。碱中毒时氧解离曲线左移，氧合血红蛋白不易释氧，造成组织细胞缺氧，脑组织对缺氧极为敏感，也可引起精神症状。病人可出现烦躁不安、精神错乱、谵妄，甚至昏迷。

2. 对神经肌肉的影响　血液 pH 升高，使血浆中游离 Ca^{2+} 减少，可引起神经肌肉应激性增高，表现为口周面部麻木、手足搐搦、惊厥等。

3. 低钾血症　代谢性碱中毒常伴有低钾血症。可引起神经肌肉应激性减退，出现肌无力、肠麻痹等表现，严重时可引起心律失常。

四、呼吸性碱中毒

呼吸性碱中毒（respiratory alkalosis）是以血浆中 H_2CO_3（$PaCO_2$）原发性降低，导致 pH 呈上升趋势为特征的酸碱平衡紊乱。

（一）原因和机制

任何原因引起的肺泡通气过度均可引起 $PaCO_2$ 和血浆 H_2CO_3 浓度迅速降低，HCO_3^- 浓度相对增高，产生呼吸性碱中毒。常见原因有：

1. 低氧血症　见于初入高原地区、胸廓和肺部疾患等。机体缺氧可反射性引起呼吸加深加快，导致 CO_2 排出过多、血浆 H_2CO_3 浓度降低。

2. 中枢神经系统疾患　如脑膜炎、颅脑损伤、脑肿瘤等，可刺激呼吸中枢，引起过度通气。

3. 某些药物中毒　如水杨酸可直接兴奋中枢化学感受器，使呼吸中枢兴奋性增强而出现过度通气。

4. 人工呼吸机使用不当　如通气量过高造成的过度通气。

（二）机体的代偿调节作用

1. 细胞内外离子交换和细胞内缓冲　是急性呼吸性碱中毒时的主要代偿调节方式。由于细胞内的 H^+ 与细胞外液中的 Na^+、K^+ 交换，逸出细胞外的 H^+ 与 HCO_3^- 结合形成 H_2CO_3，可使血浆 H_2CO_3 浓度回升，HCO_3^- 浓度下降。此外，细胞外液的 HCO_3^- 可与红细胞内的 Cl^- 交换，同时也有 CO_2 自红细胞进入血浆形成 H_2CO_3，均可使血浆 H_2CO_3 浓度有所回升。

2. 肾的代偿调节　肾脏的代偿调节作用较慢，仅对慢性呼吸性碱中毒有意义。主要是通过肾小管上皮细胞分泌 H^+ 和 NH_3 减少，增加 HCO_3^- 排出来实现，尿呈碱性。

呼吸性碱中毒时，酸碱平衡测定指标的变化特点为：急性呼吸性碱中毒常为失代偿性，pH

升高，$PaCO_2$ 降低，AB < SB，BB 与 BE 基本不变。慢性呼吸性碱中毒常为代偿性，血液 pH 可维持在正常范围，$PaCO_2$ 持续降低，AB、SB、BB、BE 呈负值，AB < SB。

（三）对机体的影响

慢性呼吸性碱中毒，通过机体的代偿调节，血液 pH 可维持在正常范围或接近正常，一般无明显症状。急性呼吸性碱中毒时，$PaCO_2$ 降低可引起脑血管收缩，使脑血流量减少，常出现头晕、头痛，以及一些兴奋表现如烦躁不安、感觉异常等。血浆游离钙减少、神经肌肉兴奋性增高，表现为四肢和口周感觉异常或抽搐。此外，呼吸性碱中毒时也可因细胞内外离子交换和肾脏排钾增加而发生低钾血症，以及因氧离曲线左移而发生的组织细胞缺氧。

各型酸碱平衡紊乱的变化特点见表 8-2。

表 8-2　各型酸碱平衡紊乱的变化特点

	pH	PaCO₂	SB	AB	BB	BE
代谢性酸中毒	↓	↓	↓	↓	↓	负值加大
呼吸性酸中毒	↓	↑	↑	↑	↑	正值加大
代谢性碱中毒	↑	↑	↑	↑	↑	正值加大
呼吸性碱中毒	↑	↓	↓	↓	↓	负值加大

第四节　混合型酸碱平衡紊乱

临床上，同一患者可同时出现两种或两种以上单纯型酸碱平衡紊乱，称为混合型酸碱平衡紊乱（mixed acid-base disturbances）。混合型酸碱平衡紊乱有多种不同的组合形式，现将临床常见形式简述如下。

一、呼吸性酸中毒合并代谢性酸中毒

1. 病因　①肺功能严重障碍时，体内既有 CO_2 潴留所致的呼吸性酸中毒，又有缺氧引起的代谢性酸中毒存在。②心跳骤停，如溺水、窒息、麻醉意外、CO 或药物中毒等可使心脏活动突然停止，产生严重缺氧和 CO_2 潴留。③多种疾患或多器官损害并存尿毒症，或糖尿病酮症酸中毒合并肺部疾病、严重低钾血症累及心肌及呼吸肌等。

2. 特点　反映呼吸性和代谢性因素的指标均朝酸性方向变化，血液 pH 显著下降，同时出现显示呼吸性因素的 $PaCO_2$ 升高，显示代谢性因素的 BE 负值增大。

二、呼吸性碱中毒合并代谢性碱中毒

1. 病因　①发热、剧痛、败血症或肝功能不全患者，呼吸中枢受刺激，可引起通气过度，产生呼吸性碱中毒；如伴有呕吐、胃液吸引或过多使用利尿剂，可出现代谢性碱中毒。②抢救病人输入大量库存血合并呼吸机使用不当时，因库存血中含有抗凝剂枸橼酸钠，大量输入后可代谢产生大量 $NaHCO_3$，出现代谢性碱中毒；使用呼吸机不当，可引起过度通气，产生呼吸性碱中毒。

2. 特点　反映呼吸性和代谢性因素的指标均朝碱性方向变化，血液 pH 明显增高。出现显示呼吸性因素的 $PaCO_2$ 降低，显示代谢性因素的 BE 正值增大。

三、呼吸性碱中毒合并代谢性酸中毒

1. 病因　①糖尿病酮症、尿毒症或休克时体内酸性物质增多，产生代谢性酸中毒；高热或通气过度时，排出 CO_2 过多，产生呼吸性碱中毒。②肝功能不全引起肾功能衰竭时，血氨升高，刺激呼吸中枢出现通气过度而产生呼吸性碱中毒，同时体内乳酸代谢障碍和少尿，可促进代谢性酸中毒产生。③水杨酸中毒时，可刺激呼吸中枢，产生典型的呼吸性碱中毒伴代谢性酸中毒。

2. 特点　反映代谢因素的 BE 负值增大；反映呼吸性因素的 $PaCO_2$ 降低，pH 多在正常范围。

四、呼吸性酸中毒合并代谢性碱中毒

慢性阻塞性肺部疾患发生高碳酸血症可引起呼吸性酸中毒，因心力衰竭接受大量利尿剂治疗后，可出现代谢性碱中毒。此时，血浆 pH 可以正常、轻度升高或降低，血浆 HCO_3^- 浓度和 $PaCO_2$ 显著升高。

五、代谢性酸中毒合并代谢性碱中毒

常见于肾功能衰竭患者因频繁呕吐而丢失大量酸性胃液，或剧烈呕吐伴有严重腹泻的患者。此型的特点是酸中毒和碱中毒均由代谢性因素引起。反映酸碱平衡的指标，可因酸中毒与碱中毒相互抵消的程度不同，表现为正常、增高或减少；一般可在正常范围内。

混合型酸碱平衡紊乱的分析判断较为复杂，需要注意的是：①不存在呼吸性酸中毒合并呼吸性碱中毒的类型，因为在同一机体内不可能同时发生 CO_2 过多和过少，即血浆中 H_2CO_3 过多或过少。②某些患者可发生三重性混合型酸碱平衡紊乱，这种形式只有两种，即呼吸性酸中毒或呼吸性碱中毒合并 AG 增高型代谢性酸中毒和代谢性碱中毒；③判断酸碱平衡紊乱单纯依赖某些检验指标是不可靠的，如 $PaCO_2>45mmHg$，表示体内有 CO_2 潴留，H_2CO_3 浓度增高，这可原发于呼吸性酸中毒或继发于代谢性碱中毒。又如 BE>3mmol/L，表示有碱过剩，可原发于代谢性碱中毒，又可作为呼吸性酸中毒的代偿表现。因此，必须在充分了解原发病的基础上，正确理解反映酸碱平衡各项指标的意义，综合分析后才可作出准确判断。

第九章 缺 氧

因组织和细胞氧供应减少，或不能充分利用氧而致代谢、功能和形态结构异常变化的病理过程称为缺氧（hypoxia）。

缺氧是临床上极为常见的病理过程，是多种疾病引起死亡的最重要原因。正常机体内氧的贮备大约1500mL，成人安静状态下耗氧量约为250mL/min。因此，患者一旦呼吸、心跳停止，数分钟内就可能死于缺氧。

第一节 常用血氧指标及其意义

氧在体内主要由血液携带和血液循环运输，与此有关的血气检测指标称为血氧指标。临床上常用以反映组织供氧和耗氧量变化的血氧指标如下：

1. 血氧分压（partial pressure of oxygen） 指物理状态下，溶解于血液中的氧所产生的张力。正常成人动脉血氧分压（arterial partial pressure of oxygen，PaO_2）为100mmHg，主要取决于吸入气体的氧分压和肺的外呼吸功能；静脉血氧分压（venous partial pressure of oxygen，PvO_2）为40mmHg，主要取决于组织摄取氧和利用氧的能力，可反映内呼吸状况。

2. 血氧容量（oxygen binding capacity） 指100mL血液中血红蛋白（Hb）被氧充分饱和时的最大结合氧量。血氧容量正常值约为20mL/dL，取决于血液中血红蛋白的质（与氧结合的能力）和量，血氧容量的高低可反映血液携带氧的能力。

3. 血氧含量（oxygen content in blood） 指100mL血液中实际的带氧量，包括血红蛋白实际结合的氧和溶解在血浆中的氧，主要决于血氧分压和血氧容量。正常动脉血氧含量（CaO_2）约为19mL/dL，静脉血氧含量（CvO_2）约为14mL/dL。

4. 血氧饱和度（oxygen saturation of hemoglobin） 指血红蛋白与氧结合的百分数。正常动脉血氧饱和度（SaO_2）约为95%，静脉血氧饱和度（SvO_2）约为70%。血氧饱和度主要取决于血氧分压，用下列公式表示：SO_2=（血氧含量 - 溶解的氧量）/ 血氧容量 ×100%。

5. 氧合血红蛋白解离曲线 表示氧分压与血氧饱和度之间的关系曲线，大致呈S形，具有重要的生理意义。氧解离曲线是反映Hb与O_2亲和力的指标。当红细胞内2,3-二磷酸甘油酸（2,3-DPG）增多、酸中毒、二氧化碳（CO_2）增多及血液温度升高时，可使Hb与O_2的亲和力降低，以致在相同氧分压下血氧饱和度降低，氧解离曲线右移；反之则左移（图9-1）。

6. 动-静脉血氧含量差（the difference between CaO_2 and CvO_2） 指动脉血与静脉血的氧含量差，正常值约为5mL/dL。反映组织细胞对氧的消耗量，其变化取决于组织从单位容积血液内摄氧的多少。

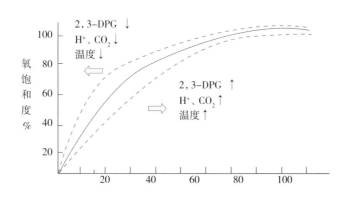

图 9-1　氧合血红蛋白解离曲线及其影响因素

第二节　缺氧的类型、原因和发病机制

氧从空气中被吸入肺，并弥散入血，再与 Hb 结合，由血液循环输送到全身，最后被组织细胞摄取利用，在此过程中任何一个环节发生障碍均可引起缺氧。根据缺氧的原因和血氧变化特点，一般将缺氧分为四种类型。

一、低张性缺氧

低张性缺氧（hypotonic hypoxia）是指由于氧进入血液不足，使动脉血氧分压降低，供应组织的氧减少而引起的缺氧，又称为乏氧性缺氧（hypoxic hypoxia）。

1. 原因与机制

（1）吸入气氧分压过低：多发生于海拔 3000m 以上的高原或高空，通风不良的矿井、坑道等，因吸入气中的氧分压过低，进入肺泡进行气体交换的氧不足，使弥散入血的氧减少，导致组织供应氧不足引起缺氧，故又称为大气性缺氧（atmospheric hypoxia）。

（2）外呼吸功能障碍：多见于呼吸道狭窄或阻塞、胸腔疾病、肺部疾病等，由于肺的通气或换气功能障碍所致，又称为呼吸性缺氧（respiratory hypoxia）。

（3）静脉血分流入动脉血：见于右向左分流的某些先天性心脏病，如法洛四联症、心室间隔或心房间隔缺损同时伴有肺动脉高压，因右心的静脉血未经氧合就直接掺入左心，使动脉血氧分压降低。

2. 血氧变化的特点　由于血液的氧量减少，导致动脉血氧分压降低，这是低张性缺氧的主要特征。当 PaO_2 在 60mmHg 以上时，由于氧离曲线比较平坦，血氧含量及血氧饱和度变化不明显；当 PaO_2 降至 60mmHg 以下时，血氧含量、血氧饱和度均降低。血氧容量一般正常，但慢性缺氧者可因红细胞和血红蛋白代偿性增多，导致血氧容量增高。由于动脉血氧分压降低，使等量血液弥散给组织利用的氧量减少，因此动 - 静脉血氧含量差减小；慢性缺氧时组织利用氧的能力代偿性增强，动 - 静脉血氧含量差可无显著变化。低张性缺氧时，动、静脉血中氧合血红蛋白浓度均降低，脱氧血红蛋白浓度则增加，当其增加到 5g/dL 以上时（正常毛细血管内脱氧血红蛋白浓度约为 2.6g/dL），可使皮肤、黏膜呈青紫色，称为发绀（cyanosis）。

二、血液性缺氧

血液性缺氧（hemic hypoxia）是指由于血红蛋白数量减少或性质改变，使血液携带氧的能力降低，或 Hb 结合的氧不易释出所引起的组织缺氧，其动脉血氧含量降低而血氧分压正常，故又称等张性缺氧（isotonic hypoxemia）。

1. 原因与机制

（1）贫血：各种原因引起的严重贫血，由于单位容积血液内红细胞和 Hb 数量减少，血液携氧减少而导致的缺氧，又称为贫血性缺氧（anemic hypoxia）。

（2）一氧化碳（CO）中毒：CO 可与 Hb 结合形成碳氧血红蛋白（HbCO），且 CO 与 Hb 的亲和力是 O_2 与 Hb 亲和力的 210 倍，当吸入气中有 0.1% 的 CO 时，血液中约有 50% 的 Hb 与 CO 结合形成 HbCO 而失去携氧能力。同时，CO 还能抑制红细胞内糖酵解，使 2,3-DPG 生成减少，氧解离曲线左移，导致氧合血红蛋白不易释放 O_2，从而进一步加重组织缺氧。

（3）高铁血红蛋白血症：亚硝酸盐、过氯酸盐、非那西汀、奎宁、磺胺类等氧化剂中毒时，可使 Hb 中的 Fe^{2+} 氧化成 Fe^{3+}，形成高铁血红蛋白（$HbFe^{3+}OH$），也称变性血红蛋白或羟化血红蛋白。$HbFe^{3+}OH$ 中的 Fe^{3+} 因与羟基牢固结合而丧失携氧能力，并可导致氧解离曲线左移，使组织缺氧。在生理状态下，$HbFe^{3+}OH$ 含量占血红蛋白总量的 1%~2%。当 $HbFe^{3+}OH$ 超过血红蛋白总量的 10% 时，可致轻度缺氧；超过血红蛋白总量的 30% 时，可致严重缺氧，出现精神恍惚、头痛、呼吸急促和意识不清等症状。食用大量含硝酸盐的腌菜或变质蔬菜时，经肠道细菌将硝酸盐还原为亚硝酸盐，吸收后导致高铁血红蛋白血症，称为肠源性发绀（enterogenous cyanosis）。临床上可采用维生素 C、维生素 E、亚甲蓝、还原型谷胱甘肽等还原剂进行治疗，其原理为将高铁血红蛋白中的 Fe^{3+} 还原为 Fe^{2+}，恢复血红蛋白的携氧能力。

（4）血红蛋白与氧的亲和力异常增强：输入大量库存血时，由于库存血中红细胞的 2,3-DPG 含量低，可使氧合血红蛋白解离曲线左移；输入大量碱性液体，血液 pH 升高也可使 Hb 与 O_2 的亲和力增强。

2. 血氧变化的特点　血液性缺氧时，由于外呼吸功能正常，故动脉血氧分压正常，进而血氧饱和度也正常。由于组织摄氧量减少或 Hb 与 O_2 亲和力增强导致氧气不易释出，使动 - 静脉血氧含量差小于正常。

贫血患者由于血液中 Hb 数量减少，故动脉血氧含量及血氧容量均降低。一氧化碳中毒时，血液中部分 Hb 与 CO 结合形成 HbCO，失去携氧能力，使与氧结合的 Hb 量减少，动脉血氧含量降低；由于 Hb 总量没有改变，测得的血氧容量则可正常。值得注意的是，Hb 与 O_2 亲和力增强引起的血液性缺氧，其动脉血氧含量及血氧容量可不降低，甚至有的还可高于正常。

血液性缺氧时，患者因其脱氧血红蛋白浓度达不到 5g/dL，一般无发绀表现。严重贫血的患者面色苍白；一氧化碳中毒时，因 HbCO 的颜色鲜红，故患者的皮肤、黏膜呈樱桃红色；高铁血红蛋白血症时，$HbFe^{3+}OH$ 呈棕褐色，故患者的皮肤、黏膜可出现咖啡色或青石板色。当 Hb 与 O_2 亲和力异常增高时，皮肤、黏膜可呈鲜红色。

三、循环性缺氧

循环性缺氧（circulatory hypoxia）是指由于血液循环障碍，组织血流量减少引起的组织供氧不足，又称低动力性缺氧（hypokinetic hypoxia）。

1. 原因与机制

（1）全身性血液循环障碍：主要见于心力衰竭、休克等，由于心输出量减少，导致全身各器官组织供血不足，从而引起缺氧。缺氧严重的患者，可因心、脑、肾等重要器官功能衰竭而死亡。

（2）局部性血液循环障碍：主要见于心、脑血管的病变，如动脉硬化、脉管炎、动脉血栓形成和血管痉挛等致动脉狭窄或阻塞，引起所支配的局部器官和组织缺血；静脉栓塞或静脉炎引起某支静脉回流障碍，造成局部组织淤血。由于局部组织缺血或淤血，单位时间内流过毛细血管的血量减少，故弥散到组织、细胞的氧量减少，导致组织缺氧。局部血液循环障碍的后果取决于发生部位，心肌梗死和脑血管意外是最常见的致死原因。

2. 血氧变化特点 循环性缺氧时，动脉血氧分压、血氧容量、血氧含量和血氧饱和度均正常。由于血流缓慢，血液流经毛细血管的时间延长，从单位容量血液中弥散给组织的氧量相对较多，静脉血氧含量降低，致使动 – 静脉血氧含量差增大；同时可使毛细血管中脱氧 Hb 增多，当脱氧 Hb 超过 5g/dL 时，则出现发绀。失血性休克时，因大量血液丢失，皮肤可苍白。

全身性循环功能障碍累及肺，如左心衰竭引起肺水肿，或休克引起急性呼吸窘迫综合征时，可合并呼吸性缺氧，使动脉血氧分压、血氧含量和血氧饱和度降低。

四、组织性缺氧

组织性缺氧（histogenous hypoxia）是指各种原因引起细胞生物氧化障碍，使组织、细胞利用氧的能力降低而引起的缺氧。

1. 原因与机制

（1）组织中毒：氰化物、硫化物、砒霜、磷等毒物可引起组织中毒性缺氧。最典型的是氰化物中毒，如 HCN、KCN、NaCN 等可通过消化道、呼吸道或皮肤进入组织细胞内，其氰基迅速与氧化型细胞色素氧化酶的 Fe^{3+} 结合为氰化高铁细胞色素氧化酶，阻碍其还原成 Fe^{2+} 的还原型细胞色素氧化酶，导致呼吸链中断，细胞利用氧障碍。仅 0.06gHCN 即可致人死亡。

（2）线粒体损伤：严重缺氧、钙超载、大剂量放射线照射、高压氧、细菌毒素等可以抑制细胞内线粒体的呼吸功能或造成线粒体结构损伤，而致细胞生物氧化障碍。

（3）维生素缺乏：某些维生素如维生素 B_1、维生素 B_2、泛酸、尼克酰胺等是呼吸链中许多脱氢酶的辅酶成分，当其严重缺乏时，可抑制细胞生物氧化而致氧利用障碍。

2. 血氧变化的特点 组织性缺氧时，动脉血氧分压、血氧含量、血氧容量和血氧饱和度均正常。因细胞生物氧化功能障碍，不能充分利用氧，静脉血氧分压和血氧含量高于正常，动 – 静脉血氧含量差减小。由于组织细胞利用氧障碍，耗氧量减少，毛细血管内氧合血红蛋白量高于正常，使患者皮肤、黏膜呈现玫瑰红色。

虽然缺氧可分为以上四种类型，但临床所见缺氧往往是两种或两种以上同时并存或相继发生的混合性缺氧，如感染性休克时主要是循环性缺氧，但毒素造成细胞损伤可导致组织性缺氧，若并发休克肺又可伴低张性缺氧。各型缺氧血氧变化的特点见表 9-1。

表 9-1　各型缺氧血氧变化的特点

缺氧类型	动脉血氧分压	血氧容量	动脉血氧含量	动脉血氧饱和度	动-静脉氧含量差
低张性缺氧	↓	N 或↑	↓	↓	↓或 N
血液性缺氧	N	↓	↓	N	↓
循环性缺氧	N	N	N	N	↑
组织性缺氧	N	N	N	N	↓

注：↓降低，↑升高，N 正常

第三节　缺氧时机体的功能和代谢变化

缺氧时机体的功能和代谢变化，包括机体对缺氧的代偿性反应和由缺氧引起的代谢、功能障碍。不同类型的缺氧对机体的影响既具有相似之处，又各具特点。现以低张性缺氧为例说明缺氧对机体的影响。

一、呼吸系统的变化

1. 代偿性反应　当 PaO_2 降至 60mmHg 以下时，呼吸系统代偿反应主要表现为呼吸加深加快、呼吸运动增强，其发生与以下因素有关。①动脉血氧分压降低，刺激颈动脉体和主动脉体的外周化学感受器，反射性地引起呼吸中枢兴奋，使呼吸运动增强，呼吸加深加快。深而快的呼吸可增加每分钟肺泡通气量，使肺泡气氧分压升高，有利于氧弥散入血，使动脉血氧分压升高。②缺氧伴 $PaCO_2$ 增高时，可刺激外周和中枢化学感受器，引起呼吸加深加快，肺泡通气量增加，有利于 CO_2 排出。但过度通气可降低 $PaCO_2$，减少 CO_2 对化学感受器的刺激，限制肺通气量的增加。③胸廓呼吸运动的增强，使胸腔内负压增大，可促进静脉回流，增加回心血量、心输出量和肺血流量，有利于氧的摄取和运输。

2. 损伤性变化　严重缺氧时，当 PaO_2 低于 30mmHg 时，可直接抑制呼吸中枢，使呼吸运动减弱，肺通气量减少，出现周期性呼吸、潮式呼吸或间停呼吸，最后因呼吸中枢麻痹导致中枢性呼吸衰竭。

急性低张性缺氧可引起肺水肿。如快速进入 4000m 以上的高原时，可在 1~4 天内发生高原性肺水肿（急性肺水肿），表现为头痛、胸闷、呼吸困难、咳嗽、咳血性泡沫痰、肺部湿性啰音、皮肤黏膜发绀等，严重者甚至神志不清。高原性肺水肿的发病机制尚不清楚，其可能机制有：①缺氧时肺血管收缩强度不一，肺血流分布不均，在肺血管收缩较轻或不发生收缩部位的血流增加，流体静压增高，引起肺水肿。②缺氧引起交感神经兴奋、外周血管收缩、回心血量增加，使肺血流量增多，液体易渗出；加上缺氧性肺血管收缩反应使肺血流阻力增加，导致肺动脉高压，引起压力性肺水肿。③缺氧可使肺内微血管内皮细胞受损，血管壁通透性增加，在肺水肿形成中也起一定作用。肺水肿一旦形成，可引起氧的弥散障碍，使 PaO_2 进一步下降。

二、循环系统的变化

1. 代偿性反应　低张性缺氧引起循环系统的代偿反应主要是心输出量增加、血流重新分布、肺血管收缩和毛细血管增生。

（1）心输出量增加：可提高全身组织的供氧量，对急性缺氧有一定的代偿意义，其发生机制主要是：①心率加快，心肌收缩性增强：缺氧时 PO_2 降低引起胸廓运动增强，刺激肺牵张感受器抑制心迷走神经，从而使交感神经兴奋，分泌儿茶酚胺增多，作用于心肌细胞膜的 β-肾上腺素受体，使心率加快、心肌收缩力增强、心输出量增加。②静脉回心血量增加：缺氧可使呼吸加深加快，胸腔内负压增大和心脏活动增强，从而导致静脉回心血量增多，心输出量增加。

（2）血流重新分布：缺氧时因交感神经兴奋，可引起皮肤、骨骼肌和内脏的小血管收缩，血液供应减少；而缺氧组织产生的代谢产物（如乳酸、腺苷、PGI_2 等）使心、脑血管扩张、血流量增加。这种全身性血流分布的改变，优先保证了心、脑重要器官的供血供氧量，具有重要的代偿意义。

（3）肺血管收缩：缺氧时肺泡氧分压降低，局部肺小动脉收缩，使缺氧的肺泡血流量减少。这种肺血管的收缩反应有利于维持肺泡通气与血流适当的比例，使流经这部分肺泡的血液仍能获得较充分的氧，可维持较高的 PaO_2。

（4）毛细血管增生：长期慢性缺氧可促使缺氧组织内毛细血管增生，尤其是脑、心和骨骼肌的毛细血管增生显著。毛细血管密度提高可增加氧弥散面积，缩短氧的弥散距离，增加组织细胞的供氧量。

2. 损伤性变化 严重缺氧可引起循环系统障碍，导致心脏的形态结构发生改变，发生高原性心脏病、肺源性心脏病、贫血性心脏病等，进而导致心力衰竭。缺氧所致循环障碍的机制与下列因素有关：

（1）肺动脉高压：肺动脉高压使右心后负荷增加，导致右心室肥大、肺源性心脏病，甚至心力衰竭。引起肺动脉高压的机制是：①慢性缺氧可引起缩血管物质增多，交感神经兴奋，使肺小动脉持续收缩，增加肺循环阻力，导致肺动脉高压。②长期缺氧可选择抑制肺动脉平滑肌电压依赖性钾通道（Kv）α亚单位 mRNA 和蛋白质的表达，促进血管平滑肌去极化，增加钙内流，导致肺血管收缩和重塑，其重塑表现为血管平滑肌细胞和成纤维细胞肥大、增生，胶原纤维沉积，使血管壁增厚变硬，形成持续性肺动脉高压。③NO 和 PGI_2 在肺的扩血管作用上至少部分是经由增强 KCa（Ca^{2+} 激活型钾通道）和 Kv 的开放，促进 K^+ 外流，减少 Ca^{2+} 内流实现的。内皮素等可抑制 K^+ 外流，促进 Ca^{2+} 内流，加重肺血管收缩和管壁硬化（图9-2）。

（2）心肌舒缩功能降低：严重缺氧可损伤心肌的收缩和舒张功能，以及同时存在的肺动脉高压，导致右心衰竭。缺氧使心肌 ATP 生成减少，能量供应不足，可使心肌细胞膜和

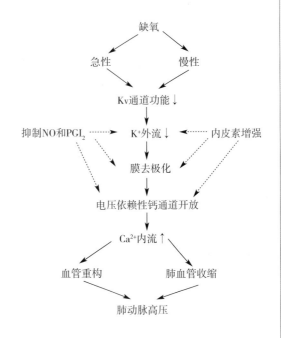

图 9-2　缺氧性肺动脉高压发生机制

肌浆网钙转运功能障碍和分布异常。慢性缺氧时，代偿性增多的红细胞使血液黏滞度加大，心肌射血阻力增大。严重的心肌缺氧可造成心肌收缩蛋白破坏，心肌挛缩或断裂，使心肌舒缩功能降低。

（3）心率失常：严重缺氧时，PaO_2 降低刺激颈动脉体化学感受器，反射性地兴奋迷走神经，导致窦性心动过缓；缺氧可使心肌细胞内 K^+ 减少、Na^+ 增加，使静息膜电位降低、心肌兴奋性及自律性增高和传导性降低，可引起异位心律和传导阻滞。

（4）静脉回流减少：严重缺氧时，可抑制呼吸中枢，使胸廓运动减弱，导致静脉回流减少。长期缺氧，体内产生大量乳酸、腺苷等代谢产物，使末梢血管扩张，血液淤滞于外周血管，引起回心血量和心输出量减少，造成组织供血供氧减少。

三、血液系统的变化

1. 代偿性反应

（1）红细胞增多：急性缺氧时，交感神经兴奋，使肝、脾等储血器官血管收缩，储存血进入有效循环，增加血液红细胞数和血红蛋白量。慢性缺氧时，红细胞增多主要是骨髓造血功能代偿性增强所致。低氧血流经肾脏能刺激肾脏近球细胞产生并释放促红细胞生成素，使骨髓加速红细胞成熟和释放。红细胞增多可增加血液的氧容量和氧含量，从而增加组织的供氧量。

（2）红细胞内 2,3-DPG 增多：缺氧时，红细胞内 2,3-DPG 生成增多，氧解离曲线右移，使氧与血红蛋白的亲和力降低，促进氧合血红蛋白解离，使血液向组织中释放较多的氧，供组织细胞利用。

2. 损伤性变化

血液中红细胞过度增加，可引起血液黏滞度增高，血流阻力增大，心脏后负荷增加，这是缺氧引起心力衰竭的重要原因之一。在严重缺氧时，红细胞内 2,3-DPG 过度增加可妨碍血液流经肺部时 Hb 与氧结合，使动脉血氧含量及血氧饱和度明显下降，组织供氧量严重不足。

四、中枢神经系统的变化

脑重仅为体重的 2% 左右，其血流量约占心输出量的 15%，耗氧量约为机体总耗氧量的 23%。脑组织的能量来源主要依靠葡萄糖的有氧氧化，但脑内葡萄糖和氧的贮备量较少，其代谢率又高，一旦血流完全阻断，数分钟内脑细胞可发生不可逆性损害，因此脑对缺氧最敏感，特别是大脑灰质。正常脑静脉血氧分压约为 34mmHg，当降至 28mmHg 以下可出现精神错乱；降至 19mmHg 以下时可出现意识丧失；低至 12mmHg 时可危及生命。严重缺氧时脑组织可出现形态学变化，表现为脑细胞变性、坏死及脑水肿。

缺氧可直接损伤中枢神经系统的功能。急性缺氧可出现情绪激动、头痛、运动不协调、思维力、记忆力及判断力降低、定向力障碍，严重时可有躁动、惊厥、意识障碍或昏迷，甚至死亡。慢性缺氧时神经精神症状比较缓和，易出现疲劳、嗜睡、注意力不集中及精神抑郁等症状。

缺氧致中枢神经系统功能障碍与脑水肿及脑细胞损伤密切相关，其机制是：①缺氧可直接扩张脑血管，增加脑血流量和毛细血管内压，组织液生成增多；②缺氧可致能量代谢障碍，ATP 生成减少，脑细胞膜 Na^+-K^+ 泵功能障碍，细胞内水钠潴留；③缺氧引起酸中毒，增加毛细血管壁通透性，造成间质脑水肿；④脑充血水肿使颅内压升高，又可压迫脑血管加重脑缺血缺氧，形成恶性循环。另外，神经细胞膜电位的降低、神经递质合成减少、细胞内游离 Ca^{2+} 增多、溶酶体酶的释放等，也可导致神经系统的功能障碍。

五、组织细胞的变化

1. 代偿性反应 在供氧不足时，组织细胞可通过增强糖酵解和氧的利用能力以获取生命活动所需的能量。

（1）细胞利用氧的能力增强：慢性缺氧时，细胞内线粒体数目增多，膜表面积增大，生物氧化相关酶如琥珀酸脱氢酶、细胞色素氧化酶等含量增加并活性增强，使细胞的内呼吸功能增强，提高了组织利用氧的能力。

（2）无氧酵解增强：缺氧时，ATP 生成减少，使 ATP/ADP 比值下降，以致糖酵解限速酶、磷酸果糖激酶活性增强，促使糖酵解过程加强，在一定程度上可补偿能量的不足。

（3）肌红蛋白增加：慢性缺氧可使肌肉中肌红蛋白含量增加。由于肌红蛋白在体内的总量较多，肌红蛋白与 O_2 的亲和力大于 Hb，可比红细胞摄取更多的 O_2，是机体的重要储氧库。当氧分压明显降低时，肌红蛋白可释放出大量的 O_2 供细胞利用。另外，肌红蛋白增多还可加快 O_2 在组织中的弥散。

2. 损伤性变化

（1）细胞膜的变化：缺氧时，ATP 生成不足，Na^+–K^+ 泵运转障碍以及自由基作用使细胞膜对离子的通透性增高，导致离子顺浓度差穿过细胞膜，其结果是：①Na^+ 内流使细胞内 Na^+ 浓度增加，导致细胞水肿。②K^+ 外流使细胞内缺 K^+，导致细胞合成代谢障碍；同时 K^+ 外流使血钾浓度升高。③Ca^{2+} 内流使胞浆 Ca^{2+} 浓度增高，可抑制线粒体的功能，激活磷脂酶，使膜磷脂分解，引起细胞膜和细胞质膜的损伤；同时可激活 Ca^{2+} 依赖性激酶，促进自由基生成，加重细胞损伤。

（2）线粒体的变化：缺氧首先影响线粒体外的氧利用，使神经递质的生成和生物转化过程降低；当线粒体部位的氧分压降至临界点（1mmHg）时，线粒体的呼吸功能降低，使 ATP 产生减少。严重时可出现线粒体肿胀、嵴断裂或崩解、外膜破碎和基质外溢等结构损伤。

（3）溶酶体的变化：缺氧时，细胞内酸中毒和钙超载可激活磷脂酶，使溶酶体膜磷脂被分解，膜通透性增高，溶酶体肿胀、破裂，大量溶酶体酶释出，导致细胞及其周围组织的溶解、坏死。

（4）氧自由基的生成增加：缺氧引起氧自由基生成增多，可触发细胞凋亡，也参与细胞的损伤机制。

第四节 影响机体对缺氧耐受性的因素

机体对缺氧的耐受性除与缺氧的原因、程度、发生速度和持续时间有关外，还受年龄、机体代偿适应能力和代谢状态等多种因素的影响。

1. 年龄 不同年龄对缺氧的耐受性有很大差别。老年人对缺氧的耐受性一般较差，因全身血管逐渐硬化，血管阻力增加，血流速度变慢；同时由于肺组织纤维化和老年性肺气肿，使肺泡通气量减少，以致对缺氧耐受性较低，缺氧引起的损伤也更严重。

2. 机体的代谢和功能状态　当机体代谢率增高或耗氧量增大时，对缺氧的耐受性低。中枢神经系统是耗氧最多的系统，当其兴奋性增强时，如发怒、悲痛、思虑过度等都将使耗氧量显著增加；一些疾病如甲状腺功能亢进、发热、恶性肿瘤等均可使机体代谢率增高，耗氧量增加；健康人在寒冷、运动、过度疲劳时代谢率也增高，使机体耗氧量增多，从而降低对缺氧的耐受性。反之，体温降低、神经系统抑制等能降低耗氧量而对缺氧耐受性升高，故心脏外科采用低温麻醉以延长手术所必需的阻断血流时间。

3. 机体的代偿适应能力　机体对缺氧的代偿有显著的个体差异。心、肺疾病及血液病患者，对缺氧的耐受性低。机体对缺氧的代偿能力可以通过锻炼得到提高，长期参加体力劳动和体育锻炼可使心肺功能增强，向组织供血供氧能力加强，氧化酶活性增高，细胞利用氧的能力提高，增强机体对缺氧的耐受性。

第十章 发 热

人和其他哺乳动物可通过调控产热和散热之间的平衡，保持体温的相对恒定，以适应正常生命活动的需要。目前，体温的中枢调节主要通过"调定点"（set point）学说进行论述和解释。该学说认为调定点是体温调节的参考信号值，当核心温度偏离体温调定点时，体温调节中枢通过调控产热过程和散热过程使体温与调定点相适应。正常成人体温（核心温度）一般维持在 37℃ 左右，其深部体温较浅部或体表稍高。腋窝：36.0℃~37.4℃，口腔：36.7℃~37.7℃，直肠：36.9℃~37.9℃。正常人体体温可呈周期性波动，但昼夜波动不超过 1℃。

体温升高分为生理性和病理性体温升高两大类。生理性体温升高是指在某些生理情况下出现的体温升高（如剧烈运动、月经前期及部分应激状态等），属于生理性反应，随着该过程的结束体温可恢复正常，对机体无损害，也无需治疗。病理性体温升高包括发热（fever）和过热（hyperthermia）两种情况（图 10-1）。

发热是指在致热原作用下，体温调节中枢调定点上移而引起的调节性体温升高，并超过正常值 0.5℃。发热时体温调节功能正常，其特征是体温调定点上移，体温在高水平上波动。发热不是独立的疾病，而是多种疾病的重要病理过程和临床表现，常常是疾病的重要信号。在疾病过程中，体温变化往往可以反映病情变化，体温变化曲线对判断病情、评价疗效和估计预后均具有重要的参考价值。

过热是由于各种原因导致体温调节障碍而引起的一种被动性体温升高。过热属于非调节性体温升高，其调定点水平未发生改变，可由体温调控障碍（体温调节中枢损伤）、散热障碍（皮肤鱼鳞病或先天性汗腺缺陷或环境高温所致的中暑）或产热过多（甲状腺功能亢进）所引起，体温调节系统不能将体温控制在与调定点相适应的水平上从而引起体温的升高。

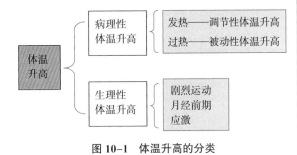

图 10-1 体温升高的分类

第一节 发热的原因和机制

一、发热激活物

来自体外或体内，能刺激机体细胞产生内生致热原（endogenous pyrogen，EP）的物质，统称为发热激活物（pyrogenic activator）。

（一）体外发热激活物

来自体外的致热物质，包括各种致病性微生物、寄生虫及其产物和非微生物类物质。

1. 细菌　革兰阳性细菌的菌体、菌体碎片和释放的外毒素，均是重要的致热物质，其胞壁中的肽聚糖也具有致热性。革兰阴性细菌的致热性除全菌体和胞壁中所含的肽聚糖外，其胞壁裂解产物内毒素（endotoxin，ET）及 ET 主要成分脂多糖（LPS），是效应很强的发热激活物。LPS 是最常见的外致热原，其耐热性高（干热 160℃ 2 小时才能灭活），一般方法难以清除，是血液制品和输液过程中的主要污染物。

2. 病毒　流感、麻疹、SARS、柯萨奇等病毒感染，均可引起发热。各种病毒疫苗的免疫接种，往往也可引起发热（副作用）。病毒是以全病毒体及其所含的血凝素（hemagglutinin）致热。

3. 真菌　如白色念珠菌等感染均可引起发热。真菌的致热性是由全菌体和菌体内的荚膜多糖和蛋白质引起的。

4. 其他　人体感染疟原虫能引起高热；螺旋体感染如回归热螺旋体可致周期性发热。非微生物类发热激活物包括佐剂胞壁酸二肽、松节油、植物血凝素及某些药物如两性霉素等均和博来霉素等均可引起发热。

（二）体内发热激活物

1. 致热性类固醇　本胆烷醇酮（etiocholanolone）是类固醇的一种代谢终产物。在某些患者尤其是周期性发热（periodic fever）病人的血浆中，发现非结合的本胆烷醇酮浓度升高。实验证明，人体肌肉注射本胆烷醇酮，可致明显发热。

2. 抗原抗体复合物　已有实验表明，抗原抗体复合物也有致热性，可能与 EP 细胞的激活有关。

3. 致炎因子　如尿酸结晶和硅酸结晶等，在体内不仅可以引起炎症，还有诱导产生 EP 的作用。

4. 组织损伤和坏死产物　大面积烧伤、严重创伤、大手术、梗死、物理及化学因子作用所致的组织细胞坏死，其蛋白分解产物可作为发热激活物引起发热。

二、内生致热原

在发热激活物的作用下，体内某些细胞（产内生致热原细胞）被激活，产生并释放的具有致热活性的细胞因子，称为内生致热原。

（一）内生致热原的来源

能够产生 EP 的细胞大致可分为三类：

1. 单核巨噬细胞类　包括血单核细胞和各种组织的巨噬细胞（如肝 kupffer 细胞、肺巨噬细胞等），是产生和释放 EP 的主要细胞。

2. 肿瘤细胞　包括霍奇金淋巴瘤细胞、白血病细胞等。

3. 其他细胞　如淋巴细胞、成纤维细胞、内皮细胞、星形细胞和小胶质细胞等。

（二）内生致热原的种类

EP 是一组由产内生致热原细胞产生的不耐热的小分子蛋白质，具有致热性，主要有：

1. 白细胞介素 -1（IL-1）　IL-1 是主要由单核巨噬细胞合成和释放的小分子蛋白质，有

IL-1α、IL-1β 两种基因编码的亚型。IL-1 是最早发现的内生致热原，致热性很强，给实验动物注射微量即可引起单相热，大剂量则可引起双相热。IL-1 不耐热，70℃ 30min 就丧失活性。

2. 肿瘤坏死因子（TNF） TNF 分为 TNF-α 和 TNF-β 两种亚型。TNF-α 主要由激活的单核巨噬细胞分泌；TNF-β 主要由激活的 T 淋巴细胞产生。TNF 具有许多与 IL-1 相类似的生物活性，二者引起发热的热型也非常相似。TNF-α 在体内外都能刺激 IL-1β 的产生，但它同时也可诱生 IL-10 发挥解热作用。IL-1 和 TNF 不耐热（70℃加热 30 分钟就失去致热性），多次注射不出现耐受。

3. 干扰素（IFN） 干扰素是一种具有抗病毒、抗肿瘤作用的糖蛋白，由单核细胞和淋巴细胞产生。与发热有关的是 IFN-α 和 IFN-γ。IFN-α 能引起单相热，是各型 IFN 中致热性较强的一种，但低于 TNF-α、IL-1。IFN 不耐热，60℃加热 40 分钟可失去致热活性，反复注射可产生耐受。

4. 白细胞介素-6（IL-6） IL-6 主要来源于单核细胞，由 184 个氨基酸组成的糖蛋白，分子量 21~26kD，能引起各种动物的发热反应，也被认为是 EP 之一，但作用弱于 IL-1 和 TNF。

5. 其他 巨噬细胞炎症蛋白-1、睫状神经营养因子、IL-2、IL-8、IL-11 及内皮素等也被认为与发热有关，但是否属于 EP，尚待进一步研究。

（三）内生致热原的产生和释放

EP 的产生和释放是一个复杂的细胞信息传递和基因表达的调控过程，包括 EP 细胞的激活、EP 的产生和释放。当产内生致热原细胞与发热激活物结合后，即被激活。经典的产内生致热原细胞激活方式主要有两种：一种是通过 Toll 样受体介导的细胞活化；另一种是通过 T 细胞受体介导的 T 淋巴细胞活化途径，从而启动 EP 的合成。EP 在细胞内合成后即可释放入血。

三、发热时的体温调节机制

（一）体温调节中枢

目前认为，发热时体温调节涉及中枢神经系统的多个部位，可能由两部分组成：一个是正调节中枢，位于下丘脑，特别是视前区-下丘脑前部（preoptic anterior hypothalamus，POAH），该区含有温度敏感神经元，对来自外周和深部温度信息起整合作用；另一个是负调节中枢，位于中杏仁核（medial amydaloid nucleus，MAN）、腹中隔（ventral septal area，VSA）和弓状核等处，对发热时的体温产生负向影响。正、负调节的相互作用决定调定点上移的水平、发热的幅度和病程。

（二）致热信号进入中枢的可能途径

EP 从血液中进入脑内，尤其在 POAH，现认为有三条途径：

1. 通过下丘脑终板血管器 终板血管器（organum vasculosum lamina terminalis，OVLT）位于第三脑室壁视上隐窝处，紧靠 POAH，该处的毛细血管未被星形胶质细胞终足完全包裹，对大分子物质有较高的通透性，EP 可能由此进入脑内。但也有人认为，EP 并不直接进入脑内，而是被分布在此处的相关细胞（巨噬细胞、神经胶质细胞等）膜受体识别结合，产生新的信息

（发热介质等），将致热原的信息传入 POAH。

2. 经血脑屏障直接进入　此学说认为血液循环中的细胞因子结合于血管内皮细胞或小胶质细胞膜上的受体，诱导其产生并释放中枢介质如 PGE_2，被星形胶质细胞或投射于此的 POAH 神经元末梢识别，重置体温调定点，使体温升高。另外，作为细胞因子的 EP 也可能从脉络丛部位渗入或者易化扩散入脑，通过脑脊液循环分布到 POAH。当颅脑炎症、损伤等引起血脑屏障通透性增大时，此途径成为 EP 进入脑内的一条有效通路。但这些推测尚待进一步证实。

3. 通过迷走神经　肝脏 kupffer 细胞是产内生致热原的重要来源，实验也证实肝脏迷走神经末梢有 IL-1 受体，因此有人推测这些致热性细胞因子作用于迷走神经肝支，经脑干去甲肾上腺素神经元到达 POAH。

（三）发热中枢调节介质

研究表明，EP 无论以何种方式进入脑内，仍然不是引起调定点上移的最终物质。EP 可能是首先作用于体温调节中枢，引起发热中枢介质的释放，然后导致调定点上移。发热中枢介质可分为两类：正调节介质和负调节介质。发热时体温升高并相对稳定于一定的高度是体温正负调节介质相互作用的结果。

1. 体温的正调节介质

（1）前列腺素 E（PGE）：PGE 可能是重要的中枢发热介质。①发热患者脑脊液中 PGE 含量增多；②把 PGE 注入丘脑下部或侧脑室，引起明显发热，呈剂量依赖关系；③PGE 与 EP 引起发热的有效注射部位都是 POAH，潜伏期 PGE 比 EP 短；④外周静脉注射 EP，引起脑脊液中 PGE 浓度增高，发热患者脑脊液中 PGE 含量增多；⑤阻断 PGE 合成的药物有解热作用。

（2）环磷酸腺苷（cAMP）：cAMP 是脑内多种介质的第二信使，也是重要的发热介质。①外源性 cAMP 衍生物注入动物脑内，能引起发热，潜伏期短于 EP 性发热；②注射磷酸二酯酶抑制剂（减少 cAMP 分解）能提高脑内 cAMP 浓度，同时增强 PGE 或内毒素引起的发热，而磷酸二酯酶激活剂（加速 cAMP 的分解）的作用相反；③动物静脉注射 EP 引起双相热的同时，脑脊液 cAMP 浓度增高也呈同步性双相波动。

（3）促肾上腺皮质激素释放激素（corticotrophin releasing hormone，CRH）：CRH 是 41 肽的神经激素，其神经元主要分布在室旁核与杏仁核，近年来研究表明，中枢 CRH 具有垂体外生理功能，是一种中枢致热介质。①IL-1β、IL-6 可诱导离体和在体下丘脑释放 CRH；②脑室内注射 CRH 可引起大鼠中心温度明显升高；③使用抗 CRH 抗体或 CRH 阻断剂可明显抑制 IL-1β、IL-6 的致热性。

（4）其他：一氧化氮（nitric oxide，NO）、去甲肾上腺素（norepinephrine，NE）、中枢 Na^+/Ca^{2+} 比值升高等也参与发热时体温的中枢调节过程。NO 通过作用于 POAH、OVLT 等部位，可介导体温上升过程。EP 通过迷走神经到达 POAH 过程中，需要脑干去甲肾上腺素能神经元来参与，因此 NE 也参与中枢致热过程。中枢 Na^+/Ca^{2+} 比值在发热中的作用，可能是致热性细胞因子先引起中枢 Na^+/Ca^{2+} 比值升高，随后诱导 cAMP 升高，从而引起发热。因此，EP→下丘脑 Na^+/Ca^{2+}↑→cAMP↑→调定点上移可能是多种致热原引起发热的重要途径。

2. 体温的负调节介质　临床和实验均发现，发热时体温的升高很少超过 41℃，即使大大增加致热原的剂量也难越过此界限。这种发热时体温上升的高度被限制在一特定范围以下的现象称为热限（febrile ceiling）。热限的存在表明体内必然存在自我限制发热的因素。有关热限的成因学说众多，体温的负反馈调节可能是其基本机制。现已证实，人体内确实存在一些对抗体温升高或降低体温的物质，主要包括精氨酸加压素、黑素细胞刺激素、脂皮质蛋白 –1、ACTH、糖皮质激素和 IL–10 等发热抑制物，但它们在热限形成中的作用还不清楚。

总之，发热发病学的基本环节是来自体内、外的发热激活物作用于产 EP 细胞，引起 EP 的产生和释放；EP 再经过血液循环到达脑内，在 POAH 或 OVLT 附近，引起中枢发热介质的释放，后者相继作用于相应的神经元，使调定点上移。由于调定点高于中心温度，体温调节中枢乃对产热和散热进行调整，从而把体温升高到与调定点相适应的水平。在体温升高的同时，负调节中枢也被激活，产生负调节介质，进而限制调定点的上移和体温的上升。正负调节相互作用的结果决定体温上升的水平（图 10–2）。

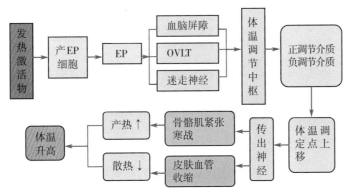

图 10–2　发热发病学基本环节模式图

第二节　发热的时相及热代谢特点

多数发热，尤其是急性传染病和急性炎症性发热可有三个时相的变化。

1. 体温上升期　随着体温调定点的上移，传出神经调控产热增多、散热减少，体温升高至新的调定点水平的这段时间称为体温上升期。此期因体温调定点上移，中心温度低于调定点水平而引起升温反应。此时，原来的正常体温变成冷刺激，中枢对"冷"信息作出反应，发出指令经交感神经到达散热中枢，引起皮肤血管收缩和血流减少，皮肤温度降低，使散热减少。患者出现恶寒及皮肤苍白；皮肤竖毛肌收缩，出现"鸡皮"。同时指令到达产热器官，引起寒战和物质代谢加强，产热增加。寒战是下丘脑发出冲动引起骨骼肌不随意周期性收缩，故此期又称寒战期。本期热代谢特点是产热增多、散热减少，产热大于散热，导致体温上升。

2. 高温持续期　体温上升到与新调定点水平相适应的高度并波动于较高水平上，称为高温持续期或热稽留期（高峰期）。此期病人皮肤血管由收缩转为舒张，皮肤血流增多，颜色发红，散热增加。高热使皮肤水分蒸发较多，皮肤和口唇干燥。皮肤温度增高使热感受器将信息传入中枢，故产生酷热感。高峰期持续时间不一，从几小时到几天甚至更长。本期热代谢特点是中心体温与上升的调定点水平相适应，产热与散热在较高水平上保持相对平衡。

3. 体温下降期　发热激活物在体内被控制或清除，EP 及增多的中枢发热介质被清除，上升的体温调定点回降到正常水平，中心温度高于调定点水平，下丘脑 POAH 发出降温指令，引起皮肤血管舒张和大量出汗（称出汗期），发生较速效的散热反应，使体温下降，称为体温下降期。由于出汗，皮肤比较潮湿；高热骤退因大量出汗可造成脱水，甚至发生虚脱。本期热代谢特点是散热多于产热，体温下降，直至与回降后的调定点相适应。

第三节　发热时机体的代谢功能变化

一、代谢变化

1. 代谢率增高　发热常有耗氧量和基础代谢率增高。据统计，体温上升 1℃，可引起基础代谢率上升 13%。

2. 蛋白质分解加强　高热患者蛋白质分解代谢加强，尿素氮明显增高，呈负氮平衡。蛋白质分解加强可为肝脏提供大量游离氨基酸，用于急性期反应蛋白的合成和组织的修复。

3. 糖与脂肪分解加强　发热过程中，糖原分解加强、贮备减少。尤其是寒战期糖的消耗更大，糖酵解增加，乳酸生成增加，患者有肌肉酸痛和疲乏感。发热时，由于糖原贮备不足，加上发热时食欲较差，营养摄入不足，机体动员脂肪贮备；同时发热时交感肾上腺髓质系统兴奋性增高，脂解激素分泌增加，也促进脂肪分解加速，以致长期发热者消瘦，并可出现酮血症。

4. 水、盐及维生素代谢　在体温上升期和高热持续期，患者排尿减少，可致水、钠和氯的潴留。在体温下降期，水分通过皮肤大量出汗和呼吸道蒸发，可引起脱水。发热时由于组织分解加强，细胞内钾离子释放入血，血钾与尿钾均升高。长期发热患者，各种维生素消耗增多，应及时补充。

二、功能变化

1. 中枢神经系统变化　发热使中枢神经系统兴奋性增高，特别是高热（40℃~41℃）时，患者可出现烦躁、谵妄甚至幻觉，有些患者可出现头痛。小儿高热时有的出现热惊厥，多表现为全身肌肉抽搐，这可能与小儿神经系统尚未发育成熟有关。有些高热患者中枢神经系统可处于抑制状态，出现淡漠、嗜睡等，可能与 IL–1 有关。

2. 循环系统变化　体温每升高 1℃，心率每分钟增加约 18 次，儿童可增加得更快。这是升高的体温刺激窦房结及交感神经兴奋的结果。心率过快和心肌收缩力加强会增加心脏负担，在有心肌劳损或潜在病灶者，则可诱发心力衰竭。在寒战期，心率加快和外周血管收缩，可使血压轻度升高；在高热持续期和体温下降期，外周血管舒张，可使动脉血压略微下降。在体温骤降时，少数患者可因大汗而致虚脱，严重者可发生循环衰竭，应注意预防。

3. 呼吸系统变化　发热时由于升高的体温刺激呼吸中枢，加上酸性代谢产物增多，可引起呼吸加快加深，从而使更多的热量从呼吸道散发。

4. 消化系统变化 高热患者多表现有食欲不振、恶心呕吐、腹胀便秘等。这是由于消化液分泌减少，各种消化酶活性降低，使胃肠蠕动减弱等所致。

5. 免疫系统变化 发热对机体防御功能的影响是利弊并存，这可能与发热的程度有一定关系。中等程度的发热可提高机体的防御功能，增强吞噬细胞的功能，有利于淋巴细胞增殖和抗体形成；促进干扰素产生，增强抗病毒、抗菌和抗癌效应；并可促进急性期反应蛋白的合成增加。但高热和持久发热可造成免疫系统的功能紊乱，给机体造成危害。

第十一章 应 激

机体受到各种强烈或有害刺激后出现的非特异性全身反应，称为应激（stress）。一定强度的刺激，除能引起与刺激因素直接相关的机体特异性变化外，还可引起一组与刺激因素的性质无直接关系的全身性非特异性反应。不管刺激因素的性质如何，这种反应都大致相似。例如炎症、缺氧、创伤、紧张、恐惧、悲伤等不同性质的刺激，当达到一定强度时，都会引起机体相同的神经内分泌反应和细胞体液等反应。适度的应激反应可加强机体的准备状态、增强对内外环境的适应能力、维持机体的自稳态，而过强的应激原和过度的应激反应则可导致疾病甚至死亡。

第一节 应激原与应激分期

一、应激原

凡是能引起机体应激反应的刺激因素，称为应激原（stressor）。应激原的种类很多，大致可分为三类：①外环境因素，如感染、缺氧、中毒、创伤、手术、过冷、过热、噪音、射线、电击等；②内环境因素，如饥饿、疼痛、失血、高热、炎症、低血糖、性压抑、心律失常等；③心理、社会因素，如工作压力、职业竞争、精神刺激、过度兴奋、居住拥挤、丧失亲人、生活孤独、战争动乱、自然灾害、突发事件等。

心理、社会因素可引起良性应激（eustress）或劣性应激（distress），例如事业上获得成功是良性应激，而失败是劣性应激，因此应激对机体的作用具有双重性。由于遗传素质、性格特点及机体代偿能力等方面存在差别，不同个体对同样应激原存在不同的敏感性及耐受性，因而强度相同的应激原可在不同个体引起程度不同的应激反应。

二、应激的分期

多数应激反应在应激原消失后机体恢复自稳态。但如劣性应激原持续作用于机体，应激会表现为动态的连续过程，并最终导致内环境紊乱和疾病，称为全身适应综合征（general adaptation syndrome，GAS），此过程可分为三期：

1. 警觉期 在应激原作用后迅速出现，机体处于最佳动员状态，有利于战斗或逃避（fight or flight），是机体防御保护机制的快速动员期，持续时间短。特点是以交感－肾上腺髓质兴奋为主，伴肾上腺皮质激素增多，主要表现为血压上升，心跳、呼吸加快，心、脑、骨骼肌血流量增加。

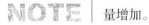

2. 抵抗期　由于应激原持续作用，警觉期后机体进入适应或抵抗阶段。此时以交感 – 肾上腺髓质兴奋为主的警觉反应逐渐减弱，并表现出肾上腺皮质分泌持续增多为主的适应反应，主要表现为代谢率增高、炎症与免疫反应减弱。机体增强了适应抵抗能力，但同时又消耗防御储备能力，对其他应激原的抵抗力下降。

3. 衰竭期　强烈有害刺激的持续作用使机体抵抗能力被耗竭，可再度出现警觉期的症状。肾上腺皮质激素持续升高，但肾上腺皮质受体的数量和亲和力下降，此时机体可产生严重的内环境失衡，出现休克、器官功能障碍、应激相关疾病，甚至死亡。

上述三个阶段并不一定都依次出现，多数应激只引起第一、二期的变化，只有少数严重的应激反应才进入衰竭期。

第二节　应激反应的发生机制

一、应激的神经内分泌反应

（一）蓝斑 – 交感 – 肾上腺髓质系统

1. 组成　该系统的中枢整合部位在脑干蓝斑及相关的去甲肾上腺素能神经元，外周参与效应的是交感神经 – 肾上腺髓质系统，共同组成蓝斑 – 交感 – 肾上腺髓质轴（locus ceruleus-sympathetic-adrenomedullary axis，LCSA）。

2. 效应

（1）蓝斑：蓝斑位于脑桥，是中枢神经系统对应激最敏感的脑区，应激时蓝斑投射区的去甲肾上腺素水平升高。蓝斑的上行纤维主要投射至大脑边缘系统，是应激时情绪变化、学习记忆及行为改变的结构基础，引起警觉、兴奋、紧张、焦虑等中枢效应；下行纤维主要分布在脊髓侧角，调节交感神经张力及肾上腺髓质中儿茶酚胺的分泌。

（2）去甲肾上腺素能神经元：能调控交感 – 肾上腺髓质的应激反应；启动下丘脑 – 垂体 – 肾上腺皮质轴的应激反应。

（3）交感 – 肾上腺髓质：应激的警觉期以该系统的强烈兴奋为主，其参与调控机体对应激的急性反应。交感神经兴奋主要释放去甲肾上腺素，肾上腺髓质兴奋主要释放肾上腺素。应激时表现为儿茶酚胺（去甲肾上腺素和肾上腺素）浓度迅速升高。

3. 意义

（1）积极意义：①提高中枢神经系统兴奋性，使机体警觉性提高；②心率加快、心输出量增加，改善组织器官血液供应；③收缩皮肤、内脏血管，扩张冠状动脉，使血液重新分布以保证重要生命器官的血液供应；④扩张支气管，改善肺通气，使氧供满足应激时机体的需求；⑤促进糖原分解与脂肪动员，满足应激时机体组织对能量供应增加的需要；⑥抑制胰岛素分泌，促进促肾上腺皮质激素、糖皮质激素、生长激素和甲状腺素等的分泌，且各激素间的协同作用加强。上述作用使机体在应激时紧急动员，处于唤起状态，有利于应付各种变化的环境。

（2）消极影响：①引起紧张、焦虑、抑郁、愤怒等情绪反应及行为改变；②心肌耗氧量增加、血压升高；③能量消耗过多、脂质过氧化增强；④皮肤与腹腔脏器缺血、胃肠道黏膜糜烂、出血、溃疡等。因此，应激时过度强烈的交感 – 肾上腺髓质系统兴奋对机体是不利的。

（二）下丘脑 – 垂体 – 肾上腺皮质激素系统

1. 组成　该系统的中枢位点在下丘脑的室旁核和腺垂体，外周参与效应的是肾上腺皮质，共同组成下丘脑 – 垂体 – 肾上腺皮质轴（hypothalamic-pituitary-adrenal axis，HPA）。

2. 效应

（1）下丘脑 – 垂体：下丘脑的室旁核上行纤维投射到大脑边缘系统的杏仁复合体、海马结构及边缘皮层等；下行纤维主要通过调控腺垂体和肾上腺皮质，将神经信号转换为激素信号。应激原作用于机体后，室旁核的促肾上腺皮质激素释放激素（corticotrophin releasing hormone，CRH）神经元合成并释放 CRH。该激素通过垂体门脉系统到达腺垂体，再刺激垂体合成、释放促肾上腺皮质激素（adrenocorticotrophin，ACTH）。因此，CRH 和 ACTH 是下丘脑 – 垂体 – 肾上腺皮质轴兴奋释放的中枢介质。

在应激时 CRH 的另一个功能是调控情绪行为反应。适量的 CRH 增多可使机体兴奋或有欣快感，促进机体的适应反应；大量的 CRH 使机体出现焦虑、抑郁、食欲与性欲减退，引起机体的适应障碍。

（2）肾上腺皮质：垂体合成释放的 ACTH 作用于肾上腺皮质，使其合成并释放糖皮质激素（glucocorticoid，GC）。糖皮质激素分泌增加是应激最重要的反应（图 11-1）。

3. 意义

（1）积极意义：①促进蛋白质分解和糖原异生，使血糖增高保证能量供应；②提高心血管系统对儿茶酚胺的敏感性；③稳定溶酶体膜，防止溶酶体酶外溢，减轻组织损伤；④抑制炎症介质（白三烯、前列腺素、5- 羟色胺、致炎性细胞因子等）的合成与释

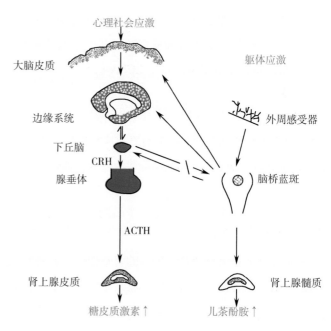

图 11-1　应激时的神经内分泌反应

放，使炎症反应减弱、组织损伤减轻。因此，应激时糖皮质激素增加对机体抵抗有害刺激起着广泛的极为重要的作用。

（2）消极影响：①引起物质代谢障碍，导致血糖增高、血脂增高、胰岛素抵抗；②蛋白质大量分解，导致负氮平衡；③抑制免疫反应，导致机体抵抗力降低；④慢性应激时抑制生长激素分泌，导致生长发育迟缓；⑤抑制甲状腺轴，导致 T_4 转化为 T_3 受阻；⑥抑制性腺轴，导致性功能减退、月经失调；⑦行为改变，如抑郁、异食癖、自杀倾向。因此，长期慢性应激时糖皮质激素的持续增加也对机体产生不利影响。

（三）其他激素

1. 胰高血糖素和胰岛素 交感神经兴奋，儿茶酚胺增多，一方面与胰岛 A 细胞的 β 受体结合，使胰高血糖素分泌增加，促进糖原异生和肝糖原分解，血糖升高，满足了应激时的能量增加需要；另一方面，兴奋胰岛 B 细胞的 α_2 受体，可抑制胰岛素分泌，使组织对葡萄糖的利用率降低，也引起血糖升高，且应激时释放的儿茶酚胺可使胰岛 B 细胞对高血糖的反应明显降低，无法调节胰岛素分泌增加，最终导致应激性高血糖。

2. β- 内啡肽 应激原使腺垂体合成 β- 内啡肽增多，在应激调控中的主要作用有：①抑制 ACTH 和糖皮质激素分泌，避免垂体 - 肾上腺皮质轴过度兴奋；②抑制交感 - 肾上腺髓质系统兴奋，能舒张血管、降低血压、减慢心率、降低心输出量，避免心率过快和血压过高；③使应激时痛阈增高，减少机体不良反应，称为应激镇痛。

3. 醛固酮和抗利尿激素 交感 - 肾上腺髓质兴奋使肾血管收缩，激活肾素 - 血管紧张素 - 醛固酮系统，使醛固酮、抗利尿激素分泌增加，促进钠、水的重吸收。醛固酮及抗利尿激素均有利于应激时血容量恒定。

4. 生长激素 急性应激时生长激素增加；慢性应激时生长激素受抑，使人体生长发育迟缓。生理应激时生长激素增加；心理应激时生长激素受抑，亦使人体生长发育迟缓。

二、应激的急性期反应

感染、大手术、创伤等应激原可诱导机体产生快速反应，如体温升高、血糖升高、负氮平衡及血浆中某些蛋白质浓度迅速升高，这种反应称为急性期反应（acute phase response，APR）。这些蛋白质称为急性期反应蛋白（acute phase protein，APP），属于分泌型蛋白质。

急性期反应蛋白主要由肝细胞合成，少数由单核巨噬细胞、成纤维细胞等合成，其种类多，功能广泛。主要类型如下：

1. 蛋白酶抑制剂

（1）种类：如 α_1- 抗胰蛋白酶、α_1- 抗糜蛋白酶、α_2- 巨球蛋白等。

（2）功能：有抑制蛋白酶活性的作用，如感染、创伤时体内蛋白水解酶增多，蛋白酶抑制剂可避免蛋白酶对组织的过度损伤。

2. 凝血与抗凝血蛋白

（1）种类：如凝血酶原、纤维蛋白原、纤溶酶原等。

（2）功能：有促进凝血与纤溶的作用；纤维蛋白在炎症区组织间隙形成网状结构，有利于阻止病原微生物及毒性产物的扩散。

3. 运输蛋白

（1）种类：如血浆铜蓝蛋白、血红素结合蛋白、结合珠蛋白等。

（2）功能：①运输作用：如血红素结合蛋白可与血红素结合；铜蓝蛋白可与铜结合，从而避免过多的游离血红素和 Cu^{2+} 对机体的危害，并调节它们在体内的生理功能和代谢过程。②清除自由基，如铜蓝蛋白可活化超氧化物歧化酶（superoxide dismutase，SOD），后者有清除氧自由基、减少组织损伤的作用。

4. 补体

（1）种类：如 C-1s、C2、C3、C4、C5 等。

（2）功能：补体成分增多可提高机体的抗感染能力。

5. 其他

（1）种类：如 C 反应蛋白（C-reactive protein，CRP）、纤维连接蛋白、血清淀粉样 A 蛋白等。

（2）功能：清除异物和坏死组织，如 C 反应蛋白可以增强吞噬细胞功能、激活补体经典途径、抑制血小板磷脂酶、减少炎症介质释放、与细菌细胞壁结合起抗体样调理作用等。由于在各种炎症、感染和组织损伤疾病中常可见 C 反应蛋白迅速升高，且升高的程度与炎症、组织损伤的程度呈正相关，故临床上常将其作为炎症性疾病活动的指标。

然而，急性期反应及急性期蛋白对机体亦具有某些不利影响，如代谢紊乱、贫血、生长迟缓等。

三、细胞应激反应

在不同应激原的作用下，生物细胞可出现某些与损伤因素性质有关的特异性反应及与损伤因素性质无关的非特异反应，统称细胞应激（cell stress）。

热休克反应（heat shock response）是最早发现的细胞应激反应。实验观察到在热应激时果蝇唾液腺染色体中某些部位出现膨突，该区带基因转录加强，并有某些蛋白质合成增加，故称为热休克反应；合成的蛋白质称为热休克蛋白（heat shock protein，HSP）。以后的研究发现，HSP 的生成不仅见于果蝇，而且存在于从细菌到人类的整个生物界。研究还发现，除了环境高温等热应激外，其他应激原如寒冷、饥饿、创伤、缺氧、中毒、感染等，也能引起 HSP 的生成增加。因此，HSP 又称为应激蛋白（stress protein）。热休克蛋白是一个具有多个成员的大家族，主要在细胞内起作用，属于非分泌型蛋白质，其主要生物学功能是帮助蛋白质的折叠、移位、复性及降解。由于始终伴随蛋白质代谢的许多重要步骤，而又不是蛋白质代谢的底物或产物，故被形象地称为"分子伴娘"（molecular chaperone）。HSP70 是一类重要的热休克蛋白，结构性 HSP70 是重要的"分子伴娘"；诱生性 HSP70 主要与应激时受损蛋白质的修复或移除有关，从而在蛋白质水平起到保护和防御作用。

除了热休克反应外，还有多种其他类型的细胞应激反应。内质网应激及基因毒应激就是其中两种重要的细胞应激反应。内质网是细胞中加工蛋白质及贮存 Ca^{2+} 的主要细胞器，对应激原的刺激十分敏感。内质网应激是指在各种应激原作用于细胞后，可诱导内质网中错误折叠和未折叠蛋白质的堆积，以及 Ca^{2+} 平衡紊乱而激活未折叠蛋白质反应及细胞凋亡信号通路等内质网反应。内质网应激既是细胞防御适应反应的重要组成部分，也是细胞损伤及死亡的重要机制。各种有害因素对生物机体基因组的损伤称为基因毒应激。基因毒应激时，细胞通过感受和识别、信号转导、转录调控、翻译后修饰、细胞周期调节等一整套反应机制对损伤的 DNA 进行修复。基因毒应激与恶性肿瘤、遗传性疾病、代谢性疾病等多类疾病的发生发展及治疗密切相关。

第三节　应激时机体的代谢功能变化

一、代谢变化

应激时代谢变化的特点是分解增加，合成减少，代谢率升高。其原因是由于儿茶酚胺、糖皮质激素、胰高血糖素及某些炎症介质大量释放及胰岛素分泌减少等引起的。①糖代谢：应激时糖原分解及糖异生明显增强，使血糖升高，称为应激性高血糖或应激性糖尿。②脂肪代谢：应激时机体脂肪分解增加，使血液中游离脂肪酸及酮体增加，同时机体对脂肪酸的利用也增加。③蛋白质代谢：应激时蛋白质分解代谢增强，血浆中氨基酸水平升高，尿氮排出增多，出现负氮平衡。

二、功能变化

1. 中枢神经系统　中枢神经系统在应激反应中起重要作用。该系统在应激时出现活跃的神经传导、神经递质和神经内分泌的变化。昏迷患者和丧失意识的动物对应激原（包括躯体损伤的刺激）均不出现应激反应，说明中枢神经系统尤其是皮层高级部位是应激反应的整合与调控中心。

应激时蓝斑区去甲肾上腺素能神经元激活、反应性增高；蓝斑投射区（下丘脑、海马等）去甲肾上腺素水平增高。机体出现紧张和专注程度增高，过度反应时出现恐惧、焦虑、愤怒等情绪反应。下丘脑的室旁核与蓝斑系统、边缘系统均具有丰富的神经联系。室旁核分泌的促肾上腺皮质激素释放激素（CRH）是应激反应的核心神经内分泌激素之一。下丘脑 – 垂体 – 肾上腺皮质轴的适度兴奋有助于维持良好的情绪和认知学习能力；但兴奋过度或不足均引起中枢神经系统功能障碍，出现厌食、抑郁，甚至有自杀倾向。

2. 免疫系统　急性应激时免疫反应增强，可见外周血中性粒细胞数目增多，吞噬活性增强、补体和 C 反应蛋白等非特异性抗感染的急性期蛋白升高。但持续强烈的应激反应反而使免疫功能抑制，应激时起重要作用的儿茶酚胺和糖皮质激素均对免疫功能有抑制作用。

3. 心血管系统　心血管系统在应激时的反应主要是由交感 – 肾上腺髓质系统介导。其基本变化是心率加快、血压升高、心收缩力增强、心输出量增加、冠状动脉血流量增加。总外周血管阻力的变化视应激原不同而异：在与运动、战斗有关的应激状态下，交感神经兴奋引起骨骼肌血管扩张，这种变化可抵消交感神经兴奋引起的其他部位血管收缩所致的外周阻力上升，其结果是总外周阻力降低；在失血、心源性休克或某些精神应激的状态下，儿茶酚胺的作用使总外周血管阻力增高。

精神应激在某些情况下可引起冠状动脉痉挛，血小板聚集和血液黏滞度升高，尤其是在已有冠状动脉病变的基础上，会导致心肌缺血。交感 – 肾上腺髓质的强烈兴奋，使心室纤颤的阈值降低，在冠状动脉和心肌已有损害的基础上，强烈的精神应激有时可诱发心室纤颤等心律失常，发生猝死。

4. 消化系统　应激时由于交感 – 肾上腺髓质的强烈兴奋，使胃肠血管收缩、血流量减少、胃肠黏膜缺血、胃黏液蛋白分泌减少，出现胃黏膜糜烂、溃疡、出血。慢性应激时消化系统功能的典型变化是食欲降低，严重时诱发神经性厌食症；也有部分患者应激时进食增加并成为肥胖症的诱因。在某些个体，心理应激可诱发肠平滑肌痉挛、收缩，并有腹痛、腹泻、便意或便秘，甚至诱发溃疡性结肠炎。

5. 血液系统　应激时由于急性期反应蛋白（APP）增加等因素使血液凝固性和纤维蛋白溶解活性增强，全血和血浆黏度升高，红细胞沉降率增快，外周血白细胞增多和核左移，血小板增多且黏附力增强。这些变化有利于应激时抗感染、抗损伤、抗出血，但也使严重病例易发生弥散性血管内凝血。慢性应激常因单核巨噬细胞对红细胞破坏加速而发生贫血。

6. 泌尿生殖系统　应激时由于醛固酮及抗利尿激素的分泌增加，使水、钠排出减少。适度时，有利于循环血量的维持；过度时，使水、钠潴留，对机体不利。交感－肾上腺髓质系统兴奋和肾素－血管紧张素系统激活导致肾入球动脉收缩、肾小球滤过率降低，发生泌尿功能障碍，导致内环境紊乱。

应激尤其是精神心理应激时（如女性在惊吓恐惧、丧失亲人、工作压力过度等），下丘脑分泌的促性腺激素释放激素（GnRH）和垂体的黄体生成素（LH）减少或分泌规律被扰乱，可导致女性月经紊乱或闭经，哺乳期妇女泌乳停止或乳汁减少等。

第四节　应激与疾病

一、应激与躯体心身疾病

以心理社会因素为主要病因或诱因的一类躯体疾病称为心身疾病（psychosomatic diseases）（表 11-1）。与应激相关的躯体疾病多见于应激性溃疡、溃疡性结肠炎、神经性呕吐、原发性高血压病、冠心病和心律失常等。

表 11-1　常见应激引起的心身疾病

系统	疾病
心血管系统	原发性高血压病，冠心病，心律失常，雷诺病等
呼吸系统	支气管哮喘，过敏性鼻炎，过度换气综合征等
消化系统	消化性溃疡，溃疡性结肠炎，神经性呕吐，神经性厌食症等
泌尿生殖系统	神经性多尿，阳痿，月经不调，经前综合征等
内分泌系统	糖尿病，甲状腺功能亢进，肥胖症等
神经系统	痛觉过敏，自主神经功能失调等
其他	神经性皮炎，过敏性皮炎，慢性荨麻疹，紧张性头痛，肿瘤等

1. 应激性溃疡

（1）概念：机体在严重疾病或创伤（包括大手术）及其他应激情况下出现的急性损伤，主要表现为胃及十二指肠黏膜糜烂、溃疡、出血、穿孔等，称为应激性溃疡（stress ulcer）。重病、重伤时应激性溃疡发病率很高，为 75%~100%。如合并大出血，死亡率可高达 50% 以上；

未合并出血和穿孔者，在原发病控制后数天内痊愈，不留瘢痕。

（2）发生机制：①胃黏膜缺血：应激时儿茶酚胺增加，血液重新分布而使内脏血流减少，胃肠黏膜缺血，使上皮细胞能量不足，产生的黏液和碳酸氢盐减少，胃黏膜表面的保护屏障受到破坏。②胃腔内 H^+ 进入黏膜：由于胃黏膜屏障受破坏，胃腔内的 H^+ 向黏膜内反向弥散；同时，由于胃黏膜血流量减少，进入黏膜内过量的 H^+ 不能被血液中的碳酸氢盐中和，也不能被血液及时带走，从而使黏膜内 pH 下降，造成黏膜上皮损害。③糖皮质激素和前列腺素的作用：应激时糖皮质激素分泌增多，使蛋白质的分解大于合成，胃上皮细胞更新减慢，再生能力降低；胃黏膜合成前列腺素减少，使其对胃黏膜的保护作用减弱。此外，酸中毒时血流对胃黏膜内 H^+ 的缓冲能力降低、胆汁逆流等情况，均可使胃黏膜屏障损害，促进应激性溃疡的发生。

2. 应激与心血管疾病

（1）原发性高血压和冠心病：长时间的情绪紧张和持续的负性心理状态（焦虑、抑郁、恐惧、愤怒等）均可促进原发性高血压病和冠心病的发生发展。其机制是：①应激时交感－肾上腺髓质兴奋和肾素－血管紧张素－醛固酮系统激活，使外周血管收缩、阻力升高、血容量增加，导致血压升高。②应激时糖皮质激素持续升高，引起血胆固醇升高和血管平滑肌细胞对儿茶酚胺的敏感性增高，可促进血压升高与动脉粥样硬化的发生。③社会、心理因素所引发的应激反应，可引起遗传易感性的激活，遗传因素与环境因素长期作用的结果导致原发性高血压。

（2）心肌梗死与猝死：情绪心理应激是促发心律失常、急性心肌梗死、心源性猝死的主要诱因，称为"触发器"（trigger）。在原有冠状动脉病变或心肌损伤的基础上，更易诱发心肌梗死、心律失常及猝死。应激诱发的致死性心律失常主要是心室纤颤。其机制是由于交感－肾上腺髓质过度兴奋、儿茶酚胺水平升高，通过 β 受体兴奋使心室纤颤的阈值降低，引起心律失常，同时，β 受体兴奋可引起冠状动脉痉挛，并由于交感神经兴奋引起的急性期反应使血液黏度增大、凝固性增高，促进血栓形成，最终导致心肌缺血、心肌梗死。

二、应激与心理精神障碍

1. 心理性应激反应及其异常

（1）应激的认知功能：与应激相关的许多神经结构和神经内分泌都与认知学习能力有关。持续的劣性应激可损害认知功能，如长时间的噪音环境使儿童认知学习能力下降。

（2）应激的情绪反应：在心理、社会因素的应激反应中，情绪反应（喜、怒、哀、乐、悲、恐、惊）有时会成为影响整个反应非常关键的因素之一。例如某些心理、社会因素导致的愤怒情绪，可出现行为失控，如有冠心病病史者，甚至还可诱发心源性猝死。

（3）应激的社会行为反应：应激的社会行为反应受高级中枢调控。应激会改变人的社会行为方式，如应激时产生的愤怒情绪可导致敌意的、自私的或攻击的行为反应。

2. 精神创伤性应激障碍　经历了残酷的战争、严重的创伤和恐怖之后出现的一系列心理精神障碍称为精神创伤性应激障碍（psychotraumatic stress disorder，PTSD），也称创伤后应激病（post-traumatic disorder）。它不同于一般精神病，而是一种强烈伤害性应激后出现的一系列心理、精神障碍，表现为反复回忆创伤体验、睡眠障碍、常做噩梦、易激惹、脾气急躁、易怒或情感麻木、焦虑抑郁、警觉性增高、自闭孤独等。这些症状可持续数月至数年，有些人甚至持续终生。

第十二章　休　克

休克（shock）是机体受到强烈损伤因子作用后发生的一种危急状态，是涉及临床各科严重威胁生命的病理过程。休克患者的典型临床表现为面色苍白、皮肤湿冷、尿量减少、脉搏细速、血压下降、神志烦躁不安或表情淡漠甚至昏迷等。

人们对休克的认识不断深入，经历了从现象到本质的认识过程。但休克特别是感染性休克的发病机制至今仍未完全阐明。目前认为，休克是机体在各种强烈有害因子作用后出现的以组织微循环灌流量急剧减少为主要特征的急性血液循环障碍，由此导致细胞和各重要器官功能代谢发生严重障碍及结构损伤的全身性病理过程。

休克不同于晕厥（syncope），后者的临床表现为面色苍白、四肢无力、心率减慢或加快、血压下降和意识障碍，是一种短暂的心血管系统反射性调节障碍，主要是由于血压突然降低、脑部缺血而引起的暂时性意识丧失。常见于直立性低血压、严重心律不齐、疲劳、闷热等情况，恐惧、紧张、晕针等可诱发，平卧休息或采取头低位后即可恢复。

第一节　休克的病因和分类

一、休克的病因

引起休克的原因很多，常见的病因有：

1. 失血与失液　大量失血可引起失血性休克（hemorrhagic shock），常见于外伤出血、上消化道出血、宫外孕破裂、产后大出血等急性大出血。休克的发生取决于血液的丢失速度和丢失量，15 分钟内失血少于全血量的 10% 时，机体一般可通过代偿使血压和组织灌流量保持稳定；若失血量超过全血量的 20% 左右，即可引起休克；一旦超过总血量的 50%，则可迅速导致机体死亡。腹泻、剧烈呕吐、大汗淋漓等导致大量体液丢失，又未能及时补充，可引起有效循环血量的锐减而引起失液性休克。

2. 烧伤　大面积烧伤可引起烧伤性休克（burn shock），其早期发生与疼痛和低血容量有关；晚期可因继发感染而发展为感染性休克。

3. 创伤　各种严重的创伤可导致创伤性休克（traumatic shock），如骨折、挤压伤、大手术等，尤其是在战争时期多见。休克的发生与疼痛和失血有关。

4. 感染　细菌、病毒、立克次体等引起的严重感染，特别是革兰阴性细菌感染常可引起感染性休克（infectious shock）。其中细菌内毒素起着重要作用，静脉注入内毒素可引起内毒素性休克（endotoxic shock）。细菌性痢疾、流脑等发生的感染性休克常伴有败血症，故又称败血症休克（septic shock）。

5. 过敏 注射某些药物（如青霉素）、血清制剂或疫苗时可致过敏体质的人发生过敏性休克（anaphylactic shock），属Ⅰ型超敏反应。其发生与组胺、缓激肽等舒血管物质大量释放入血，导致外周血管床容积扩大，毛细血管通透性增加有关。

6. 急性心力衰竭 大面积心肌梗死、心包填塞、急性心肌炎及严重的心律失常（房颤与室颤）等，导致心输出量显著减少，有效循环血量和微循环灌流不足，引发心源性休克（cardiogenic shock）。

7. 强烈的神经刺激 剧烈疼痛、高位脊髓麻醉或损伤、脑干损伤等，可引起神经源性休克（neurogenic shock）。其发生与血管运动中枢抑制，阻力血管扩张，有效循环血量相对不足有关。

二、休克的分类

休克有多种分类方法，至今尚未统一。常见的是按病因和发生起始环节进行分类。

1. 按病因分类 是最常用的分类方法，可分为失血失液性休克、烧伤性休克、创伤性休克、感染性休克、过敏性休克、心源性休克和神经源性休克等，有利于针对病因进行抢救性治疗。

2. 按休克发生的起始环节分类 虽然引起休克的原因不同，但休克发生的起始环节主要是血容量减少、心输出量急剧减少和外周血管容量的扩大。其中任何一个环节发生改变均可使有效循环血量减少，引起微循环血液灌流量不足而导致休克，据此可分为三类：

（1）低血容量性休克（hypovolemic shock）：是失血失液因素所致休克的起始环节。大量血液、血浆或水分的迅速丢失，或血管通透性增高时，造成血容量急剧减少，使有效循环血量、回心血量和心输出量减少，血压下降，组织有效灌流量急剧降低。

（2）心源性休克（cardiogenic shock）：是各种心脏疾患引起急性心泵功能衰竭或严重的心律失常而导致的休克，心输出量急剧减少是其起始环节。由于心输出量急剧减少，有效循环血量严重不足，组织有效灌流量显著减少，导致休克发生。心源性休克起病急，机体缺乏有效的代偿，预后差，死亡率高达80%。

（3）血管源性休克（vasogenic shock）：外周血管容量的扩大为过敏性、神经源性及部分感染性休克的起始环节。上述病因通过释放舒血管物质或者抑制交感缩血管神经功能，导致外周血管床容积明显加大，血液淤滞在微循环内，引起有效循环血量急剧减少而发生休克。

3. 按休克时血流动力学变化的特点分类

（1）低排高阻型休克（低动力型休克）：是临床最常见的类型，其特点是心输出量降低而外周血管阻力高。由于皮肤血管收缩，皮肤温度降低，故又称"冷休克"。失血失液性、心源性、创伤性和大多数感染性休克属此型。

（2）高排低阻型休克（高动力型休克）：此型较为少见。其特征是外周血管阻力低，心输出量高。由于皮肤血管扩张，血流量增多，皮肤温度可增高，故亦称"暖休克"。部分感染性休克属此型。

（3）低排低阻型休克：常见于休克晚期，为休克失代偿的表现。血流动力学特点是心输出量、外周阻力及血压都降低。

第二节　休克的分期和发病机制

尽管各类休克的病因不同，始动环节也不一致，但有效循环血量减少所致的微循环障碍是多数休克的共同发病基础，其特征是体内重要器官微循环处于低灌流状态。以典型的失血性休克为例，根据血流动力学和微循环变化的规律，休克的过程可分为三个时期。

一、休克早期

休克早期又称为休克代偿期（compensatory stage），微循环缺血性缺氧期（ischemic anoxia phase）。机体处于应激反应早期阶段，动员多种代偿机制维持血压和重要器官的血液灌流。

（一）微循环变化的特点

休克早期，皮肤与内脏的微动脉、后微动脉、毛细血管前括约肌和微静脉、小静脉发生持续性痉挛，其中微动脉、后微动脉和毛细血管前括约肌收缩更显著，致使毛细血管前阻力明显增加，大量真毛细血管网关闭，使微循环灌流量急剧减少。营养通路的血流量减少，主要经直捷通路回流。此外，动静脉吻合支开放，部分血液绕过毛细血管，经动静脉短路直接回流入小静脉。此期微循环的灌流特点为少灌少流、灌少于流甚至无灌流，组织微循环呈缺血性缺氧状态［图 12-1（B）］。

（二）微循环缺血的机制

1. 交感 - 肾上腺髓质系统兴奋　是引起微循环血管持续痉挛的始动因素。不同类型休克可通过不同机制引起交感 - 肾上腺髓质系统的兴奋：如创伤性休克时疼痛和失血刺激引起交感 - 肾上腺髓质系统兴奋；低血容量性休克和心源性休克因心输出量减少和动脉血压降低，减压反射被抑制，引起心血管运动中枢及交感 - 肾上腺髓质系统兴奋；大多数内毒素性休克时，内毒素直接刺激致交感 - 肾上腺髓质系统强烈兴奋，从而使儿茶酚胺大量释放入血（血中的儿茶酚胺含量可比正常高数十倍甚至几百倍），既刺激 α 受体造成皮肤、内脏血管持续痉挛收缩，又刺激 β 受体引起大量动静脉短路开放，造成微循环非营养性血流增多，而器官微循环血液灌流锐减。

2. 其他体液因子的释放　低血容量、交感神经兴奋及儿茶酚胺大量释放等，刺激机体产生大量体液因子，如血栓素（TXA_2）、血管紧张素 II、加压素、内皮素、白三烯、抗利尿激素等都有缩血管作用，致使组织器官微循环灌流减少。

（三）微循环变化的代偿意义

休克早期微循环变化对维持动脉血压和保证重要脏器的血供有一定的代偿意义，主要表现如下。

1. 动脉血压的维持　本期动脉血压不降低或略有下降。动脉血压的维持依赖充足的回心血量、良好的心脏泵功能和适当的外周阻力三个基本因素。休克早期，机体通过调节上述因素，维持动脉血压。其机制是：①回心血流量增加：静脉系统为容量血管，可容纳循环总血量的 60%~70%。当儿茶酚胺等缩血管物质使毛细血管后微静脉、小静脉及肝、脾储血库收缩时，回心血量快速而短暂的增加，此即所谓"自身输血"，是休克时增加回心血量的"第一道

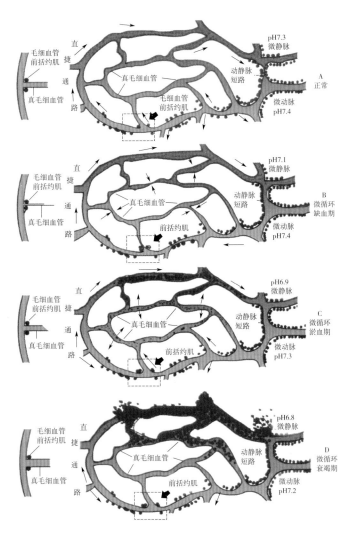

图 12-1　休克各期微循环变化模式图

左侧小图为右图中方框部分的放大

防线"。休克早期微循环毛细血管前阻力大于后阻力，毛细血管的流体静压下降，使组织液回流进入血管增多，起到"自身输液"作用，是增加回心血量的"第二道防线"。此外，肾素 – 血管紧张素 – 醛固酮系统激活，肾小管对水、钠重吸收增加，也有助于血容量的恢复。②心肌收缩力增强（心源性休克除外），心输出量增加：由于交感神经兴奋、儿茶酚胺释放增多以及静脉回流量增加，可使心率加快、心肌收缩力增强，心输出量增加。③外周阻力增高：交感神经兴奋和儿茶酚胺释放增多使动脉平滑肌收缩，特别是阻力血管收缩，导致外周阻力增加。

2. 血液重新分布以保证心脑等重要器官的血液供应　交感神经末梢和 α 受体在不同脏器的分布密度不同，其中皮肤和腹腔脏器密度较高，而脑组织分布密度较低，在心脏的冠状动脉密度虽然不低，但以 β 受体占优势。因此，交感神经兴奋时，皮肤和腹腔脏器血管收缩明显，而脑组织血管收缩不明显；交感神经对心脏主要经 β 受体起作用，促进心肌细胞代谢，使得腺苷等代谢产物堆积，在腺苷的作用下冠状动脉不但不收缩，反而略有舒张。因此，由于不同脏器对交感神经兴奋反应的不均一性，使机体血液得以重新分布，加之动脉血压的维持，有助于保证心、脑等重要脏器的血供，对机体具有重要的代偿意义。

（四）主要临床表现

患者因皮肤缺血而表现为面色苍白、四肢冰冷；因汗腺分泌增加而出汗；因交感神经的正性心率和缩血管作用使心率加快、脉搏细速；因肾脏缺血而尿量减少；由于脑血液灌流正常，患者神志一般清楚，但因交感神经兴奋而烦躁不安；患者血压可骤降（如大失血）、略降，甚至正常或稍高，但由于外周阻力加大，而致脉压明显减小。由此可见，血压下降与否，并不是判断早期休克的指标（图12-2）。

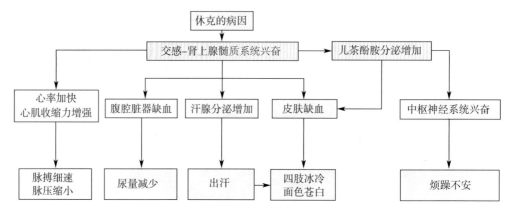

图12-2   休克早期的临床表现

此期为休克的可逆期，如能及时消除休克的动因、控制病情发展的条件、采取恰当的治疗措施，可防止向休克期发展。患者在休克早期如未能及时治疗，而引起休克的病因持续存在，则可发展到休克期。

二、休克期

休克期也称为休克进展期（progressive stage of shock）、微循环淤血性缺氧期（stag-nant anoxia phase）、可逆性失代偿期。

（一）微循环变化的特点

微动脉收缩减轻，后微动脉、毛细血管前括约肌由收缩转为舒张，血液大量涌入真毛细血管网；微静脉和小静脉仍保持收缩，微血管壁通透性升高，红细胞及血小板聚集，白细胞黏附、贴壁嵌塞，血液浓缩，血流阻力加大，使毛细血管后阻力大于前阻力。微循环内血流更慢，甚至"泥化"淤滞［图12-1（C）］。因此，休克期微循环的变化特点为多灌少流，灌多于流，微循环呈淤血性缺氧状态。

（二）微循环淤滞的主要机制

1. 酸性代谢产物堆积   休克早期缺血缺氧导致组织酸性代谢产物堆积。此时交感-肾上腺髓质系统仍持续兴奋，血中儿茶酚胺浓度进一步增高，但在酸性环境下血管平滑肌对儿茶酚胺的反应性降低，尤以微循环的动脉端更加明显。因此，微循环动脉端开始舒张，而静脉端仍保持收缩状态。

2. 局部扩血管物质增多   持续缺血和缺氧造成局部扩血管物质增多，如组织缺氧、酸中毒可使毛细血管周围肥大细胞释放过多的组胺，使小动脉和毛细血管舒张；同时，组胺又可使毛细血管壁通透性升高，大量血浆渗出致使血液浓缩、血浆黏度增高等血液流变学改变，进一步加重微循环障碍。随着组织细胞缺血、缺氧的加重，ATP 分解产物腺苷以及从细胞内释出的 K^+ 也增多，且在局部不断聚积。这些物质具有较强的扩血管作用，同时造成局部组织间液的渗透压增高。此外，激肽类物质生成增多，也可造成血管扩张和毛细血管通透性增加。近年来还证实，一氧化氮（NO）可引起持续性血管扩张、血压下降。

3. 内毒素的作用　除感染性休克机体内存在内毒素外，其他类型休克肠道菌群产生的内毒素也可通过缺血的肠黏膜吸收入血。内毒素可与血液中的白细胞发生反应，使之产生并释放扩血管的多肽类活性物质；内毒素还可损伤内皮细胞，并激活凝血因子或补体系统，使毛细血管扩张、通透性升高。

4. 血液流变学（hemorheology）的改变　由于缺氧、酸中毒和感染等因素的刺激，炎细胞活化并表达大量炎症因子和细胞表面黏附分子，致使白细胞滚动、贴壁、黏附于内皮细胞上，加大了毛细血管的后阻力；血液浓缩、血浆黏度增大、血细胞比容增大、红细胞聚集以及血小板黏附聚集等，都可造成微循环血流变慢，血液泥化、淤滞，甚至血流停止。以上这些改变在微循环淤滞的发展过程中起重要作用。

（三）微循环淤滞的后果

此期微循环血管床大量开放，血液淤滞在内脏器官，有效循环血量和回心血量减少，引起静脉充盈不良以及心输出量减少和动脉压进行性下降。此时交感 - 肾上腺髓质更为兴奋，血液灌流量进一步下降，组织缺氧愈趋严重，形成恶性循环。另外，微循环淤滞可致流体静压升高，自身输液停止，血浆外渗到组织间隙；而且组胺、激肽等引起毛细血管通透性增高也促进了血浆外渗，出现血管外水分被封闭和分隔在组织间隙，导致血液浓缩、血液黏滞度升高，促进红细胞聚集，有效循环血量进一步减少，加重了恶性循环。综上可见，微循环淤血的根本原因是缺氧和酸中毒，两者互为因果使微循环障碍进一步发展。病程发展到此阶段，休克由代偿期进入失代偿期。

（四）主要临床表现

由于代偿失调，血压进行性下降，脉压小，脉搏细速。随着血压下降，血流变慢，动脉血灌流量更少，可致心、脑、肾供血不足，患者出现抑制状态，表现为心音低钝、心搏无力，表情淡漠、反应迟钝甚至昏迷，尿量进一步减少或无尿。皮肤因淤血而由苍白转为发绀，并出现花斑（周围循环衰竭）。如不及时抢救，则可发展到休克晚期。

三、休克晚期

休克晚期又称为微循环衰竭期、休克难治期（refractory stage of shock）、不可逆期。

（一）微循环变化的特点

微循环严重淤滞可使微血管平滑肌麻痹，对任何血管活性物质失去反应，微血管扩张并可发生弥散性血管内凝血（DIC）及重要器官功能衰竭，甚至发生多系统器官功能衰竭，故又称微循环衰竭期（microcirculatory failure stage）。此期微循环的变化特点为不灌不流，灌流停止[图 12-1（D）]，甚至出现毛细血管无复流现象。

（二）微循环凝血的主要机制

休克晚期在微循环内常有广泛的微血栓形成，其促发因素有：

1. 血液流变学变化　微循环淤血不断加重，血液浓缩，血流缓慢；血细胞比容增大，纤维蛋白原浓度增加，血小板和红细胞较容易聚集，血液处于高凝状态。

2. 凝血系统被激活　缺氧和酸中毒使内皮细胞损伤，暴露胶原，启动内源性凝血系统；创伤、外伤、手术等造成大量组织损伤，启动外源性凝血系统。

3. 促凝物质增多　休克动因和休克本身对机体都是一种强烈的刺激，可引起机体的应激反应，使血液中血小板和凝血因子增加，血小板黏附、聚集能力增强，促进 DIC 发生。

4. TXA_2–PGI_2 平衡失调　TXA_2 主要由活化的血小板产生，具有促血栓形成的作用；PGI_2 由完整的内皮细胞生成，可抑制血栓形成。休克晚期，血小板被激活，内皮细胞受损，导致 TXA_2 生成增多而 PGI_2 生成减少，二者平衡失调，从而促进 DIC 发生。

5. 单核吞噬细胞系统功能降低　休克的病因作用和休克的低灌流状态，使单核吞噬细胞系统功能降低，不能及时清除激活的凝血因子和纤维蛋白，也促进 DIC 发生。

不同类型的休克，DIC 形成的早晚不一，如感染性休克，早期即可出现 DIC；其他类型休克，一般都发生在晚期。但 DIC 并非是休克的必经阶段。

（三）微循环衰竭的后果

休克患者在持续性重度低血压后，血流动力学障碍和细胞损伤愈为加重，包括心、脑、肝、肾、肺等各重要器官代谢障碍也更加严重。持续缺氧和酸中毒可使许多酶系统活性降低或丧失，细胞内的溶酶体膜破裂释放溶酶体酶（如蛋白水解酶等），以及活性氧、细胞因子释放等，重要器官的细胞发生严重甚至不可逆性损伤，导致重要器官功能、代谢障碍，甚至发生多系统器官功能衰竭。

（四）临床表现

患者病情危重，血压显著降低，甚至测不到，给予升压药也难以使血压回升；浅静脉严重萎陷，出现循环衰竭；心音低弱，脉细如丝，甚至摸不到；呼吸困难、表浅或不规则；少尿或无尿；若并发 DIC，则常伴有贫血、出血等症状。各重要实质器官坏死、功能衰竭，病情迅速恶化甚至死亡。

第三节　休克时细胞的代谢改变和器官功能障碍

一、休克时细胞的代谢变化和结构损伤

1. 细胞代谢障碍

（1）糖酵解加强：休克时，严重微循环障碍导致组织低灌流和细胞供氧减少，首先发生的细胞代谢变化是从优先利用脂肪酸供能转向优先利用葡萄糖供能。然而，此时细胞缺氧，葡萄糖有氧氧化受阻，使 ATP 生成显著减少，无氧酵解过程加强，乳酸产生增多而导致酸中毒。

（2）脂肪代谢障碍：细胞缺氧和酸中毒，使脂肪酰辅酶 A 合成酶和肉毒碱脂肪酰转移酶的活性降低，导致来源于脂肪分解代谢并随血液进入细胞质中的脂肪酸活化和转移发生障碍；而且线粒体呼吸功能被抑制，使转入线粒体内的脂肪酰辅酶 A 不能被氧化分解，脂肪酸和（或）脂肪酰辅酶 A 在细胞内蓄积，加重细胞的损害。

2. 细胞的损伤

（1）细胞膜的变化：休克时，最早发生损伤的部位是细胞膜。缺氧、ATP 不足、高钾、酸中毒、溶酶体酶释放、自由基引起的脂质过氧化、细胞因子及炎症介质等，都可造成细胞膜损伤，导致细胞膜上离子泵运转失灵。Na^+、H_2O、Ca^{2+} 内流，造成细胞水肿，跨膜电位下降。

（2）线粒体的变化：线粒体是细胞有氧氧化和氧化磷酸化的场所，是细胞内能量产生的主要部位，同时也是休克时最早累及的细胞器。休克时，线粒体出现不同程度肿胀，较重时可见嵴崩解、线粒体膜断裂等病理变化。线粒体损伤造成呼吸链障碍，通过氧化磷酸化产生的能量物质进一步减少；线粒体损伤亦能启动细胞凋亡。

（3）溶酶体的变化：缺氧、酸中毒等造成溶酶体肿胀、空泡形成，并释放溶酶体酶，引起细胞自溶；亦可激活激肽系统、纤溶系统，导致组胺释放，造成血浆外渗，血液浓缩，促使 DIC 发生。胰腺外分泌细胞溶酶体破裂，形成心肌抑制因子，直接抑制心肌收缩。

（4）细胞凋亡：休克时，组织细胞除发生上述损伤性改变而变性、坏死外，诸如血管内皮细胞、单核巨噬细胞、淋巴细胞、中性粒细胞及主要脏器的实质细胞等均可发生凋亡。细胞凋亡是休克时细胞损伤的表现形式之一。

总之，休克时生物膜的损伤是细胞损伤的开始，而细胞的损伤又是重要器官功能衰竭的共同病理基础。

二、重要器官功能衰竭

1. 急性呼吸功能衰竭

（1）休克肺的表现：在休克晚期，严重休克患者经救治，在尿量、血压、脉搏趋向平稳以后，仍可出现进行性缺氧和呼吸困难，导致低氧血症性呼吸功能衰竭，称为休克肺（shock lung），属于急性呼吸窘迫综合征（acute respiratory distress syndrome，ARDS）的范畴。临床表现为呼吸困难进行性加重，动脉血氧分压、血氧含量均降低，明显发绀，可出现呼吸性酸中毒，肺部可闻及干、湿性啰音。休克肺是休克患者死亡的重要原因之一，约 1/3 休克死亡患者是休克肺引起的。休克肺的形态学特征为严重的间质性肺水肿、局部肺不张、充血、出血、微血栓及肺泡透明膜形成（由毛细血管逸出的蛋白和细胞碎片等凝成的一层膜样物，覆盖在肺泡膜表面）。这些变化导致气体弥散障碍，通气 – 血流比例失调，出现动脉血氧分压和血氧含量降低，终致急性呼吸衰竭，甚至死亡。

（2）休克肺的发病机制：可能与下列因素有关：①休克时，交感 – 肾上腺髓质系统兴奋，儿茶酚胺、组胺、5- 羟色胺等物质释放增多，使肺微血管痉挛、毛细血管壁通透性增高。肺微血管持续痉挛所致的缺氧又加重毛细血管壁通透性的增高，从而导致肺水肿和肺出血。②广泛肺微血栓形成并阻塞肺毛细血管，加重肺组织的缺氧。③缺血缺氧使 II 型肺泡上皮细胞受损，表面活性物质分泌减少；肺泡内水肿液又使表面活性物质破坏增加，造成肺泡表面张力增高，导致肺不张。④休克动因通过补体 – 白细胞 – 氧自由基损伤呼吸膜。⑤炎症介质诸如白三烯、TXA_2、TNF、IL-1 等均可引起呼吸膜的损伤和通透性增高，导致肺水肿，是 ARDS 的主要发病机制。急性弥漫性肺泡毛细血管壁损伤是休克肺发病的中心环节。

2. 急性肾功能衰竭

（1）急性肾功能衰竭的表现：各种类型的休克常有急性肾功能衰竭，称为休克肾（shock

kidney）。临床表现为少尿或无尿、氮质血症、高钾血症及代谢性酸中毒等。临床上，尿量的变化是判断休克患者内脏微循环灌流状况的重要指标，一般每小时尿量 <20mL，提示肾及内脏微循环灌流不足。如没有发生肾小管坏死，恢复肾脏血液灌流后肾功能可立刻恢复，称为功能性肾功能衰竭或肾前性功能衰竭。休克时持续的肾缺血或肾毒素可导致急性肾小管坏死，即使肾血液灌流恢复后，肾功能也不会立刻逆转，只有在肾小管上皮再生修复后，肾功能才能恢复，称为器质性肾功能衰竭。

（2）急性肾功能衰竭的发生机制：①休克时，交感－肾上腺髓质系统兴奋，引起肾血管痉挛，肾血流量减少；肾血流重新分布，交感缩血管神经丰富的肾皮质外层血流明显减少（由正常 90% 减至 10%）。②肾缺血使球旁细胞分泌肾素增多，激活肾素－血管紧张素－醛固酮系统，肾小球入球动脉收缩加剧。③休克晚期，肾血管内广泛微血栓形成以及持久血管痉挛引起的急性肾小管坏死，使原尿漏入肾间质。以上因素均可导致肾小球滤过率降低、肾功能衰竭。

3. 肝功能障碍

（1）休克时肝功能障碍的表现：常继发于肺、肾功能障碍之后，但也可最先发生。早期表现为肝细胞变性和 Kupffer 细胞增生。晚期出现肝细胞坏死、再生，Kupffer 细胞变性、坏死及炎细胞浸润。由于肝脏有强大的代偿能力，休克早期虽然有肝脏形态学异常，但实验室检查仍可正常，肝功能障碍不明显；休克晚期可出现肝功能不全和黄疸。

（2）休克时发生肝功能障碍的机制：①休克和低血容量均可造成肝脏血流减少，肝细胞缺血、缺氧，能量代谢障碍。②各种损伤导致肠道屏障功能减弱，肠源性毒素和细菌入血，一方面直接损伤肝细胞或者经 Kupffer 细胞介导造成肝细胞损伤；另一方面通过单核巨噬细胞释放的介质，如 TNF-α、IL-1 等造成组织损伤或血液灌流障碍。肝脏在休克过程中的损伤性变化反过来加剧了机体的损伤，在恶性循环中起到重要作用。因此，感染性休克如发生严重的肝脏功能障碍，则死亡率较高。

4. 心功能障碍　心源性休克早期即存在原发性心功能障碍，而其他类型的休克，在休克早期通过机体的代偿，心功能可保持正常。休克发展到一定阶段，由于心肌长时间缺血、缺氧，加之其他损害因素的影响，使心肌收缩力减弱，心功能降低，甚至发生心力衰竭。心功能不全是休克恶化的重要因素，可使循环障碍进一步加重。

休克时发生心功能障碍主要与下列因素有关：①休克时，血压特别是舒张压进行性下降及心率加快使舒张期缩短，造成心肌供氧不足，耗氧量大大增加，心肌缺氧严重；②水、电解质及酸碱平衡紊乱，如酸中毒、高钾血症、低钙血症等使心肌收缩力减弱；③心肌微血管中 DIC 形成影响心肌血液供应，引起心肌细胞损伤；④胰腺缺血坏死时，产生心肌抑制因子，强烈抑制心肌收缩；⑤细菌毒素对心肌的直接损伤作用。一旦心功能降低，心输出量进一步减少，则可加速休克的进程。因此，心功能不全是休克恶化的重要因素之一。

5. 脑功能障碍　在休克早期，脑组织耗氧量高，而糖原贮存很少，只能通过血液中供给的葡萄糖有氧氧化获得能量。因此，脑组织对缺血、缺氧极为敏感。休克早期，机体通过血流的重新分布，使脑组织血供得以保证。随着休克的进展，动脉血压下降至 50mmHg 以下或脑循环出现 DIC 时，脑组织缺血、缺氧，能量代谢障碍，代谢产物堆积，细胞内外离子转运失调，导致一系列神经功能损害出现，患者可出现神志淡漠、神志不清甚至昏迷。脑组织缺血、缺氧、酸中毒等造成血管壁通透性增高，引起脑水肿，进而出现颅内高压，甚至脑疝形成而压迫生命中枢，导致死亡。因此，休克后期预防脑水肿的形成非常重要。

6. 胃肠功能障碍　休克，特别是创伤性休克时，会出现明显的胃肠功能障碍，临床主要表现为腹痛、消化不良、呕血和便血等。胃肠功能障碍主要与下列因素有关：①休克早期由于血液重新分配，加重胃肠道缺血，造成黏膜变性、坏死或通透性升高；②休克进程中，胃肠黏膜微循环内淤血、微血栓形成及出血等，使黏膜水肿、糜烂，甚至溃疡发生；③严重创伤作为应激原，使得胃肠道处于应激状态，轻者导致糜烂，重者出现多发性应激性溃疡。

三、多系统器官功能衰竭

多系统器官功能衰竭（multiple system organ failure，MSOF）主要是指患者在短时间内，出现两个或两个以上系统、器官相继或同时发生功能衰竭的临床综合征。MSOF 常出现在休克晚期，是导致死亡的主要原因。衰竭的器官越多，病死率也越高。如三个以上器官发生功能衰竭时，病死率可达 80% 以上。一般认为，在 MSOF 之前常有或长或短时间的多器官功能障碍综合征（multiple organ dysfunction syndrome，MODS）。MODS 主要是指各种严重疾患时某些器官不能维持其自身功能而出现的器官功能障碍，如能得到及时治疗可获逆转，否则病情进一步加重，即可发展为 MSOF。

1. MSOF 的两种表现形式　①创伤与休克直接引起的速发型，又称单相型。即病变的进程只有一个高峰，发展迅速，发病后很快出现肝、肾及呼吸功能障碍，常在短期内死亡或恢复；②创伤、休克后继发感染引起的迟发型，又称双相型。即病变进程中有两个高峰出现。此型患者常有一个相对稳定的间歇期（1~2 天），以后迅速发生败血症，败血症发生后才相继出现多系统器官功能衰竭。

2. MSOF 的发病机制　可能与多环节的障碍有关。近年来医学界十分重视炎症失控学说。如果炎症失控、炎症介质泛滥可发展为全身性炎症反应综合征（systemic inflammatory response syndrome，SIRS）。SIRS 是指机体失控的、自我持续放大的和自我破坏的炎症，表现为播散性炎症细胞活化和炎症介质泛滥到血浆，并在远隔部位引起全身性炎症，最后对组织器官造成严重损伤。SIRS 时促炎介质泛滥是引起休克和多器官功能障碍的主要机制。此外，在 SIRS 发展的同时，体内开始产生内源性抗炎介质。适量的抗炎介质有助于控制炎症，恢复内环境稳定，但抗炎介质过量，即可产生免疫功能抑制及对感染的易感性，产生代偿性抗炎反应综合征（compensatory anti-inflammatory response syndrome，CARS）。当 SIRS 和 CARS 同时存在又相互加强，则会对机体产生更强的损伤，导致更严重的炎症和免疫障碍，称为混合性拮抗反应综合征（mixed antagonist response syndrome，MARS）。SIRS、CARS、MARS 均是多系统器官功能衰竭综合征的发病基础。除了炎症失控因素外，休克时组织低灌流所致的缺血缺氧、酸中毒和细菌内毒素作用；创伤后，交感 - 肾上腺髓质系统兴奋，患者体内组织器官耗氧量增加，呈高代谢状态；器官的缺血 - 再灌注损伤等也与 MSOF 的发病机制相关。

第四节　常见休克的病变特点

由于休克的病因不同，始动环节各异，各型休克虽有共同规律，但也各有其特点。

一、低血容量性休克

低血容量性休克在临床上十分常见，多见于大失血、严重创伤、烧伤或腹泻、呕吐，始动环节为短时间内血容量急剧下降。此型休克分期明显，临床症状典型，其发展过程基本符合代偿期、失代偿期、难治期逐渐发展的特点，休克早期即可发生休克肾。此外，由于肠血流减少，缺血缺氧，造成屏障功能降低，引起肠源性内毒素及细菌的移位，导致内毒素血症，进而发生感染性休克，这也是其向不可逆性休克发展的重要原因之一。

二、感染性休克

感染性休克是临床上常见且治疗较困难的一种休克类型，常见于流行性脑脊髓膜炎、细菌性痢疾、大叶性肺炎和腹膜炎等严重感染性疾病，死亡率非常高。其发生与休克的三个始动环节均有关：感染灶中的病原微生物及其释放的内毒素或外毒素可刺激单核巨噬细胞、中性粒细胞、肥大细胞和内皮细胞等机体的各种应答细胞，产生并释放大量的细胞因子及其他血管活性物质。这些产物一方面可增加毛细血管壁通透性，使大量血浆外渗，从而导致血容量的减少；另一方面可引起血管扩张，使血管床容量增加，导致有效循环血量的相对不足。此外，细菌毒素及大量的细胞因子或炎症介质可直接损伤心肌细胞，造成心泵功能障碍。感染性休克的特点主要体现在两个方面：一是 G⁻ 菌的 LPS 在体内可诱导单核巨噬细胞和中性粒细胞等产生大量的细胞因子和炎症介质，促进休克的发生发展；二是其血流动力学的变化可表现为低动力型和高动力型两种不同的典型类型。

三、过敏性休克

过敏性休克又称变应性休克，可发生于对某些药物（如青霉素、奴夫卡因）、血清制剂（如破伤风抗毒素、白喉类毒素）等过敏原（变应原）已经致敏的人，常伴有荨麻疹以及呼吸道和消化道的过敏症状，发病急骤，若不及时处理，常可危及生命。其发生主要与休克的两个始动环节有关：①过敏反应使血管广泛扩张，外周血管床容量增大；②毛细血管壁通透性增高，血浆外渗，导致血容量急剧减少。过敏性休克属 I 型变态反应，其发生的基本机制是：当过敏原进入机体后，可刺激机体产生针对该过敏原的特异性抗体 IgE。IgE 吸附于小血管周围的肥大细胞以及血液中嗜碱性粒细胞和血小板等靶细胞表面，使机体处于致敏状态；当同一过敏原再次进入机体时，可与这些细胞表面的 IgE 结合形成抗原抗体复合物，引起靶细胞脱颗粒反应，释放大量组胺、5-HT、激肽、慢反应物质、PAF、前列腺素类等血管活性物质。这些活性物质通过上述两个始动环节，致使血容量和回心血量急剧减少，动脉血压迅速而显著地下降。过敏性休克的表现与程度，可因机体反应性、抗原进入量及途径的不同而有很大差别。

四、心源性休克

心源性休克最常见于急性大范围心肌梗死时，也可见于严重心肌炎、心肌病、心包填塞、严重心律失常或慢性心力衰竭终末期等。此型休克的始动环节是心泵功能障碍导致的心输出量迅速而显著减少，其特点表现为血压在休克早期就显著下降。根据血流动力学的变化，心源性休克可分为低排高阻型和低排低阻型。本病死亡率极高。

五、神经源性休克

　　神经源性休克多见于严重创伤、剧烈疼痛的刺激，高位脊髓麻醉或损伤等。上述因素致使血管运动中枢发生抑制或传出的交感缩血管纤维被阻断，引起动脉阻力调节功能严重障碍，小血管紧张性丧失而发生血管扩张，导致外周血管阻力降低，血液淤积于微循环内，回心血量与有效血容量减少，血压下降。神经源性休克起病急，如能及时诊断、治疗，预后较好。

第十三章 弥散性血管内凝血

弥散性血管内凝血（disseminated intravascular coagulation，DIC）是临床常见的病理过程。其基本特征是：在某些致病因子作用下，机体凝血因子和血小板被激活，大量促凝物质入血，使凝血酶生成增加，从而在微循环中形成广泛的微血栓；在此过程中由于凝血因子和血小板大量消耗，同时继发纤维蛋白溶解活性增强，引起机体凝血功能发生障碍导致患者出现出血、休克、多系统器官功能障碍和微血管病性溶血性贫血等临床表现。

第一节 DIC 的病因和发病机制

一、病因

引起 DIC 的原因很多，其中以感染、产科意外、大手术、严重创伤、烧伤、恶性肿瘤等较为常见（表 13-1）。

表 13-1 DIC 的常见病因

类型	常见疾病
感染性疾病	革兰阳性或阴性菌感染，病毒性肝炎，流行性出血热，病毒性心肌炎等
肿瘤性疾病	胰腺癌，结肠癌，食管癌，胆囊癌，肝癌，胃癌，肾癌，膀胱癌，前列腺癌，绒毛膜上皮癌，卵巢癌，子宫颈癌，恶性葡萄胎，白血病等
妇产科疾病	流产，不全流产刮宫术，妊娠中毒症，绒毛膜炎，子痫及先兆子痫，胎盘早期剥离，羊水栓塞，子宫破裂，宫内死胎，腹腔妊娠，剖宫产手术等
创伤及手术	大面积烧伤，严重软组织创伤，挤压综合征，多发性开放性骨折，断肢，肝、脑、肺、胰腺、前列腺等脏器大手术，器官移植，体外循环等

二、发病机制

DIC 发病的起始环节是血管内凝血系统激活，凝血酶生成增加，导致血液凝固性增强。

1. 组织严重损伤 目前认为在启动凝血过程中起主要作用的是外源性凝血系统的激活，其激活是以组织因子（tissue factor，TF）的释放为开始的，组织损伤可引起组织因子的释放。TF 又称凝血因子Ⅲ，广泛存在于机体各部位组织细胞，以脑、肺、胎盘等组织最为丰富。当机体组织细胞或血管内皮细胞（vascular endothelial cell，VEC）受到损伤（如大手术、严重创伤、感染等）时，TF 从损伤细胞的内质网中释放入血，与血液中Ⅶa 因子及 Ca^{2+} 形成复合物，可使 X 因子活化为 X a（传统通路），从而启动凝血反应（图 13-1）；严重创伤、烧伤、宫内死胎、大手术等引起的损伤除传统通路外，TF 与因子Ⅶa 及 Ca^{2+} 的复合物也能激活因子Ⅸ（选择通路），启动内源性凝血系统。

2. 血管内皮细胞损伤 VEC 损伤在严重感染、创伤、内毒素血症、酸中毒、持续性缺血缺氧等情况下比较常见。VEC 损伤激活凝血系统的主要机制：①受损内皮细胞释放 TF，可在局部激活外源性凝血系统。②VEC 损伤可暴露内皮下组织，引起血小板黏附、聚集和释放反应。③受损内皮细胞可趋化并激活单核巨噬细胞、中性粒细胞和 T 淋巴细胞，这些细胞与内皮细胞相互作用，释放 TNF、IL-1 等，加剧内皮细胞损伤和 TF 释放。④VEC 损伤，暴露内皮下带负电荷的胶原纤维，可通过激活因子Ⅻ，启动内源性凝血系统（图 13-1）。

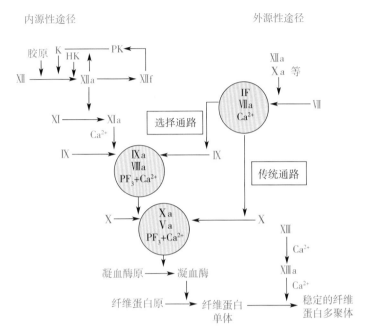

图 13-1 血液凝固机制
HK：高分子激肽原；PF_3：血小板因子 3

3. 血细胞大量破坏及血小板被激活

（1）红细胞大量破坏：如发生异型输血、恶性疟疾等溶血性疾病时，红细胞大量破坏可释放 ADP 和红细胞素。红细胞素具有 TF 样作用，ADP 则具有促进血小板聚集和释放血小板第三因子（PF_3）和第四因子（PF_4）等的作用，因此可激活凝血系统。

（2）白细胞受损：急性早幼粒细胞白血病患者，在放、化疗后，大量白细胞破坏，释放组织因子样物质，激活外源性凝血系统。正常白细胞中促凝物质活性较弱，但单核细胞和中性粒细胞受到内毒素作用后，会引起组织因子合成增加，当有 TF、因子Ⅶa 和 Ca^{2+} 存在时，即能激活因子 X，从而触发凝血过程。

（3）血小板被激活：除 VEC 损伤外，某些微生物及其代谢产物如病毒、内毒素等，均可引起血小板激活。血小板内含有丰富的促凝物质和血管活性物质，在 DIC 的发生发展中起重要的作用。VEC 损伤，内皮下胶原暴露，血小板膜糖蛋白 GPIb 通过血管性假血友病因子（vWF）与胶原结合，产生黏附作用；同时血小板被激活，释放功能增强，其释放的促凝物质可以进一步促进血小板聚集，如 PF_3 可加速凝血过程，促进血栓形成。血小板内的血管活性物质如 TXA_2、ADP、5-羟色胺等可收缩血管，加速血小板激活。

4. 其他促凝物质的作用 某些恶性肿瘤细胞不但能表达 TF，而且能分泌其特有的促凝蛋白，可直接激活 X 因子；出血性胰腺炎时，可因大量胰蛋白酶进入循环使凝血酶原直接被激活；外源性毒素如蛇毒能直接激活 X 因子，促使凝血酶原转变为凝血酶，或作用于纤维蛋白原使其转变为纤维蛋白而引起凝血。

第二节 影响 DIC 发生发展的因素

在某些疾病及凝血触发因素存在的情况下，DIC 发生与否及其程度，尚与机体凝血与抗凝血平衡调节有关。

一、单核吞噬细胞系统功能受损

单核吞噬细胞系统可吞噬、清除循环血液中的凝血酶、组织因子、纤维蛋白原及其他促凝物质，也可清除纤溶酶、纤维蛋白降解产物及内毒素等物质。因此，单核吞噬细胞系统有防止凝血和避免纤溶亢进的双重作用，如其功能严重障碍会促进 DIC 的形成。例如在内毒素性休克时，单核吞噬细胞系统可因吞噬大量坏死组织、细菌或内毒素而使其功能被封闭；严重酮症酸中毒时，吞噬细胞可因吞噬大量脂质而封闭其功能，此时内毒素则易于诱发 DIC。

二、肝功能严重障碍

肝脏能合成凝血因子，又能合成抗凝物质，还能灭活某些活化的凝血因子，因此肝功能严重障碍时，凝血、抗凝和纤溶作用失衡，易发生 DIC。此外，肝细胞大量坏死本身也可释放组织因子，启动外源性凝血系统；肝功能障碍时机体处理乳酸的能力降低，酸中毒又可损伤血管内皮细胞和促进血小板聚集等，均可启动凝血过程。

三、血液的高凝状态

血液高凝状态是指在某些生理或病理条件下，血液凝固性增高，有利于血栓形成的一种状态。妊娠期妇女血液中血小板和凝血因子通常明显增加，而抗凝物质常明显减少，机体表现为高凝血和低纤溶状态。妊娠 3 周时，血液中凝血因子和血小板逐渐增多，到妊娠末期最为明显。因此，当孕妇发生产科意外时，极易诱发 DIC。

酸中毒可损伤血管内皮细胞，启动内源性和外源性凝血系统，可使肝素抗凝活性减弱、血小板聚集性增高，是严重缺氧时引起血液高凝状态、诱发 DIC 的重要因素。

四、微循环障碍

休克等原因导致的微循环严重障碍，可导致微血管内缺血或血流缓慢、血液黏度升高、血液淤滞，局部产生酸中毒和血管内皮损伤，或发生白细胞反应并通过释放炎症介质诱导 TF 表达，从而引起凝血反应。

第三节　DIC 的分期和分型

一、分期

根据发展过程和病理生理特点，一般可将典型的 DIC 分为三期。

1. 高凝期　主要表现是血液处于高凝状态，各脏器微循环中可有程度不同的微血栓形成。这是由于各种原因导致凝血系统被激活，凝血酶含量升高所致。

2. 消耗性低凝期　主要表现是有出血症状，也可有休克或某些脏器功能障碍的临床表现。这是由于产生大量微血栓后，血液中的凝血因子和血小板被大量消耗而减少，加上纤溶系统被激活，血液处于低凝状态。

3. 继发性纤溶亢进期　主要表现是出血症状更加明显，严重患者有多器官功能衰竭和休克的临床症状。本期由于纤溶系统被激活，纤溶酶大量产生，继而纤维蛋白（原）降解产物（fibrinogen degradation products，FDP）形成，进一步增强纤溶和抗凝作用。

二、分型

根据 DIC 发生的速度可将其分为急性、亚急性和慢性三种。

1. 急性 DIC　常见于严重感染（特别是革兰阴性细菌）、异型输血、严重创伤、移植排斥等情况，可在数小时或 1~2 天中发病。患者的临床表现明显，以休克和出血为主，进展迅速，病情凶险，病死率高。此时凝血因子降低明显，凝血与纤溶系统的实验室检查明显异常。此型分期不明显。

2. 亚急性 DIC　常见于恶性肿瘤转移、宫内死胎、胎盘早期剥离、羊水栓塞等患者。DIC 在几天到数周内逐渐形成，各种凝血因子降低较轻，其临床表现介于急性与慢性之间。

3. 慢性 DIC　较少见，发病缓慢，病程较长，临床表现不明显或较轻，常以局部栓塞引起的器官功能不全为主，易与原发病混淆，诊断较困难。慢性 DIC 多见于肿瘤性疾病、胶原病、慢性溶血性贫血等疾病。有的患者在存活时不易发现，往往在死后尸检时才能明确。本型在一定条件下可转化为急性型。

DIC 还可根据机体的代偿情况分为失代偿型、代偿型和过度代偿型。

第四节　DIC 时的功能代谢变化和临床表现

DIC 是临床危重病症，病情复杂多样。一般来说，DIC 患者的主要临床表现为出血、休克、多系统器官功能障碍和微血管病性溶血性贫血。

一、出血

出血是 DIC 患者最常见的表现之一，也是 DIC 诊断的一项重要依据。

1. 主要临床特点

（1）发生率高，约80%DIC患者是以程度不同的出血为最初症状。

（2）出血原因不能用原发病解释。

（3）出血形式多种多样，即全身各部位都可有出血倾向，尤其以皮肤、胃肠道、口腔黏膜、泌尿生殖道、创口及注射针眼处最为常见。出血严重程度轻重不等，严重者可多处大量出血不止，危及生命；轻者可能仅表现为局部伤口或注射针头部位渗血。

（4）普通止血药物治疗效果不佳。

2. 发生机制

（1）大量消耗凝血物质：在DIC发生发展过程中，大量的凝血因子和血小板被消耗；如果消耗过多，肝脏和骨髓代偿不足时，就会出现凝血因子和血小板水平显著降低，凝血功能障碍，导致出血。

（2）继发性纤溶激活：DIC时纤溶系统发生继发性激活，主要机制是：①当血液中Ⅻ因子激活成为Ⅻa时，可激活激肽系统，产生激肽释放酶，将纤溶酶原转变为纤溶酶，从而激活纤溶系统；②有些组织、器官如子宫、前列腺、肺等含有丰富的纤溶酶原激活物，当这些器官的微血管中形成大量微血栓，造成组织缺血、缺氧，引起变性、坏死后，能释放大量纤溶酶原激活物，激活纤溶系统；③内皮细胞损伤时，释放纤溶酶原激活物增多，从而激活纤溶系统，导致大量纤溶酶产生。纤溶酶能使纤维蛋白降解，还可水解凝血因子Ⅴ、Ⅷ、Ⅻa及凝血酶等。

（3）纤维蛋白（原）降解产物形成：纤溶酶产生后，可以水解纤维蛋白原和纤维蛋白而产生各种片段，统称为纤维蛋白（原）降解产物（FDP）。FDP的各种片段具有强大的抗凝血作用，这些片段大多能和血小板膜结合，降低血小板的黏附、聚集和释放功能。因此，纤溶系统的激活和FDP形成是DIC患者出血倾向进一步加重的重要原因。各种FDP片段的检查在DIC的诊断中具有重要意义，其中主要有：①"3P"试验（血浆鱼精蛋白副凝试验）：主要是检查X片段的存在，DIC患者呈阳性反应。②D-二聚体检查：D-二聚体是纤溶酶分解纤维蛋白的产物，可反映继发性纤溶酶的活性，目前认为是DIC诊断的重要指标。

（4）微血管壁损伤：DIC发生发展过程中，各种原始病因和继发性引起的缺氧、酸中毒、细胞因子和自由基等多种因素作用，可导致微血管壁损伤；加之某些产物如FDP、激肽的释放等，使微血管的通透性增加而加重出血。

二、休克

DIC和休克两者互为因果，形成恶性循环。主要机制有：①DIC时由于大量微血栓和（或）血小板微聚体阻塞了微循环，使回心血量大为减少；②DIC形成和发展过程中，凝血因子Ⅻ激活后，可以进一步激活激肽系统、补体系统和纤溶系统，从而产生激肽、C3a、C5a和FDP等物质，其中C3a、C5a能使嗜碱性粒细胞和肥大细胞产生释放组胺，组胺和激肽能使微血管平滑肌舒张，通透性增高，使外周阻力降低，回心血量减少，FDP则能加强这一作用；③DIC患者广泛出血引起血容量减少。这些因素引起急性循环衰竭，轻者表现为低血压，重者发生休克。感染性休克患者容易引起微循环中微血栓形成，DIC的发生率特别高。

三、器官功能衰竭

DIC 时的脏器功能障碍主要是由于微循环中微血栓形成，阻塞微血管，造成脏器微循环灌流障碍，严重者因缺血坏死导致功能衰竭。

各脏器微血栓的表现与原发病、栓塞部位和栓塞发生速度有关。表浅部位的栓塞主要表现为皮肤、黏膜缺血坏死；心肌微血管栓塞造成心功能不全；肝血窦或汇管区微血栓形成可引起黄疸和肝功能不全；胃肠道黏膜及黏膜下小血管微血栓形成，引起局部胃肠组织溃疡和缺血性坏死，患者常有恶心、呕吐、腹泻和消化道出血等；肺微血管栓塞常造成肺部淤血、出血、水肿、透明膜形成和肺不张，患者出现呼吸困难、发绀和低氧血症等呼吸功能不全症状；肾脏是 DIC 时最易受损的器官，患者常有肾入球小动脉和毛细血管丛微血栓形成，严重时可导致双侧肾皮质坏死和急性肾功能衰竭，出现少尿、无尿、蛋白尿、血尿等，肾功能衰竭常是 DIC 患者死亡的原因；肾上腺皮质出血性坏死可导致华 – 佛综合征（Waterhouse-Friderichsen syndrome）；累及垂体发生坏死，可致席汉综合征（Sheehan syndrome）；神经系统受累可出现神志模糊、嗜睡、昏迷、惊厥等，这可能是因脑组织淤血、出血、水肿、颅内压升高所致。

四、微血管病性溶血性贫血

微血管病性溶血性贫血（microangiopathic hemolytic anemia，MHA）是在 DIC 时出现的一种特殊类型的贫血，属溶血性贫血。其特征是外周血涂片可见一些特殊的形态各异的红细胞，称为裂体细胞（schistocyte），外形呈新月形、盔形、星形等（图 13–2）。这些细胞脆性高，极易破裂溶解。这种主要由微血管病变引起的溶血称为微血管病性溶血性贫血。患者常有发热、黄疸、血红蛋白尿和少尿等溶血症状及面色苍白、全身乏力等贫血症状。其主要机制有：①微血管内有纤维蛋白性微血栓形成，纤维蛋白呈网状，当循环中的红细胞黏着在网状的纤维蛋白丝以后，由于血流的不断冲击，引起红细胞破裂；②缺氧、酸中毒使红细胞变形能力降低，红细胞通过纤维蛋白网时更易受到机械性损伤。

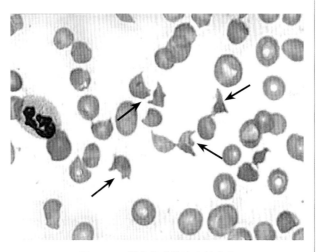

图 13–2　微血管病性溶血性贫血
血涂片中见裂体细胞（箭头所指）

第十四章　缺血 – 再灌注损伤

各种原因引起组织器官的血液灌流量减少，达到一定程度并持续一定时间，可导致组织细胞的缺血性损伤（ischemia injury）。多数情况下，发生缺血性损伤的组织器官在出现不可逆性损伤之前，如能及时得到血液的再灌注即可逐步恢复，患者病情好转康复；但有时缺血后再灌注，不仅不能使组织、器官功能恢复，反而加重组织、器官的功能障碍和结构损伤。这种在缺血基础上恢复血流后组织损伤反而加重，甚至发生不可逆性损伤的现象，称为缺血 – 再灌注损伤（ischemia-reperfusion injury）。缺血 – 再灌注损伤首先在心、脑器官被发现，后来证实，肝、肾、肺、胃肠道、肢体及皮肤等多种组织和器官都存在缺血 – 再灌注损伤的现象。

第一节　缺血 – 再灌注损伤的原因和影响因素

一、原因

凡是在组织、器官缺血基础上的血液再灌注都可能造成缺血 – 再灌注损伤的发生。常见的原因有：①组织、器官缺血后恢复血液供应，如休克时微循环的疏通，冠状动脉痉挛的缓解等；②一些新的医疗技术的应用，如动脉搭桥术、溶栓疗法、经皮腔内冠脉血管成形术等；③体外循环下心脏手术；④心脏骤停后心、肺、脑复苏；⑤其他，如断肢再植和器官移植等。

二、影响因素

缺血的组织器官在血流恢复后并非都会发生缺血 – 再灌注损伤，许多因素可以影响其发生发展过程及其严重程度，常见的影响因素有：

1. 缺血时间　是缺血 – 再灌注损伤发生与否的重要因素。组织器官对缺血有一定的耐受期，缺血时间短且在耐受期内，恢复血供后可无明显的再灌注损伤。但缺血时间长且超过耐受期，恢复血供则易导致再灌注损伤。若缺血时间过长，缺血器官则发生不可逆性损伤，反而不会出现再灌注损伤。因此，缺血时间过短或过长都不易发生缺血 – 再灌注损伤。不同动物、不同组织、器官对缺血的耐受程度并不一致，小动物相对较短，大动物相对较长。如家兔心肌再灌注损伤所需的缺血时间一般为 40 分钟，脑一般为 30 分钟（全脑血流阻断），肝脏一般为 45 分钟（部分肝血流阻断），肾脏一般为 60 分钟，小肠大约为 60 分钟，骨骼肌甚至达 4 小时。

2. 侧支循环　缺血后侧支循环容易形成者，可因缩短缺血时间和减轻缺血程度，不易

发生缺血 - 再灌注损伤。如人体肺脏和肝脏因具有双重血液循环，对缺血耐受时间长而不易发生。

3. 需氧程度　因氧易接受电子，形成氧自由基。因此，对氧需求高的器官（如心、脑），容易发生缺血 - 再灌注损伤，而纤维组织对氧需求相对较低，则不易发生缺血 - 再灌注损伤。

4. 理化条件　研究发现，再灌注时的温度、压力、pH 以及电解质的浓度都与再灌注损伤密切相关。采用适当的低温（25℃）、低压、低 pH 和类似细胞内液离子成分的灌流液（Na^+、Ca^{2+} 浓度较低，K^+、Mg^{2+} 浓度较高）等再灌注环境，可防止或减轻缺血 - 再灌注损伤。

第二节　缺血 - 再灌注损伤的发生机制

缺血 - 再灌注损伤的发生机制尚未完全阐明，目前认为自由基的作用、细胞内钙超载和白细胞的激活是缺血 - 再灌注损伤的重要发病学环节。

一、自由基的作用

（一）自由基的概念
自由基（free radical）是指外层电子轨道上具有单个不成对电子的原子、原子团和分子的总称。在生物体内的代谢过程中或外界因素的作用下，通过弱键均裂、单电子氧化还原反应、高能辐射和光分解作用均可产生自由基。自由基的化学性质极为活泼，易于失去电子（氧化）或夺取电子（还原）。特别是其氧化作用强，具有强烈的脂质过氧化作用。

（二）自由基的分类
自由基的种类很多，可分为：

1. 氧自由基　由氧诱发的自由基称为氧自由基（oxygen free radical，OFR），如超氧阴离子（O_2^-，单电子还原）和羟自由基（OH·，三电子还原），属于非脂性自由基。单线态氧（$^1O_2$）和过氧化氢（H_2O_2，双电子还原）不是自由基，但氧化作用很强，与氧自由基共同组成活性氧（reactive oxygen species，ROS）。

2. 脂性自由基　指氧自由基与多价不饱和脂肪酸作用后生成的中间代谢产物，如烷自由基（L·）、烷氧自由基（LO·）、烷过氧自由基（LOO·）等。

3. 其他　如氯自由基（Cl·）、甲基自由基（CH_3·）、一氧化氮自由基（NO·）等。

（三）自由基增多的机制
1. 黄嘌呤氧化酶增多　黄嘌呤氧化酶（xanthine oxidase，XO）的前身是黄嘌呤脱氢酶（xanthine dehydrogenase，XD）。这两种酶主要存在于毛细血管内皮细胞内，正常时 90% 以 XD 的形式存在，仅有 10% 为 XO。缺血时，细胞内 ATP 减少，胞质内 Ca^{2+} 增多，激活 Ca^{2+} 依赖蛋白水解酶，使 XD 大量转化为 XO。同时，缺血组织中 ATP 依次降解形成的次黄嘌呤和尿酸释放大量电子，以再灌注时进入缺血区的分子 O_2 为电子接受体，使局部组织氧自由基暴发性增多，形成大量的 O_2^-、H_2O_2；H_2O_2 可在金属离子参与下形成更为活跃的 OH·（图 14-1）。但部分研究报道，人、猪及兔体内的 XO 含量较低，再灌注期间不足以引起大量活性氧的生成。表明再灌注时还有其他途径参与自由基的生成。

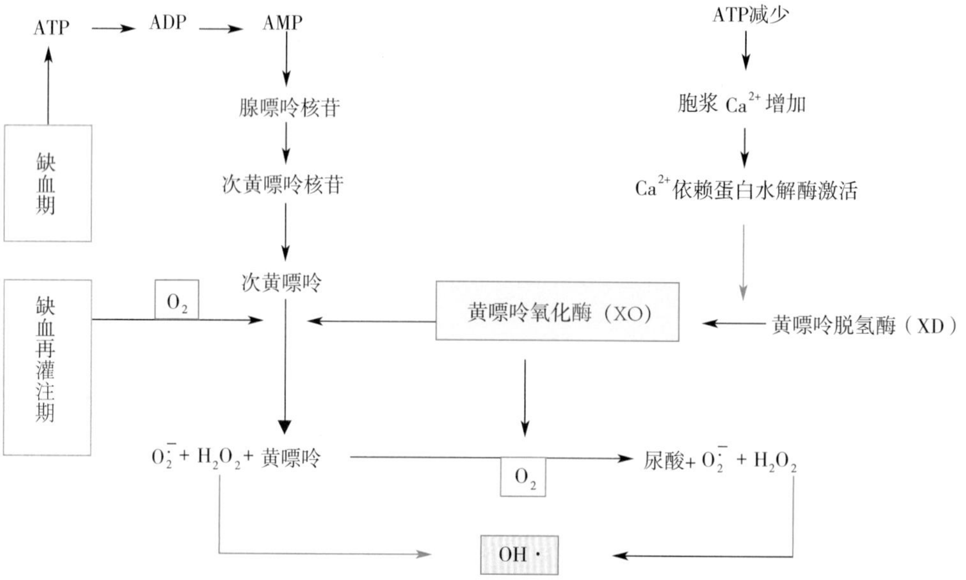

ATP → ADP → AMP　　　　　　　　　　ATP减少
↓　　　　　　　　　　　　　　　　　　↓
缺血期　　腺嘌呤核苷　　　　　　　　胞浆 Ca^{2+} 增加
↓　　　　　　　　　　　　　　　　　　↓
次黄嘌呤核苷　　　　　　　Ca^{2+} 依赖蛋白水解酶激活
↓　　　　　　　　　　　　　　　　　　↓
缺血再灌注期　O_2　次黄嘌呤　←　黄嘌呤氧化酶（XO）　←　黄嘌呤脱氢酶（XD）
↓
$O_2^- + H_2O_2$ + 黄嘌呤　→　O_2　→　尿酸 + $O_2^- + H_2O_2$
↓　　　　　　　　　　　　OH·　　←

图 14-1　黄嘌呤氧化酶在自由基生成增多中的作用

2. 中性粒细胞激活　中性粒细胞在吞噬活动时耗氧量显著增加，所摄取的氧绝大部分经细胞内 NADPH 氧化酶和 NADH 氧化酶的催化，接受电子形成氧自由基，用以杀灭病原微生物。缺血 – 再灌注时，由 XO 催化所生成的自由基，作用于细胞膜后产生白三烯、补体 C3 片段等物质，可趋化大量中性粒细胞聚集并激活。在缺血 – 再灌注区域中，激活的中性粒细胞耗氧量显著增加（为正常的 10~20 倍），并产生大量氧自由基，称为呼吸爆发（respiratory burst）。如果氧自由基生成过多或机体清除自由基的酶系统活性不足或抗氧化剂不足时，中性粒细胞形成的氧自由基就可损害组织细胞。

3. 线粒体功能受损　线粒体是细胞氧化磷酸化反应的主要场所。缺血 – 再灌注时，ATP 生成减少，Ca^{2+} 进入线粒体增多，线粒体氧化磷酸化功能障碍，导致细胞色素氧化酶系统功能失调，电子传递链受损，进入细胞内的氧经单电子还原而形成的氧自由基增多，而经 4 价还原形成的水减少。同时，由于 Ca^{2+} 进入线粒体增多，使含 Mn^{2+} 的超氧化物歧化酶（superoxide dismutase，SOD）减少或活性下降，对氧自由基的清除能力降低，进而使氧自由基水平增高。

4. 儿茶酚胺增加和氧化　在各种应激包括缺氧的条件下，交感 – 肾上腺髓质系统兴奋，可分泌大量的儿茶酚胺。儿茶酚胺虽具有重要的代偿调节作用，但过多的儿茶酚胺特别是其氧化产物，往往又成为对机体有害的因素。实验证明，大量的异丙肾上腺素、去甲肾上腺素、肾上腺素均能引起组织细胞损伤；然而造成细胞损害的是儿茶酚胺的氧化产物，并非儿茶酚胺本身，因为儿茶酚胺的氧化能产生具有细胞毒性的氧自由基，如肾上腺素代谢过程中有 O_2^- 产生。

（四）自由基引起缺血 – 再灌注损伤的作用机制

自由基性质极为活泼，一旦生成，即可经其中间代谢产物不断扩展生成新的自由基，形成连锁反应。自由基可与各种细胞成分，如膜磷脂、蛋白质、核酸等发生反应，造成细胞结构损伤和功能代谢障碍（图 14-2）。

1. 生物膜脂质过氧化增强　膜脂质微环境的稳定是保证膜结构完整和膜蛋白功能正常的基本条件，而膜损伤是自由基损伤细胞的早期表现。自由基同膜脂质不饱和脂肪酸作用引发脂

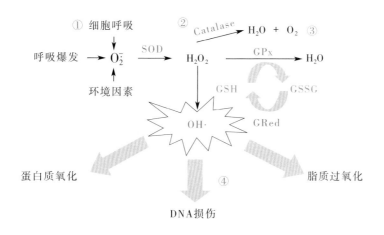

图 14-2 缺血－再灌注时活性氧产生增多并导致细胞损伤的机制

注：Catalase：过氧化氢酶　　　GP$_X$：GSH 过氧化物酶

GSH：谷胱甘肽还原型　　　GSSG：谷胱甘肽氧化型

GRed：GSH 还原酶

质过氧化反应，使膜结构受损、功能障碍。表现为：破坏膜的正常结构，间接抑制膜蛋白功能，促进自由基及其他生物活性物质生成，减少 ATP 生成等。

2. 细胞内蛋白和染色体损伤　自由基可使氨基酸残基氧化、多肽链断裂和蛋白质交联，抑制多种蛋白酶功能。同时，核酸碱基羟化，DNA 链断裂，以及 DNA 修复酶和聚合酶活性降低，可引起染色体畸变，从而影响细胞的多种功能。

3. 花生四烯酸代谢增加　自由基引起的膜损伤，导致细胞内 Ca^{2+} 浓度增高，同时激活环加氧酶、脂加氧酶，使细胞的花生四烯酸代谢增强，血栓素、白三烯等生物活性物质生成增多，可进一步引起中性粒细胞的聚集活化，产生大量氧自由基；PGI_2-TXA_2 平衡失调，可促进缺血－再灌注时微循环障碍的发生。

总之，再灌注能使自由基生成增多，自由基生成增多又可加重细胞损伤，两者相互影响，促进缺血－再灌注损伤的发生、发展。因此，自由基的作用是缺血－再灌注损伤极为重要的发病学环节。

二、钙超载

研究发现，细胞内外 Ca^{2+} 调节平衡和细胞内 Ca^{2+} 浓度稳态是维持细胞功能的重要条件。各种原因引起的细胞内 Ca^{2+} 浓度异常升高，导致细胞结构损伤和功能代谢障碍的现象称为钙超载（calcium overload）。正常时细胞外 Ca^{2+} 浓度高出细胞内约万倍，缺血－再灌注时，局部细胞内 Ca^{2+} 浓度可明显升高，细胞内 Ca^{2+} 浓度升高程度与细胞受损程度呈正相关，严重者可造成细胞死亡。

（一）钙超载的发生机制

实验研究表明，细胞内钙超载主要发生在再灌注期，主要原因是 Ca^{2+} 内流增加，而不是 Ca^{2+} 外流减少。再灌注时钙超载的发生机制目前尚未完全清楚，可能与下列因素有关。

1. Na^+-Ca^{2+} 交换异常　Na^+-Ca^{2+} 交换蛋白是心肌细胞膜钙转运蛋白之一。生理情况下，Na^+-Ca^{2+} 交换蛋白以正向转运方式将细胞内 Ca^{2+} 转移至细胞外。缺血－再灌注时，Na^+-Ca^{2+}

交换蛋白以反向转运方式将细胞内 Na^+ 排出，细胞外 Ca^{2+} 转运至细胞内，这是细胞内钙超载的主要机制。Na^+–Ca^{2+} 交换蛋白反向转运的激活主要有三条途径：①细胞内高 Na^+ 的直接激活：缺血期，由于细胞膜上的 Na^+–K^+–ATP 酶活性降低，造成细胞内 Na^+ 明显升高，后者激活细胞膜上的 Na^+–Ca^{2+} 交换蛋白。再灌注期，Na^+ 向细胞外转移，大量 Ca^{2+} 从细胞外通过 Na^+–Ca^{2+} 交换进入细胞内。②细胞内高 H^+ 的间接激活：缺血时的无氧代谢，使细胞内、外液 H^+ 增多，pH 降低。再灌注时，细胞间液 H^+ 浓度迅速下降，而细胞内 H^+ 浓度仍然很高，形成细胞内、外浓度差，激活 H^+–Na^+ 交换蛋白，促进细胞内 H^+ 排出，细胞外 Na^+ 内流，细胞内 Na^+ 升高，激活细胞膜上的 Na^+–Ca^{2+} 交换蛋白。③通过蛋白激酶 C（PKC）的间接激活：缺血 – 再灌注时，内源性儿茶酚胺增加，作用于 α 受体，通过一系列信号转导过程激活 PKC，进一步促进 H^+–Na^+ 交换，进而增加 Na^+–Ca^{2+} 交换。

2. 生物膜损伤　细胞膜和细胞内膜性结构是维持细胞内、外以及细胞内各间区离子平衡的重要结构。生物膜损伤主要表现为：①细胞膜损伤：缺血可造成细胞膜正常结构被破坏，再灌注时生成的大量自由基引起细胞膜的脂质过氧化反应；细胞内 Ca^{2+} 浓度增加激活磷脂酶，使细胞膜磷脂降解。②肌浆网膜和线粒体膜损伤：自由基的作用及膜磷脂的降解可造成肌浆网膜和线粒体膜损伤。生物膜损伤可使其通透性增强，细胞外 Ca^{2+} 顺浓度差进入细胞，或使细胞内 Ca^{2+} 分布异常，加重细胞功能紊乱与结构破坏。

（二）钙超载引起缺血 – 再灌注损伤的作用机制

细胞内钙超载引起缺血 – 再灌注损伤的机制目前尚未完全阐明，可能与以下因素有关。

1. 线粒体功能障碍　聚集在细胞内的 Ca^{2+} 被肌浆网、线粒体摄取过程中消耗大量 ATP，同时进入线粒体的 Ca^{2+} 与含磷酸根的化合物结合，形成不溶性磷酸钙，干扰线粒体的氧化磷酸化，从而加重细胞能量代谢障碍，ATP 生成减少。

2. 破坏细胞（器）膜　细胞内 Ca^{2+} 增加可激活磷脂酶，促使膜磷脂降解，造成细胞膜及细胞器膜结构受损。此外，膜磷脂降解产物花生四烯酸、溶血磷脂等增多，亦可加重细胞功能紊乱。

3. 促进氧自由基生成　细胞内 Ca^{2+} 增多可增强钙依赖性蛋白酶活性，从而促使 XD 转变为 XO，促进氧自由基生成。

4. 加重酸中毒　细胞内 Ca^{2+} 浓度升高可激活某些 ATP 酶，导致细胞高能磷酸盐水解，释放大量 H^+，加重细胞内酸中毒。

5. 激活其他酶的活性　如激活蛋白酶，促进细胞膜和结构蛋白的分解；激活核酶，引起染色体的损伤。

此外，在心肌缺血 – 再灌注期间，细胞内钙超载尚可引起心肌纤维过度收缩；并通过心肌动作电位后延迟后除极（delayed after-depolarization）的形成引发再灌注性心律失常，共同促使心肌缺血 – 再灌注损伤的发生。因此，细胞内钙超载是缺血 – 再灌注损伤另一个极为重要的发病学环节。

三、白细胞的作用

近年研究表明，白细胞聚集、激活介导的微血管损伤在缺血 – 再灌注损伤中起重要作用。

（一）缺血－再灌注时白细胞增多的机制

临床和实验研究表明：缺血－再灌注时，白细胞（主要是中性粒细胞）明显增多。白细胞增多的机制还不十分清楚，可能与下列因素有关。

1. 黏附分子生成增多　黏附分子（adhesion molecule）指由细胞合成的，可促进细胞与细胞之间、细胞与细胞外基质之间黏附的一大类分子的总称，如整合素、选择素、细胞间黏附分子、血管细胞黏附分子等。缺血和再灌注时，中性粒细胞和血管内皮细胞的多种黏附分子表达增强，引起中性粒细胞与受损血管内皮细胞之间的广泛黏附、聚集；甚至促使中性粒细胞穿过血管壁趋化游走，使白细胞浸润进一步加重。

2. 趋化因子生成增多　组织损伤时，细胞膜磷脂降解，花生四烯酸代谢产物增多，如白三烯、血小板活化因子、补体及激肽等，具有很强的趋化作用，因而能吸引大量白细胞进入组织或黏附于血管内皮。另外，中性粒细胞与血管内皮细胞本身也可释放许多具有趋化作用的炎性介质，如 LTB_4 使微循环中白细胞进一步增加。

（二）白细胞介导缺血－再灌注损伤的作用机制

1. 微循环障碍　缺血－再灌注损伤时，微循环障碍的主要表现是无复流现象（no-reflow phenomenon）。实验中发现，结扎犬的冠状动脉造成局部心肌缺血后，再打开结扎的动脉，使血流重新开放，缺血区并不能得到充分的血流灌注，称为无复流现象。无复流现象产生的可能机制是：①微血管内血液流变学改变：生理情况下，血管内皮细胞与血液中流动的中性粒细胞互相排斥。缺血－再灌注损伤时，激活的中性粒细胞在黏附分子参与下，黏附在血管内皮细胞不易分离，可造成微循环堵塞；血小板激活，形成微血栓，也进一步加重了微循环无复流现象。②微血管口径的改变：再灌注时，损伤的血管内皮细胞肿胀，可造成管腔狭窄。激活的血管内皮细胞和中性粒细胞可释放内皮素、血管紧张素、血栓素等，使微血管收缩。③微血管壁通透性增高：自由基损伤和白细胞激活后合成、释放多种促炎细胞因子，使微血管壁通透性增加，可导致组织水肿及血液浓缩，加重微循环障碍。

2. 细胞损伤　激活的中性粒细胞与血管内皮细胞可释放大量的致炎物质，如自由基、蛋白酶、溶酶体酶等，不但改变了自身的结构和功能，而且造成周围组织细胞损伤。

综上所述，缺血－再灌注损伤发生的基本机制主要是自由基、细胞内钙超载及白细胞的共同作用，其中细胞内钙超载是细胞不可逆性损伤的共同通路。在缺血－再灌注损伤机制的各种学说中，都与自由基的作用有关，因此大量自由基的生成即使不是再灌注损伤的唯一发病因素，至少也是十分重要的环节。当然，中性粒细胞与血管内皮细胞之间的相互作用，在缺血－再灌注损伤机制的研究中也越来越受关注。细胞凋亡，是除了坏死外，细胞不可逆性损伤的另一种重要形式。缺血－再灌注过程中产生的氧自由基、细胞内钙超载及白细胞生成并释放的细胞因子可诱导细胞凋亡，其可能机制包括：①直接损伤线粒体，导致细胞色素 C 大量释放，诱导细胞凋亡；②激活 P53 基因，引起细胞凋亡；③激活 Ca^{2+}/Mg^{2+} 依赖的核酸内切酶，降解 DNA 链；④激活核转录因子 NF-κB，AP-1 等，加速细胞凋亡相关基因的转录；⑤活化多聚 ADP 核糖合成酶，引起 NAD 快速耗竭，ATP 大量消耗，引发细胞凋亡；⑥Ca^{2+} 在 ATP 的配合下使 DNA 链舒展，暴露出核小体间连接区内的酶切位点，有利于内切酶切割 DNA。细胞凋亡是缺血－再灌注损伤导致机体器官功能障碍的关键病理学基础，也是缺血－再灌注损伤防治的重要靶点。

第三节　缺血－再灌注损伤时机体的功能代谢变化

研究发现，机体内许多器官如心、脑、肾、肝、肺、胃肠、肢体和皮肤都可发生缺血－再灌注损伤，其中心肌的缺血－再灌注损伤最为常见。

一、心脏的变化

1. 心功能变化　①心肌舒缩功能降低：表现为心室顺应性和收缩力下降、心输出量及血压降低，严重者可出现心源性休克。缺血心肌在恢复血液灌注后一段时间内出现可逆性收缩功能降低的现象，称之为心肌顿抑（myocardial stunning），其发生与自由基暴发性生成和细胞内钙超载有关。②再灌注性心律失常：缺血心肌再灌注过程中出现的心律失常，称为再灌注性心律失常（reperfusion arrhythmia）。其发生率高，以室性心律失常多见。其发生机制可能与氧自由基和钙超载引起的心肌电生理特性改变有关，如传导性与不应期的不均一性，自律性的提高和心肌纤颤阈的降低。

2. 心肌能量代谢变化　缺血时，心肌内 ATP、磷酸肌酸（CP）的含量迅速降低，尤以 CP 降低明显。由于 ATP 降解，使 ADP、AMP 及其降解产物核苷类及碱基升高，可出现能量代谢障碍。若缺血时间长，再灌注后心肌细胞因自由基和钙超载等损伤，ATP 进一步下降，加重心肌功能障碍。

3. 心肌超微结构变化　再灌注损伤心肌的超微结构变化与单纯缺血心肌的变化性质基本相同，但前者程度更为严重。可出现心肌细胞内的肌膜缺损，肌原纤维断裂、挛缩，线粒体肿胀、嵴断裂、溶解，严重时导致心肌细胞死亡。

二、脑的变化

脑是对缺氧最敏感的器官，主要依靠葡萄糖有氧氧化提供能量，较长时间的缺血，易引起严重的不可逆性损伤。

1. 脑能量代谢变化　脑缺血后，ATP、CP、葡萄糖、糖原等均在短时间内减少，乳酸在短时间内明显增加；再灌注后，缺血时脑组织中含量已升高的 cAMP 进一步增加，后者可激活磷脂酶，使膜结构中磷脂降解，游离脂肪酸生成增多，以花生四烯酸和硬脂酸为主。再灌注生成的大量自由基一方面可直接与膜中不饱和脂肪酸发生反应，另一方面还可与游离脂肪酸反应，生成大量的脂质过氧化物。

2. 脑氨基酸代谢变化　实验研究证明，家兔脑缺血－再灌注损伤时，脑组织内神经递质性氨基酸代谢发生明显的变化，即兴奋性氨基酸（谷氨酸和天冬氨酸）随缺血－再灌注时间延长而逐渐降低，抑制性氨基酸（丙氨酸、γ－氨基丁酸、牛磺酸和甘氨酸）在缺血－再灌注早期就明显升高。

3. 脑组织学变化　最明显的改变是脑水肿和脑细胞坏死。其发生机制是由于缺血－再灌注时大量脂质过氧化物在脑组织中生成，使脑细胞膜结构破坏和钠泵功能障碍。

三、其他器官的变化

1. 肺缺血－再灌注损伤的变化　肺缺血－再灌注损伤时，光镜下可见肺不张伴不同程度肺气肿，肺间质增宽、水肿，炎症细胞浸润，肺泡内较多红细胞漏出。电镜下可见肺内毛细血管内皮细胞肿胀，核染色质聚集并靠核膜周边分布，核呈固缩倾向；Ⅰ型肺泡上皮细胞内吞饮小泡较少；Ⅱ型肺泡上皮细胞表面微绒毛减少，线粒体肿胀，板层小体稀少，出现较多空泡。

2. 肠缺血－再灌注损伤的变化　小肠缺血时，液体通过毛细血管滤出而形成间质水肿。再灌注时，肠壁毛细血管通透性进一步升高，肠黏膜损伤加重，并出现广泛上皮和绒毛分离，上皮坏死，固有层破损，肠壁出血及溃疡形成。同时，肠腔内大量有毒物质经肠壁吸收增多。

3. 肾缺血－再灌注损伤的变化　肾缺血时，血清肌酐浓度明显增高，表明肾功能严重受损。再灌注时肾组织损伤较单纯缺血明显加重，表现为线粒体高度肿胀、变形、嵴减少、排列紊乱，甚至崩解，空泡形成等。以急性肾小管坏死最为严重，可造成急性肾功能衰竭或导致肾移植失败。

4. 肝缺血－再灌注损伤的变化　肝缺血时，血清谷丙转氨酶、谷草转氨酶及乳酸脱氢酶活性明显增高，表明肝功能严重受损。再灌注时，肝组织损伤较单纯缺血明显加重，主要表现为：光镜下，肝细胞肿胀、细胞水肿、脂肪变性及点状坏死。电镜下，线粒体高度肿胀、变形、嵴减少、排列紊乱，甚至崩解，空泡形成等；内质网明显扩张，毛细胆管内微绒毛稀少等。

下篇 各 论

第十五章 心血管系统疾病

心血管系统包括心脏、动脉、毛细血管和静脉，是维持血液循环、血液和组织间物质交换及传递体液信息的结构基础。因此，心脏或血管发生病变将对全身各系统、器官或组织造成严重影响，是严重威胁人类健康与生命的一组疾病。在许多国家和地区，其死亡率高居榜首。心血管疾病种类繁多，本章仅涉及其中常见且重要的疾病。

第一节 动脉粥样硬化

动脉粥样硬化（atherosclerosis，AS）主要累及大、中型动脉，病变特征为血中脂质沉积在动脉内膜，导致内膜灶状纤维性增厚及其深部成分的坏死、崩解，形成粥样物质，从而使动脉壁变硬、管腔狭窄。临床上常有心、脑等重要脏器缺血引起的症状。

动脉硬化（arteriosclerosis）泛指动脉壁增厚、硬化并失去弹性的一类疾病，包括以下三种类型：①动脉粥样硬化；②细动脉硬化（arterioloselemsis）；③动脉中层钙化（medial calcification）。动脉中层钙化主要累及老年人下肢动脉，特别是中型动脉中膜变性、坏死、钙化，有时与动脉粥样硬化同时存在。

动脉粥样硬化多见于中老年人，但以 40~49 岁发展较快，因此不应仅视为老年病，目前在我国呈上升趋势，尸检中动脉粥样硬化的检出率北方高于南方。

一、病因和发病机制

（一）危险因素

动脉粥样硬化的确切病因尚未清楚，目前认为重要的危险因素有以下几种。

1. 高脂血症（hyperlipidemia） 血脂升高和凡能引起血脂升高的疾病均易导致和促进动脉粥样硬化的发生和发展。动脉粥样硬化病变中的脂质成分主要是胆固醇，其次是甘油三酯。血浆中的脂质以脂蛋白形式存在，其中低密度脂蛋白（LDL）与动脉粥样硬化和冠心病（coronary heart disease，CHD）的发生极为密切，特别是 LDL 亚型中的小颗粒致密低密度脂蛋白（sLDL）的水平被认为是判断 CHD 的最佳指标。

不同脂蛋白在动脉粥样硬化发病过程中的不同作用与其载脂蛋白（apoliprotein，apo）不同有关：apoB-48、apoB-100 分别是乳糜微粒（CM）、极低密度脂蛋白（VLDL）、LDL 的主要载脂蛋白，它们的升高可促使 LDL 在血管壁滞留，促进动脉粥样硬化的发生。apoA-Ⅰ是高密度脂蛋白（HDL）的载脂蛋白，HDL 通过 apoA-Ⅰ激活胆固醇卵磷脂酰基转移酶（LCAT），可将外周胆固醇转运入肝进行降解和排泄，故是抗动脉粥样硬化的重要因子。LDL、apoB 异常升高与 HDL、apoA-Ⅰ的降低同时存在，形成高危险性的血脂综合征，称为动脉粥样硬化性脂蛋白表型，对动脉粥样硬化的发生发展有极为重要的意义。此外，脂蛋白（α）[1ipoprotein（α），LP（α）] 在血浆中浓度升高与动脉粥样硬化的发病率呈正相关，在尸检材料中也证实动脉粥样硬化病灶中有 LP（α）沉积。

2. 高血压（hypertension）　高血压病患者动脉粥样硬化发病较早且病变较重，发病率比血压正常者高 4 倍，其机制可能是高血压时血流对血管壁的机械性压力和冲击力增高，因而动脉粥样硬化病灶分布有一定规律性，多分布于大动脉分支、血管分叉口、弯曲部及挤压处等血流动力学易发生变化的部位。血管内增高的压力，一方面可使内皮细胞损伤，通透性增高，脂蛋白易于进入内膜；另一方面可使血管中膜致密化，使 LDL 移出受阻，故而沉积于内膜。

3. 吸烟　吸烟可导致血管内皮细胞损伤和血中一氧化碳浓度升高，一氧化碳刺激内皮细胞释放生长因子，诱导中膜平滑肌细胞（smooth muscle cell，SMC）增生并向内膜移行。吸烟亦可使血液黏滞度增高，特别是冠心病患者吸烟易引起猝死和心律不齐，因而被认为是独立的心肌梗死危险因素。

4. 糖尿病和高胰岛素血症　糖尿病患者血中甘油三酯及 VLDL 水平明显升高，而 HDL 水平降低；高血糖易产生 sLDL 并被氧化，有利于 LDL 促进血液单核细胞迁入内膜及转变成泡沫细胞。血中胰岛素水平升高，可促进平滑肌细胞增生和降低血中 HDL 的水平，从而加快了动脉粥样硬化的发病。

5. 其他危险因素

（1）内分泌因素：①雌激素可降低血胆固醇水平，故生育期妇女较同龄男性发病率低。绝经期后，两性间的这种差异消失，提示本病的发生可能与雌激素影响有关。②甲状腺素可降低血胆固醇和 LDL 水平，因此甲状腺功能减退可促进本病的发生。

（2）遗传因素：近年来，冠心病的家族性聚集现象越来越受到重视，现已确定约 200 种基因对脂质代谢有影响，其中直接参与的载脂蛋白、酶和受体的基因多数已被证实和定位，这些基因及其产物的变化和饮食因素的相互作用是高脂血症的重要原因。

（3）年龄：流行病学表明动脉粥样硬化的检出率和病变程度均随年龄增加而增加。这与动脉壁的年龄增龄性变化有关。

与动脉粥样硬化有关的次要因素是缺乏有规律的体育锻炼、肥胖、精神压力太大、糖类摄入过多、口服避孕药、代谢综合征、高尿酸血症等。

（二）发病机制

动脉粥样硬化的确切发病机制尚未完全清楚，有关学说颇多，现将有关机制归纳如下（图 15-1）。

1. 脂源性学说　动脉粥样硬化病灶中有大量的脂类物质沉积，因而血脂升高是动脉粥样硬化病变形成的物质基础。LDL 除直接引起内皮细胞功能障碍和通透性增高外，还可在内皮细胞及单核细胞产生的氧自由基作用下形成氧化修饰低密度脂蛋白（ox-LDL）。后者对单核细胞有趋化作用，并与单核巨噬细胞的清道夫受体结合使之形成泡沫细胞。ox-LDL 对血管内皮

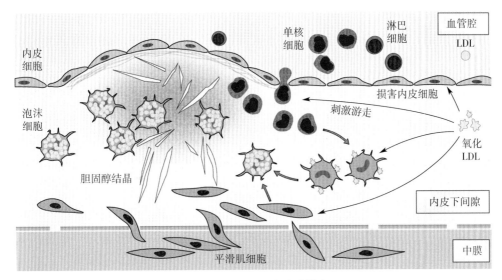

图 15-1　动脉粥样硬化发生模式图

LDL 渗入内皮下间隙，发生氧化修饰，形成 ox-LDL；单核细胞迁入内膜，ox-LDL 与其表面清道夫受体结合而被摄取，形成巨噬细胞源性泡沫细胞；动脉中膜的 SMC 迁入内膜，摄取脂质，形成肌源性泡沫细胞，增生迁移形成纤维帽。ox-LDL 使泡沫细胞坏死崩解，形成粥样坏死物，粥样斑块形成

细胞、平滑肌细胞及泡沫细胞有较强的毒性作用。这种毒性作用可使泡沫细胞崩解、坏死，并与沉积的脂质混合形成粥样物质。

2. 炎症学说　血管壁的慢性炎症反应是动脉粥样硬化发生发展过程中的核心因素，不仅参与动脉粥样硬化病变的形成过程，而且引发斑块破裂、血栓等并发症。新近研究发现，C 反应蛋白（CRP）在动脉粥样硬化发生中产生重要作用，其能刺激内皮细胞表达黏连因子；刺激巨噬细胞吞噬 LDL；抑制内皮细胞产生一氧化氮；增加内皮细胞产生血浆酶原激活剂抑制剂（PAI-1）；激活血管紧张素 -1 受体促进血管平滑肌增殖等。

3. 损伤应答学说　机械性、生物性、化学性等多种危险因素引起的内皮细胞反复损伤，是动脉粥样硬化发生的始动环节。内皮细胞的损伤易使脂质在内膜沉积，使单核细胞、血小板黏附增加，并产生多种生长因子促进平滑肌细胞增生及分泌基质，形成纤维斑块。

4. 平滑肌致突变学说　中膜平滑肌细胞增生、移行至内膜是动脉粥样硬化病变进展的主要环节。脂质的直接刺激，附着于内皮的血小板、单核细胞、内皮细胞及平滑肌细胞本身产生的生长因子，均可促进平滑肌细胞增生、游走，并发生表型转变，即由收缩型转变为合成型。这种平滑肌细胞表面亦有 LDL 受体，移行至内膜，可摄取脂质形成泡沫细胞，同时还可合成大量胶原蛋白等细胞外基质，促进内膜增厚及斑块的形成和硬化。

由此可见，动脉粥样硬化病变的形成是多种因素参与、相互影响、相互作用的复杂过程。任何一种学说均不能单独、全面地阐释其发病机制。

二、病理变化

（一）基本病理变化

1. 脂纹、脂斑（fatty streak）　是动脉粥样硬化的早期病变。肉眼观：可见动脉内膜面有淡黄色的斑点或长短不一的条纹，平坦或微隆起。光镜下：病灶处主要为大量泡沫细胞聚集及脂类物质和细胞外基质的沉积。泡沫细胞呈圆形、体积大，HE 染色可见胞质中有大量脂质空

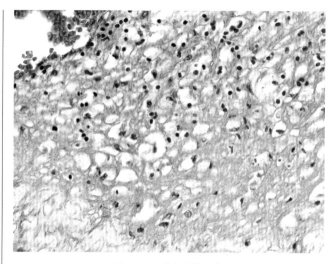

图 15-2　动脉粥样硬化
光镜下，病灶处大量泡沫细胞

泡（图 15-2）。泡沫细胞来自于血管内渗出到内膜的单核细胞（称为巨噬细胞源性泡沫细胞）及中膜迁入内膜的平滑肌细胞（称为肌源性泡沫细胞）。因脂质可被巨噬细胞吞噬而清除，故该期病变被视为可逆性病变，并非都必然发展为纤维斑块。

2. 纤维斑块（fibrous plaque） 在脂纹、脂斑病变的基础上进一步发展，脂质沉积刺激其表面和周围胶原纤维增生，则演变为纤维斑块期。肉眼观：内膜表面出现散在不规则的隆起斑块，直径 0.3~2.5cm。初期为淡黄或黄色，后期可因胶原纤维玻璃样变而呈瓷白色、蜡滴状。光镜下：病灶表面为大量胶原纤维、散在的平滑肌细胞、少量弹性纤维及蛋白多糖形成的纤维帽，胶原纤维可发生玻璃样变性，其下为泡沫细胞、脂质和炎症细胞。

3. 粥样斑块（atheromatous plaque） 病变继续加重，纤维斑块的深层组织发生坏死、崩解，并与病灶内的脂质混合形成粥糜状物质，故称粥样斑块，又称粥瘤（atheroma），是动脉粥样硬化的典型病变。肉眼观：病变内膜表面隆起，灰白或灰黄色。切面可见纤维帽下有大量黄色粥糜样物质（图 15-3）。光镜下：在玻璃样变性的纤维帽深部，有大量粉红染的无定形物质，其中可见大量的胆固醇结晶（HE 切片中呈针状空隙）；其底部和周边为肉芽组织和少量的泡沫细胞及淋巴细胞为主的炎症细胞浸润。中膜平滑肌萎缩变薄，弹力纤维破坏。外膜可见新生的毛细血管、结缔组织增生及淋巴细胞浸润。

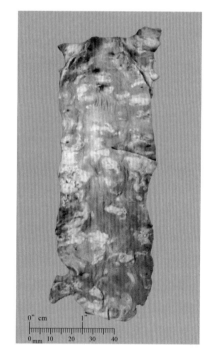

图 15-3　主动脉粥样硬化
动脉内膜见灰黄色斑块

（二）继发性病变

在粥样斑块的基础上可继发以下病变：

1. 斑块内出血 斑块内新生毛细血管破裂出血可致斑块突然肿大，使病变血管狭窄甚至闭塞；或斑块出现腔隙性破裂而继发动脉腔内血液灌入斑块内。

2. 斑块破裂 粥样斑块表面纤维帽破溃，可形成粥瘤性溃疡；粥样物质进入血流，可形成胆固醇性栓子。

3. 血栓形成 病变处的内皮细胞损伤和粥瘤性溃疡的表面易形成附壁血栓，血栓形成可加重血管腔阻塞，血栓脱落可致栓塞。

4. 钙化 粥样斑块内易发生钙盐沉着而钙化，使动脉壁变硬变脆，可导致血管破裂。

5. 动脉瘤形成 由于斑块处中膜受压萎缩、变薄、弹性降低，在血压的作用下局部向外膨出形成动脉瘤，其破裂可造成大出血。

（三）主要动脉病变及影响

1. 主动脉粥样硬化　多见于主动脉后壁及分支开口处，病变严重程度依次为腹主动脉、胸主动脉、主动脉弓、升主动脉。动脉瘤好发于腹主动脉，临床上腹部可触及波动性肿块，破裂可发生致命性腹腔内大出血。

2. 冠状动脉粥样硬化　见本章第二节。

3. 颈动脉及脑动脉粥样硬化　病变常累及颈内动脉、基底动脉、大脑中动脉和 Willis 环，病变发生一般较冠状动脉晚。病变部位的血管壁变硬，管腔狭窄，由于脑动脉壁薄，从血管外部可透见粥样斑块。如伴有血栓形成等复合病变可加重血管腔狭窄甚至发生闭塞。长期供血不足可致脑实质萎缩，表现为脑沟变深、脑回变窄、脑皮质变薄。患者智力和记忆力减退，进而出现痴呆。急速供血中断可出现脑梗死。小的动脉瘤破裂，可致脑出血并引起相应的临床表现。

4. 肾动脉粥样硬化　好发于肾动脉开口处及主干近侧端，常因病变造成的管腔狭窄而引起顽固性肾血管性高血压，或因动脉阻塞而致肾梗死，梗死灶机化后形成较大瘢痕，多个瘢痕可使肾脏变形、缩小，称动脉粥样硬化性固缩肾。患者可出现肾区疼痛、尿量减少、血压升高等临床表现。

5. 四肢动脉粥样硬化　病变以下肢动脉为重，如为较大动脉的管腔狭窄，活动时可因缺血缺氧而出现疼痛，休息后好转，即所谓间歇性跛行（intermittent claudication）。当动脉管腔闭塞又无有效的侧支循环形成时，可发生足、趾干性坏疽。

第二节　冠状动脉粥样硬化和冠状动脉硬化性心脏病

一、冠状动脉粥样硬化

冠状动脉粥样硬化是动脉粥样硬化中对人体威胁最大的疾病，冠状动脉是除主动脉外最早累及的动脉。冠状动脉粥样硬化病变的分布特点：最多见于左冠状动脉前降支，其次依次为右主干、左旋支或左主干、后降支，严重者可有多支冠状动脉同时受累，病变一般为节段性分布。由于其解剖学和相应的力学特点，斑块性病变多发生于心壁侧，呈半月形（图 15-4），管腔呈偏心性狭窄。按管腔的狭窄程度可分为 4 级：Ⅰ级≤25%、Ⅱ级 26%~50%、Ⅲ级 51%~75%、Ⅳ级 >76%。

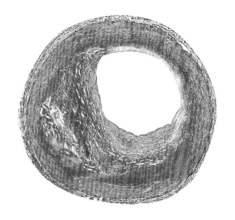

图 15-4　冠状动脉粥样硬化
光镜下，见内膜呈半月增厚，管腔偏心性狭窄

二、冠状动脉硬化性心脏病

因冠状动脉狭窄所致心肌缺血引起的心功能不全或障碍称为冠状动脉性心脏病（coronary heart disease，CHD），简称冠心病，也称缺血性心脏病。冠状动脉粥样硬化引起者占其中的绝大多数，因此习惯上把冠心病视为冠状动脉粥样硬化性心脏病。

（一）病因及发病机制

1. 冠状动脉供血不足 主要在冠状动脉粥样硬化斑块引起狭窄的基础上，继发复合病变或发生痉挛等。还可由于低血压、冠状动脉灌注期缩短（如心动过速）、体内血液重新分配（如饱食后）等，均可使处于危险临界状态的冠状动脉供血进一步下降。

2. 心肌耗氧量剧增 各种原因导致的心肌负荷增加，如情绪激动、寒冷刺激、过度劳累、血压骤升、心动过速、心肌肥大等都可造成心肌供血相对不足。

（二）病理类型

1. 心绞痛（angina pectoris） 由于冠状动脉供血不足或心肌耗氧量骤增导致的心肌急性、短暂性缺血缺氧所引起的临床综合征，称为心绞痛。典型的临床表现为阵发性胸骨后部的压榨性或紧缩性疼痛，并可向心前区及左上肢放射，一般持续数分钟，可因休息或服用硝酸酯类药物而缓解、消失。

心绞痛的发生机制是由于心肌缺氧造成酸性代谢产物或多肽类物质堆积，刺激心内交感神经末梢，信号经 1~5 胸交感神经节和相应脊髓段传至大脑产生痛觉。所以，心绞痛是心肌缺血所引起的反射性症状。

心绞痛根据病因和疼痛的强度，分为三种类型：①稳定性心绞痛：又称轻型心绞痛，一般不发作，仅在体力活动过度增加，或其他原因所导致的心肌耗氧量增多时发作。②不稳定性心绞痛：是一种进行性加重的心绞痛，临床上很不稳定，在负荷加重或休息时均可发病。通常由冠状动脉粥样斑块破裂和血栓形成而引发，患者多有一支或多支冠状动脉病变。③变异性心绞痛：又被称为 Prinzmetal 心绞痛，多无明显诱因，常在梦醒或休息时发作。患者冠状动脉明显狭窄并伴发作性痉挛所致。

2. 心肌梗死（myocardial infarction，MI） 是指冠状动脉持续性供血中断，引起一定范围的心肌缺血性坏死。临床有剧烈而持续的胸骨后疼痛，休息及硝酸酯类药物不能使其缓解，伴有发热、白细胞增多、血清心肌酶水平升高及进行性心电图改变。本病多见于中老年人，是冠心病最为严重和常见的类型。

（1）类型：根据梗死的部位、分布特点分为以下类型：①心内膜下心肌梗死：是指梗死仅限于心室壁内侧 1/3 的心肌，可波及肉柱及乳头肌。多为广泛的多发性、小灶性坏死，但不局限于某一支冠状动脉的供血区，而不规则地分布于左心室四周，严重者可使整个左室内膜下心肌形成环状梗死。由于冠状动脉严重弥漫的狭窄并附加某种因素（如休克、心动过速、过量运动等），加重其供血不足，使各分支末梢区域缺氧，则引起此型心肌梗死。②透壁性心肌梗死：为典型的心肌梗死类型，其梗死的部位与闭塞的冠状动脉分支供血区域一致，常累及心室壁全层。本型心肌梗死的好发部位：最常见的是左冠状动脉前降支的供血区，即左室前壁、心尖部、室间隔前 2/3 区域，约占全部心肌梗死的 50%；其次是右冠状动脉供血区，即左室后壁、室间隔后 1/3、右心室，并可累及窦房结，占 25%~30%；再次为左旋支供血区，为左室侧壁、膈面、左心房及房室结，占 15%~20%。冠状动脉某一支病变严重并伴血栓形成或动脉痉挛，则引起透壁性心肌梗死（图 15-5）。

（2）病理变化：心肌梗死肉眼观的形态学改变一般在 6 小时之后方可出现，是一个渐进性的演变过程。6 小时后肉眼所见坏死灶呈苍白色；8~9 小时后呈淡黄色，光镜下呈凝固性坏死的形态学改变；4 天后梗死灶边缘出现充血、出血带，光镜下见有较多的中性粒细胞浸润；7 天后边缘开始出现肉芽组织；2~8 周梗死灶可机化最终形成瘢痕。

（3）生化改变：心肌缺血 30 分钟内心肌细胞内糖原消失。细胞坏死后，心肌细胞内的谷氨酸 - 草酰乙酸转氨酶（SGOT）、谷氨酸 - 丙酮酸转氨酶（SGPT）、肌酸磷酸激酶（CPK）及乳酸脱氢酶（LDH）透过细胞膜释放入血，引起相应的酶在血液内浓度升高。此外，心肌坏死标志物肌钙蛋白升高，因具有较高的敏感度与特异性对临床诊断具有较大的参考意义。

（4）合并症（图 15-6）：①心力衰竭：这是最常见的死亡原因。因心脏收缩功能失调（包括局部收缩减弱、不收缩和收缩不同步等）而引起左心衰竭，约占心肌梗死的 60%。此外，乳头肌功能失调，即乳头肌梗死断裂或附着处心肌梗死，可引起左心、右心或全心心力衰竭。②心源性休克：当梗死面积大

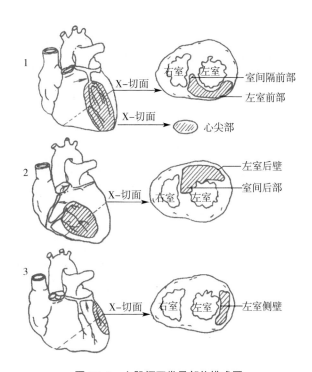

图 15-5 心肌梗死常见部位模式图
1. 左冠状动脉前降支；2. 右冠状动脉；3. 左冠状动脉旋支

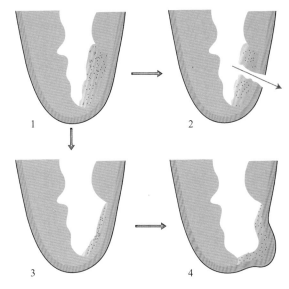

图 15-6 心肌梗死后果模式图
1. 新鲜梗死；2. 心脏破裂；3. 梗死区瘢痕形成；4. 室壁瘤内血栓形成

于左心室的 40% 时，则因心排血量骤减而引起心源性休克，由于心脏泵功能的丧失，故此种休克很难纠正。③心律失常：梗死累及传导组织，引起传导紊乱，或直接引起电生理紊乱而导致心律失常。④室壁瘤形成：梗死灶失去弹性或被肉芽组织机化后，在心腔内压力的作用下向外膨出形成室壁瘤。⑤附壁血栓形成：因心内膜受损及室壁瘤等病变易诱发附壁血栓形成，其脱落可引起栓塞。⑥心脏破裂：在心肌梗死后 2 周常可发生，主要是由于梗死灶内中性粒细胞和单核细胞释放的大量蛋白水解酶的酶性溶解作用，加之心脏收缩，心腔内加压对梗死灶的冲击而破裂，导致心包填塞引起猝死。⑦急性心包炎：透壁性心肌梗死累及心外膜则易引起急性

浆液纤维素性心包炎。

3. 心肌纤维化（myocardial fibrosis）　是指由于冠状动脉病变血管发生中至重度的狭窄，引起心肌长期缓慢的缺血缺氧，所导致的心肌细胞萎缩或肥大、间质纤维组织增生、广泛多灶性的心肌纤维化。肉眼可见心脏体积增大，心腔扩张，但心室壁厚度可正常；并见多灶性白色纤维条块，心内膜增厚，失去光泽。临床可表现为心律失常或心力衰竭，又称之为缺血性心肌病或慢性缺血性心脏病。

4. 冠状动脉性猝死（sudden coronary death）　是指由于冠状动脉改变而引起的突发性意外死亡，通常是由于心室纤维性颤动导致致死性心律失常所致。多见于40~50岁患者，男性多于女性。发生于某种诱因后如饮酒、劳累、吸烟及运动，患者可突然昏倒、四肢抽搐、小便失禁，或突然发生呼吸困难、口吐白沫、迅速昏迷。于发病一至数小时内死亡，但也有在无人察觉的情况下死于夜间。患者常有一支以上的冠状动脉有中至重度的粥样硬化性狭窄，或有继发病变（血栓形成或斑块内出血），有的病例冠状动脉病变较轻，推测可能与合并冠状动脉痉挛有关。

诊断冠状动脉性猝死必须具备两个条件：①法医学检查排除自杀与他杀；②病理解剖学检查除冠状动脉和相应心肌病变外无其他致死性疾病。

第三节　高血压病

高血压病（hypertension）是一种原因未明的以体循环动脉血压升高为主要表现的全身性、独立性疾病，又称为原发性高血压。成年人高血压的诊断标准为：收缩压≥140mmHg和（或）舒张压≥90mmHg。高血压分为原发性和继发性两大类：继发性高血压是继发于其他疾病（如肾动脉狭窄、肾炎、肾上腺和垂体肿瘤等），其血压升高只是某一疾病的一个体征或症状，故又称为症状性高血压；原发性高血压又称高血压病，最多见，占90%~95%，是本节叙述的内容。

高血压病是我国最常见的心血管疾病，其发病率目前仍呈上升趋势，多见于30~40岁以上的中老年人，男女发病无明显差异。

高血压病主要累及全身细小动脉，造成全身细小动脉硬化。晚期常引起心、脑、肾等重要脏器的病变及相应的临床表现。

一、病因和发病机制

（一）病因

本病病因尚未完全清楚，目前认为原发性高血压是一种受多基因遗传影响，在多种后天因素的作用下使得血压调节机制失调而导致的疾病，可能与下列因素有关。

1. 遗传因素　本病常有明显的家族聚集性，与无高血压家族史者比较，双亲均有高血压病者子女的发病率高2~3倍，单亲有高血压病者子女的发病率高1.5倍。分子生物学研究已证明：有原发性高血压倾向者，常有一种以上的与血压调节相关的基因或相关的遗传标记物异常。

2. 环境因素

（1）精神因素：长期或反复处于精神紧张状态的职业，高血压病的发病率较对照组高；情绪性应激反应，如暴怒、惊恐、忧伤等精神受到强烈的刺激，均可导致本病的发生。

（2）饮食因素：日均摄盐量高的人群，其高血压病发病率较摄盐量低的人群明显升高。WHO 建议每人每天钠盐摄入量应控制在 5g 以下，可起到预防高血压的作用。多食富含 K^+ 和 Ca^{2+} 的饮食可降低高血压发病率。

3. 其他因素　肥胖、吸烟、年龄增长和缺乏体力劳动等也是促发高血压病的危险因素。肥胖可增加高血压的发病危险，随着体重指数的增高，血压水平和高血压患病率均增高，高血压病患者中约 1/3 有不同程度的肥胖。

（二）发病机制

高血压病的发病机制相当复杂，各种学说各有侧重，主要学说如下。

1. 功能性血管收缩　凡是能引起全身细小动脉收缩物质增多的因素，均可导致外周阻力增高而引起高血压。

（1）长期的精神过度紧张，导致大脑皮质高级中枢功能失调，失去对皮质下中枢的调控作用，使血管舒缩中枢产生以收缩为主的冲动，使交感神经节后纤维分泌儿茶酚胺类物质增多，引起细小动脉痉挛、收缩而使血压升高。

（2）细小动脉痉挛引起肾缺血，刺激球旁细胞产生肾素，使肾素 – 血管紧张素系统活动增强，细小动脉强烈收缩，进一步引起血压升高。

（3）血管紧张素Ⅱ和Ⅲ以及细小动脉的强烈收缩还可刺激肾上腺皮质分泌醛固酮增多，引起水、钠潴留，增加血容量，进而增加心输出量而使血压升高。

（4）肾素 – 血管紧张素系统遗传基因编码变异及平滑肌细胞 Na^+、Ca^{2+} 跨膜运转遗传缺陷者，则更易引起高血压病的发生。

2. 水、钠潴留　各种造成水、钠潴留的因素，均可导致血容量的增加，进而心输出量增加而引发高血压。

（1）在饮食因素中，摄入钠盐过多及对钠盐敏感的人群，主要是通过钠、水潴留的途径引起高血压。

（2）在遗传因素中，上皮细胞 Na^+ 通道蛋白单基因突变或肾素 – 血管紧张素系统基因多种缺陷等，均能引起肾利钠自稳功能缺陷，导致肾性水、钠潴留。

（3）各种原因所致的肾上腺皮质分泌醛固酮过多，使肾排钠减少，也可造成水、钠潴留而使血压升高。

3. 结构性血管壁肥厚　是指外周细小血管壁增厚，主要由于血管平滑肌增生、胶原纤维增多和细动脉壁玻璃样变等病变，使管壁增厚变硬、管腔缩小，血压升高。

（1）长期过度的血管收缩使平滑肌细胞肥大增生，导致管壁增厚，血压持续或永久性升高。

（2）由于遗传上的缺陷或环境因素的诱导，使平滑肌细胞内信号转导发生改变，平滑肌细胞过度生长，从而增加了血管的张力，导致血管壁肥厚、管腔狭窄。

（3）血管收缩因子（如血管紧张素Ⅱ）也可作为生长因子引起血管平滑肌细胞肥大、增生和基质沉积，从而使管壁增厚，管腔狭窄，血压升高。

二、类型和病理变化

(一)缓进型高血压病

缓进型高血压病又称为良性高血压病,约占原发性高血压病的95%以上,多见于中老年人,病程长,进展慢,可达10~20年以上。按其发展过程可分为三期。

1. 机能紊乱期 高血压病的早期基本病变为全身细小动脉的间歇性痉挛,无血管的器质性病变。细小动脉是指中膜仅1~2层平滑肌的细动脉和口径小于1mm的小动脉。此期可无明显临床表现,仅有血压升高,但波动大,时而高时而正常。当血压升高时患者可有头昏、头痛、失眠、易怒等症状,当心情放松或治疗后,血压可恢复正常,症状减轻或消失。此期经过适当休息和治疗,血压可恢复正常,一般不需服用降压药。

2. 动脉病变期 长期反复的细小动脉痉挛和血压升高,使血管逐渐发生器质性病变。

(1)细动脉硬化:主要表现是细动脉壁玻璃样变,这是高血压病具有诊断意义的特征性病变。其发生主要是由于管壁肥大的平滑肌细胞持续痉挛,血压持续升高,使管壁缺氧,内皮细胞变性,细胞间隙扩大,基膜受损,内膜通透性增加,使血浆蛋白渗入、沉积并凝固;加之内皮细胞和平滑肌细胞分泌细胞外基质增多,继而平滑肌细胞因缺氧而发生变性、坏死,血管壁逐渐由血浆蛋白、细胞外基质和坏死的平滑肌细胞产生的修复性胶原纤维及蛋白多糖所代替,正常管壁结构消失,凝固成红染、无结构、均质的玻璃样物质,即出现玻璃样变,导致病变血管管壁增厚、变硬,管腔缩小。光镜下可见细动脉壁增厚,内皮下以至全层呈无结构的均质状伊红染色,管腔缩小甚至闭塞(图15-7A)。

(2)小动脉硬化:主要累及肌型小动脉,光镜下主要为内膜胶原纤维及弹力纤维增生,内弹力板分裂。中膜有不同程度的平滑肌细胞增生、肥大,并伴有胶原纤维及弹力纤维增生,最终管壁增厚、管腔狭窄(图15-7B)。

此期临床表现为血压进一步持续升高,并持续稳定在一个较高水平,需服用降压药物才能

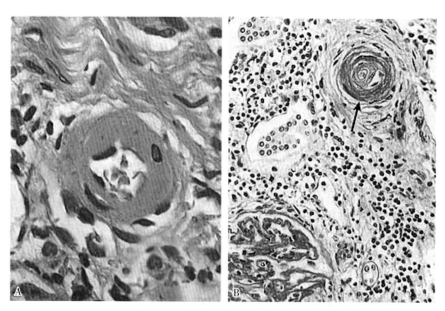

图15-7 高血压动脉硬化

光镜下,见A图为脾中央动脉玻璃样变;B图箭头示肾小动脉内膜纤维增生

有所下降，头痛、头昏等症状更加明显。

3. 内脏病变期　在高血压病后期，多脏器可相继受累，现将重要脏器分述如下。

（1）心脏病变：长期的血压升高，使左心室压力性负荷增加，从而发生代偿性肥大。肉眼观：心脏重量增加，可达 400g 以上。左心室壁增厚，可达 1.5~2cm，乳头肌和肉柱增粗变圆，但心腔不扩张，称为向心性肥大。光镜下：心肌细胞增粗、变长并有较多分支；细胞核大而深染、形状不整。病变继续发展，肥大的心肌细胞与间质毛细血管供氧不相适应时可因供血相对不足，使肥大的心肌细胞处于缺氧和低营养状态，继之心肌收缩无力而发生失代偿，逐渐出现心室腔扩张，此时称离心性肥大，进而出现心力衰竭。如患者伴有冠状动脉粥样硬化，可促进心力衰竭的发生。这种由于高血压病而导致的心脏改变，称为高血压性心脏病。高血压性心脏病出现心力衰竭后预后较差，5 年存活率仅为 50%。

（2）肾脏病变：肾脏主要表现为原发性细颗粒固缩肾，或称高血压性固缩肾。由于入球动脉（细动脉）和叶间动脉（小动脉）硬化，导致所属肾单位缺血、萎缩而纤维化，最终使肾脏萎缩硬化。肉眼观：双肾体积缩小，重量减轻，质地变硬，表面呈均匀弥漫的细颗粒状。切面肾皮质变薄，皮髓质分界不清，肾盂周围脂肪组织增多。光镜下：肾入球动脉呈典型的玻璃样变性和肌性小动脉硬化，管壁增厚，管腔狭窄或闭塞，所属肾单位因缺血而使肾小球体积缩小、纤维化或玻璃样变；相应的肾小管萎缩、消失，间质纤维化及少量以淋巴细胞为主的炎细胞浸润（凹陷区）。残存肾小球因功能代偿而肥大，相应的肾小管也代偿扩张，向表面突起，管腔内可见蛋白管型（细颗粒区）。萎缩区与代偿区弥漫性交杂分布，故肉眼所见表面呈细颗粒状。病变严重时可出现慢性肾功能衰竭。

（3）脑病变：由于脑细小动脉的硬化，可引起脑实质的病变。

①脑出血：是高血压病最常见最严重的并发症，往往危及生命，是最常见的死亡原因。脑出血最常见的部位是基底节、内囊，其次为大脑白质，再次为脑干等处，一般多为大出血（图 15-8）。出血区脑组织被破坏，形成囊腔，其内充满坏死组织及血凝块，严重者可破入侧脑室，常导致患者死亡。引起脑出血的基本原因：脑实质内细小动脉硬化、管壁变脆，当血压突然升高时血管破裂；病变血管失去弹性，位于软化灶的血管失去壁外组织的支持，易向外膨出形成微动脉瘤，如血压升高和剧烈

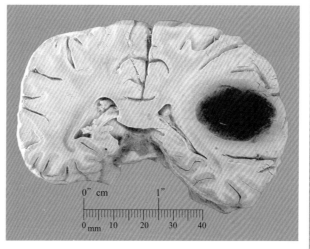

图 15-8　高血压病脑出血
右侧内囊和基底节区脑组织被血凝块取代

波动可致破裂出血；基底节、内囊区域的供血血管是豆纹动脉，从大脑中动脉呈直角分支且较细，直接受压力较大的大脑中动脉血流冲击和牵引，易使有病变的管壁破裂出血。临床表现常因部位不同、出血量的多少而异。一般为突然发生昏迷、呼吸加深、脉搏加快、各种神经反射消失、肢体瘫痪等；内囊出血则引起对侧肢体偏瘫及感觉消失等；桥脑出血可引起同侧面神经麻痹及对侧上下肢瘫痪；脑出血可因血肿占位及脑水肿引起颅内高压，并可引起脑疝而出现相

应临床症状。

②脑水肿：脑实质内细小动脉的病变或痉挛，使局部缺血、毛细血管通透性增加，发生脑水肿。临床上可有头痛、头晕、呕吐等颅内压升高的表现。如病变严重，脑水肿进一步加重，血压急剧升高而引起以中枢神经功能障碍为主要表现的症候群称为高血压脑病；临床上除上述症状外可有视物障碍等；如病情进一步加重，临床上出现意识障碍、抽搐等，病情危重，则称为高血压危象；如不及时救治，可引起死亡。

③脑软化：脑细小动脉的病变严重或伴痉挛时，可导致供血区脑梗死，而出现液化性坏死，形成疏松的筛网状病灶，通常为多发性而较小的病灶，最终可由胶质瘢痕修复。

（4）视网膜病变：视网膜血管是人体唯一可直接观察的细动脉，其变化直接反映高血压病的进展时期。细动脉硬化时，眼底视网膜血管可见迂曲、反光增强、动静脉交叉处静脉受压出现压痕，晚期可见视乳头水肿和视网膜出血等，视力可受到不同程度的影响。

（二）急进型高血压病

急进型高血压病又称为恶性高血压病，多见于青壮年，多数发病即是恶性高血压病，少数继发于缓进型高血压，病情严重，进展迅速，预后差。患者血压显著升高，尤以舒张压明显，常高于 130mmHg。

其特征性病变是坏死性细动脉炎和增生性小动脉硬化，主要累及肾脏。

1. 坏死性细动脉炎　主要累及入球动脉，动脉内膜和中膜发生纤维素样坏死，管壁周围可见单核细胞和中性粒细胞浸润。免疫组织化学方法检查证明，管壁内除有纤维素样坏死外，尚有免疫球蛋白和补体成分。病变可累及肾小球血管丛，从而发生节段性坏死和微血栓形成。

2. 增生性小动脉硬化　主要累及叶间动脉，突出的改变是内膜显著增厚，内弹力膜分裂，胶原及弹力纤维增生，平滑肌细胞增生肥大，使血管壁呈同心圆层状增厚，状如洋葱切面，管腔狭窄。

上述病变也可发生于脑和视网膜。患者一般较早出现蛋白尿、血尿、管型尿，多在 1 年内发展为尿毒症；也可因脑出血或心力衰竭致死。

第四节　风湿病

风湿病（rheumatism）是一种与 A 群乙型溶血性链球菌感染有关的变态反应性疾病，主要累及全身结缔组织，其特征性病变是形成风湿性肉芽肿。此外，胶原纤维可发生特殊的变性、坏死，故属结缔组织病或胶原病的范畴。本病常侵犯心脏、关节、浆膜、皮肤及脑动脉等，其中以心脏病变最为严重，常反复发作，急性期称为风湿热。临床上除有上述脏器病变的症状与体征外，常伴有发热、白细胞增多、血沉加快、血中抗链球菌溶血素"O"抗体滴度增高等表现。多次反复发作后，常造成轻重不等的心瓣膜器质性损害，并带来严重后果。风湿病多发生于 5~15 岁，以 6~9 岁为发病高峰，男女患病率无差别，秋冬春季多发。近年来，随着我国卫生水平的提高，风湿热已明显减少。风湿性疾病泛指影响骨、关节及其周围软组织的一组疾病，其病因复杂，发病率高，有一定致残率，应该给予足够的重视。

一、病因和发病机制

（一）病因

1. 与链球菌感染有关　本病的发生可能是一种与咽喉部 A 群乙型溶血性链球菌感染有关的变态反应性疾病，其根据是：①本病的好发季节、发病率、复发率、病情的严重程度与链球菌感染性疾病的流行季节、发病率、抗链球菌的治疗成功与否密切相关；患者血中可有多项抗链球菌抗体增高。②本病的发生多在链球菌感染后的 2~3 周，典型病变不在原发部位，而在远离感染灶的心脏、关节等处；也不是链球菌直接导致的化脓性炎；在本病的典型病变部位从未培养出链球菌。③风湿病的典型病变具备变态反应性炎的纤维素样坏死和与迟发性变态反应有关的肉芽肿，并可在血中查到抗心肌抗体和抗某些心瓣膜成分的抗体。

2. 与机体的反应性有关　机体的抵抗力与反应性的变化在发病过程中是不可忽视的内因，链球菌性咽喉炎的患者仅 1%~3% 发生风湿病，现已证明风湿病患者 B 淋巴细胞表面有遗传性标记物。

3. 诱因　寒冷、潮湿、病毒感染等均可能参与诱发本病。

（二）发病机制

风湿病的确切发病机制尚未清楚，抗原抗体交叉反应学说较受关注，认为链球菌细胞壁的 C 抗原（糖蛋白）所产生的相应抗体可与结缔组织的糖蛋白发生交叉反应；链球菌细胞壁 M 抗原（蛋白质）的抗体可与心肌和血管平滑肌的某些成分发生交叉反应。也有学者认为，本病与链球菌感染激发患者的自身免疫反应而引起相应的病变，或与免疫复合物形成有关。另外，遗传易感性可能也对于这种变态反应起调节作用。

二、基本病理变化

风湿病病变主要是全身结缔组织的变态反应性炎，其发展过程不尽相同，典型病变具有一定的特征，病程较长，一般分为三期。

（一）变质渗出期

变质渗出期在风湿病发病过程中表现为非特异性炎，主要是心脏、浆膜、关节、皮肤、脑、肺等部位的结缔组织发生黏液样变性和纤维素样坏死，同时有充血、浆液、纤维素渗出及少量以淋巴细胞为主的炎细胞浸润，局部还可查到少量的免疫球蛋白，此期约持续 1 个月。以后，病变可被完全吸收或纤维化而愈合。有些病变特别是成人心脏病变，常继续发展进入肉芽肿期。

（二）增生期或肉芽肿期

增生期或肉芽肿期的特点是在变质渗出病变的基础上形成具有特征性的肉芽肿性炎。在心肌间质、心内膜下和皮下结缔组织病变部位，特别是在纤维素样坏死灶周围出现巨噬细胞增生、聚集，并吞噬纤维素样坏死物，转变为风湿细胞或称阿少夫细胞（Aschoff cell）。风湿细胞的形态特点是体积大，呈圆形或多边形，胞浆丰富，核大呈圆或椭圆形，核膜清晰，染色质集中于中央呈细丝状向核膜放散，横切面状如枭眼，称枭眼样细胞；纵切则状似毛虫，称毛虫样细胞。后期核可变得浓染而结构不清，亦可有多核风湿细胞出现（也称阿少夫巨细胞）。在心肌间质的小血管附近，风湿细胞围绕着纤维素样坏死灶聚集，外周有少量淋巴细胞浸润，形成圆形或梭形境界清楚的结节状病灶，称为风湿小体或阿少夫小体（Aschoff body，图 15-9），此为本病具有诊断意义的特征性病变，此期持续 2~3 个月。

（三）纤维化期或愈合期

纤维化期或愈合期风湿小体中的纤维素样坏死物逐渐被溶解吸收，炎症细胞逐渐减少，风湿细胞转变为成纤维细胞，并产生胶原纤维，使风湿小体逐渐纤维化，最终形成瘢痕，此期持续 2~3 个月。

风湿病的整个病变过程为 6 个月左右，常反复发作，故受累器官各期病变在同一部位可同时并存，反复进展的结果导致病变部位较严重的纤维化和瘢痕形成。

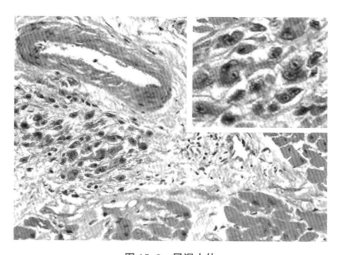

图 15-9　风湿小体
光镜下可见风湿性心肌炎内的风湿小体，右上图为放大的风湿细胞

三、各器官病理变化

（一）风湿性心脏病

风湿性心脏病包括急性期的心脏炎和静止期的慢性心脏病（主要是心瓣膜病）。几乎所有风湿病患者都患有不同程度的心脏炎，只是轻者不被察觉或未能引起慢性风湿性心脏病。儿童风湿病患者中，65%~80% 有心脏炎的临床表现。

风湿性心脏炎包括风湿性心内膜炎、风湿性心肌炎和风湿性心外膜炎（风湿性心包炎）。如果病变侵及心脏各层则称为风湿性全心炎。

1. 风湿性心内膜炎（rheumatic endocarditis） 主要累及心瓣膜及其邻近的内膜和腱索，病变以二尖瓣最为多见，其次为二尖瓣和主动脉瓣联合受累，再次为主动脉瓣，其他瓣膜极少受累。

（1）病变早期，瓣膜肿胀，间质有黏液样变性和纤维素样坏死。病变瓣膜表面的内皮细胞变性，尤以面向血流面的内皮细胞（闭锁缘）受到瓣膜开关的摩擦、碰撞及血流的冲击，易变性脱落，暴露内皮下胶原，激活凝血系统，诱导血小板沉积、凝集，形成粟粒大小、灰白色、半透明呈疣状的白色血栓，常沿着闭锁缘呈串珠状排列，与瓣膜粘连紧密不易脱落，称疣状赘生物，重者赘生物可呈片状，累及腱索及邻近内膜（图 15-10）。

（2）病变后期，赘生物机化、瓣膜纤维化及瘢痕形成。类似病变反复发生终致瓣膜增厚、变硬、卷曲、短缩，瓣叶间可粘连，腱索增粗、缩短而形成心瓣膜病。病变累及心房、心室内膜，可引起灶性增厚及附壁血栓形成，尤以左心房后壁较重，常形成纤维增厚的斑

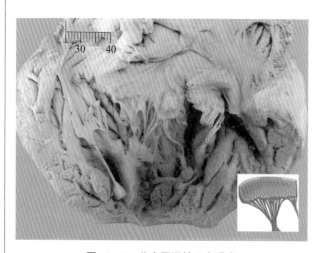

图 15-10　儿童风湿性心内膜炎
二尖瓣闭锁缘上串珠状疣状赘生物（右下角为模式图）

块，称 McCallum 斑。

临床上急性期患者可出现发热、贫血和心脏杂音等表现。后期因病变反复发作，使瓣膜变形引起心瓣膜病，可出现心房、心室肥大扩张，心脏杂音和肺循环、体循环淤血等表现。

2. 风湿性心肌炎（rheumatic myocarditis）　如发生于成年人，主要特征性病变是心肌间质小血管附近形成风湿小体，多见于室间隔、左室后壁及乳头肌等处，可见间质水肿、淋巴细胞浸润，反复发作后间质内有小瘢痕形成。如发生于儿童，常表现为弥漫性间质性心肌炎，即心肌间质水肿，有较多以淋巴细胞为主的炎细胞浸润，也可见心肌细胞水肿及脂肪变性，偶见左房心肌发生条束状纤维素样坏死。患儿心脏扩大呈球形。

临床上风湿性心肌炎可出现窦性心动过速，第一心音减弱，如病变累及传导系统，心电图显示心律失常、传导阻滞、P–R 间期延长等，儿童患者则可发生急性充血性心力衰竭。

3. 风湿性心外膜炎或风湿性心包炎（rheumatic pericarditis）　常与风湿性心内膜炎和心肌炎同时发生，主要累及脏层心外膜，以渗出性病变为主，间皮细胞下可见间质充血、炎症细胞浸润，偶见风湿小体。当渗出以纤维素为主时，覆盖于心包表面的纤维素可因心脏搏动牵拉而呈绒毛状，故称绒毛心，为临床上的干性心包炎；如渗出以浆液为主时，形成心包积液，称为湿性心包炎。活动期后，渗出成分可被溶解吸收。少数患者心包表面纤维素未能完全溶解吸收而发生机化粘连，甚至形成缩窄性心包炎，严重影响心脏的舒缩功能。

心包炎急性期的临床表现：干性心包炎患者可有心前区疼痛，听诊可闻及心包摩擦音；湿性心包炎患者可有胸闷不适，听诊心音弱而遥远，X 线检查心影增大等。

（二）风湿性关节炎

约 70% 风湿病患者可出现风湿性关节炎（rheumatic arthritis），多见于成年患者，儿童少见。病变主要累及膝、肩、肘、腕、髋等大关节，呈游走性，反复发作。由于局部炎症反应，受累关节常有红、肿、热、痛、功能障碍等表现。病变滑膜充血，关节腔内有浆液及少量纤维素渗出，周围软组织可出现纤维素样坏死及不典型的风湿性肉芽肿病变。由于病变不侵犯关节软骨，故消退后渗出物被吸收，不遗留关节变形等后遗症。

（三）皮肤病变

1. 环形红斑（erythema annulare）　多见于儿童，好发于四肢和躯干的皮肤，为风湿活动的表现之一，对风湿病具有诊断意义。此红斑为淡红色环状红晕，微隆起，中央皮肤色泽正常；光镜下为渗出性病变，红斑处真皮浅层血管充血、周围水肿及淋巴细胞和单核细胞浸润。常在 1~2 日内消退。

2. 皮下结节（subcutaneous nodule）　皮下结节在风湿病中的意义与环形红斑相同。好发于大关节附近的伸侧面，直径 0.5~2cm，质较硬，活动，无痛，圆形或椭圆形。光镜下为肉芽肿性病变，结节中央为大片纤维素样坏死，外周有风湿细胞呈栅状排列，伴有淋巴细胞浸润，为不典型的风湿小体形态。风湿活动停止后可自行消退，遗留下小的瘢痕灶。

（四）风湿性动脉炎

风湿性动脉炎（rheumatic arteritis）可累及各级动脉，以中、小动脉受累更为常见，如冠状动脉、肾动脉、肠系膜动脉、脑动脉、肺动脉及其分支等。主要为血管壁发生纤维素样坏死和淋巴细胞、单核细胞浸润，可有风湿小体形成，晚期因血管壁纤维化而增厚、管腔狭窄甚至闭塞。

（五）风湿性脑病

风湿性脑病多见于 5~12 岁的儿童，女孩多见。病变主要为脑内风湿性动脉炎和皮质下脑炎，后者表现为皮质下神经细胞变性及胶质细胞增生，形成胶质结节；如累及基底节、黑质等部位时，患者可出现面肌及肢体不自主运动，称为小舞蹈症。

第五节　慢性心瓣膜病

慢性心瓣膜病（chronic valvular vitium of the heart）是指心瓣膜因先天性发育异常或后天各种致病因素造成的瓣膜变形等器质性病变，常表现为瓣膜口狭窄和（或）关闭不全。引起慢性心瓣膜病的疾病大多数为风湿性心内膜炎和感染性心内膜炎。动脉粥样硬化及梅毒性主动脉炎亦可造成主动脉瓣的瓣膜病，但较少见。瓣膜退变、钙化及先天发育异常者则更为少见。瓣膜口狭窄是指瓣膜开放时不能充分张开，使瓣膜口缩小，血流通过障碍；瓣膜关闭不全是指瓣膜关闭时瓣膜口不能充分闭合，使一部分血液反流。

一、二尖瓣狭窄

二尖瓣狭窄（mitral stenosis）绝大多数是由风湿性心内膜炎引起，少数是由亚急性感染性心内膜炎所致。

1. 类型

（1）依二尖瓣口面积分型：正常成人二尖瓣口面积约为 $5cm^2$，可通过两个手指。狭窄时依面积缩小情况分为轻度 $1.5~2.0cm^2$、中度 $1.0~1.5cm^2$、重度小于 $1cm^2$。

（2）依瓣膜病变分型：①隔膜型：瓣叶间粘连，瓣膜轻至中度增厚，以小瓣严重，主瓣仍可轻度活动；②漏斗型：主瓣也严重增厚失去活动性，瓣叶间严重粘连，瓣膜口缩小呈鱼口状，腱索及乳头肌明显粘连短缩（图 15-11）。

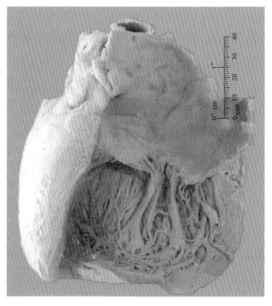

图 15-11　二尖瓣狭窄心脏
二尖瓣增厚，腱索及乳头肌增粗缩短，左心房扩张

2. 血流动力学和心脏的变化

（1）早期在心脏舒张期左心房血液流入左心室受阻，左心房代偿性肥大，使血液在加压情况下迅速通过狭窄瓣口，并引起漩涡和震动，产生心尖区舒张期隆隆样杂音。

（2）当左心房失代偿后，左心房的血液不能完全排入左心室，造成左心房淤血，肺静脉回流受阻，引起肺淤血、肺水肿或漏出性出血。临床上可出现呼吸困难、发绀、咳嗽和咳带血的泡沫状痰等左心房衰竭的表现。

（3）由于持久的肺淤血水肿，肺循环压力增高，造成肺动脉高压，增加了右心室的负荷，导致右心室代偿性肥大。当失代偿后，右心室扩张，最终引起右心房及体循环静脉淤血，临床上出现颈静脉怒张、肝淤血肿大、下肢水肿、浆膜腔积液等右心衰竭的表现。

（4）当狭窄严重时，左心室可相对缩小或轻度缩小，X线显示为"梨形心"。

二、二尖瓣关闭不全

引起二尖瓣关闭不全（mitral insufficiency）的病因与二尖瓣狭窄相同。①在心脏收缩期，当二尖瓣关闭不全时，左心室部分血液通过未完全关闭的瓣膜口反流入左心房，并在局部引起漩涡与震动，产生心尖区收缩期吹风样杂音。左心房既接受肺静脉的血液又接受左心室反流的血液，使其血容量增加，压力升高，因而引起代偿性肥大，失代偿后，引起左心房扩张。②在心脏舒张期，左心房的大量血液流入左心室，使左心室容积性负荷增加，同样引起左心室代偿性肥大，失代偿后，引起左心室扩张。

当左心房、左心室失代偿后（左心衰），依次出现肺淤血、肺动脉高压、右心室代偿性肥大，最终出现右心衰竭和全身静脉淤血。临床表现与二尖瓣狭窄相同。X线显示4个心腔均肥大扩张，呈"球形心"。

三、主动脉瓣狭窄

主动脉瓣狭窄（aortic stenosis）主要由风湿性主动脉瓣炎引起，少数由先天发育异常或动脉粥样硬化引起的瓣膜钙化所致。风湿病者常与二尖瓣病变合并发生联合瓣膜病变。心脏收缩期，左心室血液排出受阻，左心室因压力性负荷升高而发生代偿性肥大。血液在加压情况下，迅速通过狭窄的主动脉瓣口时，产生漩涡与震动，引起主动脉瓣听诊区出现收缩期喷射性杂音。久之，左室失代偿后相继出现左心衰竭、肺淤血、肺动脉高压及右心衰竭。临床上可先后出现心绞痛、脉压减小，X线显示左心室明显突出，故呈"靴形心"。

四、主动脉瓣关闭不全

主动脉瓣关闭不全（aortic insufficiency）主要由风湿性主动脉瓣炎引起，还可见于梅毒性主动脉炎、亚急性感染性心内膜炎、类风湿性主动脉炎等，引起瓣膜环扩大而发生相对性主动脉瓣关闭不全。在心脏舒张时，主动脉部分血液经未完全关闭的瓣口反流回左心室，引起主动脉瓣听诊区出现舒张期吹风样杂音，左心室因容积性负荷增加而发生代偿性肥大。久之，同样依次发生左心衰竭、肺淤血、肺动脉高压、右心衰竭。

临床上可出现脉压增大及周围血管征，如水冲脉、股动脉枪击音等。

第六节 感染性心内膜炎

感染性心内膜炎（infective endocarditis）是由病原微生物直接侵袭心内膜特别是心瓣膜而引起的炎症，其绝大部分是由细菌感染引起，故传统上又称细菌性心内膜炎，通常分为急性和亚急性两类。

一、急性感染性心内膜炎

急性感染性心内膜炎（acute infective endocarditis）通常是由致病力强的化脓菌（如金黄色葡萄球菌、溶血性链球菌、肺炎球菌等）引起的脓毒血症侵犯心内膜而引起的并发症，可产生严重的后果。病变多发生于正常无病变的心内膜，主要累及二尖瓣和主动脉瓣，引起急性化脓性炎，造成瓣膜溃烂、穿孔或破裂。在破溃的瓣膜表面，易形成巨大、松脆、污秽含菌的疣状赘生物，这种赘生物易破碎，形成含菌的栓子，造成远处器官血管的含菌性栓塞，引起感染性梗死和继发脓肿形成。赘生物主要由脓性渗出物、血栓、坏死组织和大量细菌菌落混合而成。

本病起病急、发展快、病程短，约有半数以上患者数日或数周内死亡。

二、亚急性感染性心内膜炎

1. 病因　亚急性感染性心内膜炎（subacute infective endocarditis）也称为亚急性细菌性心内膜炎，是由致病力相对较弱的病原微生物引起的心内膜炎，主要是草绿色链球菌所致，少数由肠球菌、革兰阴性杆菌、立克次体、衣原体及真菌等引起。

亚急性感染性心内膜炎常侵犯有病变的心瓣膜，如风湿性心瓣膜病或室间隔缺损。细菌可自感染灶（扁桃体炎、牙周炎、骨髓炎等）或医源性操作（拔牙、手术、心导管等）入血形成菌血症或败血症，再经血流侵入心瓣膜。有损伤的心瓣膜的某些病变，如血管长入、表面粗糙、内皮损伤、溃疡等均为细菌侵入提供了条件，少数病例也可发生于无心内膜病变的心脏。

2. 病理变化　①肉眼观：心内膜的病变常发生在原有风湿性心瓣膜病变的基础上形成单个或多个大小不一的菜花状或息肉状的疣状赘生物，其颜色灰黄污秽，质松脆易碎、易脱落，比急性感染性心内膜炎的赘生物略小。②光镜下：赘生物由纤维素、血小板、中性粒细胞、坏死组织及菌团组成。

3. 临床病理联系　①赘生物脱落可形成瓣膜溃疡、穿孔或腱索断裂，因而可听到相应强弱多变的杂音，重者可发生心力衰竭。②由于细菌毒素及免疫复合物的作用可造成小血管壁受损或血管炎，故皮肤、黏膜及眼底可见出血点。③皮下的小动脉炎则使指、趾等处出现红紫色、微隆起、有压痛的小结，称 Osler 小结。④碎裂、脱落的赘生物碎片可造成小血管栓塞，导致梗死；由于赘生物碎片内含菌量少且毒力弱，故一般不形成脓肿；栓塞如发生在肾脏，则引起灶性肾小球肾炎，也可因免疫复合物的作用而发生弥漫性毛细血管内增生性肾小球肾炎。⑤由于毒力较弱的细菌和毒素的持续作用，患者在临床上可有长期低热、脾肿大、白细胞增多、贫血、血细菌培养阳性等迁延性败血症的表现。

第七节　心肌炎和心肌病

一、心肌炎

心肌炎（myocarditis）是指各种原因引起的心肌局限性或弥漫性炎症。炎症在心肌病变的发展中是最基本和最早的病理变化。临床最常见的为病毒性心肌炎，其他类型较少见。

1. 病毒性心肌炎（viral myocarditis）　是由嗜心肌病毒引起的原发性心肌炎症。引起本病的常见病毒是柯萨奇 B 组病毒（Coxsackie B virus）、埃可（ECHO）病毒、流感病毒等。病毒可直接损伤心肌细胞，也可通过 T 细胞介导的免疫反应而引起心肌的炎症。

（1）病理变化：肉眼观：心脏体积增大，重量增加；切面心肌呈灰色或淡黄色，质软。病变好发部位多在左心室及室间隔，成人还可累及左心房后壁，有时可累及传导系统。光镜下：按 Dallas 标准，心肌炎应具备心肌间质内炎细胞浸润及心肌细胞的变质性改变。因而早期即可见心肌细胞的变性、坏死和间质内中性粒细胞浸润，但很快以淋巴细胞、巨噬细胞、浆细胞代之，并有肉芽组织形成；晚期则有明显的间质纤维化，伴有代偿性心肌肥大及心腔扩张。

（2）临床病理联系：临床表现轻重不一，常出现不同程度的心律失常。一般预后较好，但病变严重者及婴幼儿可导致心力衰竭等并发症。

2. 孤立性心肌炎（isolated myocarditis）　或称特发性巨细胞性心肌炎，又称 Fiedler 心肌炎。病因不明。多见于 20~50 岁的中青年，急性型常导致心脏扩张，可突然发生心衰而死亡。根据形态学改变可分为两型：

（1）弥漫性间质性心肌炎：主要是心肌间质小血管周围可见大量的淋巴细胞、浆细胞和巨噬细胞浸润，并可见嗜酸性粒细胞及中性粒细胞。心肌细胞变性、坏死较少见。

（2）特发性巨细胞性心肌炎：心肌内可见灶性坏死及肉芽肿形成。肉芽肿的中心多为红染、无结构的坏死物，周围有淋巴细胞、浆细胞、单核细胞及嗜酸性粒细胞浸润，其间可见较多的多核巨细胞。

3. 免疫反应性心肌炎（myocarditis due to immune-mediated reactions）　主要见于一些变态反应性疾病，如风湿性心肌炎、类风湿性心肌炎、结节性多动脉炎、系统性红斑狼疮所引起的心肌炎。其次，见于某些药物如磺胺类、抗生素、抗癫痫药、消炎药等引起的过敏性心肌炎。

病理变化主要表现为心肌间质性炎。在心肌间质及小血管周围可见嗜酸性粒细胞、淋巴细胞、单核细胞，偶见肉芽肿形成。心肌细胞有不同程度的变性、坏死。

二、心肌病

心肌病（cardiomyopathy）是指以心肌本身结构和功能异常为主要表现的一类疾病。根据病因和临床病理变化分为原发性心肌病与继发性心肌病两型。继发性心肌病是继发或伴发于某种全身性疾病，大多数心肌病属这一类型。本节仅对原发性心肌病加以论述。

原发性心肌病又称特发性心肌病，是指原因不明的心肌原发性异常。主要表现为心肌细胞广泛的变性、坏死及间质纤维化，但炎细胞浸润不明显。目前由于一些原来认为原因未明的心肌病，随着研究的进展，原因已明确（如发现有些心肌病存在特异性基因异常等）。加之一些已知原因的心肌病发展到最后阶段，其形态、功能变化与原发性心肌病相似，因此以病因为依据分出原发性心肌病的类型较为困难和混乱。目前多根据临床表现结合病理改变，将其分为三型（图 15-12）。此外，我国地方性心肌病——克山病也属于心肌病范畴。

1. 扩张性心肌病　扩张性心肌病（dilated cardiomyopathy，DCM）以进行性心脏肥大、心腔扩张和收缩力下降为特征，故又称为充血性心肌病。此型最常见，约占心肌病的 90%，男多于女，以 20~50 岁高发。

临床上常有运动后气急、乏力、心律失常及缓慢进展性充血性心力衰竭，部分患者可发生猝死。

2. 肥厚性心肌病 肥厚性心肌病（hypertrophic cardiomyopathy，HCM） 主要特征是心肌肥大、室间隔不匀称肥厚、舒张期心室充盈异常及左心室流出道受阻。并以流出道梗阻明显与否分为梗阻性和非梗阻性两型。本病约半数有家族史，常呈染色体显性遗传。现已明确为编码心肌收缩单位的肌小节的四个成分之一发生基因突变所致。

临床上可有心输出量下降而引发的心绞痛、肺动脉高压导致的呼吸困难以及附壁血栓脱落造成的栓塞等症状。

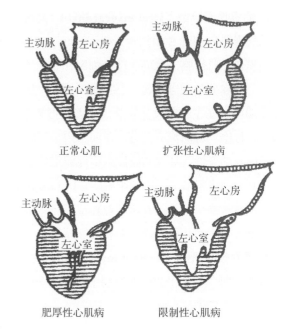

图 15-12 各型心肌病模式图

3. 限制性心肌病 限制性心肌病（restrictive cardiomyopathy）以心室内膜及心内膜下心肌进行性纤维化、心室充盈受限为特点，并常导致心室壁顺应性降低、心腔狭窄、舒张期心室充盈受限。本型心肌病较上述两型少见。

此外，一些学者主张将心内膜弹力纤维增生症和嗜酸性细胞性心内膜心肌病纳入本型。

4. 克山病 克山病（Keshan disease）是一种地方性心肌病（endemic cardiomyopathy），首发于黑龙江省克山县，故命名为克山病，主要流行于我国的东北、西北、华北和西南一带的山区和丘陵地带。该病病因不明，其主要特征是心肌细胞广泛变性、坏死和瘢痕形成。肉眼观：心脏增大，重量增加，心脏扩张，室壁变薄。

第八节 心力衰竭

心脏的泵功能包括舒张期的充盈和收缩期的射血两个方面。在各种致病因素作用下，心脏收缩和（或）舒张功能障碍，使心输出量绝对或相对减少（即心泵功能降低），以致不能满足组织代谢需求的病理过程或临床综合征，称为心力衰竭（heart failure），又称泵衰竭（pump failure）。心力衰竭属于心功能不全的失代偿阶段，因而患者出现明显的临床症状和体征；而心功能不全则是指心泵功能下降，包括从完全代偿阶段直至失代偿阶段的整个过程，二者在本质上是相同的。心力衰竭各种临床表现的病理生理基础是心排血量不足所致的缺血及静脉回流障碍所致的淤血。据世界卫生组织预测，至 2020 年，以心力衰竭及脑卒中为代表的心、脑血管疾病将成为全球第一位的致死和致残原因，因此心力衰竭的防治已成为关系人们健康的重要公共卫生问题。

一、心力衰竭的病因和分类

（一）心力衰竭的病因

心力衰竭是多种心血管疾病发展到终末阶段的共同结果，其发生主要是各种病因通过心肌舒缩功能障碍或心脏负荷过重两个始动环节而使心泵功能降低。

1. 心肌舒缩功能障碍

（1）心肌病变：如病变严重、范围广泛的心肌炎、心肌梗死、心肌病和心肌纤维化等。

（2）心肌能量代谢障碍：如冠状动脉粥样硬化、严重贫血、低血压和严重维生素 B_1 缺乏等。

2. 心脏负荷过重

（1）压力负荷过重：亦称后负荷过重，是指心脏收缩时所承受的负荷增加，使收缩期心腔压力过高。左心室压力负荷过重主要见于高血压、主动脉瓣狭窄等；右心室压力负荷过重主要见于肺动脉高压、阻塞性肺疾病、肺动脉瓣狭窄等。

（2）容量负荷过重：亦称前负荷过重，是指心脏舒张末期（即收缩前）心室容积增加，使心肌室壁张力过高。左心室容量负荷过重主要见于二尖瓣或主动脉瓣关闭不全；右心室容量负荷过重主要见于三尖瓣或肺动脉瓣关闭不全、室间隔缺损及高动力循环状态。

（二）心力衰竭的诱因

凡是能加重心脏负荷，使心肌耗氧量增加和（或）供氧减少的因素皆可能成为心力衰竭的诱因。常见的诱因有：①感染：各种感染（特别是呼吸道感染）是心力衰竭最常见的诱因，其机制主要有：发热使心肌耗氧量增加；心率加快使舒张期缩短，既减少冠状动脉供血，又引起心室充盈不足；病原微生物及其产物直接损伤心肌；呼吸道感染加重右心室后负荷等。②心律失常：尤其是快速型心律失常时，心肌耗氧量增加、心室充盈障碍；同时，舒张期缩短妨碍冠状动脉血液灌流，易诱发心力衰竭。③其他诱因：酸碱平衡及电解质代谢紊乱、妊娠与分娩、过度劳累、情绪激动、输液过多过快、甲状腺功能亢进、洋地黄中毒、创伤及手术等也可诱发心力衰竭。

（三）心力衰竭的分类

1. 按发生部位分类

（1）左心衰竭：常见于高血压病、冠心病、风湿性心脏病等。左心室病变发生率较高，故左心衰竭为心力衰竭中最常见的类型。左心衰竭时，肺淤血、肺水肿、呼吸困难为其临床病理特征。

（2）右心衰竭：常见于阻塞性肺疾病、肺动脉高压、某些先天性心脏病和肺动脉瓣狭窄等病变。右心衰竭的主要临床表现为体循环淤血、中心静脉压上升、下肢甚至全身水肿等。

（3）全心衰竭：指左、右心功能都衰竭，常见于心脏病晚期，见于心肌炎和严重贫血或长期左心衰竭使右心室压力负荷过重并发右心衰竭。临床上有左、右两侧心力衰竭的表现。

2. 按心肌舒缩功能障碍分类

（1）收缩性心力衰竭：指因心肌收缩功能障碍引起泵血量减少而导致的心力衰竭，常见于冠心病和心肌病。

（2）舒张性心力衰竭：指在心室收缩功能正常的情况下，心室顺应性减低使心室舒张和充盈能力减弱而导致的心力衰竭，常见于高血压伴左心室肥厚、肥厚性心肌病、缩窄性心包炎等。

3. 按心输出量的高低分类

（1）低输出量性心力衰竭：最常见。指发生心力衰竭时心输出量低于正常人水平，见于心瓣膜病、冠心病、心肌炎和高血压性心脏病等引起的心力衰竭。

（2）高输出量性心力衰竭：心力衰竭发生时，患者的心输出量较发病前有所下降，但其绝对值仍接近或高于正常人水平，尽管如此，心输出量仍不能满足患者异常增高的代谢需要，因此称为高输出量性心力衰竭。此型多继发于代谢增高或某些心脏前负荷增高的疾病，即出现"高动力循环状态"，如甲亢、严重贫血、维生素 B_1 缺乏和动静脉瘘等。

心力衰竭还可按发生速度分为急性心力衰竭和慢性心力衰竭。当心力衰竭呈慢性经过，并伴有血容量和组织间液增多及静脉系统严重淤血时，又称充血性心力衰竭（congestive heart failure）。

二、心力衰竭时机体的代偿反应

心肌舒缩功能障碍或心脏负荷过重时，机体可首先引起神经 – 体液机制激活，在其介导下使心脏本身及心外组织器官发生一系列代偿性活动。

（一）神经 – 体液调节机制激活

近年来的研究表明，神经 – 体液调节机制的激活是心功能减退时调节心内、心外代偿与适应的基本机制，但也是导致心力衰竭发生与发展的关键途径。在初始的心肌损伤以后，患者循环血液或组织中的去甲肾上腺素、血管紧张素Ⅱ（AngⅡ）、醛固酮、内皮素、肿瘤坏死因子（TNF）等含量增加或活性升高。这些神经 – 体液因子增加，在早期可引起心脏本身以及心外组织器官的一系列代偿适应性变化，具有一定的代偿意义。但随着时间推移，神经 – 体液调节机制失衡的有害作用也逐渐显现，成为心脏泵血功能降低及心力衰竭进展的基础。在神经 – 体液调节机制中，最为重要的是交感 – 肾上腺髓质系统和肾素 – 血管紧张素 – 醛固酮系统的激活。

1. 交感 – 肾上腺髓质系统兴奋　心功能受损时，心输出量显著下降，有效循环血量减少，使交感 – 肾上腺髓质系统兴奋，儿茶酚胺分泌增多，可导致心率加快、心肌收缩力加强、心输出量迅速回升，有利于保证重要器官血流灌注。同时，在血流重分布效应中，肾血流减少，肾小球滤过率降低，肾小管重吸收增加，以确保足够的循环血量。但长期过度的激活，外周阻力增加会加重心脏后负荷，内脏器官供血不足引起其代谢、功能和结构改变，成为使心力衰竭恶化的重要因素。

2. 肾素 – 血管紧张素 – 醛固酮系统的激活　心排出量的减少也可激活肾素 – 血管紧张素 – 醛固酮系统，其中 AngⅡ 既可增强交感 – 肾上腺髓质系统的心血管效应，又可刺激内皮素的合成和释放，后者具有强烈的缩血管和正性肌力作用；AngⅡ 还是致心室重构的主要因子，促进心肌和非心肌细胞肥大或增殖。另外，醛固酮除可加强对钠和水的重吸收外，还可作用于心脏成纤维细胞，促进胶原合成和心室重塑。

在神经 – 体液调控下，机体的代偿反应可分为心脏本身的代偿和心外代偿两部分。

（二）心脏的代偿反应

1. 心率加快 这是一种快速型代偿反应。心输出量是每搏输出量与心率的乘积，心率加快在一定范围内可以提高心输出量。但超过一定限度（成人 >180 次 / 分）时，心输出量又会下降，失去代偿作用，其原因是：心率加快，心肌耗氧量增加；舒张期明显缩短，影响冠脉血供和心室充盈，最终影响心输出量。

2. 心脏紧张源性扩张 是心脏病尤其是伴有前负荷增大时，机体增加心搏出量的一种重要代偿方式。在一定范围内（肌节长度为 1.71~2.2μm），随肌节长度增加，收缩力逐渐加大，这种心室扩张、容量加大并伴有收缩力增强的心脏扩张，称为紧张源性扩张，有利于将心室内过多的血液及时泵出。紧张源性扩张时收缩力增强的主要机制是有效横桥数目逐渐增多所致，当肌节长度为 2.2μm 时，有效横桥数目最多，心肌产生的收缩力也最大。但当心室扩张致使肌节长度超过 2.2μm 时，其收缩力随着心脏扩张反而下降，这种伴有心肌收缩力下降的心脏扩张称为肌源性扩张，是一种代偿失调后出现的扩张。肌源性扩张时收缩力下降主要是由于随心脏扩张有效横桥数目逐渐减少造成的。当肌节长度达到 3.65μm 时，粗细肌丝不能重叠，则肌节完全弛张，丧失收缩能力。

3. 心肌收缩性增强 心肌收缩性是指不依赖于心脏前负荷与后负荷的心肌本身的收缩特性，通常用等容收缩期单位时间内左心室内压上升的最大速率来表示。心功能受损时，交感 – 肾上腺髓质系统兴奋，儿茶酚胺分泌增多，激活 β – 肾上腺素受体，导致心肌胞浆 Ca^{2+} 升高，使心肌收缩性增强。

4. 心室重构 心室重构（ventricular remodeling）是指由于一系列复杂的分子和细胞机制导致的心肌结构、功能和表型的改变。心室重构既是病变修复和心室的整体代偿，又是继发的病理生理过程和心力衰竭发生发展的发病基础。心脏由心肌细胞、非心肌细胞及细胞外基质组成，心室重构时，上述成分均会发生明显改变。

（1）心肌细胞重构：包括心肌肥大和心肌细胞表型的改变。①心肌肥大（myocardial hypertrophy）是指心肌细胞体积增大、心脏重量增加和室壁增厚，又称心室肥厚。心肌肥大可分为向心性肥大和离心性肥大两种：不伴有心腔扩大的心肌肥大称向心性肥大（concentric hypertrophy），多在后负荷过重的基础上发生；伴有心腔扩大的心肌肥大称离心性肥大（eccentric hypertrophy），多在前负荷过重的基础上发生。心肌肥大，心肌收缩力增加，具有明显的代偿作用；但过度肥大的心肌具有不平衡生长的特性，即心肌细胞体积的增长超过交感神经末梢、毛细血管和线粒体的生长，使心肌细胞出现不同程度的缺血缺氧、能量代谢障碍及舒缩能力减弱。因此，单位重量肥大心肌的收缩力会低于单位重量正常心肌的收缩力。一旦心脏负荷和心肌损害进一步加重，心肌收缩力就会很快下降，从而出现一系列失代偿的表现。②心肌肥大时，心肌细胞表型也发生变化，即由于合成蛋白质的种类变化所致的心肌细胞"质"的改变。在引起心肌肥大的机械信号和化学信号的刺激下，可使成年心肌细胞处于静止状态的胎儿期基因被激活，合成胎儿型蛋白质增加；或某些功能基因的表达受到抑制，发生同工型蛋白质之间的转换，引起细胞表型的改变，进一步影响细胞的生长、增殖及凋亡，参与心力衰竭的进展。

（2）非心肌细胞及细胞外基质的变化：成纤维细胞是非心肌细胞的主要组成成分和细胞外基质的关键来源。细胞外基质是存在于细胞间隙、肌束之间及血管周围的结构糖蛋白、蛋白多糖及糖胺聚糖的总称，其中最主要的是Ⅰ和Ⅲ型胶原。许多促使心肌肥大的因素，如去甲肾上腺素、血管紧张素Ⅱ、醛固酮等都会促进非心肌细胞的活化和增殖，分泌大量不同类型的胶原及细胞外基质，同时又合成降解胶原的酶，通过对胶原的合成与降解的调控，改变胶原网络的生化组成和空间结构，发生心肌间质的增生与重塑。一般而言，重塑早期Ⅲ型胶原增多较明显，有利于肥大心肌肌束重新排列及心室的结构性扩张。重塑后期Ⅰ型胶原增加为主，有利于心肌的抗张强度，防止在室壁应力过高情况下心肌细胞侧向滑动和心腔扩大；但是，不适当的非心肌细胞增生和基质重塑，也会降低室壁的顺应性、影响冠脉供血量及心肌细胞间的信息传递和舒缩的协调性等。

（三）心外的代偿反应

1. 血容量增加　心输出量减少时，肾血流量减少，引起肾小球滤过率下降，近曲小管重吸收水、钠增多；同时，由于肾素 – 血管紧张素 – 醛固酮系统激活，醛固酮合成增多，可促进肾小管对水、钠的重吸收，使得血容量增加；另外，抗利尿激素释放增多及 PGE_2、心房钠尿肽减少等也使血容量增加。血容量增加在一定范围内可提高心输出量和组织的血液灌流量，具有代偿意义。但水、钠潴留过多，不仅会出现水肿，而且会加重心脏前负荷，从而失去代偿作用。

2. 血流重新分布　心输出量减少和动脉充盈不足，可引起交感 – 肾上腺髓质系统兴奋，导致外周血管阻力增加和血液重新分布，主要表现为皮肤、骨骼肌和内脏器官的血供减少，而心、脑等器官血供不变或略有增加，具有代偿意义。但外周血管长期收缩，外周阻力增高，加之水、钠潴留，可使心脏前、后负荷都增加；外周血管长期收缩造成外周器官缺血，可致器官功能减退。

3. 红细胞增多　心力衰竭造成低动力性缺氧，刺激肾脏促红细胞生成素（EPO）释放增加。EPO 促进骨髓造血，使血红蛋白和红细胞生成增多，有利于携带氧；但红细胞过多，又会造成血黏度增加，加重心脏后负荷。

4. 组织利用氧的能力增强　心力衰竭时，细胞内线粒体数目增加和生物氧化酶活性增强，对组织利用氧有促进作用。

三、心力衰竭的发病机制

心力衰竭的发病机制比较复杂，迄今尚未完全阐明。心力衰竭的发生发展由多种机制共同作用，心室重构被认为是心力衰竭发生发展的病理生理基础，在此基础上出现的心肌舒缩功能障碍是其基本机制。

心肌正常舒缩功能的分子基础包含以下几个方面：①收缩蛋白：心肌收缩的基本单位是肌节，肌节由粗、细两种肌丝组成。肌球蛋白（myosin）组成粗肌丝，呈长杆状，其顶端呈球形膨大形成横桥，具有 ATP 酶活性，可分解 ATP 供肌丝滑动。肌动蛋白（actin）是细肌丝的主要成分，互相串联成双螺旋形的细长纤维，有特殊的作用位点，可与肌球蛋白的横桥可逆性地结合。②调节蛋白：主要由肌钙蛋白（troponin）和原肌球蛋白（tropomyosin）组成。肌钙蛋白由三个亚单位构成复合体，分别是原肌球蛋白亚单位（TnT）、钙结合亚单位（TnC）和抑制亚单位（TnI）。原肌球蛋白呈杆状，嵌在肌动蛋白双螺旋的沟槽内。肌钙蛋白与 Ca^{2+} 可逆性结合，开启或封闭肌动蛋白上的作用位点，实现对心肌舒缩的调节。③兴奋 – 收缩耦联：当心肌兴奋时，肌膜除极化，激活细胞膜上 L 型钙通道开放，细胞外 Ca^{2+} 进入细胞内，激活肌浆网大量释放 Ca^{2+}，致胞质内 Ca^{2+} 浓度迅速上升。此时 Ca^{2+} 与肌钙蛋白和原肌球蛋白结合，形成钙 - 肌钙蛋白 - 原肌球蛋白复合体，肌动蛋白的作用位点暴露并与肌球蛋白的横桥结合。胞质 Ca^{2+} 浓度升高可激活肌球蛋白头部的 Ca^{2+}-Mg^{2+}-ATP 酶，水解 ATP 释放能量，引发心肌收缩，完成由化学能向机械能的转化，形成一次兴奋 - 收缩耦联。

（一）心肌的收缩性减弱

心肌收缩性减弱是造成心脏泵血功能降低的主要原因。决定心肌收缩性的基本因素为心肌收缩蛋白、能量代谢和兴奋 - 收缩耦联过程。当以上任何一个因素发生明显改变时，都可导致心力衰竭。

1. 心肌收缩相关蛋白的改变　心肌梗死和心室重塑等各种原因都可引起心肌收缩相关蛋白改变，造成心肌的收缩性减弱。

（1）心肌细胞数量减少：多种心肌损害可导致心肌细胞死亡，使有效收缩的心肌细胞数量减少。心肌细胞死亡主要包含坏死和凋亡两种形式：①心肌细胞坏死：当心肌受到各种严重的损伤性因素，如严重缺血缺氧、感染、中毒等作用后，心肌细胞发生坏死。坏死细胞由于溶酶体破裂，释放大量溶酶体酶而发生自溶，与收缩相关的蛋白质也在此过程中被破坏，心肌收缩力下降；同时坏死灶内的单核巨噬细胞分泌的肿瘤坏死因子等炎症介质也可破坏心脏结构和功能，使心力衰竭进一步恶化。②心肌细胞凋亡：在心力衰竭发生发展过程中出现的许多病理因素，如负荷过重、某些细胞因子（如 TNF）、缺血缺氧及神经内分泌失调都可诱导心肌细胞凋亡。对心力衰竭患者心肌标本的研究证实，心肌凋亡指数高达 35.5%。心肌细胞凋亡引起的心肌细胞数量减少在心力衰竭发病中（如心室重构、代偿向失代偿转化等）起着重要作用，因此，干预心肌细胞凋亡已成为心力衰竭防治的重要靶点。

（2）心肌结构改变：①在分子水平上，肥大心肌胎儿期基因过表达，而参与细胞代谢和离子转运的蛋白质减少、ATP 酶活性降低。②在细胞水平上，心肌肥大的初期，细胞内线粒体数目增多、体积增大，肌原纤维增多，核增大，组织结构基本正常。但过度肥大的心肌，肌丝增加多于线粒体增多，肌节不规则叠加，增大的细胞核挤压附近的肌节，上述因素可导致肌原纤维排列紊乱；另外，细胞骨架中的微管密度增加，肌丝滑行阻力增大。心肌结构改变还可表现为细胞外基质过度纤维化，胶原含量增加，间质与心肌比值增大，心肌收缩能力减弱。③在器官水平上，与代偿期的心腔扩大和心室肥厚不同，此时心腔扩大而室壁变薄，心脏由正常的椭圆形变成球形。心室扩张可造成功能性瓣膜反流，心泵功能降低，而血流动力学的改变进一步加重心室重构。

2. 心肌能量代谢障碍　心肌收缩是一个主动耗能过程，Ca^{2+} 的转运和肌丝的滑动都需要 ATP 的参与。因此，能量生成、贮存和利用的任何一个环节发生障碍都会影响心肌的收缩性。

（1）能量生成障碍：缺血性心脏病、严重贫血、休克等造成心肌缺血缺氧；过度肥大的心脏，心肌组织毛细血管数量和心肌细胞线粒体含量相对不足，线粒体氧化磷酸化水平降低，均可导致肥大心肌产能减少。维生素 B_1 缺乏造成乙酰辅酶 A 生成减少，这些都使心肌有氧代谢发生障碍，ATP 生成不足。

（2）能量储备减少：心肌能量以 ATP 和磷酸肌酸（creatine phosphate，CP）的形式储存。肌酸在磷酸肌酸激酶的催化下，线粒体氧化磷酸化生成的 ATP 将高能磷酸键转给肌酸，生成磷酸肌酸。随着心肌肥大的发展，磷酸肌酸激酶活性降低，导致心肌能量储存减少，出现心功能障碍。

（3）能量利用障碍：心肌细胞内 ATP 经肌球蛋白头部 ATP 酶作用水解，为心肌收缩提供能量。临床上，由于能量利用障碍而发生心力衰竭的最常见原因是心肌过度肥大。过度肥大的心肌，其肌球蛋白头部 ATP 酶的活性降低，不能正常利用 ATP，故收缩性减弱。心力衰竭心肌肌球蛋白头部 ATP 酶的活性降低，主要与心肌调节蛋白改变有关，如肌球蛋白轻链 -1（myosin light chain-1，MLC-1）由心室型（VLC-1）向心房型（ALC-1）转变，肌钙蛋白 T 亚单位（TnT）由成年型（TnT-3）向胎儿型（TnT-4）转变等。

3. 心肌兴奋 - 收缩耦联障碍　心肌的兴奋是电活动，而收缩是机械活动，Ca^{2+} 在将心肌兴奋的电信号转化为收缩的机械活动中发挥了极为重要的中介作用。任何影响 Ca^{2+} 转运、分布的因素都会导致心肌兴奋 - 收缩耦联异常，进而影响心肌的收缩性。

（1）细胞外 Ca^{2+} 内流受阻：心肌兴奋时，胞浆中部分 Ca^{2+} 来自细胞外，这部分 Ca^{2+} 不但直接使胞浆内 Ca^{2+} 浓度升高，更重要的是可触发肌浆网释放 Ca^{2+}。细胞外 Ca^{2+} 内流有两种通道："膜电压依赖性钙通道"和"受体操纵性钙通道"，后者受细胞膜上 β 受体和某些激素调控。当去甲肾上腺素与 β 受体结合时，可激活腺苷酸环化酶使 ATP 转化为 cAMP，cAMP 使胞膜上的受体操纵性钙通道开放，Ca^{2+} 进入细胞内。当各种病因，如重度心肌肥大时，细胞内内源性去甲肾上腺素明显减少，膜上 β 受体密度和腺苷酸环化酶活性降低，使 Ca^{2+} 内流受阻，从而影响心肌兴奋 - 收缩耦联过程。另外，细胞外液的 K^+ 与 Ca^{2+} 在心肌细胞膜上有竞争作用，因此在高钾血症时 K^+ 可阻止 Ca^{2+} 的内流，导致细胞内 Ca^{2+} 浓度降低。

（2）肌浆网 Ca^{2+} 转运功能障碍：肌浆网 Ca^{2+} 转运过程包括摄取、储存和释放三个环节。心力衰竭时，Ca^{2+}-ATP 酶及其调节蛋白受磷蛋白（phospholamban，PLB）表达都减少，钙泵活性降低，肌浆网摄取和贮存 Ca^{2+} 不足，使下一次收缩前可释放的 Ca^{2+} 减少；Ry 受体（ryanodin receptor，RyR）是肌浆网上重要的 Ca^{2+} 释放通道，心力衰竭时 Ry 受体蛋白表达量和活性都降低且高度磷酸化，使肌浆网释放 Ca^{2+} 量下降；细胞内酸中毒时，肌浆网内钙结合蛋白与 Ca^{2+} 亲和力增大，使肌浆网释放 Ca^{2+} 减少，造成心肌兴奋 - 收缩耦联障碍。

（3）肌钙蛋白与 Ca^{2+} 结合障碍：心力衰竭造成心肌缺血、缺氧，糖酵解加强，发生酸中毒，心肌细胞内 H^+ 浓度增高，H^+ 与肌钙蛋白的亲和力远高于 Ca^{2+}，可竞争性抑制 Ca^{2+} 与肌钙蛋白结合，从而妨碍兴奋 - 收缩耦联过程。

（二）心脏舒张功能障碍

心脏的射血功能不但取决于心脏的收缩性，还取决于心室的正常舒张功能。通过舒张过程实现心室血液充盈，成为心脏射血的前提。临床上有 20%~40% 的心力衰竭是由于心室舒张功能异常引起的。

1. 钙离子复位延缓　心肌收缩完毕后，产生舒张的首要因素是胞浆内 Ca^{2+} 要迅速降至"舒张阈值"（10^{-7}mol/L），这样 Ca^{2+} 才能与肌钙蛋白脱离，使肌钙蛋白恢复原来的构型，心室舒张。当心肌缺血、缺氧时，ATP 供应不足或肌浆网和心肌细胞膜 Ca^{2+}-ATP 酶的活性降低，不能迅速将胞浆 Ca^{2+} 摄入肌浆网内或排出细胞外，Ca^{2+} 不能迅速降至与肌钙蛋白分离的水平，最终影响心脏的舒张过程。

2. 肌球 - 肌动蛋白复合体解离障碍　心肌舒张过程的前提必须是肌球 - 肌动蛋白复合体

解离、分开。它不但需要 Ca^{2+} 与肌钙蛋白解离，而且需要 ATP 的参与。当缺血缺氧等原因导致 ATP 缺乏时，肌球 – 肌动蛋白复合体不能分离，心肌处于持续收缩状态，严重影响心脏的舒张过程。

3. 心室舒张势能降低　心室收缩末期心室几何结构的改变可产生一种促使心室复位的舒张势能。心室收缩越好舒张势能越大，对心室的舒张也越有利。因此，所有造成心肌收缩性减弱的因素都会减少心室的舒张势能，从而影响心室舒张；此外，心室舒张期冠状动脉充盈也是促使心脏舒张的一个重要因素，当各种原因造成冠脉灌流不足时，心室舒张势能降低，影响心室的舒张过程。

4. 心室顺应性降低　心室顺应性（ventricular compliance）是指心室在单位压力变化下所引起的容积改变（dv/dp），其倒数（dp/dv）即为心室僵硬度。心肌肥大、心肌炎、心肌纤维化时，室壁僵硬度增加，致使心室顺应性降低，妨碍了心室的充盈。

此外，心肌细胞骨架的改变、室壁应力（后负荷）过大、心率过快、心室显著扩张以及心室的相互作用也会影响心室舒张功能。

（三）心脏各部舒缩活动不协调

心输出量正常除主要与心肌舒缩功能的正常有关外，还需要心房和心室有规律、协调地进行舒缩活动。心脏舒缩在时间和空间上的协调性破坏，将引起心泵功能紊乱而导致心输出量下降，也是心力衰竭的发病机制之一。各种心力衰竭的病因使心脏各部分病变轻重不一致，心肌梗死、心肌炎等诱发的各种类型的心律失常等，都可使心脏房室活动不协调，或两侧心室间舒缩不同步，或局部心肌舒缩不协调，导致心输出量明显下降。

四、心力衰竭时机体主要的功能代谢变化

心力衰竭时，机体发生一系列功能代谢变化的根本原因在于心脏泵功能降低，心功能检查可表现为心输出量减少及心脏指数（cardiac index，CI）降低、射血分数（ejection fraction，EF）降低、心室舒张末期充盈压升高，其临床表现从血流动力学角度来看，大致可归为以下两大类。

（一）低输出量综合征

心力衰竭最根本的血流动力学变化是心输出量绝对或相对减少，出现一系列外周血液灌注不足的症状与体征，严重时会发生心源性休克。

1. 皮肤苍白或发绀　由于心输出量不足，加上交感神经兴奋，使皮肤血管收缩、血流减少，致患者皮肤苍白、皮温降低；严重时，由于血中脱氧血红蛋白超过 5g/dL，则会出现发绀。

2. 疲乏无力、失眠、嗜睡　心力衰竭时，身体各部肌肉的血供减少，能量代谢水平降低，不能为肌肉的活动提供充足的能量，因此患者常感疲乏无力。轻度心力衰竭时由于代偿反应，脑血流可保持在正常水平；当心力衰竭失代偿后，脑血流量开始下降，中枢神经系统对缺氧十分敏感，供氧不足会导致脑功能紊乱，患者出现头痛、失眠等症状，严重时则会出现嗜睡，甚至昏迷。

3. 尿量减少　心力衰竭时，由于心输出量下降，加上交感神经兴奋使肾动脉收缩，造成肾脏血液灌流减少，肾小球滤过率下降。同时，肾小管重吸收功能增强，造成尿量减少。

4. 心源性休克   轻度心力衰竭由于代偿作用，心输出量虽有所下降，但通过增大外周阻力的代偿反应，动脉血压仍可维持相对正常。急性或严重心力衰竭时，由于心输出量急剧减少，动脉血压也随之下降，组织微循环的灌流量显著减少，机体就会陷入休克状态，心源性休克多见于急性左心衰竭。

（二）静脉淤血综合征

慢性心力衰竭常以钠、水潴留、血容量增多、静脉淤血及组织水肿为突出表现。静脉淤血可根据淤血的主要部位分为肺循环淤血和体循环淤血。

1. 肺循环淤血   由左心衰竭引起，主要表现为各种形式的呼吸困难和肺水肿。根据肺淤血和水肿的严重程度，呼吸困难可有不同的表现形式：

（1）劳力性呼吸困难：轻度心力衰竭患者仅在体力活动时发生呼吸困难，休息后症状可减轻或消失，称为劳力性呼吸困难（dyspnea on exertion）。其机制为：体力活动时机体需氧增加，但衰竭的左心不能提供与之相适应的心输出量，机体缺氧加剧，CO_2 潴留，刺激呼吸中枢产生"气急"症状；体力活动时心率加快，舒张期缩短，一方面冠脉灌注不足加剧心肌缺氧，另一方面左心室充盈减少加重肺淤血；体力活动时，回心血量增多，肺淤血加重，肺顺应性降低，通气做功增大。

（2）夜间阵发性呼吸困难：患者在熟睡后突然感到胸闷气塞而坐起，伴有咳嗽、喘息及哮鸣音，称为夜间阵发性呼吸困难（paroxysmal nocturnal dyspnea），又称心性哮喘（cardiac asthma），是左心衰竭的典型表现。其发生机制为：患者平卧后，胸腔容积减少，不利于通气；入睡后，迷走神经相对兴奋，使支气管收缩，气道阻力增大；睡眠时，中枢神经系统处于相对抑制状态，神经反射的敏感性降低，故只有在缺氧严重时，才能刺激呼吸中枢，使患者突感呼吸困难而惊醒。

（3）端坐呼吸：心力衰竭患者平卧时，因呼吸困难加重而被迫采取端坐或半卧位以减轻呼吸困难的状态称为端坐呼吸（orthopnea）。其机制是：端坐时，部分血液因重力关系转移到身体下部，减轻肺部淤血；端坐时，膈肌位置相对下移，增加胸腔容积和肺活量而改善通气；端坐位可减少下肢水肿液的吸收，从而缓解肺淤血。

2. 体循环淤血   是全心衰竭或右心衰竭的结果，主要表现为体循环静脉系统过度充盈，压力增高，内脏器官充血、水肿等。

（1）静脉淤血和静脉压升高：由于右心衰竭，静脉回流障碍，加之水、钠潴留，体循环静脉系统有大量血液淤积。临床主要表现为颈静脉怒张，臂、肺循环时间延长，肝、颈静脉反流征阳性等。

（2）水肿：是全心衰竭特别是右心衰竭的主要表现之一。水、钠潴留和毛细血管血压升高是心性水肿最主要的发病因素，可表现为皮下水肿、腹水和胸水。

（3）肝肿大和肝功能损害：95% 以上的右心衰竭患者伴有肝肿大，主要是因为右心房压升高和静脉系统淤血，使肝静脉压上升，导致肝脏淤血、水肿，肝脏肿大使包膜紧张，引起疼痛和压痛。长时间肝淤血水肿，肝细胞可发生萎缩、变性及坏死而产生槟榔肝，进而出现淤血性肝硬化和肝功能异常。

（4）胃肠功能改变：慢性心力衰竭时，由于胃肠道淤血和动脉血液灌流不足，可出现消化系统功能障碍，表现为消化不良、食欲不振、恶心、呕吐、腹泻等。

第十六章　呼吸系统疾病

呼吸系统包括鼻、咽、喉、气管、支气管和肺，是机体与外界相通的门户。肺是体内唯一接受全部心输出量的器官；环境中的有害气体、粉尘、病原微生物、某些致敏原和血液中的致病因子易侵入肺内；但呼吸系统有其特有的防御功能，能净化自身，可防止有害因子入侵造成损伤。只有当吸入的粉尘微粒或病原微生物的数量及释放的毒力超过其免疫防御清除能力，或肺处于高敏反应状态时，才会导致呼吸系统疾病的发生。

呼吸系统疾病中以感染性疾病居多。随着抗生素的广泛应用，感染性疾病得以有效控制。由于大气污染、吸烟和其他因素，导致慢性阻塞性肺疾病、肺癌、职业性肺疾病、慢性肺源性心脏病等的发病率和死亡率日趋增高，应引起足够重视。本章重点介绍呼吸系统常见病、常见恶性肿瘤和呼吸衰竭。

第一节　慢性阻塞性肺疾病

慢性阻塞性肺疾病（chronic obstructive pulmonary disease，COPD）是一组由各种原因引起的肺实质和小支气管受损，导致慢性气道阻塞、呼吸阻力增加和肺功能不全为共同特征的肺疾病的统称。较常见的 COPD 主要包括慢性支气管炎、支气管哮喘、支气管扩张症、肺气肿。

一、慢性支气管炎

慢性支气管炎（chronic bronchitis）简称慢支，是指气管、支气管黏膜及其周围组织的慢性非特异性炎症。临床上以反复发作的咳嗽、咳痰或伴有喘息症状为特征，这些症状每年持续 3 个月，连续 2 年以上即可诊断为慢支。病情进展常并发肺气肿和肺源性心脏病。本病是一种严重危害人类健康的常见病，尤以老年人多见，40~65 岁的人群中患病率可达 15%~20%。

（一）病因和发病机制

慢性支气管炎往往是多种因素长期综合作用所致，疾病的发生与感冒有密切关系，多在气候变化比较剧烈的季节发病。与慢性支气管炎发病有关的因素如下。

1. 大气污染和气候变化　大气中的刺激性烟雾、有害气体及寒冷空气刺激等，均对支气管黏膜造成损伤，纤毛清除功能下降，腺体分泌增加，为病原菌入侵创造条件。

2. 吸烟　吸烟与慢性支气管炎的发生密切相关。烟雾中的有害成分能使支气管黏膜受损，上皮纤毛变短、运动受抑制；杯状细胞增生，黏液分泌增多及排出障碍，使支气管黏膜净化能力减弱，有利于病原菌感染。另外，吸烟可使肺泡巨噬细胞吞噬清除细菌的能力减弱。

3. 感染　呼吸道反复病毒和细菌感染是引起本病发生、发展的重要因素。凡是能引起感冒的病毒均能引起本病的发生和复发。病毒感染可造成呼吸道黏膜上皮损伤，使局部抵抗力下降，为细菌感染创造条件。

4. 过敏因素 据调查，喘息型慢性支气管炎往往有过敏史，过敏反应可使支气管痉挛、组织受损和炎症反应而导致本病发生。

5. 其他 机体内在因素参与慢性支气管炎的发生，如免疫系统功能下降、自主神经功能失调、营养缺乏等，遗传因素也可能是慢性支气管炎的易感因素。

（二）病理变化

各级支气管均可受累，常起始于较大支气管，随病程进展，病变可累及较小支气管和细支气管。受累的细支气管愈多，病变愈重，后果也愈严重。主要病变如下（图 16-1）。

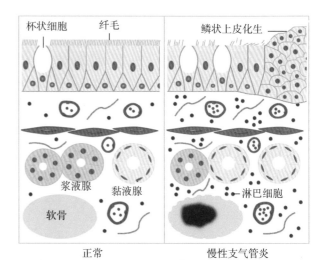

图 16-1 正常气管黏膜及慢性支气管炎模式图

1. 黏膜上皮损伤 支气管黏膜上皮纤毛粘连、倒伏甚至脱失；上皮细胞变性、坏死、脱落及杯状细胞增生，可伴有鳞状上皮化生，晚期黏膜萎缩。

2. 腺体增生肥大 黏液腺肥大、增生、分泌亢进；浆液腺转变为黏液腺。较多的黏液栓潴留于支气管腔内可引起阻塞。

3. 慢性炎性渗出 支气管管壁充血水肿，淋巴细胞、浆细胞浸润，急性发作时可有中性粒细胞浸润，炎症可向周围组织蔓延。

4. 平滑肌、软骨损伤 管壁平滑肌束断裂、萎缩，喘息型患者平滑肌束可增生、肥大，管腔变窄；软骨可发生变性、萎缩、钙化或骨化。晚期管壁纤维组织增生，造成管壁僵硬或塌陷。

慢性支气管炎反复发作的结果，不仅使病变逐渐加重，而且逐级向纵深发展蔓延，受累的细支气管数量也不断增多。细支气管因管壁薄，炎症易向管壁周围组织及肺泡扩展，导致细支气管周围炎、纤维闭塞性细支气管炎，是引起慢性阻塞性肺气肿的病变基础。

（三）临床病理联系

慢性支气管炎患者临床主要表现为咳嗽、咳痰，这是因支气管黏膜受炎症刺激、黏液分泌物增多所致。痰液一般呈白色黏液泡沫状，黏稠不易咳出。在急性发作期，咳嗽加重，并出现黏液脓性或脓性痰。由于支气管痉挛或支气管狭窄及黏液、渗出物阻塞而引起喘息。听诊时，两肺可闻及哮鸣音、干湿啰音。病变晚期因黏膜和腺体萎缩，分泌物减少，引起痰量减少甚至无痰。病变导致小气管狭窄或阻塞时，出现阻塞性通气障碍，表现以呼气困难为主的呼吸困难，使肺过度充气，残气量增大，可并发肺气肿。病变广泛且严重者，可引起换气功能障碍、低氧血症而导致呼吸功能不全。

（四）结局及并发症

患者如能积极做好病因预防，如戒烟或不接触有害气体、粉尘等，并及时有效地治疗感染，且适当进行体育锻炼，增强机体抗寒和抗感染能力，慢性支气管炎可逐渐痊愈。但如致病因素继续存在，治疗又不及时、不彻底，病变可加重而导致肺气肿、肺心病和支气管扩张症等并发症的发生。

二、支气管哮喘

支气管哮喘（bronchial asthma）简称哮喘，是由于各种内、外因素作用引发呼吸道超敏反应，导致以支气管可逆性发作性痉挛为特征的支气管慢性炎性疾病。临床表现为反复发作性喘息，带有哮鸣音的呼气性呼吸困难、胸闷、咳嗽等症状。发作间歇期可完全无症状。严重病例常合并慢性支气管炎，并导致肺气肿和慢性肺心病的发生。

（一）病因和发病机理

本病的病因复杂，大多认为可能与多基因遗传有关，并与环境因素相互作用。诱发哮喘的过敏原种类很多，如各种吸入物（尘螨、花粉、真菌、二氧化硫等），多种病原体所致的感染，某些食物、药物，气候变化等。

本病的发病机制尚不清楚，多数学者认为哮喘主要与超敏反应、气道炎症、气道高反应性及神经因素等相互作用有关。过敏原可激活 T 淋巴细胞并使其分化为 Th_1、Th_2 两个亚群，同时释放多种白细胞介素（IL），Th_2 可释放 IL-4、IL-5。IL-4 可促进 B 细胞增殖、分化，形成浆细胞，产生 IgE，IgE 与肥大细胞、嗜碱性粒细胞表面的高亲和性 IgE 受体结合。IL-5 可选择性促进嗜酸性粒细胞分化，并使其激活，参与超敏反应。当过敏原再次进入体内，可与肥大细胞、嗜碱性粒细胞表面结合的 IgE 结合，合成、释放多种炎症介质导致平滑肌收缩，黏液分泌增加，血管通透性增强。气道炎症被认为是哮喘的本质。多种因素相互作用，使气道反应性增高，受轻微刺激即可发生明显收缩。气道高反应性常有家族倾向，受遗传因素影响。神经因素也被视为支气管哮喘发病的主要环节。

（二）病理变化

肉眼观：肺组织因过度充气而膨胀，支气管腔内有黏稠的痰液及黏液栓，支气管壁增厚，黏膜充血肿胀，黏液栓阻塞处局部见灶状肺不张。光镜下：支气管黏膜水肿，杯状细胞增多，黏液腺增生及平滑肌肥大，基膜增厚并发生玻璃样变。管壁各层均可见嗜酸性粒细胞、单核细胞、淋巴细胞及浆细胞浸润。黏液栓中可见嗜酸性粒细胞的崩解产物夏科 – 雷登（Charcot-leyden）结晶。

（三）临床病理联系

支气管哮喘发作时，因细支气管痉挛和黏液栓的阻塞，导致呼气性呼吸困难、喘息、胸闷并伴有哮鸣音等。上述症状可经治疗或自行缓解，反复发作或严重的哮喘可引起胸廓变形及肺气肿，偶可发生自发性气胸。

三、支气管扩张症

支气管扩张症（bronchiectasis）是以肺内支气管的持久性扩张伴管壁纤维性增厚为特征的慢性疾病，扩张的支气管常因分泌物潴留而继发化脓性炎症。临床表现为咳嗽、咳大量脓痰、反复咯血等症状。

（一）病因和发病机理

支气管扩张症的主要发病原因是支气管及肺组织感染，如慢性支气管炎、肺结核等。因反复感染，导致管壁平滑肌、弹力纤维和软骨等支撑组织的破坏及支气管腔阻塞。同时受支气管周围肺组织慢性炎症所致纤维化的牵拉，以及咳嗽时支气管内压增加，致使呼气时管壁不能完全回缩，支气管腔逐渐发展为永久性扩张。此外，少数与支气管先天性发育缺陷及遗传因素有关，另外约30%的患者病因不明，可能与机体的免疫功能失调有关。

（二）病理变化

肉眼观：病变肺切面可见支气管呈囊状或筒状扩张，可局限于一个肺段或肺叶，也可累及双肺，以左肺下叶最多见。扩张的支气管多少不等，多者肺切面可呈蜂窝状（图16-2）。扩张的支气管腔内可见黏液脓性或黄绿色脓性渗出物，可散发恶臭。光镜下，支气管壁明显增厚，呈慢性炎症改变伴不同程度组织破坏。黏膜上皮可萎缩、脱落或增生、鳞状上皮化生，亦可有糜烂或溃疡形成；支气管壁平滑肌、弹力纤维及软骨萎缩、变性，甚至完全消失，管壁被炎性肉芽组织所取代，并可见淋巴细胞、浆细胞、中性粒细胞浸润。扩张支气管周围纤维组织增生，逐渐发生纤维化。邻近肺组织常发生慢性炎症及纤维化。

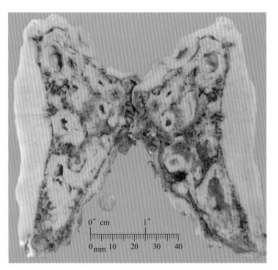

图 16-2　支气管扩张症
肺切面见数个扩张的支气管，胸膜增厚

（三）临床病理联系

由于慢性炎性渗出和黏液分泌增多并继发感染导致咳嗽、咳脓痰；若支气管壁血管遭受炎症破坏可引起咯血，大量咯血可致失血过多或血凝块阻塞气道，严重者危及生命；反复继发感染可引起发热、盗汗、乏力、食欲减退、消瘦、贫血等全身中毒症状；少数患者可合并肺脓肿、脓胸及脓气胸；病变严重者可发生胸闷、呼吸困难、发绀，部分患者可有杵状指（趾）等。晚期肺组织发生广泛纤维化，肺毛细血管床遭到严重破坏时，可致肺循环阻力增加，肺动脉高压，引起慢性肺心病。

四、肺气肿

肺气肿（pulmonary emphysema）是指呼吸性细支气管、肺泡管、肺泡囊和肺泡因过度充气呈持久性扩张，并伴有肺泡间隔破坏，以致肺组织弹性减弱、容积增大的一种病理状态，是支气管和肺疾病的常见合并症。

（一）病因和发病机制

肺气肿与小气道感染、吸烟、空气污染及尘肺等关系密切，慢性阻塞性细支气管炎是引起肺气肿的重要原因。

1. 细支气管及其周围组织的损害　细支气管炎症引起管壁纤维性增厚，管腔狭窄，管腔内黏液栓阻塞；同时细支气管周围炎对细支气管起支撑作用的周围组织产生损伤、破坏，导致细支气管壁塌陷，致使肺泡内吸入的气体排出不畅，气体残留于肺泡内而形成肺气肿。肺泡长期处于高张力状态，弹性回缩力降低；膨胀的肺泡破裂并融合形成气肿囊泡，进一步影响气体排出。

2. 弹性蛋白酶及其抑制物失衡　慢性支气管炎时，肺内渗出的炎细胞释放大量弹性蛋白酶（elastase），对支气管壁及肺泡间隔的弹力蛋白有破坏溶解作用。α_1-抗胰蛋白酶（α_1-antitrypsin，α_1-AT）是存在于血清、组织液及炎细胞中多种蛋白水解酶的抑制物，特别能抑制炎症时中性粒细胞、巨噬细胞分泌的弹性蛋白酶。正常水平的α_1-AT可抑制炎症时弹性蛋白酶对肺组织中弹性硬蛋白、胶原基质中的IV型胶原和蛋白多糖的降解所致的肺组织破坏。当α_1-AT失活或遗传性缺乏时，不能对肺组织起保护作用，则肺泡壁破坏、融合而发生肺气肿。α_1-AT缺乏的家族，其肺气肿的发病率比一般人高15倍。

3. 吸烟　长期吸烟者多有慢性支气管炎并发肺气肿，有报道，吸烟可直接促进肺气肿的发生。吸烟导致肺组织内中性粒细胞和单核巨噬细胞渗出，并释放弹性蛋白酶和大量氧自由基，后者可抑制α_1-AT的活性，使肺组织结构破坏，弹性下降。

（二）类型及病理变化

1. 类型　肺气肿有多种病理类型，通常按受累部位可将肺气肿分为肺泡性肺气肿和间质性肺气肿两类。

（1）肺泡性肺气肿：指病变主要发生在肺泡内，常合并有小气道的阻塞性通气障碍，故也称阻塞性肺气肿。根据发生部位和范围的不同，又可将其分为：最为常见的小叶中央型肺气肿；均匀累及全部肺泡的全小叶型肺气肿（图16-3）；累及胸膜下肺组织的小叶周边部的小叶周围型肺气肿。

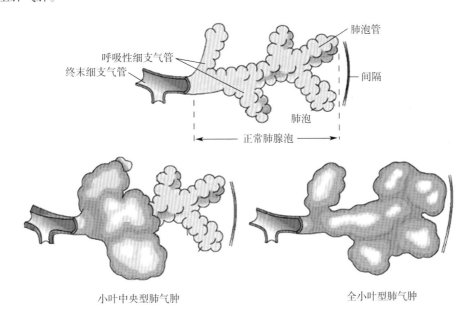

图 16-3　肺泡性肺气肿模式图

（2）间质性肺气肿：是由于肺内压急骤升高，肺泡壁或细支气管壁破裂，空气进入肺间质所致。

2. 病理变化　肉眼观：肺体积膨大，边缘钝圆，色灰白，肺组织柔软但缺少原有的弹性，指压后遗留压迹；切面由于缺血略显干燥，可见扩大的肺泡囊腔。光镜下：肺泡扩张，间隔变窄或断裂，相邻肺泡互相融合形成较大囊腔；肺泡壁受压，其内的毛细血管床减少，肺小动脉内膜呈纤维性增生、肥厚；小支气管和细支气管可见慢性炎症（图16-4）。

（三）临床病理联系

患者除咳嗽、咳痰等慢性支气管炎症状外，随着病变加重，逐渐出现呼气性呼吸困难、胸闷、发绀等症状。肺功能降低，肺活量下降，残气量增加。严重肺气肿患者出现胸廓前后径增宽，形成桶状胸。肋骨上举，肋间隙增宽，膈肌下降。听诊呼吸音弱，呼气延长。X线检查肺透光度增强。

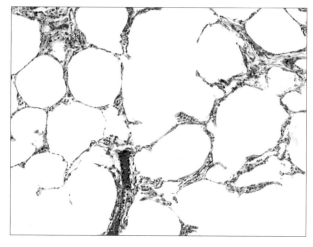

图16-4 慢性肺气肿
光镜下见肺泡腔扩大，肺泡间隔断裂，肺泡扩张融合

（四）结局及并发症

结局与病情的程度及合理的治疗有关。严重者，由于肺气肿破坏肺泡间隔毛细血管床，使肺循环阻力增加，肺动脉压力增高，可引起肺源性心脏病及右心衰竭。肺大泡破裂可引起自发性气胸。急性呼吸道感染易引起支气管肺炎，晚期可引起呼吸衰竭和肺性脑病等严重并发症。

第二节　慢性肺源性心脏病

慢性肺源性心脏病（chronic cor pulmonale）是因慢性肺疾病、肺血管及胸廓的疾病引起肺循环阻力增加、肺动脉压力升高而导致以右心室肥厚、扩大甚至发生右心衰竭的心脏病，简称肺心病。冬春季节气候骤然变化是其急性发作的重要因素。

一、病因和发病机制

1. 肺疾病　最常引起本病的是慢性阻塞性肺疾病，其中以慢性支气管炎并发阻塞性肺气肿最为多见，占80%~90%；其次为支气管哮喘、支气管扩张症、肺尘埃沉着症、慢性纤维空洞型肺结核、弥漫性肺间质纤维化等。这些疾病引起阻塞性通气障碍，破坏肺的气血屏障结构，减少气体交换面积，导致肺泡氧分压降低，二氧化碳分压增高。缺氧可引起肺小动脉痉挛，还能导致肺血管构型改建，使肺小动脉中膜增厚，无肌型细动脉肌化，管腔狭窄；同时还使肺毛细血管床及血管数量减少，从而进一步引起肺循环阻力增加和肺动脉高压，导致右心室肥大、扩张。

2. 胸廓运动障碍性疾病　较少见。严重的脊柱畸形、类风湿性脊椎炎、胸膜广泛性粘连及胸廓成形术后造成的严重胸廓畸形等，均可导致胸廓运动障碍。不仅进一步引起限制性通气障碍，还可压迫肺部造成较大的肺血管受压、扭曲、肺萎陷，导致肺循环阻力增加引起肺心病。

3. 肺血管疾病　甚少见。原发性肺动脉高压症、广泛或反复发作的多发性肺小动脉栓塞及肺小动脉炎等，均可引起肺动脉高压而引起肺心病。

二、病理变化

1. 肺部病变　除原有的慢性阻塞性肺疾病的病变外，主要病变是肺小动脉硬化、无肌型细动脉肌化、肺小动脉炎、小动脉血栓形成和机化。肺泡壁毛细血管数量也显著减少。

2. 心脏病变

（1）肉眼观：右心室肥厚，心腔扩张，心尖钝圆（心尖部主要为右心室组成），心脏重量增加。肺动脉圆锥显著膨隆，肥厚的右心室内乳头肌和肉柱显著增粗，室上嵴增厚。右心室肥大的病理形态诊断标准是肺动脉瓣下 2cm 处右心室肌壁厚度≥5mm（正常为 3~4mm）。

（2）光镜下：代偿区心肌细胞肥大、核增大、染色深；缺氧区心肌纤维萎缩、肌浆溶解、横纹消失以及间质胶原纤维增生等。

三、临床病理联系

肺心病发展缓慢，其临床表现除原有肺疾病的症状和体征外，逐渐出现右心衰竭的症状及体征。全身淤血、腹水、下肢水肿、心悸、心率增快、呼吸困难及发绀等均属肺心病失代偿的表现。此外，肺心病时由于脑缺氧、呼吸性酸中毒常并发肺性脑病，患者出现头痛及精神症状，如烦躁、抽搐、嗜睡甚至昏迷等。

四、结局及并发症

肺心病常反复发作，随着心肺功能损害的加重而使病情逐渐加重，多数预后不良。但经积极治疗可以延长寿命，提高患者生活质量。常见并发症有：肺性脑病、酸碱失衡及电解质紊乱、心律失常，偶可引起休克、消化道出血、DIC 等疾病。

第三节　肺　炎

肺炎（pneumonia）通常是指肺的急性渗出性炎症，为呼吸系统的常见病、多发病。肺炎可由不同的致病因子引起，根据病因可将肺炎分为感染性肺炎（如细菌性、病毒性、支原体性、真菌性、寄生虫性）、理化性肺炎（如放射性、吸入性和类脂性）以及超敏反应性肺炎（如过敏性和风湿性）。炎症发生于肺泡内者，称肺泡性肺炎；发生于肺间质者，称间质性肺炎；病变累及一个或几个肺大叶者，称大叶性肺炎；病变范围以肺小叶为单位者，称小叶性肺炎；累及肺段者，称节段性肺炎（图 16-5）。按病变性质可分为浆液性、纤维素性、化脓性、出血性、干酪性及肉芽肿性肺炎等。临床上以细菌性肺炎最为常见，约占肺炎的 80%。

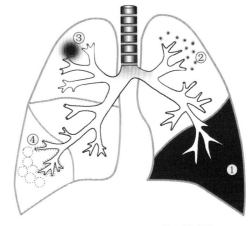

图 16-5　各型肺炎累及范围模式图
①大叶性肺炎；②小叶性肺炎；③融合性肺炎；④间质性肺炎

一、大叶性肺炎

大叶性肺炎（lobar pneumonia）是主要由肺炎链球菌引起的以肺泡内弥漫性纤维素渗出为主的炎症。病变起始于肺泡，并迅速扩展至肺段或整个肺大叶，多见于青壮年。临床表现为起病急、寒战、高热、胸痛、咳嗽、咳铁锈色痰和呼吸困难，并有肺实变体征及外周血白细胞增高等。经过 5~10 天，体温下降，症状消退。

（一）病因和发病机制

多种细菌可引起大叶性肺炎，但 90% 以上是由肺炎链球菌（streptococcus pneumoniae）引起，其中以 3 型毒性最强。此外，肺炎杆菌、金黄色葡萄球菌、溶血性链球菌和流感嗜血杆菌也可引起。当在机体受寒、醉酒、感冒、麻醉、过度疲劳或患有慢性病、免疫功能下降等诱因作用下，使呼吸道的防御功能减弱，细菌侵入肺泡并繁殖引起肺炎，其中超敏反应可能起重要作用。本病通常表现为肺泡间隔毛细血管扩张，通透性增高，浆液和纤维素大量渗出，细菌和炎性渗出物沿肺泡间孔（Cohn 孔）或呼吸性细支气管迅速向邻近肺组织蔓延，从而波及一个肺段或整个肺大叶，在大叶之间的蔓延则是带菌渗出物经叶支气管播散所致。

（二）病理变化及临床病理联系

病变一般发生在单侧肺，多见于肺下叶，也可同时或先后发生于两个以上肺叶。本病典型的自然发展过程大致可分为四期。

1. 充血水肿期　为发病后 1~2 天的变化。①肉眼观：病变肺叶肿大，重量增加，呈暗红色。②光镜下：病变肺叶弥漫性肺泡间隔毛细血管扩张充血，肺泡腔内可见较多的浆液性渗出物（图 16-6），其中有少量红细胞、中性粒细胞和巨噬细胞。

细菌可在浆液性渗出物中大量繁殖生长，并在肺内迅速播散，累及相邻的肺泡，使病变范围迅速扩大，波及整个肺段或大叶，并直达胸膜。渗出液中常可检出肺炎链球菌。患者因毒血症而表现寒战、高热等症状。血白细胞计数增高。X线胸部透视见片状分布模糊的淡薄阴影。听诊可闻及捻发音或湿啰音。

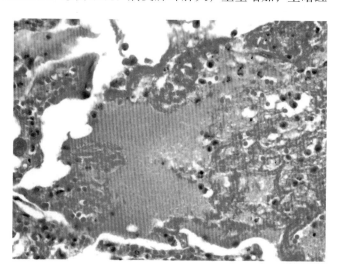

图 16-6　大叶性肺炎充血水肿
光镜下肺泡腔内可见较多均匀红染的浆液，少量炎细胞

2. 红色肝样变期　为发病后 3~4 天的变化。①肉眼观：病变肺叶肿大，呈暗红色，质地变实似肝，切面灰红，故称红色肝样变期。②光镜下：肺间隔毛细血管仍扩张充血，肺泡腔充满大量红细胞、纤维素、一定量的中性粒细胞和少量巨噬细胞（图 16-7）。其中的纤维素丝连接成网并常穿过肺泡间孔与相邻肺泡中的纤维素网相接，这有利于限

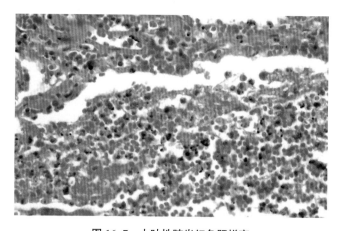

图 16-7　大叶性肺炎红色肝样变
光镜下可见肺泡间隔毛细血管扩张充血，肺泡内可见大量红细胞、纤维素及少量中性粒细胞

制细菌的扩散，并有利于吞噬细胞吞噬病原菌。

本期渗出物中仍能检出多量肺炎链球菌。病变范围较广者，由于肺泡换气和通气功能下降使动脉血中氧分压降低，可出现发绀等缺氧症状。肺泡腔内的红细胞被巨噬细胞吞噬，崩解后形成含铁血黄素混入痰中，使痰液呈铁锈色。由于病变波及胸膜，引起纤维素性胸膜炎，患者常感胸痛，并随呼吸或咳嗽而加重。X线胸部透视见大片致密阴影。听诊可闻及支气管呼吸音，叩诊为浊音，触诊语颤增强，即肺实变体征。

3. 灰色肝样变期 发病后5~6天进入此期。①肉眼观：病变肺叶仍肿大，但充血消退，故由红色逐渐变为灰白色，质实如肝，故称灰色肝样变期（图16-8）。切面干燥粗糙呈颗粒状。②光镜下：肺泡腔内纤维素性渗出物增多，纤维素网中有大量中性粒细胞，肺泡壁毛细血管受压（图16-9）。相邻肺泡中纤维素经肺泡间孔互相连接的情况更为多见。

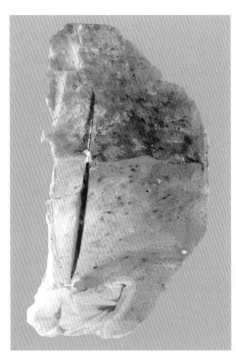

图16-8 大叶性肺炎灰色肝样变
肺下叶成灰白色，质地变实

渗出物中大多数肺炎链球菌已被消灭，故不易检出。

此期病变肺泡虽无通气，但肺间隔毛细血管受压，血液流经病变肺部减少，故静脉血氧合成不足的情况反而减轻，缺氧状况有所改善。此期患者体内针对病原微生物（如肺炎链球菌）的抗体形成，临床症状开始减轻。患者咳出的痰液由铁锈色逐渐变成黏液脓性痰。X线及体征表现与红色肝样变期相似。

4. 溶解消散期 发病后1周左右，病变进入此期，持续若干天。此期机体抗菌防御功能加强，病原菌被吞噬消灭。肺泡腔内中性粒细胞变性坏死，释放出大量蛋白溶解酶，使渗出物中的纤维素被溶解。溶解物由气道咳出，也可经淋巴管吸收。肉眼观，病变肺叶质地变软，实变病灶逐渐消失，最终肺组织可完全恢复正常。胸膜渗出物被吸收

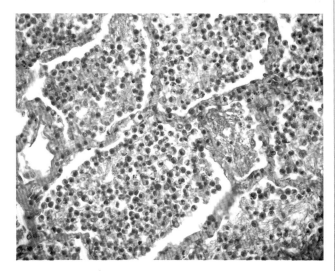

图16-9 大叶性肺炎灰色肝样变
光镜下可见肺间隔受压变薄，肺泡腔内充满大量中性粒细胞及纤维素

或轻度粘连。肺内炎症完全消散，恢复功能需1~3周。临床上表现为体温下降，X线胸透检查可见病变区阴影逐渐减低，以至消失。听诊可闻及湿性啰音。

（三）结局及并发症

绝大多数病例及时治疗，可以痊愈；如延误诊断或治疗不及时，则可产生下列并发症。

1. 中毒性休克　是大叶性肺炎的严重并发症，表现为全身中毒症状和微循环衰竭，称休克性或中毒性肺炎。临床上并不罕见，病死率较高。

2. 肺脓肿及脓胸　见于伴有金黄色葡萄球菌的混合感染，现已少见。

3. 败血症或脓毒败血症　见于严重感染时，细菌侵入血液繁殖所致。

4. 肺肉质变　见于某些患者中性粒细胞渗出过少，其释出的蛋白酶不足以溶解和消除肺泡腔内的纤维素等渗出物，则由肉芽组织予以机化。肉眼观：病变部位肺组织变成褐色肉样组织，称肺肉质变（pulmonary carnification）。

二、小叶性肺炎

小叶性肺炎（lobular pneumonia）是以细支气管为中心、以肺小叶为单位的急性化脓性炎，故又称支气管肺炎（bronchopneumonia）。本病多见于小儿、老人以及体弱多病或久病卧床者。冬春寒冷季节发病率增高，临床上有发热、咳嗽、咳痰等症状，听诊肺部可闻及散在的湿性啰音。

（一）病因和发病机制

小叶性肺炎常由多种细菌混合感染引起，凡能引起支气管炎的细菌几乎均可致小叶性肺炎。常见的致病菌有葡萄球菌、肺炎链球菌、流感嗜血杆菌、肺炎杆菌、链球菌、绿脓杆菌及大肠杆菌等，小叶性肺炎的发病常与上述致病力较弱的菌群有关。绝大多数病原菌经气道侵入肺组织，偶尔也可在败血症时经血道引起肺炎。

由于上述细菌多系正常人上呼吸道的常住寄生菌，故支气管肺炎的发生常有种种诱因。凡能引起上呼吸道黏液分泌增多、机体抵抗力特别是呼吸道生理性防御功能降低，均可作为诱因诱发本病。如在患麻疹、百日咳、流感及白喉等急性传染病，或受寒、营养不良、恶病质、醉酒或全身麻醉时，寄生于上呼吸道的病原菌就容易侵入肺内引起小叶性肺炎。长期卧床或慢性心力衰竭患者全身抵抗力降低，肺组织特别是双肺下叶的下部或背侧往往淤血水肿，侵入肺内的致病菌易于生长繁殖而引起坠积性肺炎（hypostatic pneumonia）。新生儿、昏迷及全麻等患者，常误将上呼吸道分泌物或呕吐物吸入肺内，从而引起吸入性肺炎（inhalation pneumonia）。因此，小叶性肺炎常是某些疾病的并发症。

（二）病理变化

小叶性肺炎的病变特征是在肺组织内散在一些以细支气管为中心的化脓性炎症病灶。

1. 肉眼观　两肺表面和切面上散在分布灰黄色实变病灶，尤以下叶和背侧多见。病灶大小不等，直径多在 0.5~1cm（相当于肺小叶范围），形状不规则，病灶中央常见 1~2 个细支气管断面。严重者，病灶相互融合累及全叶，形成融合性支气管肺炎（confluent bronchopneumonia）。

2. 光镜下　病灶中央的细支气管黏膜充血、水肿，纤毛柱状上皮变性、坏死、脱落，管腔内充满脓性渗出物。其周围的肺泡腔内出现较多的中性粒细胞、少量的红细胞和脱落的肺泡上皮细胞（图 16-10）。病灶周围肺组织充血，可有浆液渗出，部分肺泡呈代偿性肺气肿和肺不张，部分肺组织结构可保持正常。

（三）临床病理联系

小叶性肺炎临床上较早表现为发热、咳嗽和咳黏液脓性痰。因病灶一般较小且散在分布，除融合性支气管肺炎外，肺实变的体征一般不明显。由于病变区细支气管和肺泡内含有渗出物，听诊可闻及湿啰音。X线胸透检查可见散在小灶状致密阴影。

（四）结局及并发症

由于抗生素的广泛应用，本病多数经及时治疗，病灶可吸收、消散而痊愈。但幼儿、老人，特别是营养不良、麻疹、百日咳及其他疾病并发小叶性肺炎者，预后较差，常易发生的并发症有：心功能不全、呼吸功能不全、肺脓肿、脓胸、支气管扩张症及脓毒血症等。

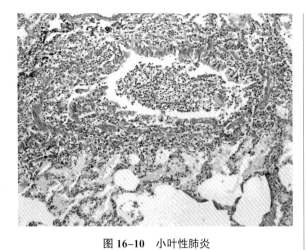

图 16-10　小叶性肺炎
光镜下见细支气管管腔及周围肺泡内有大量中性粒细胞渗出，外围肺泡呈代偿性肺气肿

三、间质性肺炎

间质性肺炎（interstitial pneumonia）是指发生于肺间质的炎症，主要由病毒或支原体引起。

（一）病毒性肺炎

病毒性肺炎（viral pneumonia）常因上呼吸道病毒感染向下蔓延所致。本病可以发生在任何年龄，但主要见于儿童。引起肺炎的病毒种类较多，常见的有流感病毒，其次是呼吸道合胞病毒、腺病毒、副流感病毒、麻疹病毒等。此类肺炎有时由一种以上病毒混合感染，或有继发细菌感染。临床症状轻重不等，除因病毒血症引起的发热、全身中毒症状外，还常表现为频繁难治的咳嗽、气促，甚至发绀等症状。病变特点及其严重程度因病毒类型和患者状态而异。

1. 病理变化　病毒性肺炎的基本病变为急性间质性肺炎。

（1）肉眼观：病变常不明显，肺组织因充血、水肿而体积轻度增大。

（2）光镜下：主要表现为沿支气管、细支气管壁及其周围和小叶间隔以及肺泡间隔分布的肺间质的炎症：表现为间质内血管充血、水肿以及淋巴细胞、单核细胞浸润，使肺泡间隔明显增宽；肺泡腔内一般无渗出物或仅有少量浆液。病变较重者，还可见支气管、细支气管上皮的灶性坏死，肺泡腔内亦可出现由浆液、少量纤维素、红细胞及巨噬细胞组成的炎性渗出物。

有些病毒性肺炎（如流感病毒性肺炎、麻疹病毒性肺炎和腺病毒性肺炎等）的肺泡腔内渗出变化较明显，渗出物浓缩凝结成一层红染的膜样物贴附于肺泡内表面，即形成透明膜。支气管上皮和肺泡上皮也可增生，甚至形成多核巨细胞，故有巨细胞性肺炎之称。可在增生的上皮细胞和多核巨细胞的胞浆及胞核内检到病毒包涵体。

有些混合感染，如麻疹病毒合并腺病毒感染，特别是又继发细菌感染的病毒性肺炎，病变更为严重，肺炎病灶可呈小叶性、节段性或大叶性分布。支气管和肺组织明显坏死、出血，并可混杂化脓性病变，从而掩盖了病毒性肺炎的病变特征。

2. 临床病理联系　病毒性肺炎患者由于病毒血症出现发热、头痛、全身酸痛等症状，由于炎症刺激支气管而出现较剧烈的咳嗽，但痰较少。病变严重者可出现明显缺氧、呼吸困难和发绀等症状。X线检查见肺部斑点状、片状阴影或肺纹理增加。无并发症的病毒性肺炎患者预后较好，严重者预后较差，可并发心功能不全及中毒性脑病等。

（二）支原体肺炎

支原体肺炎（mycoplasmal pneumonia）是由肺炎支原体引起的一种间质性肺炎。主要经呼吸道感染，秋冬季节发病较多，儿童和青年发病率较高。通常为散发，偶尔流行。患者起病较急，多有发热、头痛、咽痛及顽固剧烈咳嗽、气促、胸痛，咳少量黏液痰。听诊可闻及干、湿啰音。X线胸透显示肺纹理增强及网状或斑块状阴影。白细胞计数有轻度升高，淋巴细胞和单核细胞增多。痰、鼻分泌物及咽拭子能培养出肺炎支原体。

1. 病理变化   肺炎支原体感染可引起整个呼吸道的炎症。肺部病变常累及一叶肺组织，且以下叶多见，病灶呈节段性或局灶性分布。

（1）肉眼观：肺组织因充血而呈暗红色，切面可有少量红色泡沫状液体溢出。气管或支气管腔内可见黏液性渗出物，胸膜常无累及。

（2）光镜下：病变区域肺泡间隔明显增宽，血管扩张、充血水肿，常有多量淋巴细胞、单核细胞浸润。肺泡腔内无渗出物或仅有少量混有单核细胞的浆液性渗出液。小支气管和细支气管壁及周围组织也常有炎细胞浸润。重症病例上皮细胞可坏死脱落。伴有细菌感染时，也可有中性粒细胞浸润。

2. 结局及并发症   大多数支原体肺炎预后良好，自然病程约为2周，患者可完全痊愈，死亡率在0.1%~1%之间。

附：严重急性呼吸综合征

严重急性呼吸综合征（severe acute respiratory syndrome，SARS）是WHO命名的以呼吸道传播为主的急性传染病，曾称为非典型性肺炎（atypical pneumonia）。现已明确本病是由新型冠状病毒（SARS-associated coronavirus，SARS-CoV）引起，主要通过近距离飞沫传播，传染性极强。SARS具有病情重、进展快、危害大等特点。SARS的发病机制可能与病毒损伤呼吸系统和免疫器官有关。临床症状比一般病毒性肺炎严重，以高热为主，伴有头痛、肌肉和关节酸痛、咳嗽、少痰等。白细胞数量常减少。X线检查显示肺部有不同程度的斑块状阴影。本病及时治疗多数能治愈，死亡率约5%。

根据SARS死亡病例尸检显示，该病以肺和免疫器官病变最为突出。弥漫性肺泡损伤是肺内的基本病变，表现为渗出性、增生性和纤维化三种病变的混杂。渗出性病变是早期改变，肺泡腔内大量蛋白性液体、纤维素、炎细胞渗出，透明膜形成。中期改变为Ⅱ型肺泡上皮增生、脱屑、巨细胞形成，出现脱屑性肺泡炎（desquamative alveolitis）。部分上皮内可见病毒包涵体。晚期变化是在透明膜和纤维素渗出的基础上，成纤维细胞增生，胶原纤维沉积，肺泡内和肺泡间隔逐渐发生纤维化。脾和淋巴结的淋巴组织萎缩，T细胞和B细胞大量减少。心、肝、肾等实质性器官也有不同程度的变性、坏死和出血。

第四节   呼吸系统常见恶性肿瘤

一、鼻咽癌

鼻咽癌（nasopharyngeal carcinoma）是来源于鼻咽部上皮组织发生的恶性肿瘤。本病可见于世界各地，但以我国南方各省发病率最高，特别是广东、广西、福建及香港和台湾地区，东南亚一些国家也不少见，有明显的地区多发性。本病男性多于女性，发病年龄多在 40~50 岁之间。临床上，患者常有涕中带血、鼻塞、鼻衄、耳鸣、听力减退、头痛、颈淋巴结肿大及脑神经受损等症状。

（一）病因

鼻咽癌的病因尚未完全阐明，可能与环境污染、病毒感染、遗传等因素有关。尤其是与 EB 病毒感染密切相关。

（二）病理变化

鼻咽癌最常见于鼻咽顶部，其次是外侧壁和咽隐窝，发生于前壁者最少，但原发癌灶在两个部位（如顶部和侧壁）同时发生的也不少见。

1. 肉眼分型　早期常表现为局部黏膜粗糙或隆起，逐渐发展可表现为结节型、菜花型、浸润型和溃疡型。临床上以结节型为多见，菜花型次之。有些原发癌向黏膜下浸润，以致在原发癌尚未被发现之前，已在颈淋巴结发生了转移。据报道，大部分患者以颈淋巴结肿大（癌转移）为首发症状就诊。

2. 组织学类型　绝大多数鼻咽癌来源于鼻咽黏膜柱状上皮的储备细胞，该储备细胞是一种原始多能性的细胞，既可向柱状上皮方向分化，又可向鳞状上皮方向分化。2005 年 WHO 将鼻咽癌分为三类：

（1）角化型鳞状细胞癌：此型与 EB 病毒关系不大，主要发生于老年患者。肿瘤有明显的鳞状细胞分化，可见数量不等的角化现象，如细胞内角化（粉红色胞质和角化不全细胞）、角化珠以及细胞间桥结构。

（2）非角化型鳞状细胞癌：此型可进一步再分为两个亚型：①分化型：癌细胞排列呈复层条索状、相互交替。癌细胞界限清楚，但缺乏鳞状分化，偶见角化细胞，可有数量不等的慢性炎细胞浸润。②未分化型：癌细胞排列呈大小不等、形状不规则的巢癌，细胞分化差，无角化现象，较分化型更常见。该亚型有两种生长方式，其中一种称"泡状核细胞癌"（vesiculamucleus cell carcinoma），对放疗敏感；另一种称"淋巴上皮样癌"，其恶性程度较高，易与恶性淋巴瘤、神经母细胞瘤等混淆。

（3）基底细胞样鳞状细胞癌（basal-like squamous cell carcinoma）：此型较少见。基底细胞样肿瘤细胞具有高度异型性，可见不同程度的鳞化，肿瘤具有明显侵袭性。

（三）扩散途径

1. 直接蔓延　癌组织向上蔓延可侵犯并破坏颅底骨，晚期可破坏蝶鞍，通过破裂孔进入颅内，侵犯第Ⅱ~Ⅵ对颅神经；向下扩延到达口咽；向下后方则侵犯梨状隐窝、会厌及喉腔上部；向外侧扩展可侵犯耳咽管至中耳；向后扩展侵犯上段颈椎；向前扩展则进入鼻腔甚至侵入眼眶。

2. 淋巴道转移　鼻咽黏膜固有层有丰富的淋巴管网，早期即可经淋巴道转移。当原发癌尚小，临床上不易检出时，颈淋巴结可能已发生转移。淋巴道的转移途径是先累及咽后淋巴结，然后转移到颈上深淋巴结，极少转移至颈浅淋巴结；咽后及颈上深淋巴结的肿大可压迫Ⅸ~Ⅻ对颅神经和颈交感神经引起相应症状；颈淋巴结转移常为同侧，继而为双侧，极少为仅向对侧转移。

3. 血道转移　晚期常转移至肝、肺、骨，其次是肾、肾上腺及胰腺等处。

二、肺癌

肺癌（carcinoma of the lung）是常见的恶性肿瘤之一。近几十年，世界许多国家和地区原发性肺癌的发病率和死亡率呈上升趋势，尤以人口密度较高的工业发达国家更为突出。据WHO统计，在发达国家16种常见肿瘤中肺癌居首位。我国的肺癌发病率和死亡率近年也有明显上升趋势。据2015年最新数据统计显示，肺癌已是我国发病率和死亡率最高的恶性肿瘤。患病年龄在40岁以上，高峰发病年龄在40~70岁之间，男性多见，男女发病之比约为1.5∶1。

（一）病因

肺癌的病因复杂，目前认为主要与下列因素有关：①吸烟：吸烟是肺癌发生的重要危险因素，据调查统计每日吸40支卷烟者的肺癌发病率比不吸烟者至少高20倍。烟雾中含有多种有害的化学物质，其中致癌物如多环芳烃类的3,4-苯并芘类，促癌物如苯酚衍生物等。②空气污染：工业及生活用能源（煤、汽油、柴油等）燃烧后的废气或烟尘，行驶机动车的排气等均可造成空气污染。被污染的空气中含有3,4-苯并芘、二乙基亚硝胺和砷等致癌物。调查表明，工业化城市中肺癌的发病率与空气中苯并芘的浓度呈正相关。③职业因素：长期从事某些职业如采矿（铀矿、锡矿、萤石矿等）、冶炼（镍业等）及接触石棉、砷粉及放射线的人员，在工作中长期接触化学致癌物质和放射性物质致使肺癌的发生率增高。④基因的改变：目前已知在肺癌中有10~20种癌基因的突变或肿瘤抑制基因的失活。如在小细胞肺癌主要是c-myc，在肺腺癌主要是κ-ras的突变，而最常失活的是p53基因。⑤此外，EB病毒、人乳头瘤病毒（HPV）与肺癌发生的关系，也日益受到重视。

（二）病理变化

1. 肉眼类型　肺癌的肉眼形态多种多样，根据其部位和形态可分为中央型、周围型和弥漫型等主要类型。

（1）中央型（肺门型）：由主支气管壁或叶支气管壁发生的肺癌，最为常见，占肺癌的60%~70%，肿瘤位于肺门部，形成结节型或巨块型（图16-11）。进一步发展时，肿瘤沿支气管纵深方向浸润扩展，除浸润管壁外还累及周围组织，并经淋巴道蔓延至支气管淋巴结，在肺门部融合成环绕癌变支气管的

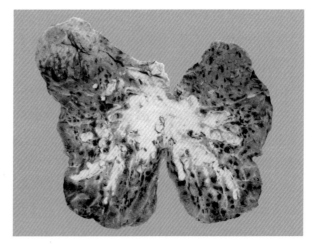

图16-11　中央型肺癌

巨大肿块，形状不规则或呈分叶状，与肺组织的界限不清，肿块周围可有卫星病灶。

（2）周围型：此型常是在靠近胸膜的肺周边部形成孤立的癌结节。肿瘤多来源于肺段以下的支气管或肺泡。肿瘤形态多为球形或结节状无包膜肿块，直径在2~8cm之间。本型发生肺门淋巴结转移常较中央型晚，但可侵犯胸膜，其发生率仅次于中央型。

（3）弥漫型：此型少见。肿瘤呈多数播散性的粟粒大小的结节，弥漫侵犯部分肺大叶或全肺叶，似肺炎或播散性肺结核。

癌块直径<2cm并局限于支气管内或浸润管壁及其周围的肺癌为早期肺癌，早期肺癌可分

为管内型、管壁浸润型和管壁周围型，均无淋巴结转移。

2. 组织学类型　依据 2015 年 WHO 肺部肿瘤组织学分类，肺癌常见的组织学类型包括鳞状细胞癌、腺癌、神经内分泌肿瘤、大细胞癌、腺鳞癌、肉瘤样癌、黏液表皮样癌以及其他未分类癌等。

（1）鳞状细胞癌：为肺癌中最常见的类型，约占肺癌手术切除病例的 60%。此型多源自肺段以上的支气管，为支气管黏膜上皮经鳞状上皮化生、癌变而来。多数属中央型，纤维支气管镜检查易被发现，痰脱落细胞学检查阳性率高达 88% 以上。依据有无角化珠和细胞间桥等鳞状上皮特征，鳞癌分为角化型（可见任意比例的角化珠形成）、非角化型鳞癌和基底细胞样鳞癌（基底细胞比例 >50%）三类。

（2）腺癌：来源于支气管黏膜上皮及腺体，也是原发性肺癌中较多见的一种类型。近 20 年来其发生率不断上升。肺腺癌多数为周围型，女性患者较多。肺腺癌分类新标准中，不再使用细支气管肺泡癌（bronchioalveolar carcinoma，BAC）的名称，将各种形态的肺癌根据浸润情况分为原位腺癌（adenocarcinoma in sinu，AIS）、微浸润腺癌（microinvasive adenocarcinoma，MIA）和浸润性腺癌。但 AIS/MIA 的诊断必须基于完全切除的手术标本，小的穿刺活检标本不可诊断为 AIS/MIA。肺腺癌的组织学形态多样，可呈贴壁样、腺泡样、乳头状（图 16-12）、微乳头状、实体性、黏液腺样以及胶样型腺样生长等，并据此腺癌分为不同亚型。肺腺癌的亚组分型有临床意义，贴壁为主型的腺癌患者预后良好；实性和微乳头亚型与预后差相关；微乳头和实性为主型腺癌对术后辅助化疗有更高的敏感性。

（3）神经内分泌肿瘤：WHO 的新分类中，将类癌、肺小细胞癌（旧称燕麦细胞癌，图 16-13）和大细胞神经内分泌癌统一归为神经内分泌肿瘤。

（4）大细胞癌：大细胞癌是指在细胞学、组织结构和免疫组化上缺乏鳞状细胞癌、腺癌、小细胞癌特点的未分化非小细胞癌。必须充分取材和免疫组化、黏液卡红染色排除实性腺癌和非角化性鳞状细胞癌才能诊断。

（5）腺鳞癌：此型肺癌含有腺癌细胞及鳞癌细胞两种成分，其中

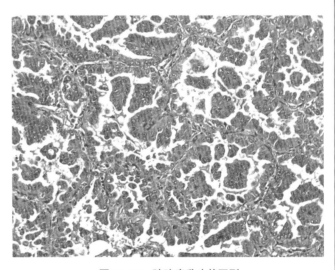

图 16-12　肺腺癌乳头状亚型

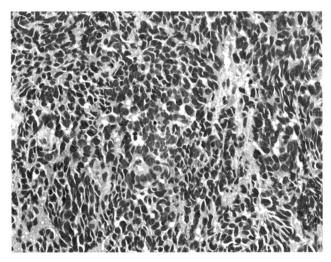

图 16-13　肺小细胞癌

每种成分至少占全部肿瘤的 10%，属于混合型癌。现认为此型肺癌发生自支气管上皮的具有多向分化潜能的干细胞，故有上述两类癌细胞的表型。

（6）肉瘤样癌：此型肺癌是一组分化差、含有肉瘤或肉瘤样（梭形和 / 或巨细胞）分化的非小细胞癌。

（7）黏液表皮样癌：此型肺癌是由气管、支气管黏液腺内的原始细胞分化而来。是以出现鳞状细胞、产生黏液的细胞和中间型细胞为特点的恶性上皮性肿瘤。依据形态学和细胞学特点，肿瘤被分为低级别和高级别两类。

（三）扩散途径

1. 直接蔓延　中央型肺癌常直接侵及纵隔、心包及周围血管，或沿支气管向同侧甚至对侧肺组织蔓延。周围型肺癌可直接侵犯胸膜，在胸壁生长。

2. 转移　肺癌早期即可发生广泛的淋巴道和（或）血道转移。①沿淋巴道转移时首先转移至肺门淋巴结，再扩散至纵隔、锁骨上、腋窝和颈部淋巴结。周围型肺癌时，癌细胞可到达胸膜下淋巴丛，在胸膜下形成实体性癌条索并引起胸膜腔的血性渗出液（癌性胸膜炎）。②血道转移，常见于肝、脑、肾上腺、骨及肾等处。

（四）临床病理联系

肺癌的临床表现复杂多样，主要有以下三方面：

1. 肿瘤引起的局部和全身症状　与许多呼吸系统疾病的临床表现相近，没有特异性而易被忽视，表现为：①咳嗽，多为刺激性干咳，往往是肿瘤累及各级支气管所致，为肺癌最常见的症状；②血痰是肺癌最典型症状，多为血丝痰或痰中带血，是由肿瘤侵犯了支气管黏膜微细血管而引起，常混有脱落的癌细胞；③胸闷、胸痛，早期仅表现为轻度的胸闷，当肿瘤累及壁层胸膜或直接侵犯胸壁时，可引起癌性胸膜炎，引起恒定的持续性疼痛；④气促，引起气促的原因诸多，如肿瘤堵塞支气管引起阻塞性肺炎和肺不张时，或肺癌胸膜播散所致的恶性胸腔积液，或弥漫性肺泡癌导致的肺间质病变等原因。此外，还可伴有发热、食欲下降、体重减轻等其他非特异性全身症状，晚期患者可出现恶病质。

2. 肺外症状　当肺癌向肺外侵袭、转移时，可引起一系列症状或综合征：①当肺癌直接侵犯或右上纵隔淋巴结转移压迫上腔静脉时，可引起面颈部浮肿及颈、胸部静脉曲张，即上腔静脉综合征；②霍纳综合征（Horner syndrome），为肺癌或淋巴结转移累及第 7 颈椎至第 1 胸椎外侧旁的交感神经所致，表现为患侧眼球凹陷、上眼睑下垂、眼裂变小、瞳孔缩小、患侧面部无汗等；③肺尖部肺癌易侵犯交感神经引起病侧眼睑下垂、瞳孔缩小和胸壁皮肤无汗等交感神经麻痹综合征（Homer syndrome）。

3. 副肿瘤综合征　肺癌细胞产生一些异常的生物学活性物质，在临床上表现为非转移性的全身症状，称为肺癌的副肿瘤综合征。常见的有：肥大性肺性骨关节病、类癌综合征、Cushing 综合征、男性乳腺发育、多发性肌肉神经痛等。其中类癌综合征多见于小细胞肺癌，因产生过多的 5- 羟色胺而引起哮喘样支气管痉挛、阵发性心动过速、水样腹泻及皮肤潮红等临床症状。

虽然肺癌的预后大多不良，晚期患者的 5 年生存率较低，因此早期诊断非常重要。临床采用影像学、痰涂片细胞学检查、纤维支气管镜取病变组织检查等方法能对肺癌作出早期诊断，为及时治疗提供机会；同时肺癌的综合治疗及靶向药物等方案提高了肺癌的生存率和生存质量。

第五节 呼吸衰竭

呼吸衰竭（respiratory failure）是指由于外呼吸功能严重障碍，导致动脉血氧分压（PaO_2）降低，伴有或不伴有动脉血二氧化碳分压（$PaCO_2$）升高的病理过程。一般以 PaO_2 低于 60mmHg、$PaCO_2$ 高于 50mmHg 作为判断呼吸衰竭的血气标准。

PaO_2 降低是呼吸衰竭的必备指征。根据 $PaCO_2$ 是否升高，可将呼吸衰竭分为低氧血症型（Ⅰ型）和高碳酸血症型（Ⅱ型）；根据主要发病机制，可分为通气性和换气性呼吸衰竭；按照原发病变部位，可分为中枢性和外周性呼吸衰竭；按起病缓急，可分为急性和慢性呼吸衰竭。

一、呼吸衰竭的病因和发病机制

外呼吸包括肺通气和肺换气两个基本过程。呼吸衰竭是由肺通气功能障碍和（或）肺换气功能障碍所致。肺换气功能障碍又包括弥散障碍、肺泡通气 - 血流比例失调及解剖分流增加。

（一）肺通气功能障碍

1. 限制性通气不足（restrictive hypoventilation） 是指吸气时肺泡的扩张受到限制所引起的肺泡通气不足。

（1）呼吸肌活动障碍：包括呼吸中枢和呼吸肌功能障碍导致的呼吸动力减弱。中枢或周围神经的器质性病变如脑外伤、脑血管意外、脑炎、脊髓灰质炎、多发性神经炎等；过量安眠药、镇静药和麻醉药抑制呼吸中枢；呼吸肌收缩功能障碍，如重症肌无力、低血钾、长时间呼吸困难和呼吸运动增强所致的呼吸肌疲劳等，这些因素都可使吸气肌收缩功能减弱而发生限制性通气不足。

（2）胸廓的顺应性降低：胸廓是弹性组织，欲使其容积扩张，需克服组织弹性阻力。这种由于弹性变化引起容积扩张的特性称为顺应性。严重的胸廓畸形、胸膜纤维性增厚，以及胸壁外伤、气胸、胸腔积液等，均可使胸廓的顺应性降低，限制胸廓的扩张而发生限制性通气不足。

（3）肺的顺应性降低：严重的肺纤维化或肺泡表面活性物质减少可降低肺的顺应性，使肺泡扩张的弹性阻力增大而导致限制性通气不足。包括由于Ⅱ型肺泡上皮细胞受损（成人呼吸窘迫综合征）或发育不全（婴儿呼吸窘迫综合征）所致表面活性物质合成不足和组成变化，以及肺过度通气或肺水肿等导致表面活性物质被大量消耗、稀释和破坏。

2. 阻塞性通气不足（obstructive hypoventilation） 指由于气道狭窄或阻塞所引起的通气障碍。气道阻塞可分为中央性和外周性两种。

（1）中央性气道阻塞：指气管分叉以上的气道阻塞（图16-14）。

①阻塞位于胸外部位：如声带麻痹、炎症、水肿等，吸气时气体流经病灶引起压力降低，可使气道内压显著低于大气压，导致气道狭窄加重；呼气时则因气道内压大于大气压而使阻塞减轻，患者表现为吸气性呼吸困难。

②阻塞位于胸内部位：如炎症、肿瘤等，吸气时由于胸内压降低使气道内压大于胸内压，故阻塞减轻；用力呼气时胸内压升高压迫气道，使气道狭窄加重，患者表现为呼气性呼吸

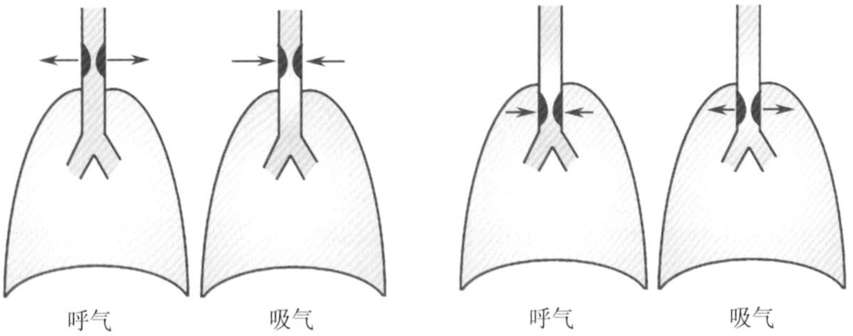

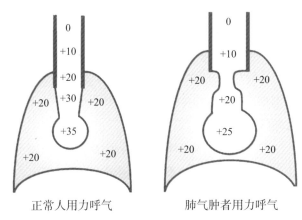

图 16-14　中央性气道阻塞所致呼气与吸气时气道阻力变化模式图

困难。

（2）外周性气道阻塞：指内径小于 2mm 的小支气管、细支气管阻塞。慢性阻塞性肺疾病主要侵犯小气道，致其管壁增厚、痉挛和顺应性降低，同时管腔可因分泌物潴留而发生狭窄阻塞。另外，肺泡壁的损坏还可降低其对细支气管的牵引力，导致管腔狭窄而不规则，使小气道阻力显著增加。特别是当患者用力呼气时，由于胸内压增高使小气道受压而闭合阻塞，可发生呼气性呼吸困难。其机制是：用力呼气时胸内压和气道内压均高于大气压，以致在呼出气道上，压力由小气道至中央气道逐渐下降，通常将气道内压与胸内压相等的气道部位称为等压点。从等压点到肺泡的上游端，气道内压大于胸内压，气道不被压缩；从等压点到鼻、口腔的下游端，气道内压小于胸内压，气道受压。正常人的等压点位于有软骨支撑的较大气道，其下游端不致被压缩。而慢性支气管炎、肺气肿时，由于细支气管狭窄，气道阻力异常增加，气体流过狭窄的气道耗能增加，使气道内压迅速下降；或由于肺泡壁弹性回缩力减弱，使胸内压增高，从而使等压点上移（移向肺泡端）。当等压点移至无软骨支撑的膜性气道时，用力呼气时就可导致小气道受压而闭合（图 16-15）。

图 16-15　等压点移位与气道闭合模式图

正常人用力呼气　　肺气肿者用力呼气

限制性或阻塞性通气不足导致总肺泡通气量不足，使肺泡气氧分压下降和二氧化碳分压升高，流经肺毛细血管的血液不能充分氧合，导致 PaO_2 降低和 $PaCO_2$ 升高而发生高碳酸血症型呼吸衰竭。

（二）弥散障碍

弥散障碍（diffusion impairment）指由于肺泡膜面积减少、肺泡膜异常增厚或气体弥散时间明显缩短引起的气体交换障碍，是肺换气功能障碍的表现形式之一。

1. 肺泡膜面积减少　正常成人肺泡膜总面积约为 80m²，静息时参与换气的面积为 35~40m²。由于储备量大，只有当肺泡膜面积减少一半以上时才会发生换气功能障碍。肺泡膜面积减少见于肺叶切除、肺实变、肺不张等。

2. 肺泡膜厚度增加　肺泡膜为气体交换的部位，在肺水肿、肺透明膜形成、肺纤维化、间质性肺炎等病理状态下，可引起肺泡膜通透性降低或弥散距离增宽，使弥散速度减慢，气体弥散障碍。

3. 弥散时间缩短 即血液与肺泡接触时间过短。当血液流经肺泡毛细血管的时间过短时，气体弥散量将下降。肺泡膜面积减少或厚度增加的患者，虽然弥散速度减慢，一般在静息时气体交换仍可达到血气与肺泡气的平衡，而不致发生血气异常。当体力负荷增加等使心输出量增加和肺血流速度加快时，血液和肺泡接触时间过短（弥散时间缩短）导致弥散障碍，气体交换不充分从而发生低氧血症。

由于 CO_2 在水中的溶解度比 O_2 大，故弥散速度比 O_2 快。血液中的 CO_2 能很快地弥散入肺泡，故单纯性弥散障碍的血气变化特点是 PaO_2 降低，而 $PaCO_2$ 并不增高，属低氧血症型呼吸衰竭，甚至可因低氧血症，发生代偿性过度通气使 $PaCO_2$ 低于正常。

（三）肺泡通气－血流比例失调

流经肺泡的血液能否获得足够的氧和充分地排出 CO_2，使血液动脉化，还取决于肺泡通气量与血流量的比例。如肺的总通气量和血流量正常，但肺通气和（或）血流不均匀，造成部分肺泡通气－血流比例失调（ventilation-perfusion imbalance），也可引起气体交换障碍，导致呼吸衰竭，这是肺部疾患引起呼吸衰竭最常见最重要的机制。正常成人在静息状态下，每分钟肺泡通气量（$\dot{V}$）约为 4L，每分钟肺血流量（$\dot{Q}$）约为 5L，$\dot{V}/\dot{Q}$ 约为 0.8。发生肺部疾患时，由于肺内病变轻重程度与分布不均匀，对各部分肺的通气与血流影响不一，可造成严重的肺泡通气和血流比例失调，导致换气功能障碍。肺泡通气和血流比例失调引起的呼吸衰竭主要有以下三种表现形式（图 16-16）。

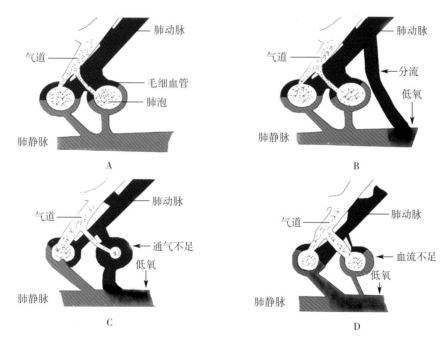

图 16-16 肺泡通气与血流比例失调模式图
A. 正常；B. 解剖分流（真性静脉血掺杂）；C. 功能分流；D. 死腔样通气

1. 部分肺泡通气不足 慢性阻塞性肺疾患、肺炎导致肺实变、肺纤维化和肺不张等引起的肺通气分布严重不均匀，病变严重部位的肺泡通气明显减少，但血流可无相应减少，甚至还可因炎性充血而有所增加，使 $\dot{V}/\dot{Q}$ 显著降低，导致流经该处的静脉血未获充分氧合便掺入动脉血内。这种情况类似动静脉短路，故称为功能性分流（functional shunt），又称静脉血掺杂（venous admixture）。在慢性阻塞性肺疾病严重时，功能性分流可达肺血流量的 30%~50%，从而严重地影响换气功能而导致呼吸衰竭。

2. 部分肺泡血流不足　肺动脉分支栓塞、DIC、肺动脉炎、肺毛细血管床减少等，可使部分肺泡血流减少，$\dot{V}/\dot{Q}$ 显著高于正常，患部肺泡血流少而通气多，肺泡通气不能被充分利用，称为死腔样通气（dead space like ventilation）。正常人的生理死腔约占潮气量的 30%；疾病时功能性死腔可显著增多，可占潮气量的 60%~70%，从而导致呼吸衰竭。

3. 解剖分流增加　生理情况下，肺内存在部分静脉血经支气管静脉和极少的肺内动 – 静脉交通支直接流入肺静脉的解剖分流（anatomic shunt）现象，其分流量占心输出量的 2%~3%。解剖分流的静脉血未经氧合即掺入到动脉血中，故称真性分流（真性静脉血掺杂，true venous admixture）。解剖分流增加的现象可见于先天性肺动 – 静脉瘘、肺内动 – 静脉短路开放（如休克）、支气管扩张症伴有支气管血管扩张和肺内动 – 静脉短路开放等，这些都可使静脉血掺杂异常增多而导致呼吸衰竭。

另外，肺不张或肺实变时，病变肺泡完全无通气功能，但仍有血流，流经该处的血液完全未进行气体交换而掺入动脉血中，类似解剖分流。

总之，无论部分肺泡通气不足引起的功能性分流增加，还是部分肺泡血流不足引起的功能性死腔增加，其造成的通气 – 血流比例失调的血气变化特征都是 PaO_2 降低，而 $PaCO_2$ 可正常或降低，严重时也可升高。

在呼吸衰竭的发病机制中，单纯的通气不足、弥散障碍或 $\dot{V}/\dot{Q}$ 失调的情况较少，往往是几个因素同时存在或相继发生作用。

二、呼吸衰竭时机体主要的功能代谢变化

呼吸衰竭时发生的低氧血症和高碳酸血症是机体发生功能代谢改变的基础，它们对机体的影响主要取决于发生速度、严重程度、持续时间和机体本身的功能状态。呼吸衰竭时一般首先是引起一系列代偿适应性反应，以改善组织的供氧，调节酸碱平衡和改变组织器官的功能、代谢以适应新的内环境。呼吸衰竭严重时，如机体失代偿时，则可出现严重的功能代谢紊乱。

（一）酸碱平衡及电解质紊乱

1. 呼吸性酸中毒　II型呼吸衰竭时，大量 CO_2 潴留可引起呼吸性酸中毒。此时血液电解质主要发生以下变化：

（1）高钾血症：急性期由于酸中毒可使细胞内 K^+ 外移；慢性期由于肾小管上皮细胞排泌 H^+ 增多，$NaHCO_3$ 重吸收增多，而致排 K^+ 减少，导致血清钾增高。

（2）低氯血症：高碳酸血症使红细胞中 HCO_3^- 生成增多，其与细胞外 Cl^- 交换使 Cl^- 转移入细胞，可导致低血氯及 HCO_3^- 增多。同时，肾小管分泌 NH_3 增多及 $NaHCO_3$ 重吸收增多，使尿中有更多 Cl^- 以 NH_4Cl 和 $NaCl$ 形式排出，故血清 Cl^- 降低。

2. 代谢性酸中毒　由于严重缺氧使无氧酵解加强，乳酸等酸性产物增多，可引起代谢性酸中毒，或呼吸性酸中毒合并代谢性酸中毒。另外，呼吸衰竭时可能出现功能性肾功能不全，肾小管排酸保碱功能降低，亦可导致代谢性酸中毒。在代谢性酸中毒时，由于 HCO_3^- 降低可

使肾排 Cl^- 减少，故当呼吸性酸中毒合并代谢性酸中毒时，血 Cl^- 可正常。

3. 呼吸性碱中毒　Ⅰ型呼吸衰竭时常因缺氧引起肺过度通气，血中 $PaCO_2$ 明显降低，可发生呼吸性碱中毒。此时，血 K^+ 降低，血 Cl^- 增高。

（二）呼吸系统变化

1. 低氧血症和高碳酸血症对呼吸功能的影响　PaO_2 降低可刺激颈动脉体和主动脉体化学感受器，当 PaO_2 低于 60mmHg 时，反射性引起呼吸加深加快；当 PaO_2 低于 30mmHg 时，则直接抑制呼吸中枢，这种抑制作用大于反射性兴奋作用而使呼吸抑制。$PaCO_2$ 升高主要作用于中枢化学感受器，反射性增强呼吸运动；但当 $PaCO_2$ 高于 80mmHg 时，则抑制呼吸中枢，形成中枢 CO_2 麻醉。此时，呼吸运动主要靠动脉血低氧分压对血管化学感受器的刺激得以维持。在这种情况下，氧疗只能吸入 30% 的氧，以免缺氧完全纠正后出现呼吸抑制，使高碳酸血症加重，病情更加恶化。

2. 原发病对呼吸功能的影响　导致呼吸衰竭的呼吸系统疾病本身可引起呼吸运动的变化。阻塞性通气不足时，因气流受阻可表现为深而慢的呼吸。上呼吸道阻塞时可出现吸气性呼吸困难；下呼吸道阻塞可发生呼气性呼吸困难。在肺顺应性降低所致的限制性通气障碍性疾病，因牵张感受器或肺毛细血管旁感受器受刺激而反射性地引起呼吸浅而快。中枢性呼吸衰竭或严重缺氧时，呼吸中枢兴奋性降低则见呼吸浅而慢，可出现潮式呼吸、间歇呼吸、抽泣样呼吸或叹气样呼吸等呼吸节律紊乱，甚至呼吸停止。

（三）循环系统变化

1. 对心脏和血管的影响　一定程度的 PaO_2 降低和 $PaCO_2$ 升高，可兴奋心血管运动中枢，使心率加快、心肌收缩力增强，外周血管收缩，以及呼吸运动增强使静脉回流增加等，导致心输出量增加及血压升高。脑血管与冠状血管却因呼吸衰竭时局部代谢产物如腺苷等的直接扩血管作用，并不发生收缩反而扩张，从而导致血流重新分布，这有利于保证心、脑的血液供应。但严重缺氧和 CO_2 潴留则可直接抑制和损害心血管运动中枢，抑制心脏活动，扩张血管，导致心肌收缩力减弱，血压下降，心律失常等严重后果。

2. 肺源性心脏病　呼吸衰竭可累及心脏，主要引起右心肥大与衰竭，即肺源性心脏病。其发病机制如下：

（1）肺泡缺氧和 CO_2 潴留所致血液 H^+ 浓度过高，可引起肺小动脉收缩，使肺动脉压升高，增加了右心后负荷，这是右心受累的主要原因。

（2）肺小动脉长期收缩和缺氧的直接作用，可引起无肌型肺微动脉肌化、肺血管平滑肌细胞和成纤维细胞的肥大与增生，胶原蛋白和弹性蛋白合成增加，导致肺血管壁增厚和硬化，使管腔狭窄，由此形成持久稳定的慢性肺动脉高压。

（3）肺部炎症或肺气肿等病变，使肺毛细血管床减少，肺小动脉壁炎性增厚或纤维化等，增加了肺循环阻力，导致肺动脉高压。

（4）长期缺氧引起的代偿性红细胞增多症可使血液黏度增高，也加重了肺血流阻力和右心的负荷。

（5）呼吸困难时用力呼气使胸内压异常升高，心脏受压，影响心脏的舒张功能；用力吸气则胸内压异常降低，即心脏外面的负压增大，可增加右心收缩的负荷，促使右心衰竭。

（6）缺氧、CO_2 潴留、酸中毒和电解质紊乱均可损害心肌。

（四）中枢神经系统变化

1. 缺氧对中枢神经的影响 中枢神经系统对缺氧最为敏感。早期，当 PaO_2 降至 60mmHg 时，可出现智力和视力轻度减退。在 PaO_2 迅速降至 40~50mmHg 以下时，则出现欣快感、烦躁，逐渐发展为定向与记忆障碍、精神错乱、嗜睡，甚至昏迷等一系列神经精神症状。当 PaO_2 低于 20mmHg 时，几分钟就可造成神经细胞的不可逆性损伤。

CO_2 潴留使 $PaCO_2$ 超过 80mmHg 时，可引起头痛、头晕、烦躁不安、言语不清、扑翼样震颤、精神错乱、嗜睡、昏迷、抽搐、呼吸抑制等，称 CO_2 麻醉（carbon dioxide narcosis）。

2. 肺性脑病 由呼吸衰竭引起的以中枢神经系统功能障碍为主要表现的综合征，称为肺性脑病（pulmonary encephalopathy）。其发病机制为：

（1）缺氧与酸中毒均可使脑血管扩张。$PaCO_2$ 升高 10mmHg，约可使脑血流量增加 50%。缺氧和酸中毒还能损伤血管内皮细胞使其通透性增高，导致脑间质水肿。血管内皮细胞损伤尚可引起血管内凝血，也是肺性脑病的发病因素之一。缺氧使细胞 ATP 生成减少，影响 Na^+-K^+ 泵功能，使细胞内 Na^+ 及水增多，形成脑细胞水肿。脑充血、水肿使颅内压增高，压迫脑血管，加重脑缺氧，形成恶性循环，严重时可导致脑疝形成。

（2）脑脊液 pH 降低，神经细胞发生酸中毒。当脑脊液 pH 低于 7.25 时，脑电波变慢，pH 低于 6.8 时脑电活动完全停止。神经细胞酸中毒时，可增加脑谷氨酸脱羧酶活性，使 γ- 氨基丁酸生成增多，导致中枢抑制；同时可增强磷脂酶活性，使溶酶体酶释放，引起神经细胞和脑组织的损伤。

（五）肾功能变化

呼吸衰竭可引起肾脏受损，轻者尿中出现蛋白、红细胞、白细胞及管型等，严重时可发生急性肾损伤，出现少尿、氮质血症和代谢性酸中毒。这种肾功能损害，肾结构可无明显改变，属可恢复性功能性肾功能损伤，是由于缺氧与高碳酸血症反射性地通过交感神经使肾血管收缩，肾血流量严重减少所致。

（六）胃肠变化

严重缺氧可使胃壁血管收缩，降低胃黏膜的屏障作用；二氧化碳潴留可增强胃壁细胞碳酸酐酶活性，使胃酸分泌增多，故呼吸衰竭时可出现胃肠黏膜糜烂、坏死、出血与溃疡形成等病变。

第十七章 消化系统疾病

消化系统由消化管和消化腺构成。消化管包括口腔、食管、胃、肠及肛门，具有摄取、消化、吸收及排泄功能。消化腺包括涎腺、肝、胰及消化管壁内的腺体，有分泌消化液以助消化及参与物质代谢、解毒和内分泌等功能。消化系统直接与外界相通，可成为多种病原微生物和毒物侵入人体的门户，所以消化系统是人类疾病罹患率较高的一个系统。胃炎、溃疡病、病毒性肝炎及肝硬化是临床常见疾病；食管癌、胃癌、肝癌及大肠癌是常见的恶性肿瘤。肝细胞受到严重损伤时可出现肝功能不全。本章主要介绍消化系统常见疾病、常见恶性肿瘤和肝功能不全。

第一节 胃 炎

胃炎（gastritis）是各种原因引起的发生在胃黏膜的炎症性疾病，可分为急性胃炎和慢性胃炎。急性胃炎常有明确的病因，而多数慢性胃炎病因不明、发病机制比较复杂。

一、急性胃炎

急性胃炎（acute gastritis）根据发病原因及胃黏膜病变的不同分为以下四种类型。

1. 急性刺激性胃炎（acute irritated gastritis） 多因暴饮暴食引起。病变胃黏膜充血、水肿，有时黏膜表面上皮细胞坏死脱落，形成糜烂，伴有急性炎症细胞浸润和胃黏膜分泌增加，可继发急性胃扩张。

2. 急性出血性胃炎（acute hemorrhagic gastritis） 主要与服用某些类固醇、消炎镇痛和抗癌药物或过量饮酒有关，应激反应亦可诱发。病变胃黏膜急性出血，黏膜上皮细胞轻度坏死，可见多发性应激性浅表溃疡形成。

3. 腐蚀性胃炎（corrosive gastritis） 是由于吞服强酸、强碱或其他腐蚀性化学物引起。胃黏膜发生坏死、溶解，病变多较严重，可累及深层组织导致胃穿孔。常伴有口腔和食管的损伤。

4. 急性感染性胃炎（acute infective gastritis） 可由化脓性细菌经血道感染或胃外伤直接感染。胃黏膜充血、水肿、弥漫性中性粒细胞浸润，引起急性蜂窝织性胃炎。

急性胃炎大多数能修复愈合，如反复发作则可迁延成为慢性胃炎。

二、慢性胃炎

慢性胃炎（chronic gastritis）是指胃黏膜发生的慢性非特异性炎症，是一种常见病、多发病。

（一）病因和发病机制

引起慢性胃炎的病因和发病机制尚不明确，与以下因素有关：①幽门螺杆菌（H.pylori，Hp）感染：Hp 存在于胃黏膜上皮表面和黏液层中，能适应胃内高酸环境，分泌尿素酶、细胞毒素相关蛋白等物质，降解胃黏膜表面黏液，损伤黏膜上皮细胞引起炎症；②长期慢性刺激：如急性胃炎的多次发作、刺激性食物、长期过度饮酒、吸烟或滥用水杨酸类药物等；③十二指肠液、胆汁反流对胃黏膜屏障的破坏；④自身免疫性损伤（autoimmune injury）：部分患者血液中有抗壁细胞、抗内因子等自身抗体。

（二）分类和病理变化

慢性胃炎一般分为慢性浅表性胃炎、慢性萎缩性胃炎、慢性肥厚性胃炎和疣状胃炎四种类型。

1. 慢性浅表性胃炎（chronic superficial gastritis） 又称慢性单纯性胃炎，多由急性胃炎迁延而来，为胃黏膜最常见的病变，胃镜检出率可高达 20%~40%，病变可累及胃的各个部位，以胃窦部最为常见。临床上有上腹痛或不适、上腹部坠胀或恶心等症状。

胃镜下：病变呈局灶性或弥漫性，黏膜充血、水肿、深红色，表面有灰白色或灰黄色分泌物，有时伴有点状出血或糜烂。光镜下：病变特点是炎性仅限于黏膜浅层即黏膜层上三分之一，固有层腺体保持完整，有淋巴细胞、浆细胞等慢性炎细胞浸润，有时可见少量嗜酸性粒细胞。急性期可见中性粒细胞浸润或伴黏膜浅层水肿、点状出血和糜烂。慢性浅表性胃炎多数可治愈，少数可转变为慢性萎缩性胃炎。

2. 慢性萎缩性胃炎（chronic atrophic gastritis） 一般是由慢性浅表性胃炎发展而来，多见于中年以上患者，病变特点是胃黏膜固有层腺体萎缩，常伴有肠上皮化生。临床上有胃内游离盐酸减少或缺乏致消化不良、上腹不适或钝痛、贫血等症状。

慢性萎缩性胃炎分为 A、B 两型。A 型较少见，与自身免疫有关，多伴有恶性贫血，病变主要在胃体和胃底；B 型较常见，与自身免疫无关，又称单纯性萎缩性胃炎，病变主要在胃窦部。A、B 两型慢性萎缩性胃炎病变基本相同。

胃镜下：病变区胃黏膜薄而平滑，皱襞减少或消失，表面呈细颗粒状，与周围黏膜界限明显（图 17-1）。黏膜由正常的橘红色变为灰白色或灰黄色，黏膜下小血管清晰可见。光镜下主要表现为：①在黏膜全层内有不同程度的淋巴细胞和浆细胞浸润，常形成淋巴滤泡。②胃黏膜固有层腺体萎缩，腺体数量明显减少，体积变小并有囊性扩张。根据腺体萎缩的程度分为轻、中、重三级。③出现肠上皮化生和假幽门腺化生，以肠上皮化生多见。肠上皮化生（intestinal metaplasia）是指病变区胃黏膜上皮被肠黏膜上皮替代，出现吸收上皮细胞、杯状细胞及潘氏（Paneth）细胞。有杯状细胞和吸收上皮细胞者，称为完全型化生，PAS 染色吸收上皮细胞纹状缘呈阳性；只有杯状细胞者，称为不完全型化生（图 17-2）。在胃体和胃底部亦可见腺体的壁细胞和主细胞减少或消失，被类似幽门腺的黏液分

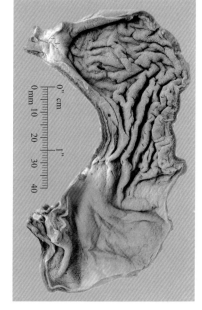

图 17-1 慢性萎缩性胃炎
胃下部明显变薄，黏膜皱襞消失

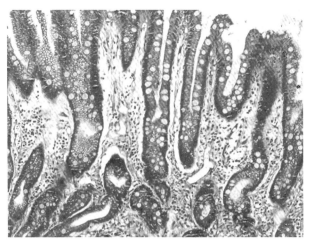

图 17-2 慢性萎缩性胃炎
光镜下可见胃黏膜淋巴细胞浸润伴肠上皮化生

泌细胞所取代，称为假幽门腺化生。胃黏膜的肠上皮化生分为大肠型和小肠型，研究发现不完全性大肠上皮化生与肠型胃癌的发生关系密切。

3. 慢性肥厚性胃炎（chronic hypertrophic gastritis） 又称巨大肥厚性胃炎、Menetrier 病，病因未明。病变主要在胃底或胃体部。胃镜可见黏膜层增厚，黏膜皱襞肥大加深变宽似脑回。光镜下，腺体增生肥大变长；黏液分泌细胞数量增多，黏液分泌增多；黏膜固有层炎性细胞浸润不明显。

4. 疣状胃炎（gastritis verrucosa） 是一种原因未明的慢性胃炎。病变多位于胃窦部，胃黏膜表面可见突起的结节，呈圆形、卵圆形或不规则状，中心有凹陷，系上皮变性、坏死、脱落所致。黏膜表面有急性炎性渗出物覆盖。国内报道胃手术标本疣状胃炎检出率可达 7.7%。

第二节 消化性溃疡病

消化性溃疡病（peptic ulcer disease）是以胃、十二指肠黏膜形成慢性溃疡为特征的一种常见病，多见于 20~50 岁的成人，男性多于女性。临床上患者常有周期性上腹部疼痛、反酸、嗳气等症状，易反复发作，呈慢性经过。溃疡发生在十二指肠者较为多见，约占 70%；发生在胃者约占 25%；胃和十二指肠同时发生溃疡，称为复合性溃疡，约占 5%。

一、病因和发病机制

消化性溃疡病的病因比较复杂，发病机制尚未完全阐明。目前认为溃疡病的发生与幽门螺杆菌（Hp）感染、长期服用非类固醇类抗炎药、吸烟、应激、长期精神紧张、胃泌素瘤等有关。上述因素导致胃、十二指肠黏膜防御屏障破坏，黏膜组织被胃酸和胃蛋白酶消化而形成溃疡。①Hp 的感染与胃疾患有明确关系，慢性胃炎、胃溃疡和十二指肠溃疡病灶的 Hp 检出率分别为 63.6%、71.9%、100%。Hp 能分泌尿素酶、蛋白酶、磷酸酯酶，破坏胃黏膜的防御屏障；并有促进胃黏膜 G 细胞增生和胃泌素分泌的作用，导致胃酸分泌增加。②长期服用非类固醇类抗炎药：如阿司匹林等，除了直接刺激胃黏膜造成损伤外，还可抑制黏膜前列腺素的合成，影响黏膜血液循环，使黏膜屏障功能减弱，抗胃液消化的能力降低，胃腔内胃酸氢离子逆向弥散入胃黏膜，黏膜组织受损伤，导致溃疡形成。③胃酸和胃蛋白酶分泌增加：引起胃酸分泌增加的因素很多，如吸烟、高钙血症、胰岛细胞瘤中的胃泌素瘤均可促进胃酸、胃蛋白酶分泌，影响胃黏膜前列腺素合成，损伤黏膜防御功能，引起胃溃疡。此外，无酸情况下罕有溃疡发生，抑制胃酸分泌的药物可促进溃疡愈合。④神经、内分泌功能失调：长期精神紧张、焦虑或情绪波动等不良刺激，可使大脑皮层功能失调，引起植物神经功能紊乱。迷走神经功能降低时，胃蠕动减少，胃内食物聚积，胃窦部 G 细胞受刺激，胃泌素分泌增加，促进胃酸分泌，引起胃溃疡发生。迷走神经过度兴奋，促使胃酸分泌与十二指肠溃疡发生有关。

二、病理变化

1. 肉眼观　胃溃疡多位于胃小弯侧，近幽门部多见，约75%分布在胃窦部。溃疡通常只有一个，圆形或椭圆形，直径多在 2cm 以内。溃疡边缘整齐，周围黏膜皱襞可有轻度水肿，有时可因溃疡底部瘢痕收缩而向溃疡集中，呈现以溃疡为中心的星芒状（图17-3）。溃疡底部平坦而干净，或覆有薄层渗出、坏死物。溃疡深浅不一，深者可达肌层甚至浆膜层，溃疡处的黏膜至

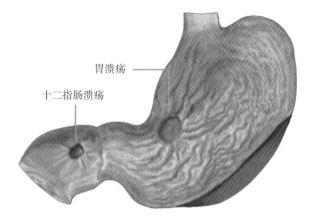

图 17-3　溃疡病好发部位模式图

肌层可完全被破坏，并被肉芽组织或瘢痕取代。十二指肠溃疡多发生在十二指肠球部前壁或后壁，一般较胃溃疡为浅，直径多在 1cm 以内。

2. 光镜下　溃疡底部由内向外大致分为四层（图17-4）：①渗出层：最表面有一层炎性渗出物，主要为中性粒细胞和纤维素；②坏死层：主要为坏死组织及大量炎细胞浸润；③肉芽组织层：由毛细血管、成纤维细胞和炎细胞等组成；④瘢痕层：为大量增生的纤维结缔组织。在

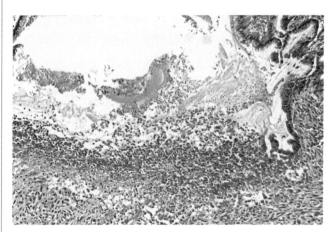

图 17-4　慢性胃溃疡
光镜下见溃疡表面有渗出，其下为坏死及肉芽组织

瘢痕组织中的小动脉因炎性刺激常有增生性动脉内膜炎，使小动脉管壁增厚，管腔狭窄或有血栓形成。这种血管改变一方面可防止血管溃破、出血，但另一方面使局部血液供给不足，不利于组织再生和溃疡修复，所以慢性溃疡一般较难愈合。溃疡底部的神经节细胞和神经纤维常发生变性和断裂，有时神经纤维断端呈小球状增生（创伤性神经瘤），这可能与疼痛症状有关。

三、结局及并发症

消化性溃疡的发展或静止愈合，取决于胃液对局部组织的消化作用以及组织抗消化和修复能力，如果后者占优势，溃疡则逐渐愈合，表现为渗出物和坏死组织逐渐被吸收、排出，溃疡由肉芽组织增生填补，然后由周围的黏膜上皮再生、覆盖溃疡面而愈合。但已被破坏的肌层不能再生，由瘢痕组织替代。部分患者可出现下列并发症。

1. 出血（hemorrhage）　是最常见的并发症，有 10%~35% 的患者发生出血。轻者因溃疡底部的毛细血管破裂致少量出血，实验室检查患者大便潜血阳性。重者因溃疡底部大血管被腐

蚀破裂发生大出血，临床可出现呕血及柏油样黑便（因血红蛋白在肠道分解后与硫化物合成黑色的硫化铁），严重时因失血性休克而危及生命。

2. 穿孔（perforation） 约见于 5% 的患者。溃疡穿透浆膜时可发生穿孔，胃或十二指肠内容物流入腹腔，可引起急性弥漫性腹膜炎。患者剧烈腹痛，严重者可发生休克。肠壁较薄的十二指肠溃疡更易发生穿孔。如穿孔前已与周围组织粘连，可形成局限性腹膜炎。

3. 幽门狭窄（pyloric stenosis） 约有 3% 的患者发生。经久不愈的溃疡大量结缔组织增生形成瘢痕，由于瘢痕收缩引起幽门狭窄，使胃内容物通过困难，继发胃扩张，胃内容物潴留。患者反复呕吐，常引起水、电解质紊乱、酸碱失衡、营养不良等。此外，幽门部如伴有局部炎症充血、水肿及炎症刺激引起幽门括约肌痉挛时，可发生功能性幽门梗阻。

4. 癌变（malignant transformation） 胃溃疡癌变率约为 1%。溃疡癌变来自溃疡边缘的黏膜上皮或腺上皮细胞，在不断受到刺激、破坏和反复增生、修复的过程中，由于某些致癌因素的作用，基因突变，癌基因被激活，细胞发生癌变。十二指肠溃疡一般不发生癌变。

第三节 病毒性肝炎

病毒性肝炎（viral hepatitis）是指由肝炎病毒引起的以肝实质细胞变性、坏死为主要病变的一种常见传染病。患者常有疲乏无力、食欲不振、上腹不适或肝区疼痛，部分病人出现黄疸等临床表现。目前已知的病毒性肝炎有甲型、乙型、丙型、丁型、戊型及庚型六种。我国常见的是甲型和乙型肝炎。病毒性肝炎发病率高，流行区域广泛，对人类健康造成严重危害。患者中约有 1/4 的病例最终发展为肝纤维化、肝硬化、肝癌等疾病。

一、病因和发病机制

肝炎病毒是一组嗜肝病毒。因各种肝炎病毒在传播途径和致病机制等方面的差异，引起不同类型的肝炎。各型肝炎病毒的特点见表 17–1。

表 17–1 各型肝炎病毒的特点

肝炎病毒分型	潜伏期	转成慢性肝炎	病毒携带	暴发型肝炎	传染途径
甲型肝炎病毒（HAV）	2~6 周	无	无	0.1%~0.4%	肠道（易暴发流行）
乙型肝炎病毒（HBV）	4~26 周	5%~10%	有	<1%	血源性传播、密切接触
丙型肝炎病毒（HCV）	2~26 周	>70%	有	极少	血源性传播、密切接触
丁型肝炎病毒（HDV）	4~7 周	与 HBV 复合感染 <5%	1%~10% 的吸毒者	复合感染 3%~4%	血源性传播、密切接触
戊型肝炎病毒（HEV）	2~8 周	无	不详	20% 的妊娠妇女	消化道
庚型肝炎病毒（HGV）	不详	无	1%~2% 的输血或透析者	无	血源性传播

肝炎病毒引起肝脏损伤的机制尚不十分清楚。以下主要介绍甲型、乙型和丙型肝炎病毒的致病特点。①甲型肝炎病毒属于 RNA 病毒，HAV 并不直接损伤肝细胞，可能通过细胞免疫机制而导致肝细胞损伤。大多数患者可痊愈。②乙型肝炎病毒属于 DNA 病毒，是引起我国慢性

肝炎的主要致病原。HBV 感染机体后，进入肝细胞，在肝细胞核内复制、转录，合成病毒的核心成分，然后被转运至肝细胞质与在胞质内合成的病毒表面蛋白外壳部分相装配，形成病毒颗粒并产生一系列相关抗原，包括乙型肝炎表面抗原（HBsAg）、乙型肝炎核心抗原（HBcAg）和乙型肝炎相关抗原（HBeAg）。病毒刺激机体的免疫系统，产生特异性抗体和致敏淋巴细胞。抗病毒抗体及致敏淋巴细胞既可增强机体抗感染、清除病毒的能力，又能识别并杀伤感染的肝细胞，导致肝细胞损伤并发生坏死。③丙型肝炎病毒属于 RNA 病毒，HCV 感染机体后，可直接破坏肝细胞或通过免疫因素引起肝细胞损伤。饮酒可促进 HCV 的复制，激活肝纤维化的发生。HCV 感染者约 3/4 可演变成慢性肝炎，其中 20% 患者可发展为肝硬化。

病毒性肝炎的发病机制比较复杂，肝炎发生时肝脏病变程度不仅与感染病毒的数量、毒力有关，还与机体抗肝炎病毒的免疫功能状态密切相关。①免疫功能正常，如感染病毒数量较少、毒力较弱，被侵犯和破坏的肝细胞较少，则发生急性普通型肝炎；②免疫功能过强，如感染病毒数量多而毒力强时，受感染的肝细胞多、损伤程度严重，则发生急性重型肝炎；③免疫功能不足或低下，免疫反应只能将一部分病毒和感染的肝细胞杀灭和破坏，残留的病毒在肝内反复复制和感染肝细胞，导致肝细胞反复损害而成为慢性肝炎；④免疫功能缺陷，病毒感染后不能引起相应的免疫反应，感染的肝细胞也未受到免疫性损伤，病毒在肝细胞内持续复制，机体既不清除病毒也不损伤肝细胞，成为无症状的病毒携带者。

二、基本病理变化

各型肝炎的基本病理变化都是以肝细胞的变质性病变为主，同时伴有不同程度的炎性细胞浸润、肝细胞再生和纤维组织增生。

（一）肝细胞变质性病变

1. 细胞水肿 为最常见的病变，表现为胞质疏松化和气球样变，是由于肝细胞受损后细胞内水分增多所致（图 17-5）。光镜下：轻者肝细胞肿胀、体积增大，胞质疏松、淡染、半透明，称胞质疏松化。重者，肝细胞明显肿大呈球形，胞质几乎完全透明，称为气球样变（ballooning degeneration）。电镜下：可见内质网扩张、囊泡变，核蛋白颗粒脱失，线粒体肿胀、嵴消失等。

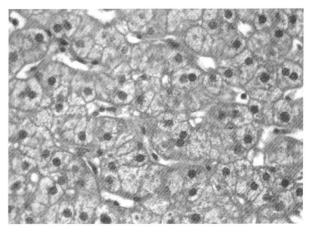

图 17-5 病毒性肝炎
光镜下见肝细胞水肿致胞质疏松

2. 嗜酸性变和嗜酸性小体 嗜酸性变仅累及单个或几个肝细胞。光镜下：肝细胞胞质水分脱失浓缩，使肝细胞体积明显变小，胞质嗜酸性染色增强，呈均匀伊红染，细胞核染色亦较深。嗜酸性变进一步发展时，肝细胞胞质浓缩，胞核浓缩以至消失，最后形成深红色、均匀浓染的圆形小体，称为嗜酸性小体（acidophilic body）。嗜酸性小体是单个肝细胞死亡，属于细胞凋亡。

3. 毛玻璃样肝细胞 属变性范畴，表现为肝细胞内含有大量 HBsAg，多见于 HBsAg 携带者及慢性肝炎患者的肝组织。光镜下：HE 染色可见肝细胞胞质内充满嗜酸性细颗粒状物质，不透明，似毛玻璃样，故称毛玻璃样肝细胞。电镜下：可见沉积在内质网池内的线状或小管状物质，用免疫酶标法或免疫荧光法证实这些物质呈 HBsAg 阳性反应。

4. 溶解性坏死 在严重细胞水肿的基础上发展而来。表现为肝细胞破裂解体，随后溶解、消失，伴炎症细胞浸润。按坏死范围、程度分为：

（1）点状坏死（spotty necrosis）：指肝小叶内散在的、仅累及单个至几个肝细胞的局灶性坏死，常见于急性普通型肝炎。

（2）碎片状坏死（piecemeal necrosis）：指肝小叶周边部界板肝细胞的灶状坏死，使肝细胞界板呈虫蚀状缺损，常见于慢性肝炎。

（3）桥接坏死（bridging necrosis）：指肝小叶中央静脉与汇管区之间或两个小叶中央静脉之间及两个汇管区之间出现的相互连接的肝细胞坏死带。坏死处有炎症细胞浸润和纤维组织增生，增生的纤维组织形成条索而分割肝小叶结构。常见于中、重度慢性肝炎。

（4）亚大块坏死（submassive necrosis）和大块坏死（massive necrosis）：指累及肝小叶大部分或多个肝小叶的大范围融合性坏死，使小叶组织结构塌陷不能辨认，是肝脏最严重的一种坏死，常见于重型肝炎。

（二）渗出性病变

肝炎时在汇管区或肝小叶内坏死区，常有程度不等的炎性细胞浸润，浸润的炎性细胞以淋巴细胞和单核细胞为主，有时也见少量浆细胞及中性粒细胞等。

（三）增生性病变

1. Kupffer 细胞增生肥大 增生的细胞呈梭形或多角形，胞浆丰富，突出于窦壁或自壁上脱入窦内成为游走的吞噬细胞，参与炎症反应。

2. 肝星形细胞（hepatic stellate cell）和成纤维细胞增生 在肝炎或其他原因导致的慢性肝损伤时，肝星形细胞可演化为肌成纤维细胞，合成胶原纤维。间叶细胞和静止的纤维细胞被激活转变为成纤维细胞，参与肝损伤的修复。长期大量的纤维组织增生可发展成肝纤维化及肝硬化。

3. 肝细胞再生和小胆管增生 肝细胞坏死时，邻近的肝细胞通过分裂、再生进行修复。在肝炎恢复期或慢性阶段则更为明显。再生的肝细胞体积较大，核大而染色较深，有的可有双核。如坏死轻微，再生的肝细胞可沿原有的网状支架排列；如坏死严重，原有的网状支架塌陷，肝细胞呈结节状再生。慢性且坏死较严重的病例在汇管区或大片坏死灶内可见小胆管的增生。

三、临床病理类型

各种肝炎病毒引起肝炎的临床表现和病理变化基本相同。从临床病理角度把病毒性肝炎分为普通型及重型两大类，普通型又分为急性、慢性肝炎两种类型。

（一）急性（普通型）肝炎

急性（普通型）肝炎是临床上最常见的病毒性肝炎。根据有无黄疸，可分为黄疸型和无黄疸型两种。我国以无黄疸型肝炎居多，其中多为乙型肝炎，部分为丙型肝炎。黄疸型肝炎的病变略重，病程较短，多见于甲型、丁型、戊型肝炎。两型肝炎病变基本相同。

1. 病理变化　肉眼观：肝脏体积轻度增大，质地变软，被膜紧张，表面光滑。光镜下：病变特点为肝细胞变性广泛、坏死轻微。变性以肝细胞水肿为主，表现为胞质疏松化和气球样变。坏死表现为肝小叶内散在的点状坏死，有时可见肝细胞嗜酸性变或嗜酸性小体。在坏死灶内、汇管区及被膜下有以淋巴细胞为主的炎症细胞浸润。黄疸型者肝细胞坏死稍重，毛细胆管内有淤胆和胆栓形成。肝窦壁 Kupffer 细胞增生。

2. 临床病理联系　由于弥漫性肝细胞水肿，导致肝脏体积变大和被膜紧张被牵拉，临床上患者出现肝脏肿大和肝区疼痛或压痛。由于肝细胞坏死，细胞内酶释放入血，使血清丙氨酸氨基转移酶（ALT）等升高，同时可引起不同程度肝功能异常。肝细胞病变严重时，胆红素代谢障碍可出现黄疸。弥漫性肝细胞肿胀、排列紊乱，可挤压肝窦，使门静脉血液回流受阻，引起胃肠淤血，患者出现食欲不振、消化不良等症状。

3. 结局　急性肝炎患者多数在半年内可治愈。点状坏死灶经周围肝细胞再生而修复。但乙型、丙型肝炎恢复较慢，其中乙型肝炎中 5%~10%、丙型肝炎中大部分可转变成慢性肝炎。

（二）慢性（普通型）肝炎

病毒性肝炎病程持续在半年以上者即为慢性肝炎。慢性肝炎临床表现差异较大，有食欲减退、肝区隐痛等症状及血清病毒抗原阳性和肝功能生化改变；某些患者病情较轻，症状不明显，可稳定多年；有些病例则很快进展到肝硬化，出现肝掌、蜘蛛痣、脾肿大等体征和肝功能指标持续异常。根据细胞损伤、纤维化及再生修复的程度，将慢性肝炎分为轻、中、重度三种类型。

1. 轻度慢性肝炎　肉眼观：肝脏体积轻度增大，表面平滑。光镜下：肝细胞变性病变为主，坏死较轻，有点状坏死，轻度碎片状坏死，汇管区有慢性炎性细胞浸润，周围少量纤维组织增生，肝小叶结构完整。

2. 中度慢性肝炎　肉眼观：肝脏体积增大，表面较光滑。光镜下：肝细胞变性、坏死明显，有中度碎片状坏死及桥接坏死。汇管区和肝小叶内炎性细胞浸润明显，纤维组织增生形成连接不同肝小叶的纤维条索，但肝小叶结构大部分保存。

3. 重度慢性肝炎　肉眼观：肝脏表面不平滑呈颗粒状，质地较硬。光镜下：肝细胞坏死严重且广泛，有重度碎片状坏死及桥接坏死。坏死区出现肝细胞不规则再生。小叶周边部坏死区增生的纤维组织向小叶内伸展，此时纤维条索尚未互相连接形成纤维间隔，称为肝纤维化。如果病变继续进展，小叶中央区和汇管区等处的纤维条索互相连接，形成纤维间隔分割肝组织结构，形成假小叶，则发展为早期肝硬化。重度慢性肝炎有时在原有病变基础上出现大片新的肝细胞坏死而发展为重型肝炎。

（三）重型病毒性肝炎

本型病情严重。根据起病急缓及病变程度，可分为急性重型和亚急性重型肝炎两种类型。

1. 急性重型肝炎　少见，起病急骤，病程短，病情凶险，病死率高，临床上又称为暴发型肝炎。

（1）病理变化：肉眼观：肝脏体积显著缩小，重量减轻，质地柔软，被膜皱缩。切面呈黄色或红褐色，又称为急性黄色肝萎缩或红色肝萎缩。光镜下：肝细胞弥漫性大片坏死、溶解，肝细胞索解离，坏死面积可达到肝实质的 2/3。肝细胞坏死多自肝小叶中央开始，迅速向四周扩展，仅小叶周边部残留少数变性的肝细胞。残留的肝细胞无明显再生现象。肝窦明显扩张、充血甚至出血。Kupffer 细胞增生肥大、吞噬细胞碎屑及色素。小叶内及汇管区有淋巴细胞和巨噬细胞为主的炎细胞浸润。

（2）临床病理联系：由于大量肝细胞溶解坏死，可导致肝功能衰竭：①大量游离胆红素未能结合而引起严重肝细胞性黄疸；②凝血因子合成障碍导致出血倾向；③肝解毒功能障碍导致肝性脑病。由于胆红素代谢障碍及血循环障碍等，还可导致肾功能衰竭，称为肝肾综合征。

急性重型肝炎多数在短期内死亡，死因主要为肝功能衰竭导致肝性脑病，其次为消化道大出血或急性肾功能衰竭。弥散性血管内凝血（DIC）是引起全身严重出血、致死的另一个因素。本型肝炎的少数患者如能渡过急性期，可迁延而转为亚急性重型肝炎。

2. 亚急性重型肝炎 多数是由急性重型肝炎迁延而来，或一开始病变就比较缓和呈亚急性经过。少数病例可能由普通型肝炎恶化而来。本型病程可达一至数月。

（1）病理变化：肉眼观：肝脏体积不同程度缩小，被膜皱缩不平，质地软硬不一。切面因胆汁淤积呈黄绿色，可见坏死区及小岛屿状再生结节，又称为亚急性黄色肝萎缩（图 17-6）。光镜下：既有亚大块肝细胞坏死，又有肝细胞结节状再生。由于坏死区网状纤维支架塌陷和胶原纤维化，使再生的肝细胞失去原有网状支架依托，不能延伸成肝细胞索，故聚集在一起形成不规则的结节，失去原有肝小叶结构。肝小叶内外有明

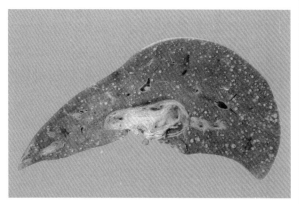

图 17-6 亚急性黄色肝萎缩
肝脏体积缩小、胆汁淤积呈黄绿色，切面见小岛屿状再生结节

显的炎症细胞浸润。小叶周边部小胆管增生，并有胆汁淤积，形成胆栓。陈旧的病变区有明显的结缔组织增生。

（2）临床病理联系：如治疗及时得当，有阻止病变发展和治愈的可能。病程迁延 1 年以上则发展为坏死后性肝硬化。病情继续进展可出现不同程度肝功能不全等严重后果。

第四节 肝硬化

肝硬化（liver cirrhosis）是由多种原因引起的常见的慢性进行性肝脏疾病，其特征是：肝细胞广泛变性坏死，纤维组织增生和肝细胞结节状再生，这三种病变反复交错进行，导致肝小叶结构被破坏和肝内血管系统改建，使肝脏体积变小、质地变硬，表面和切面呈结节状而形成肝硬化。临床上病变早期可无明显症状，后期出现一系列不同程度的门静脉高压症和肝功能障碍。

肝硬化的分类，国际肝病研究会（IASL）按病因分为病毒性肝炎性、酒精性、胆汁性、淤血性、寄生虫性肝硬化等。按形态分为小结节型（结节直径 <3mm）、大结节型（结节直径 >3mm）、大小结节混合型肝硬化等。我国常用分类是结合病因及病变分为门脉性、坏死后性、胆汁性、淤血性、寄生虫性和色素性肝硬化等。其中门脉性肝硬化最常见，其次为坏死后性肝

硬化，其他类型较少见。

一、门脉性肝硬化

门脉性肝硬化（portal cirrhosis）相当于小结节型肝硬化，是各型肝硬化中最常见的类型。

（一）病因和发病机制

1. 病毒性肝炎　慢性乙型和丙型病毒性肝炎是引起我国门脉性肝硬化的主要原因，大部分肝硬化病例的肝组织内可检出 HBV 特异性表达。由于慢性炎症，肝细胞反复发生变性、坏死、增生，导致肝内纤维组织增生和肝细胞结节状再生，促进肝硬化形成。

2. 慢性酒精中毒　长期酗酒所致慢性酒精中毒是引起肝硬化另一主要原因。其发生机制是乙醇对肝脏的直接损害作用。乙醇在肝内氧化产生乙醛并最终代谢为乙酸的过程中，导致肝细胞脂肪变性、坏死，引起肝内纤维组织增生，发展为肝硬化。此外，长期酗酒者因酒后进食少和慢性酒精性胃炎所导致不同程度的营养缺乏，也是促进门脉性肝硬化发生的因素。

3. 营养缺乏　食物中长期缺乏蛋氨酸或胆碱等物质，肝脏合成磷脂、脂蛋白障碍，使脂肪酸在肝内堆积，形成脂肪肝。严重脂肪变性导致肝细胞坏死，以及纤维组织增生，可促成肝硬化。

4. 化学毒物损伤　长期接触某些化学物质，如砷、四氯化碳、黄磷可导致慢性中毒，损伤肝细胞，引起肝硬化。长期服用某些药物，如异烟肼、双醋酚丁、甲基多巴、甲氨蝶呤也可导致药物性肝炎而发展为肝硬化。

肝硬化的发生是上述各种因素长期作用的结果：持久的肝细胞变性、坏死及炎症性损伤，引起汇管区及坏死区广泛胶原纤维增生。肝硬化时增多的胶原纤维有两种来源：①增生的成纤维细胞、肝窦内激活的肝星形细胞，分泌产生胶原纤维；②肝细胞坏死，局部网状纤维支架塌陷、融合形成胶原纤维。初期增生的纤维组织形成小条索，尚未互相连接形成纤维间隔而改建肝小叶结构时，称为纤维化。肝纤维化是可复性病变，病因消除，纤维条索被吸收，病变可逆转。如果病变继续发展，肝小叶中央区和汇管区的纤维条索连成纤维间隔，并互相连接重新包绕原有的或再生的肝细胞形成假小叶，最终使肝小叶结构破坏和血液循环被改建而形成肝硬化。

纤维组织增生导致肝纤维化是肝硬化发生的关键，可引起胶原纤维的合成与沉着的因素有：①慢性炎症时炎性细胞释放的细胞因子，如肿瘤坏死因子（TNF-α，TNF-β）、白细胞介素 -1（IL-1）和转化生长因子 β（TGF-β）等；②受损伤的内皮细胞、肝细胞、胆管上皮细胞和 Kupffer 细胞产生细胞因子；③毒素对星形细胞的直接刺激作用，被激活的星形细胞表达血小板源性生长因子受体（PDGR-β）；④细胞外基质的破坏反应，使大量间质纤维性的 I 型和Ⅲ型胶原蛋白沉积于 Disse 间隙，产生纤维间隔。

（二）病理变化

1. 肉眼观　门脉性肝硬化的早期和中期，肝脏体积正常或略增大，质地稍硬。晚期肝脏体积缩小，重量减轻（由正常的 1400g 减到 1000g 以下），硬度增加，表面及切面见弥漫性分布的小结节，大小相近，直径 0.1~0.5cm 之间，最大的结节不超过 1cm，周围为增生的纤维组织条索包绕，肝被膜明显增厚（图 17-7）。

2. 光镜下 肝脏内正常肝小叶结构被破坏，广泛增生的纤维组织将原来的肝小叶分隔包绕成为大小不等的圆形或椭圆形的肝细胞团，称为假小叶（pseudolobule）。假小叶的结构特点：①肝细胞排列紊乱，失去放射状肝索结构，肝细胞有不同程度的变性和坏死；②中央静脉缺如、偏位或有 2 个以上，有时可见被包绕的汇管区；③再生的肝细胞体积大、核大、深染，常出现双核。此外，一些肝细胞内有胆色素沉着，细小胆管内有胆汁淤积，这是由于增生的纤维组织压迫细小胆管所致。包绕假小叶的纤维间隔较窄且宽窄较一致，其内有多少不等的慢性炎细胞浸润，可见新生的细小胆管和无管腔的假胆管（图 17-8）。

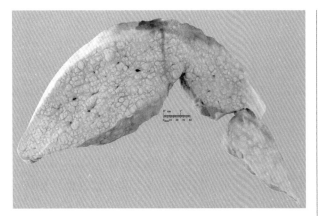

图 17-7 门脉性肝硬化
肝脏体积缩小、变硬，切面见弥漫的小结节

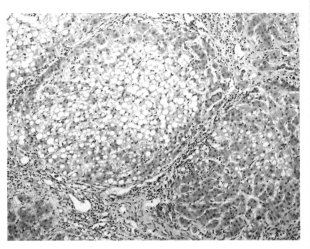

图 17-8 门脉性肝硬化
光镜下见假小叶形成，肝细胞脂肪变性

（三）临床病理联系

在肝硬化病变发展过程中，由于反复的炎症性损伤、肝细胞变性坏死、纤维化、肝细胞结节状再生等病理变化，使肝内血管系统受到严重破坏和改建，导致血管网减少和异常吻合支形成，对肝脏血流和肝细胞血液灌注产生明显影响，临床上常出现门脉高压症及肝功能不全的表现。

1. 门脉高压症（portal hypertension） 正常门静脉压平均为 13.2mmHg，肝硬化时，门静脉压可增高至 22.1~36.8mmHg 以上，并出现一系列临床症状和体征，称为门脉高压症。

（1）发生机制：①由于假小叶形成压迫小叶下静脉，肝窦内的血液不易排出，进而使门静脉血液流入肝窦受阻（窦后阻塞）；②肝内广泛纤维组织增生，使小叶中央静脉和肝窦受压、闭塞，以及窦周纤维化使肝窦壁增厚，造成门静脉循环受阻（窦内阻塞）；③肝内血管网受破坏而减少，增加了门静脉回流的阻力；④肝动脉小分支和门静脉小分支之间形成异常的吻合支，压力高的肝动脉血经吻合支注入门静脉，使门静脉压增高（图 17-9）。

（2）临床表现：门静脉压升高后，胃、肠、脾等器官的静脉回流受阻。早期由于代偿作用，临床上可无明显症状，晚期可出现以下表现：

①脾脏肿大（splenomegaly）：门静脉压升高，

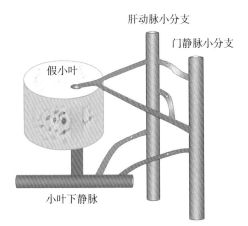

图 17-9 肝硬变肝内血液循环变化模式图

脾脏因长期慢性淤血而肿大。70%~85% 的肝硬化患者有脾脏肿大。肿大脾脏的重量多在 500g 以下，少数可达 800~1000g，质硬、被膜增厚。光镜下，脾小体萎缩、纤维化。脾索增宽，脾窦扩张淤血，窦内皮细胞增生。红髓内有含铁血黄素沉积和纤维组织增生，形成黄褐色的含铁结节。患者可因脾功能亢进而出现贫血、白细胞和血小板减少症。

②消化功能紊乱：门静脉压升高，使胃肠道淤血水肿，表现为胃肠壁增厚，黏膜皱襞增宽，严重者黏膜呈胶冻状外观，引起患者出现食欲不振、腹胀、消化不良等症状。

③腹水（ascites）：肝硬化晚期，腹腔内可积聚大量淡黄色透明液体（漏出液），称为腹水。腹水产生的主要原因：a. 门静脉压升高，使肠及肠系膜毛细血管内流体静压升高和管壁通透性增大，而致液体漏入腹腔。b. 小叶下静脉受压和小叶中央纤维化，使肝窦内压升高，液体自窦壁漏出，部分经肝被膜漏入腹腔。c. 肝细胞合成白蛋白功能降低、消化不良使蛋白质吸收减少，可导致低蛋白血症，使血浆胶体渗透压降低，促进腹水形成。d. 肝功能障碍，对激素的灭活作用降低，使血中醛固酮、抗利尿激素水平升高；加上腹水形成后有效循环血量减少，导致醛固酮、抗利尿激素分泌增多，从而引起水、钠潴留。

④侧支循环形成：门静脉压升高，使一部分门静脉血液经门 - 体静脉吻合支，绕过肝脏直接回心。主要的侧支循环和合并症有（图 17-10）：a. 门静脉血液经胃冠状静脉、食管下段静脉丛、奇静脉入上腔静脉。可导致食管下段静脉丛曲张，这是最主要、最常见的侧支循环。食管下段静脉丛曲张破裂可引起上消化道大出血，是肝硬化患者常见的死亡原因之一。b. 门静脉血液经肠系膜下静脉、直肠上静脉、直肠静脉丛、直肠下静脉、髂内静脉、髂总静脉入下腔静脉，可导致直肠静脉丛曲张，形成痔。痔破裂，发生便血，长期便血可引起贫血。c. 门静脉血液经脐旁静脉到脐周围静脉丛后，向上经胸腹壁静脉进入上腔静脉，向下经腹壁下静脉进入下腔静脉。引起脐肿大向外突起，脐周围浅静脉高度扩张，临床上可出现"海蛇头"（caput medusae）现象。

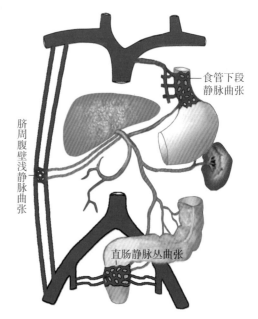

食管下段静脉曲张

脐周腹壁浅静脉曲张

直肠静脉丛曲张

图 17-10　肝硬化时侧支循环模式图

2. 肝功能不全　主要是肝实质长期、反复破坏所致（详见本章第六节）。主要表现有：

（1）激素的灭活功能降低：对雌激素的灭活作用减弱，使体内雌激素水平增高，引起男性乳腺发育、睾丸萎缩，女性月经不调、不孕；患者颈部、面部、上胸部皮肤可出现小动脉末梢扩张形成蜘蛛状血管痣；手掌大、小鱼际及指尖等部位小血管扩张呈鲜红色，称为肝掌。

（2）蛋白质合成障碍及转氨酶升高：肝细胞变性坏死，白蛋白合成减少，体内免疫系统产生球蛋白增多，常引起低白蛋白血症及白蛋白与球蛋白的比例（A/G）下降或倒置。肝细胞受损、细胞膜通透性增加，细胞内酶释放入血，使血清丙氨酸氨基转移酶（ALT）等升高。

（3）出血倾向：由于肝脏合成凝血因子减少及脾肿大时脾功能亢进使血小板破坏增多，临床上有鼻衄、牙龈出血、黏膜出血、皮下瘀斑等表现。

（4）胆色素代谢障碍：肝硬化时，肝内胆管的不同程度破坏、阻塞或扭曲，肝细胞变性肿胀、坏死，导致胆色素代谢障碍，引起毛细胆管内胆栓形成及肝细胞内胆汁淤积，均可出现黄疸。

（5）肝性脑病：是肝功能不全最严重的后果，常为肝硬化的死亡原因之一。

（四）结局

肝硬化时，肝组织已被增生的纤维组织改建，因此不易从形态结构上完全恢复正常，但是由于肝脏有较强的代偿能力，及时治疗可使疾病在相当长时期内处于相对稳定状态，此时肝细胞的变性坏死、纤维组织增生可停止。但如果病变继续进行，发展到晚期肝功能衰竭时，患者可因肝昏迷而死亡；亦可因食管下段静脉曲张破裂引起的消化道大出血、合并肝癌及感染而导致死亡。

二、其他类型肝硬化

（一）坏死后性肝硬化

坏死后性肝硬化（postnecrotic cirrhosis）是在肝实质发生大片坏死的基础上形成的，相当于大结节型肝硬化和大小结节混合型肝硬化。坏死后性肝硬化病程较短，预后较差，易合并肝癌。

1. 病因 ①肝炎病毒感染是发生坏死后性肝硬化的主要原因，大部分为乙型、丙型引起的亚急性重型肝炎，病程迁延逐渐形成坏死后性肝硬化。戊型肝炎病毒感染在孕妇多形成重型暴发型肝炎，如存活可转变为坏死后性肝硬化。②药物及化学物质中毒，引起广泛的中毒性肝坏死，在此基础上，导致坏死后性肝硬化发生。

2. 病理变化

（1）肉眼观：肝脏体积缩小，重量减轻，质地变硬。表面有较大且大小不等的结节，最大结节直径可达6cm，由于形成大小不等的结节常使肝变形。切面见结节由较宽大的纤维条索包绕，结节呈黄绿或黄褐色（图17-11）。

（2）光镜下：正常肝小叶结构破坏，代之以大小不等的假小叶。假小叶内肝细胞坏死明显，呈灶状、带状甚至整个小叶坏死，有胆色素沉着。包绕假小叶间的纤维间隔较宽且厚薄不均，其中炎细胞浸润、小胆管增生均较显著。

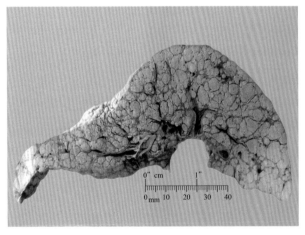

图17-11 坏死后性肝硬化
肝脏体积缩小，切面见大小不等的结节

（二）胆汁性肝硬化

胆汁性肝硬化（biliary cirrhosis）是因胆道阻塞淤胆而引起的肝硬化，较少见，可分为继发性与原发性两类。原发性者更为少见。

1. 继发性胆汁性肝硬化 常见的原因为胆管系统的阻塞，如胆石、肿瘤（胰头癌、Vater壶腹癌）等对肝外胆道的压迫，引起胆道狭窄及闭塞。在儿童患者多因肝外胆道先天闭锁。胆道系统完全闭塞 6 个月以上即可引起此型肝硬化。其病理变化为：

（1）肉眼观：肝脏体积增大，表面平滑或呈细颗粒状，硬度中等。呈绿色或绿褐色，切面结节较小，结节间纤维间隔较细。

（2）光镜下：肝细胞质内胆色素沉积，肝细胞变性坏死。坏死肝细胞肿大，胞质疏松呈网状，核消失，称为羽毛状坏死。毛细胆管淤胆、胆栓形成，坏死区胆管破裂，胆汁外溢，形成"胆汁湖"，汇管区胆管扩张及小胆管增生。纤维组织增生及小叶的改建与门脉性及坏死后性肝硬化相比较轻。伴有胆管感染时，汇管区有多量中性粒细胞浸润甚至微脓肿形成。

2. 原发性胆汁性肝硬化　又称慢性非化脓性破坏性胆管炎，原因不明，可能与自身免疫有关。临床少见，多发生于中年以上妇女。其病理变化为：①早期汇管区小叶间胆管上皮空泡变性、坏死及淋巴细胞浸润；②其后则有胆小管破坏、纤维组织增生并出现淤胆现象，汇管区增生的纤维组织侵入肝小叶内形成间隔分割小叶最终发展为肝硬化。临床表现为：长期梗阻性黄疸、肝肿大和因胆汁刺激引起的皮肤瘙痒等，还可伴有高脂血症和皮肤黄色瘤。

第五节　消化系统常见恶性肿瘤

一、食管癌

食管癌（carcinoma of esophagus）是由食管黏膜上皮或腺体发生的恶性肿瘤，是我国常见恶性肿瘤之一。发病年龄多在 40 岁以上，尤以 60 岁以上者居多，男性多于女性。食管癌在我国华北及河南地区多见，高发区集中在太行山一带。临床主要症状是哽噎和进行性吞咽困难。

（一）病因

病因尚未完全阐明，根据流行病学及病因学的调查研究认为下列几个方面是导致食管癌发病的因素。

1. 环境因素　在我国高发地区调查发现，当地某些粮食及食品中亚硝胺含量均较高，与当地食管癌的患病率呈正相关。高发区地质水土含硝酸盐过多、微量元素比例失调或化学污染可直接或间接引起食管癌的发生。

2. 生活习惯　长期饮酒、吸烟，食用过热、过粗、过硬的食物，营养的缺乏，高发地区喜食自制的酸菜等。

3. 遗传因素　有研究表明，食管癌患者中有癌家族史的比例高于对照组，提示其发生可能与遗传易感性有一定关系。

4. 其他因素　各种长期不愈的食管炎可能是食管癌的癌前病变，分子流行病学提示 HPV 感染在食管癌的发生、发展中可能有一定意义。胃食管反流引起的 Barrett 食管也与食管癌发生有关。

（二）病理变化

食管癌好发于三个生理狭窄部，以食管中段最多见（50%），下段次之（30%），上段最少（20%）。可分为早期癌和中晚期癌两类。

1. 早期癌　是指癌组织浸润仅限于食管黏膜层及黏膜下层者。此期临床上尚无明显症状。

钡餐检查，食管基本正常或呈管壁轻度局限性僵硬。纤维内窥镜检查，病变较局限，病变部位黏膜稍肿胀、隆起，可见浅表的糜烂或颗粒状，大小形状不一致，但与周围黏膜分界较清。光镜下，多为鳞状细胞癌，癌组织多位于上皮内，形成原位癌或黏膜内癌，也有一部分癌组织可浸润到黏膜下层，但未侵犯肌层，无淋巴结转移。早期癌如及时手术，其5年存活率在90%以上，预后较好。本型发现困难，因症状不明显常被忽略，有可疑症状出现时，可进行食管拉网脱落细胞学检查或食管镜检查。

2. 中晚期癌 是指癌组织浸润到食管黏膜下层以下者。此期患者已出现临床症状，如胸骨后疼痛、异物感、进行性吞咽困难等。肉眼形态可分为四型：①髓质型：肿瘤在食管壁内浸润性生长，使食管壁均匀增厚，管腔变窄。切面癌组织为灰白色，质地较软似脑髓，表面可形成浅表溃疡。②蕈伞型：肿瘤为卵圆形扁平肿块，如蘑菇状突入食管腔内（图17-12A）。③溃疡型：肿瘤表面形成溃疡，溃疡外形不整，边缘隆起，底部凹凸不平，常深达肌层（图17-12B）。④缩窄型：癌组织在食管壁内浸润生长累及食管全周，形成明显的环形狭窄，近端食管腔明显扩张。光镜下，组织学分为：鳞状细胞癌、腺癌、小细胞癌、腺鳞癌等类型。其中以鳞状细胞癌最多见，约占食管癌的90%，腺癌次之（5%~10%）。大部分腺癌的发生与Barrett食管有关，极少数来自食管黏膜下腺体。

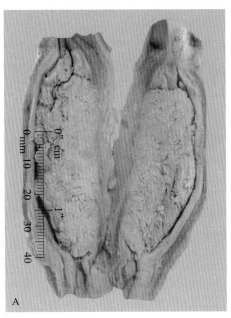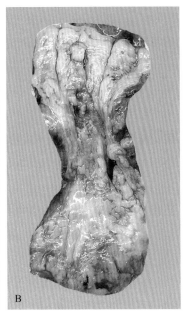

图 17-12　食管癌
A. 蕈伞型；B. 溃疡型

Barrett食管是指各种原因，如慢性反流性食管炎，引起食管与胃交界处的齿状线2cm以上的食管下段黏膜鳞状上皮被胃黏膜柱状上皮所取代。Barrett食管可发生溃疡或癌变，癌变率可达10%，多为腺癌。

（三）扩散与转移

1. 直接蔓延 因食管无浆膜层，癌组织易穿透食管壁直接侵入邻近器官。食管上段癌可侵入喉部、气管和颈部软组织；中段癌多侵入支气管、肺；下段癌常侵入贲门、膈、心包等处。受浸润的器官可发生相应的合并症，如大出血、化脓性炎及脓肿、食管-支气管瘘等。侵入食管黏膜下层的癌细胞可通过淋巴管网在管壁内扩散，在远离原发灶的黏膜下形成转移病灶。

2. 转移 ①淋巴道转移：癌细胞沿食管淋巴引流途径进行转移。上段癌常转移到颈部及上纵隔淋巴结；中段癌多转移到食管旁及肺门淋巴结；下段癌常转移到食管旁、贲门及腹腔淋巴结。②血道转移：主要见于晚期患者，以转移至肝及肺为最多见，其次为骨、肾等，可同时有两个或两个以上部位转移。

二、胃癌

胃癌（carcinoma of stomach）是胃黏膜上皮和腺体发生的恶性肿瘤，是消化道最常见的恶性肿瘤之一。在我国恶性肿瘤的发病率和死亡率统计中，胃癌仅次于肺癌位居第二位。胃癌好发年龄为 40~60 岁，男女之比为（2~3）：1。胃癌好发部位为胃窦部，特别是胃小弯侧多见，约占 75%。临床主要表现为食欲不振、胃酸缺乏、贫血以及上腹部肿块等。

（一）病因

胃癌的病因尚不清楚，目前认为可能是多因素综合作用的结果。

1. 饮食和环境因素 胃癌的发生有一定的地理分布特点，如日本、哥伦比亚和中国的某些地区胃癌发病率高于欧美国家 4~6 倍。这可能与高发区饮食习惯及土壤地质因素有关。多项研究表明，腌制食物、煎炸、高盐、变质食物含有亚硝胺类化合物可诱发胃癌。此外，吸烟、长期饮酒、暴饮暴食、营养失衡与胃癌的发生有一定的关系。

2. 幽门螺杆菌（helicobacter pylori，Hp）感染 研究表明，我国胃癌高发地区成人 Hp 感染率在 60% 以上，明显高于低发区，胃癌可能是 Hp 长期感染与其他因素共同作用的结果，Hp 感染可增加细胞的增殖活性、癌基因激活 (c-myc) 及抑癌基因 (p53) 的失活，从而诱发胃黏膜上皮细胞的癌变。

3. 癌前病变与前驱病变 某些长期未治愈的慢性胃疾病如慢性萎缩性胃炎、胃息肉、胃溃疡等伴胃上皮内瘤变/异型增生以及胃黏膜大肠型肠上皮化生等，有可能使胃癌发生的危险性明显增加。

4. 遗传因素 胃癌仅在 1%~3% 的家族中显示有聚集性，有研究证实遗传性弥漫型胃癌患者的家族中存在 E-cadherin（CDHI）基因的胚系突变。

（二）病理变化

胃癌的组织发生，可能来自胃腺颈部和胃小凹底部的干细胞。根据胃癌病理变化的进展程度，可分为早期胃癌与进展期胃癌两大类。

1. 早期胃癌 指癌组织浸润仅限于黏膜层及黏膜下层者属早期胃癌。判断早期胃癌的标准不是其面积大小和是否有局部淋巴结转移，而是其深度。故早期胃癌也称为黏膜内癌或表浅扩散性癌。早期胃癌经手术切除治疗，预后较好。早期胃癌中，直径在 0.5cm 以下者称微小胃癌，0.6~1.0cm 者称小胃癌。微小胃癌和小胃癌术后 5 年生存率为 100%。内窥镜检查，早期胃癌肉眼形态可分为三种类型：①隆起型（protruded type，Ⅰ型）：肿瘤从胃黏膜表面显著隆起，有的呈息肉状；②表浅型（superficial type，Ⅱ型）：肿瘤表面较平坦，隆起不明显；③凹陷型（excavated type，Ⅲ型）：有溃疡形成，仍局限在黏膜下层，此型最为多见。光镜下，组织学类型分为：管状腺癌最多见；其次为乳头状腺癌，未分化癌最少见。早期胃癌术后 5 年生存率为 90%，10 年生存率为 75%。

2. 进展期胃癌 指癌组织浸润到黏膜下层以下者均属进展期胃癌，或称为中晚期胃癌。癌组织浸润越深，预后越差。肉眼形态可分为三型：①息肉型或蕈伞型：癌组织向黏膜表面生长，呈息肉状或蕈状，突入胃腔内。②溃疡型：部分癌组织坏死脱落，形成溃疡。溃疡一般多呈皿状，有的边缘隆起，如火山口状（图17-13）。③浸润型：癌组织向胃壁内呈局限或弥漫浸润，与周围正常组织无明显分界。其弥漫浸润可导致胃壁增厚、变硬、胃腔缩小，黏膜皱襞大部消失。典型的弥漫浸润型胃癌，其胃的形状似皮革制成的囊袋，因而称之为革囊胃（1initis plastica，图17-14）。组织学类型：腺癌最常见，可分为乳头状腺癌、管状腺癌、黏液腺癌、印戒细胞癌等。此外还有少见的亚型如腺鳞癌、鳞状细胞癌和未分化癌。

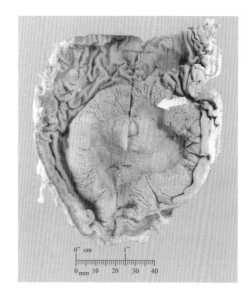

图 17-13　胃癌
癌组织形成巨大不规则溃疡，边缘隆起

（三）扩散与转移

1. 直接蔓延 癌组织经胃壁直接扩散至邻近器官和组织，如肝、胰腺及大网膜等。

2. 转移 ①淋巴道转移：是胃癌转移的主要途径，首先转移到局部淋巴结，其中以胃小弯侧的胃冠状静脉旁淋巴结及幽门下淋巴结最为多见。由前者可进一步转移到腹主动脉旁淋巴结、肝门处淋巴结而扩散到肝内；由后者可到达胰头上方及肠系膜根部淋巴结。转移到胃

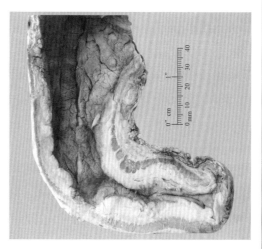

图 17-14　胃癌（革囊胃）

大弯淋巴结的癌组织可进一步扩散到大网膜淋巴结。晚期，癌细胞可经胸导管转移到锁骨上淋巴结，且以左锁骨上淋巴结（Virchow 淋巴结）多见。②血道转移：多在晚期，常经门静脉转移到肝脏，其次可转移到肺、骨及脑等处。③种植性转移：胃癌特别是胃黏液癌细胞浸润至胃浆膜后，可脱落到腹腔，种植于腹壁、大网膜、直肠膀胱窝及盆腔器官腹膜上。女性患者发生胃癌种植性转移时，可在双侧卵巢形成转移性黏液癌，称为 Krukenberg 瘤。

三、结直肠癌

结直肠癌（colorectal carcinoma）是结肠、直肠黏膜上皮和腺体发生的恶性肿瘤，其发生率在消化道恶性肿瘤中仅次于胃癌和食管癌。近年来，由于饮食习惯和饮食结构的改变以及人口老龄化，我国结直肠癌的发病率和死亡率均有增加趋势。结直肠癌多发生在 60~70 岁，男女比为 2：1。临床上主要有贫血、消瘦、大便规律及性状改变，并伴黏液血便。有时可出现腹痛、腹部肿块与肠梗阻等表现。

（一）病因

结直肠癌的发病机制可能与遗传、环境、饮食因素和某些伴有肠黏膜增生的慢性肠疾病等有关。

1. 遗传因素 主要有家族性腺瘤性息肉病（familial adenomatous polyposis，FAP）癌变，其发生与肿瘤抑制基因，即 APC 基因的缺失或突变有关；遗传性非息肉病性大肠癌（hereditary nonpolyposis colonrectal cancer，HNPCC），其发生与错配修复基因的突变有关。

2. 饮食因素 高蛋白、高脂肪、低植物纤维的饮食与本病的发生有关。这类高营养而少消化残渣食物不利于有规律的排便，因此延长了肠黏膜与这类食物中可能含有的致癌物质的接触时间。流行病学调查发现，高营养饮食的人群有较高的结直肠癌发病率。

3. 其他因素 某些伴有肠黏膜增生的慢性肠疾病，如绒毛状腺瘤、幼年性息肉病、慢性溃疡性结肠炎等伴有黏膜上皮异型增生致癌变的危险性增加。环境因素如某些缺钼、缺硒地区以及石棉工人结直肠癌患者亦多。

结直肠癌发生的分子机制涉及多种癌相关基因的协同作用，是癌基因激活，抑癌基因失活及调控障碍的结果。在结直肠癌早期可见 APC 和 MMR 两个抑癌基因失活或丢失以及 K-ras 突变激活，在结直肠癌晚期可出现 p53 和 DCC 两个抑癌基因的等位基因丢失。90% 结直肠癌组织中可见 c-myc 癌基因的过度表达。由于多种基因改变的相互作用形成了结直肠癌的个体差异性和不同于其他肿瘤的特异性。

（二）病理变化

结直肠癌的好发部位以直肠为最多（50%），其次为乙状结肠（20%），盲肠及升结肠（16%），横结肠（8%）和降结肠（6%）。

1. 上皮内瘤变和早期癌 WHO 肿瘤分类定义：结直肠肿瘤组织只有穿透黏膜肌层到达黏膜下层才称为癌。结直肠上皮轻度和中度异型增生归属于低级别上皮内瘤变，重度异型增生和原位癌均归属于高级别上皮内瘤变；黏膜内癌称为黏膜内瘤变（intramucosal neoplasia）。只要肿瘤不超过黏膜肌层都不转移，术后 5 年生存率高达 100%。早期结直肠癌是指肿瘤组织局限于黏膜下层，无淋巴结转移者。

2. 进展期结直肠癌 是指肿瘤已侵犯肠壁肌层者。肉眼观察一般可分为四型。

（1）隆起型：肿瘤呈息肉状或盘状向肠腔突出，有蒂或为广基，表面有坏死、出血伴表浅溃疡。

（2）溃疡型：肿瘤表面形成溃疡，溃疡形态不规则，直径多在 2cm 以上，边缘隆起形似火山口状，肿瘤底部侵入并破坏肠壁各层组织，与周围组织界限不清（图 17-15），本型较多见。

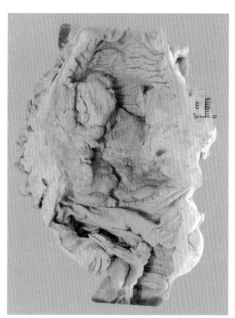

图 17-15 结肠癌
癌组织形成巨大溃疡，边缘隆起，并侵犯肠壁

（3）浸润型：肿瘤向肠壁深层弥漫浸润，常累及肠管全周，使局部肠壁增厚，表面常无明显溃疡。肿瘤常伴纤维组织异常增生，可使肠管缩小，形成环状狭窄。

（4）胶样型：肿瘤外观及切面呈半透明胶冻状，镜下为黏液腺癌或弥漫浸润的印戒细胞癌。此型多见于青年人，预后较差。

3. 组织学类型　大多为腺癌，包括乳头状腺癌、管状腺癌、黏液腺癌、印戒细胞癌等。以高分化管状腺癌及乳头状腺癌最多见。此外还有少见的未分化癌、腺鳞癌和鳞状细胞癌等，鳞状细胞癌常发生于直肠肛门附近。

结直肠癌的分期对判定预后有一定意义，广泛应用的 Dukes 分期，是根据癌变在肠壁生长浸润范围，以及是否转移到局部淋巴结及远隔脏器将结直肠癌分为四期（表 17-2）。

结直肠癌组织可产生一种糖蛋白，作为抗原引起患者的免疫反应，此种抗原称为癌胚抗原（carcino-embryonic antigen，CEA）。现已知 CEA 可广泛存在于内胚叶来源的消化系统癌中，也存在于正常胚胎的消化管组织中，在正常人血清中也可有微量存在。因此，血清中检出 CEA 并不能作为确诊大肠癌的依据，但测定 CEA 有助于观察患者肿瘤的消长，例如切除肿瘤后 CEA 水平下降，以后 CEA 再度上升则提示肿瘤复发或转移。K-ras 基因检测也是临床上确定结直肠癌复发或转移常采用的血清肿瘤标记物。

表 17-2　Dukes 结直肠癌分期及预后

分期	肿瘤生长浸润范围	术后五年存活率（%）
A	肿瘤限于黏膜层	100
B1	肿瘤侵及黏膜肌层，但还未穿透肌层，淋巴结无转移	67
B2	肿瘤穿透肌层，但淋巴结无转移	54
C1	肿瘤浸润到肌层，但还未穿透肌层，淋巴结有转移	43
C2	肿瘤穿透肠壁，淋巴结有转移	22
D	有远处转移	极低

（三）扩散与转移

1. 直接蔓延　当癌组织已浸润到浆膜后，可直接蔓延到邻近器官，如前列腺、膀胱、腹膜及腹后壁等处。

2. 转移　①淋巴道转移：结肠癌在结肠上、旁、中间和终末等淋巴结均可有转移。直肠癌首先转移到直肠旁淋巴结，以后再扩散，侵入盆腔和肛周组织。②血道转移：晚期结直肠癌可经血行转移到肝、肺、骨等处，其中约 50% 的结直肠癌可出现肝转移。③种植性转移：癌组织穿透肠壁浆膜后，癌细胞可脱落于腹膜腔而发生种植播散，常见部位为膀胱直肠陷凹，广泛种植时可出现癌性腹水。

四、原发性肝癌

原发性肝癌（primary carcinoma of liver）是由肝细胞或肝内胆管上皮细胞发生的恶性肿瘤，我国发病率较高，属于常见肿瘤之一。发病年龄多在中年以上，男性多于女性。近年来，由于广泛应用甲胎蛋白（AFP）、影像学检查，使早期肝癌检出率明显提高。

（一）病因

肝癌发生可能是多种因素综合作用的结果。

1. 病毒性肝炎　乙型病毒性肝炎与肝癌的发生有密切关系，在肝癌高发地区有 60%~90%

的肝癌伴有 HBV 感染。HBV 感染导致的慢性肝损伤使肝细胞反复增殖和修复，容易诱发肝细胞自发性突变。研究发现，在 HBV 阳性的肝癌病变组织可见 HBV 基因整合在宿主细胞原癌基因调节区和肿瘤抑制基因区，使 c-myc、c-fos 等原癌基因激活和 p53 等抑癌基因失活，还可调控多种转录因子的功能、影响多条细胞信号转导通路，从而促使肝细胞癌的发生。HCV 的感染也被认为可能是肝癌发生的病因之一。

2. 肝硬化　肝硬化与肝癌之间有密切关系，在我国肝细胞癌伴肝硬化者约为 74.9%，其中以坏死后性肝硬化为最多，肝炎后肝硬化次之。肝硬化病变的肝细胞再生结节中常出现肝细胞非典型增生，这种病变被认为是癌前病变。

3. 黄曲霉毒素　由黄曲霉菌（aspergillus flavus）产生，常出现在霉变的谷物、玉米、花生中。实验研究表明，食用黄曲霉毒素污染的食物可诱发动物肝癌。在肝癌高发区，食物被黄曲霉菌污染的情况往往也较严重。黄曲霉毒素 B_1 可引起肿瘤抑制基因 p53 发生点突变而失去活性，从而导致肝癌的发生。

4. 其他因素　如被有机致癌物质污染的饮用水，以及一些化学物质如亚硝胺类、偶氮芥类等致癌物质。酒精、硒缺乏和遗传易感性也是重要的危险因素。

（二）病理变化

1. 早期肝癌　是指单个癌结节直径在 3cm 以下或瘤结节数目不超过 2 个，其直径的总和在 3cm 以下，又称小肝癌。瘤结节呈球形或分叶状，灰白色，质地较软，切面无出血坏死，与周围组织界限清楚。患者常无临床症状，而血清 AFP 可阳性，术后 5 年生存率可达75%。

2. 中晚期肝癌　肉眼可分为三型。

（1）巨块型：肿瘤为一实体巨块，质地较软，圆形，直径可大于10cm，多位于肝右叶内。切面呈灰白色或黄褐色，中心部常有出血坏死。瘤体周边常有散在的卫星状瘤结节（图 17-16）。

（2）多结节型：此型最多见，常发生于肝硬化的肝内。癌结节多个散在，圆形或椭圆形，大小不等，直径

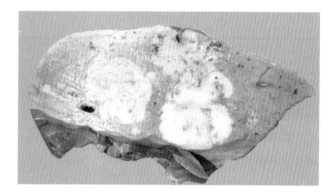

图 17-16　巨块型肝癌

由数毫米至数厘米，有的相互融合形成较大的结节。被膜下的瘤结节向表面隆起，使肝脏表面不平。切面可有淤胆呈褐绿色，有时见出血。

（3）弥漫型：癌组织在肝内弥漫分布，累及大部分或整个肝脏，无明显的结节形成，此型少见。常发生在肝硬化基础上。

3. 组织学类型　按肿瘤的组织发生可分为三种类型。

（1）肝细胞癌：此型最多见，是由肝细胞发生的肝癌。肝细胞癌组织学分化程度差异大，高分化时癌细胞与正常肝细胞相似，癌组织形成类似肝索结构，癌细胞间有血窦样腔隙。分化差时癌细胞异型性明显，核浆比例增大，可见巨核及多核癌细胞，癌组织形成实体状，其间很少血窦样腔隙。有的癌细胞排列成条索状，亦可呈腺管样，有时癌组织中有大量纤维组织分割

形成硬化性肝细胞癌。

（2）胆管细胞癌：较为少见，是肝内胆管上皮发生的癌。其组织结构多为腺癌，发生在较大胆管者可形成乳头状结构。大多数胆管上皮癌组织中可见黏液。癌细胞常侵及汇管区及血管、胆管内。有时继发于华支睾吸虫病、肝胆管结石等疾病，较少合并肝硬化。

（3）混合性肝癌：具有肝细胞癌及胆管上皮癌两种结构，此型最少见。

（三）扩散与转移

1. 肝内蔓延和转移　癌细胞常沿门静脉播散，在肝内形成转移癌结节，还可逆行蔓延至肝外门静脉主干，形成癌栓，引起门静脉高压。

2. 转移　①淋巴道转移：可循淋巴引流途径转移到局部淋巴结，如肝门淋巴结、上腹部淋巴结和腹膜后淋巴结。②血道转移：晚期可通过肝静脉转移到肺、肾上腺、脑及骨等。③种植性转移：有时肝细胞癌可直接种植到腹膜和卵巢表面，形成种植性转移。

第六节　肝功能衰竭

各种原因严重损伤肝脏细胞，使其代谢、分泌、合成、解毒与免疫功能发生严重障碍，机体出现黄疸、出血、继发性感染及肝性脑病等一系列临床综合征，称为肝功能不全（hepatic insufficiency）。肝功能衰竭（hepatic failure）是肝功能不全的晚期阶段，临床上以出现肝性脑病和肝 - 肾综合征为主要特征。

一、肝功能衰竭的病因和分类

1. 急性肝功能衰竭　起病急骤，病情凶险，发病 12~24 小时后出现黄疸，2~4 天后即由嗜睡进入昏迷状态，并有明显的出血倾向，又称暴发性肝功能衰竭。其原因主要是严重而广泛的肝细胞变性或坏死，常见于急性重型病毒性肝炎、药物性或中毒性肝炎及妊娠期急性脂肪肝等。

2. 慢性肝功能衰竭　病情进展缓慢，病程较长，往往在某些诱因如感染、上消化道出血、服用镇静剂、麻醉剂、电解质和酸碱平衡紊乱、氮质血症等作用下，病情突然加剧，进而发生昏迷。慢性肝功能衰竭多见于各种类型肝硬化的失代偿期和部分肝癌的晚期。

二、肝功能衰竭对机体的影响

（一）物质代谢障碍

1. 糖代谢障碍　主要表现为低血糖症。其发生机制为：肝功能障碍导致肝糖原合成、贮存和分解降低；肝糖原转变为葡萄糖过程障碍；胰岛素的灭活功能减弱等因素共同作用，引起血糖降低，甚至出现低血糖昏迷。部分肝功能衰竭患者可出现糖耐量降低，表现为餐后高血糖。

2. 蛋白质代谢障碍　肝脏不仅是蛋白质合成的主要场所，而且是合成白蛋白的唯一脏器。因此肝功能衰竭时，血浆蛋白尤其是白蛋白明显降低，使血浆胶体渗透压下降，成为引发腹水的机制之一。虽然肝脏合成球蛋白也减少，但肝功能衰竭时常伴有感染，免疫球蛋白生成明显增多。因此，总的球蛋白降低不明显，甚至略有升高，患者出现白蛋白与球蛋白的比值降低甚至倒置。此外，肝细胞合成多种运载蛋白（如运铁蛋白等）功能降低，引起相应病理变化。

3. 脂类代谢障碍　常表现为脂肪肝、血浆胆固醇酯/胆固醇比值下降和血浆胆固醇总量升高，肝功能受损时，肝细胞对脂肪酸的氧化和脂蛋白的合成减少，使中性脂肪在肝细胞内大量堆积而出现脂肪肝。此外，肝脏是合成胆固醇的主要场所，也是胆固醇酯化的唯一部位。故肝功能衰竭时，血浆游离胆固醇向胆固醇酯转化减少，胆固醇酯/胆固醇的比值下降。由于肝脏将胆固醇转化为胆汁酸的能力下降，导致血浆胆固醇总量升高。

4. 血清酶含量改变　转氨酶、乳酸脱氢酶在肝细胞内合成并贮存。肝细胞受损时，细胞膜通透性升高，转氨酶、乳酸脱氢酶大量释放入血，致血清中含量升高。碱性磷酸酶、γ-谷氨酰转肽酶由胆道排出，因排出障碍或产生增多，可使其在血清中浓度升高。血清胆碱酯酶因肝细胞受损，导致其因合成障碍而降低。

（二）胆汁分泌和排泄障碍

1. 高胆红素血症　肝脏参与胆红素的摄取、运载、酯化和排泄等过程。肝功能不全时，可使其中一个或几个环节发生障碍而导致高胆红素血症，临床表现为黄疸。

2. 肝内胆汁淤积　肝功能障碍时，因胆汁酸的摄入、运载和排泄受阻，胆汁流动缺乏驱动力，造成肝内胆汁淤积，临床表现为黄疸、皮肤瘙痒，并伴有血清结合胆红素、碱性磷酸酶等增高。严重胆汁淤积时，胆汁不能排入肠腔，使维生素K吸收障碍，肝内相关凝血因子合成减少，引起出血倾向；促进肠源性内毒素血症的形成；使血内胆盐积聚，引起动脉血压降低、心动过缓及神经系统的抑制症状。

（三）凝血功能障碍

肝功能障碍时凝血功能降低，肝脏合成凝血因子减少，消除抗凝血物质功能减弱，患者常表现为出血，易诱发DIC。

（四）免疫功能障碍

肝脏的Kupffer细胞在吞噬、清除来自肠道的病毒、细菌及其毒素，在抗原呈递、T细胞增生等免疫应答过程中具有重要作用，是肝脏抵御细菌、病毒感染的主要屏障，因此肝功能障碍时Kupffer细胞对细菌、内毒素清除减少，屏障功能降低使肠道细菌移位入血，易继发细菌感染及菌血症，严重时可引起肠源性内毒素血症。

（五）生物转化功能障碍

1. 药物代谢障碍　肝功能衰竭时，肝细胞对药物的代谢能力降低，使药物在血中的生物半衰期延长；改变药物在体内代谢过程，增加药物的毒副作用，易发生药物中毒。

2. 解毒障碍　肝脏的解毒能力降低，从肠道吸收的有毒物质和机体代谢的分解产物不能被生物转化，使毒物入血增多；毒物也可经侧支循环绕过肝脏，直接进入体循环，严重时导致肝性脑病的发生。

3. 激素代谢障碍　多种激素在发挥其调节作用后，主要在肝内被灭活。肝功能障碍时，激素灭活功能减弱，体内出现多种激素蓄积。①雌激素增多可引起女性卵巢功能紊乱，月经失调；男性乳房发育、睾丸萎缩；皮肤小动脉扩张而出现蜘蛛痣、肝掌。②醛固酮增多可导致低钾血症和钠、水潴留。③抗利尿激素增多可使水排出减少，造成水潴留而出现低钠血症。④皮质醇增多可反馈性抑制垂体 – 肾上腺皮质功能，引起毛发脱落、色素沉着、易感染。⑤胰岛素持续升高除了降低血糖，还可降低支链氨基酸；胰高血糖素增多使芳香族氨基酸增多，造成血浆氨基酸平衡失调。

三、肝性脑病

肝性脑病（hepatic encephalopathy，HE）是指由于肝功能严重障碍，使大量毒性物质在体内聚集，经血液循环进入脑内而引起的一系列神经、精神综合征，最终常导致昏迷甚至死亡。

（一）肝性脑病的分类

根据不同病因将肝性脑病分为三种类型：A 型（Acute）为急性肝功能衰竭相关的肝性脑病，由病毒性暴发型肝炎、伴有广泛坏死的药物性肝炎等引起，常于起病 2 周内出现肝性脑病。B 型（Bypass）为单纯门 – 体旁路所引起的肝性脑病，常见于外伤、肿瘤转移、先天性血管畸形或血栓形成等所致的门静脉高压患者，无明确的肝细胞疾病，但临床表现与肝硬化伴肝性脑病的患者相同。C 型（Cirrhosis）为肝硬化相关的肝性脑病，是最常见的类型，包含发作性、持续性和轻微型肝性脑病三个亚型。

（二）肝性脑病的临床分期

根据患者的神经、精神症状可将肝性脑病分为四期：一期（前驱期）以轻微性格和行为改变为主，表现有欣快感，易激怒，烦躁或反应迟钝、健忘等症状。二期（昏迷前期）以行为失常、睡眠障碍、意识错乱为主，表现为定向力、理解力减退，运动不协调，双手扑翼样震颤以及腱反射亢进等神经体征。三期（昏睡期）以昏睡和精神错乱为主。四期（昏迷期）患者神志完全丧失，不能唤醒，进入昏迷状态，临床常称为肝性昏迷（hepatic coma）。

（三）肝性脑病的发病机制

肝性脑病的发病机制尚未阐明，根据临床与实验研究，提出以下几种主要学说。

1. 氨中毒学说 氨中毒（ammonia intoxication）学说认为，血氨升高是引起肝性脑病的主要因素。临床上约 80% 的肝性脑病患者血氨及脑脊液中氨浓度比正常人高 2~3 倍，肝硬化患者摄入高蛋白质饮食或服用含铵药物可诱发肝性脑病，而限制蛋白质摄入和采用降血氨治疗后病情可好转。

（1）血氨升高的原因：生理条件下，机体通过血氨生成和清除之间的平衡，保持浓度相对稳定。肝功能衰竭时，氨的生成过多而清除不足，引起血氨升高及氨中毒。

①氨的清除不足：氨的清除主要在肝内经鸟氨酸循环合成尿素，再由肾脏排出体外。在鸟氨酸循环中，生成 1 分子的尿素能清除 2 分子氨，消耗 4 分子 ATP。肝功能严重障碍时，由于肝细胞的能量代谢障碍，供给鸟氨酸循环的 ATP 不足；催化鸟氨酸循环的有关酶的活性降低；以及部分自肠道吸收的氨绕过肝脏，经门 – 体分流直接进入体循环等多个环节共同作用，使血氨清除障碍，成为血氨增高的重要机制。

②氨的产生增多：血氨主要来自肠道。肠道内蛋白质消化形成的氨基酸以及从血中弥散入肠道的尿素，在肠道细菌相关酶的作用下，分解产氨并吸收入血。a. 肝硬化时，门脉高压引起消化道对食物的消化、吸收和排空障碍，肠道内未经消化的蛋白质成分堆积；胆汁分泌减少使胆汁酸盐抑菌作用减弱，造成肠道细菌大量繁殖，细菌分泌的相关酶作用于肠道积存的蛋白及尿素，产氨明显增多，上消化道出血或高蛋白饮食后尤为明显。b. 严重肝病常伴有肾功

能障碍，血中尿素大量堆积，弥散入肠腔增加，经细菌作用产氨增多。c. 肝性脑病早期，患者高度不安、躁动时肌肉活动增多，肌肉中腺苷酸分解，使产氨增多。此外，肠道和尿液中 pH 的变化也可影响血氨浓度。当尿液 pH 升高时，肾排 NH_3 减少；当肠道 pH 升高时，肠道吸收 NH_3 增多。如肝功能衰竭患者伴有呼吸性碱中毒时，可通过肾和肠道促进氨的吸收，从而升高血氨水平。

（2）血氨升高对脑的毒性作用

①干扰脑组织的能量代谢：脑组织的能量来源主要依靠葡萄糖的生物氧化。血氨升高可导致过量的氨入脑，并从下列环节影响葡萄糖的氧化，干扰脑组织能量代谢：a. 氨抑制丙酮酸脱羧酶（pyruvate decarboxylase，PD）的活性，阻碍丙酮酸的氧化脱羧过程，使乙酰辅酶 A 生成不足，三羧酸循环受阻。b. 氨与脑内 α- 酮戊二酸结合生成谷氨酸，消耗 α- 酮戊二酸，使三羧酸循环中断，ATP 生成减少。c. 谷氨酸形成过程中，消耗还原型辅酶 Ⅰ（NADH），影响细胞呼吸链中氢的传递，导致 ATP 生成不足。d. 氨进一步与谷氨酸结合生成谷氨酰胺，直接消耗大量 ATP（图 17-17）。

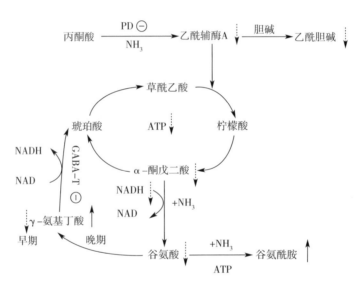

图 17-17　氨对脑能量代谢及神经递质的影响
⊖抑制作用，↑增多，↓减少

②脑内神经递质发生改变：血氨升高可使脑内乙酰胆碱、谷氨酸等兴奋性神经递质减少，而 γ- 氨基丁酸、谷氨酰胺等抑制性神经递质增多，使神经递质间的平衡失调，导致中枢神经系统功能紊乱。其发生机制是：a. 氨使乙酰辅酶 A 生成不足，乙酰胆碱合成减少；b. 氨与谷氨酸结合成谷氨酰胺，使脑内谷氨酸减少，谷氨酰胺增多；c. 谷氨酸经谷氨酸脱羧酶脱羧生成 γ- 氨基丁酸。早期由于谷氨酸含量下降，γ- 氨基丁酸生成减少，患者出现躁动、精神错乱、抽搐等脑兴奋症状。晚期因为氨抑制 γ- 氨基丁酸转氨酶（GABA-T）的活性，使 γ- 氨基丁酸不能转化为琥珀酸进入三羧酸循环，而在脑内蓄积，引起脑功能的抑制和昏迷（图 17-17）。

③对神经细胞膜的抑制作用：a. 氨干扰神经细胞膜上 Na^+-K^+-ATP 酶的活性，影响复极后膜的离子转运，使膜电位变化和兴奋性异常。b. 氨与 K^+ 有竞争作用，以致影响 Na^+、K^+ 在神

经细胞内外的正常分布，从而干扰神经的传导过程。

④促进脑水肿发生：氨与谷氨酸结合形成谷氨酰胺是脑组织清除氨的主要方式，星形胶质细胞是脑内合成谷氨酰胺的唯一场所。脑内氨增多，导致星形胶质细胞内谷氨酰胺蓄积。谷氨酰胺具有渗透分子作用，引起星形胶质细胞水肿。因此，谷氨酰胺蓄积可能是高氨导致脑水肿的主要机制。

（3）氨中毒学说的不足之处：血氨水平升高虽与肝性脑病密切相关，但并不能完全解释肝性脑病的发病机制。临床观察发现约有 20% 肝性脑病的患者血氨保持在正常水平；有的肝硬化患者血氨水平明显增高，但并未发生肝性脑病，提示氨中毒学说并非是解释肝性脑病发生的唯一机制。

2. 假性神经递质学说　假性神经递质学说（false neurotransmitter hypothesis）认为由于正常神经递质被假性神经递质所取代，使脑干网状结构中神经突触部位冲动的传递发生障碍，引起神经系统的功能障碍而导致肝性脑病。

（1）正常神经递质生成及其作用：去甲肾上腺素和多巴胺是脑内正常神经递质。在脑神经细胞内苯丙氨酸在苯丙氨酸羟化酶作用下生成酪氨酸；酪氨酸在酪氨酸羟化酶作用下生成多巴；多巴经多巴脱羧酶形成多巴胺。多巴胺进入突触囊泡经 β-羟化酶作用生成去甲肾上腺素。去甲肾上腺素、多巴胺被脑干网状结构中的神经元摄取，在突触部位传递神经冲动，调节大脑皮质的兴奋性，使机体处于清醒状态。

（2）假性神经递质的产生及其毒性作用：苯乙醇胺和羟苯乙醇胺是脑内假性神经递质。正常情况下，食物中的蛋白质经消化后在肠内分解成多种氨基酸，再经肠内细菌脱羧酶作用形成胺类。其中苯丙氨酸和酪氨酸可转变为苯乙胺和酪胺，吸收后经门静脉入肝，再经单胺氧化酶的作用解毒。当肝功能严重障碍或伴有门脉高压时，由于胃肠淤血、消化吸收不良，肠内蛋白质腐败分解过程增强，经肠道吸收的苯乙胺和酪胺量增多。由于肝解毒功能降低，或者部分门静脉血绕过肝脏经门-体分流直接进入腔静脉，使体循环中苯乙胺和酪胺含量明显增加并进入脑内，经脑组织中 β-羟化酶作用，生成苯乙醇胺和羟苯乙醇胺。这两种生物胺的化学结构与去甲肾上腺素和多巴胺结构相似，但其传递信息的生理功能却远较正常神经递质为弱，故称为假性神经递质（图 17-18）。由于二者结构的相似性，假性神经递质可取代正常神经递质被脑干网状结构中神经元所摄取、贮存和释放，但其生理效应弱，导致神经传导功能障碍，脑干网状结构上行激动系统的唤醒功能不能维持，从而发生昏迷。

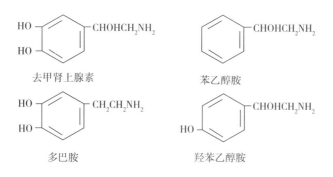

图 17-18　正常及假性神经递质的结构

3. 血浆氨基酸失衡学说 肝性脑病患者血中氨基酸含量有明显的改变，表现为支链氨基酸（BCAA）减少，芳香族氨基酸（AAA）增多。支链氨基酸与芳香族氨基酸的比值可由正常的 3~3.5 下降至 0.6~1.2，故肝性脑病的发生可能与血浆氨基酸比例失衡有关。

（1）血浆支链氨基酸与芳香族氨基酸失衡的原因：肝功能严重障碍时，肝细胞灭活胰岛素和胰高血糖素的功能降低，使两者浓度升高。胰高血糖素的增多，促进肝和肌肉组织蛋白分解代谢，产生大量 AAA 并释放入血；肝功能障碍造成肝脏对 AAA 的降解能力下降及利用 AAA 的糖异生作用障碍，使血中 AAA 含量升高。BCAA 的代谢主要在骨骼肌和脂肪组织中进行，胰岛素增多促进二者摄取和利用 BCAA，使血中 BCAA 含量减少。上述因素共同作用造成血浆支链氨基酸与芳香族氨基酸失衡。

（2）氨基酸失衡与肝性脑病：BCAA 和 AAA 均呈电中性，二者经同一载体转运通过血脑屏障入脑。血中 BCAA 减少、AAA 增多时，后者竞争性入脑增多，其中以苯丙氨酸、酪氨酸和色氨酸增多为主。脑内苯丙氨酸和酪氨酸在芳香族氨基酸脱羧酶和 β- 羟化酶的作用下，分别生成苯乙醇胺和羟苯乙醇胺，致使假性神经递质增多，导致肝性脑病发生。进入脑内的色氨酸在羟化酶和脱羧酶的作用下，生成 5- 羟色胺。5- 羟色胺既能作为抑制性神经递质干预酪氨酸转变为多巴胺，又能作为假性神经递质被肾上腺素能神经元摄取、储存和释放，促使肝性脑病发生。

4. γ- 氨基丁酸学说 临床研究表明，急性肝功能衰竭患者的血清 γ- 氨基丁酸（GABA）水平比正常人高 10 倍；动物实验发现，肝性脑病模型神经元突触后膜上 γ- 氨基丁酸受体数量增多。据此认为 GABA 与肝性脑病的发生有密切关系。

（1）γ- 氨基丁酸增多的原因：血中的 GABA 主要来自肠道细菌作用于肠内容物产生，经门静脉进入肝脏被降解。当肝功能障碍时，GABA 分解减少，或经侧支循环绕过肝脏进入体循环，使血中 GABA 浓度升高。上消化道出血时，细菌以血液作为形成 GABA 的良好底物，使肠道产生 GABA 明显增加。此外，严重肝功能障碍引起血脑屏障通透性增高，致使进入脑内的 GABA 增多。

（2）γ- 氨基丁酸与肝性脑病：GABA 是中枢神经系统的主要抑制性神经递质，脑内的 GABA 储存于突触前神经元细胞质囊泡内。一旦脑内 GABA 增多，突触前神经元兴奋时，过多的 GABA 释放到突触间隙，与突触后神经元的特异性受体结合，引起氯通道大量开放，Cl⁻内流增加，神经元呈超极化状态，发挥突触后抑制作用，造成中枢神经系统功能抑制，促使肝性脑病发生。GABA 受体是由超分子复合物组成，包括 GABA 受体、苯二氮䓬受体、巴比妥受体和氯离子转运通道。三种配体彼此存在协同性非竞争性结合位点，因此临床应用安定和巴比妥类药物能诱发肝性脑病。

综上所述，肝性脑病的发病机制较复杂，每一种学说都难以全面解释其机制，可能是多种因素综合作用的结果。在不同病例中，可能以某一因素起主导作用。

（四）肝性脑病的诱发因素

肝性脑病常有诱发因素。凡能增加毒性产物来源、增加脑组织对毒性产物的敏感性及减低脑细胞对毒性产物的耐受性，以及引起血脑屏障通透性增高的各种因素，均可成为肝性脑病的诱因。主要有：

1. 消化道出血 是诱发肝性脑病的最常见原因。肝硬化并发食道下端静脉丛曲张破裂，大量血液进入肠道，血中蛋白质经细菌分解产生氨增多。另外，大量出血时循环血量减少，可引起肝脏、脑和肾脏缺血，加重其功能障碍，促使肝性脑病的发生。

2. 高蛋白饮食 摄入过多的蛋白质是诱发肝性脑病的常见原因，尤其有门－体静脉分流的患者，对肠内蛋白质代谢产物的毒性作用更为敏感，血氨增高，诱发肝性脑病。

3. 输血 特别是输入库存的陈旧血液。陈旧血液氨含量逐日增加，据统计，库存 21 天的陈旧血，其氨含量可增加 5 倍以上，可引起氨中毒，促进肝性脑病的发生。

4. 药物 镇静、麻醉类药物，可增加肝负担，加重肝损伤，诱发肝性脑病。利尿药物使血容量降低，钾大量丢失；肝性肾功能衰竭可引起氮质血症，过多的尿素弥散入肠腔，经细菌分解而产氨增多。

5. 其他因素 感染、大量放腹水、酗酒等都可诱发肝性脑病。①感染时，细菌及其毒素损伤肝脏，加重肝功能障碍。感染时，发热和组织坏死使组织蛋白分解加强，内源性氨生成增多。细菌、毒素及高热还可增加氨的毒性效应。②腹腔穿刺放腹水时，一次放腹水量过多或速度过快，腹腔内压骤然下降，造成有效循环血量减少和缺钾，加重肝、肾、脑功能障碍。③酗酒可损伤肝实质细胞，加重肝功能障碍，诱发肝性脑病。

四、肝肾综合征

肝肾综合征（hepatorenal syndrome，HRS）是指继发于严重肝功能衰竭基础上的肾功能衰竭，又称为肝性肾功能衰竭。临床主要表现为少尿、无尿、氮质血症等。

（一）肝肾综合征的分类

1. 功能性肝肾综合征 见于大多数肝硬化晚期和少数暴发型肝炎。起病时肾脏无器质性病变，以严重的肾脏低灌流为特征。临床表现为少尿、低钠尿、高渗尿和氮质血症等。肾脏仍保留部分浓缩功能，尿中几乎不含钠是其特点。一旦恢复肾灌流，肾功能可在短时间内迅速恢复。

2. 器质性肝肾综合征 多见于暴发性肝炎。功能性肝肾综合征得不到及时治疗或病情进一步发展，可发生器质性肝肾综合征。其主要病理变化是肾小管坏死，发生机制可能与内毒素血症有关。器质性肝肾综合征即便恢复肾灌流，肾功能也不能在短时间内恢复。

（二）肝肾综合征的发病机制

1. 肾小球滤过率降低 严重肝功能障碍患者，常因腹水、消化道出血、感染等原因，使有效循环血量减少，肾灌流量降低，肾小球有效滤过压降低。有效循环血量减少，可反射性引起交感神经系统活动增强，导致肾血流减少及肾内血流重新分布，肾小球滤过率降低，均可发生少尿。此外，肾内血流重新分布可使滤过分数增加，水、钠重吸收增强；肾血流减少可引起醛固酮增多，加之肝功能障碍对醛固酮灭活减少，导致钠、水潴留，也可发生少尿。

2. 肾血管收缩 可能是功能性肝肾综合征发病的关键环节。发生机制是：①肾素－血管紧张素－醛固酮系统（RAAS）激活：肝功能严重障碍可引起有效循环血量减少，交感神经兴奋，RAAS 激活，其中血管紧张素 II 可使肾血管强烈收缩。②内毒素：可能是严重肝病患者发生肝肾综合征的重要因素。肝功能衰竭患者容易出现内毒素血症，内毒素可通过多种机制引起肾内血管强烈收缩，肾小球滤过率降低，出现少尿和氮质血症。③其他因素：肝功能障碍时，体内内皮素、血栓素 A_2 等缩血管物质增多，而前列腺素、缓激肽等舒血管物质减少，也参与肾血管痉挛，加重肾组织缺血。

第十八章　泌尿及生殖系统疾病

　　泌尿系统由肾脏、输尿管、膀胱和尿道组成。肾脏的基本结构和功能单位是肾单位，由肾小球和与之相连的肾小管构成。肾脏的主要功能是形成尿液，通过尿液的生成和排出，调节水、电解质和酸碱平衡，排泄代谢产物和毒物，维持内环境稳定；肾脏还具有内分泌功能，通过分泌肾素、促红细胞生成素、前列腺素、$1,25-$ 二羟维生素 D_3 等多种活性物质，参与血压调节、红细胞生成以及钙的吸收等；此外，还可灭活甲状旁腺激素、胃泌素等激素。肾脏具有强大的储备代偿能力，只有发生严重损伤时，才会出现肾功能障碍及一系列病理过程。本章主要介绍肾小球肾炎、肾盂肾炎以及肾功能衰竭和常见的生殖系统疾病。

　　熟悉肾脏的结构与功能，是学习肾脏疾病的基础。

　　肾小球主要由毛细血管丛、系膜和肾球囊组成（图 18-1）。①毛细血管丛：肾小球的一侧为血管极，入球微动脉由此进入肾小球即分成 4~5 个分支，每个分支又分出数支毛细血管并彼此吻合成袢而形成小叶，继而各小叶毛细血管又汇合为出球微动脉，经血管极离开肾小球，并再度分支形成球后毛细血管网供血于肾小管。②血管系膜：由系膜细胞和基质组成，位于肾小球毛细血管袢之间并形成轴心以支持毛细血管丛。③肾球囊：由肾球囊上皮

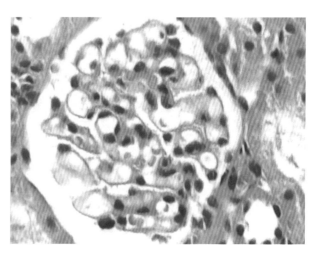

图 18-1　正常肾小球（光镜）

细胞和球囊腔组成，位于囊腔外周的单层扁平细胞称为球囊壁层上皮细胞，当其在血管极反折并被覆在毛细血管袢表面时称为球囊脏层上皮细胞，其中壁层上皮细胞在血管极对侧与近曲小管的起始部相连，称为肾小球尿极。

　　肾小球的毛细血管壁为滤过膜，由毛细血管内皮细胞、基膜和球囊脏层上皮细胞组成。①毛细血管内皮细胞：位于基膜内侧，属于有孔型扁平内皮细胞，胞质满布 70~100nm 的窗孔，切片上呈不连续状。②基膜：是一种半透膜，主要由Ⅳ型胶原和层粘连蛋白、纤连粘连蛋白等非胶原糖蛋白，以及硫酸肝素等蛋白聚糖组成，以Ⅳ型胶原蛋白为骨架形成分子筛状结构，带有大量负电荷。③球囊脏层上皮细胞：位于基膜外侧，其胞质伸出许多指状突起（称为足突）紧贴基膜，又称为足细胞；足细胞膜上所带负电荷可使足突相互分离，足突间为 20~30nm 宽的裂孔，裂孔上覆盖裂隙膜。滤过膜上述三层结构的通透性各不相同，其中基膜的通透性比毛细血管内皮细胞的窗孔小，但较足细胞的裂隙膜大。

第一节　肾小球肾炎

肾小球肾炎（glomerulonephritis，GN）简称为肾炎，是以肾小球损害为主的超敏反应性炎性疾病，临床主要表现为血尿、蛋白尿、管型尿、尿量异常、水肿、高血压等，是导致肾功能衰竭的常见原因。肾小球肾炎可分为原发性和继发性两大类：原发性肾小球肾炎是指原发于肾脏并以肾小球病变为主的独立性疾病；而继发性肾小球肾炎则指某些全身性疾病，如系统性红斑狼疮、高血压病、过敏性紫癜、糖尿病等所并发的肾小球损害。本节仅介绍原发性肾小球肾炎。

一、病因和发病机制

肾小球肾炎的病因和发病机制尚未完全阐明，大量的实验和临床研究表明，大多数肾小球肾炎是由抗原抗体反应引起的超敏反应性疾病。

（一）病因

引起肾小球肾炎的抗原物质很多，一般根据其来源分为两大类。

1. 内源性抗原　是指来自体内的抗原物质。

（1）肾性抗原：主要是指肾小球的某些结构成分，如基膜抗原、足突抗原等。

（2）非肾性抗原：如 DNA、细胞核、免疫球蛋白、肿瘤抗原等。

2. 外源性抗原　包括各种细菌、病毒、寄生虫、异种血清蛋白，以及重金属（如金、汞）制剂等。

（二）发病机制

肾小球肾炎的发病与免疫复合物的形成及其激活炎症介质的作用有关。

1. 免疫复合物的形成方式

（1）循环免疫复合物沉积：外源性抗原或内源性非肾性抗原刺激机体产生相应抗体，抗体和抗原在血液循环内形成免疫复合物，随血液流经肾小球时，沉积于肾小球并激活补体而造成免疫性损伤，属Ⅲ型超敏反应。免疫复合物的沉积部位随其分子量大小、所带电荷性质和滤过膜的通透性不同，可沉积在系膜内、内皮下（内皮细胞与基膜间）、基膜内和上皮下（足细胞和基膜间）等不同部位。电镜下，免疫复合物呈电子致密物；免疫荧光检查可见抗体沿肾小球毛细血管壁或在系膜内呈不连续的颗粒状或团块状荧光（图18-2，图18-3）。

（2）原位免疫复合物形成：抗原刺激机体产生相应的抗体出现在血液循环内，当抗体随血液流经肾小球时，与毛细血管壁上相应的抗原结合，形成原位免疫复合物（图18-2），并激活补体而造成肾小球的免疫性损伤。引起原位免疫复合物形成的抗原目前多分为三类：

①肾小球基膜抗原：包括两种肾性抗原：一种为感染或其他因素使基膜本身的某些成分改变而形成的自身抗原，可引起自身免疫反应；另一种为某些细菌、病毒等外源性抗原与肾小球基膜具有共同抗原性，可引起交叉免疫反应。免疫荧光检查可见抗体沿肾小球基膜呈连续的线形荧光（图18-4）。

②植入性抗原：外源性抗原和内源性非肾性抗原通过不同方式（如理化反应等）与肾小球

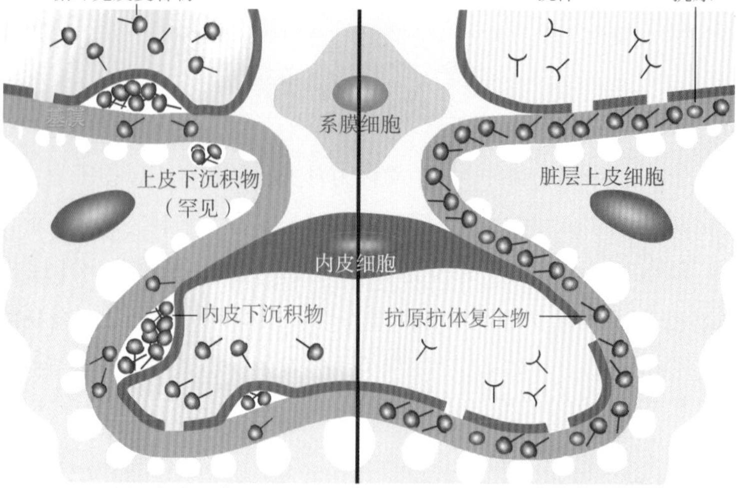

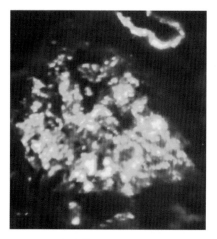

图 18-2 肾小球肾炎免疫复合物形成方式模式图

图 18-3 免疫荧光镜下见 IgG 沿肾小球
毛细血管壁呈颗粒状荧光

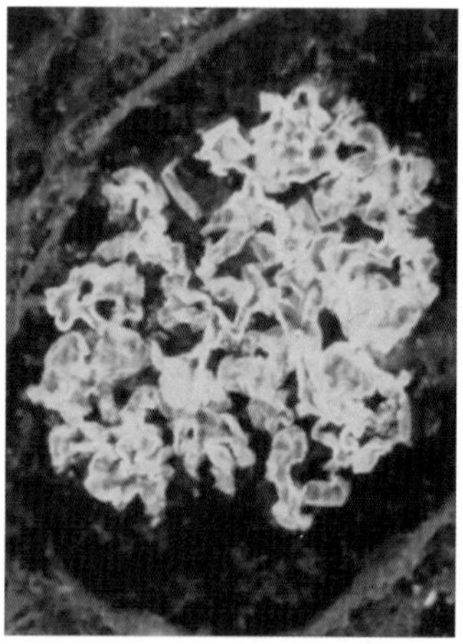

图 18-4 免疫荧光镜下见 IgG
沿肾小球基膜呈连续线形荧光

的基膜或系膜等不同成分结合而形成植入性抗原，刺激机体产生相应的抗体与之结合。免疫荧光检查可见抗体在肾小球基膜或系膜区内呈不连续的颗粒状荧光。

③其他肾小球抗原：其典型代表是足突抗原引起的实验大鼠 Heymann 肾炎。肾小球足细胞的足突抗原与肾近曲小管刷状缘抗原具有共同抗原性，当用肾小管刷状缘抗原免疫大鼠产生相应抗体时，可与足突抗原在上皮下形成原位免疫复合物而致肾小球损伤。免疫荧光检查可见抗体沿肾小球毛细血管壁呈不连续的细颗粒状荧光。目前认为，人类膜性肾小球肾炎的病变与 Heymann 肾炎极为相似，但尚无确切的免疫学证据。

2. 引起肾小球损伤的介质 一般认为，免疫复合物的形成和沉积只是肾小球肾炎的始发机制，对肾组织并无直接损伤作用；在此基础上只有激活炎细胞及释放炎症介质才会导致肾小球损伤；而且炎细胞和炎症介质通过相互作用、相互影响而形成复杂的效应网络。

（1）细胞性成分：①炎细胞。中性粒细胞和单核细胞由于补体 C5a 的趋化作用，被吸引并聚集到反应区，继而通过其细胞膜表面的 Fc 受体和 C3b 受体与免疫复合物结合而被激活；炎细胞被激活后，可释放一系列炎症介质，如血管活性胺、花生四烯酸代谢产物、氧自由基、蛋白酶以及 IL、TNF、PDGF 等多种细胞因子，引起肾小球基膜降解、细胞损伤和肾小球滤过率降低。②肾小球固有细胞。如系膜细胞可在血管活性胺、内皮素、PAF 等物质的刺激下被活化，进而收缩、增殖，并释放多种炎症介质及合成基质成分（如 I、III 型胶原，纤连蛋白等），促进肾小球的炎症及形成硬化性病变。

（2）可溶性介质：包括补体系统、凝血系统、花生四烯酸代谢产物、多种细胞因子等物质，通过介导炎细胞和肾小球固有细胞的活化，促进纤维蛋白的形成，引起肾血管舒缩活动以及毛细血管通透性改变等环节造成肾小球损伤。

二、基本病理变化

肾小球肾炎是以增生性炎为主的超敏反应性疾病。

（一）肾小球病变

1. 细胞增生性病变 主要包括系膜细胞和毛细血管内皮细胞增生，使毛细血管狭窄甚至闭塞；此外，肾小球囊壁层上皮细胞增生，形成新月体或环形体。

2. 毛细血管壁增厚 可为基膜本身增厚，也可为免疫复合物沉积于上皮下、毛细血管内皮下与基膜内；此外，系膜细胞和基质向基膜内插入，亦可导致毛细血管壁增厚。

3. 炎性渗出和坏死 肾小球肾炎时，肾小球内可出现血浆蛋白渗出和以中性粒细胞为主的炎细胞浸润。严重急性肾炎时，肾小球毛细血管壁可发生纤维素样坏死。

4. 硬化性病变 主要是指血管系膜的基质增生、基膜增厚、毛细血管腔狭窄和闭塞，肾小球固有细胞减少甚至消失，胶原纤维增多，最终导致节段性或整个肾小球纤维化和玻璃样变。

（二）肾小管和肾间质病变

由于肾小球血流和滤过成分的改变，肾小管管腔内可出现蛋白质、红细胞、白细胞和各种管型；肾小管上皮细胞可发生细胞水肿、脂肪变性及玻璃样变等。肾间质可出现充血、水肿和炎细胞浸润。在肾小球发生纤维化和玻璃样变时，相应的肾小管可发生萎缩、消失，肾间质可出现纤维结缔组织增生，以淋巴细胞为主的炎细胞浸润等。

三、常见病理学类型

（一）毛细血管内增生性肾小球肾炎

毛细血管内增生性肾小球肾炎（endocapillary proliferative glomerulonephritis）以肾小球毛细血管内皮细胞和系膜细胞增生为特征，是临床最常见的类型，多见于儿童。起病急，病因大多与链球菌感染有关，又称为急性链球菌感染后肾小球肾炎；其病变性质以肾小球弥漫性增生性炎为主，又称为急性弥漫性增生性肾小球肾炎。临床主要表现为急性肾炎综合征，儿童患者大多预后良好。

1. 病理变化

（1）肉眼观：双侧肾脏对称性弥漫性肿大，被膜紧张，表面光滑充血，呈红色，故称大红肾；若肾表面及切面出现散在的小出血点，状如蚤咬则称为蚤咬肾。

（2）光镜下：病变呈弥漫性分布，累及双侧肾脏的绝大多数肾小球。肾小球毛细血管的内皮细胞和系膜细胞增生、肿胀，毛细血管腔狭窄甚至闭塞；中性粒细胞和单核细胞浸润，导致肾小球细胞数目增多，肾小球体积增大（图18-5）。肾小球囊内可见渗出的纤维蛋白、中性粒细胞和漏出的红细胞。部分病例以渗出为主，称为渗出性肾炎。严重者，毛细血管腔内有微血栓形成，毛细血管壁发生纤维素样坏死，毛细血管壁破裂、出血。

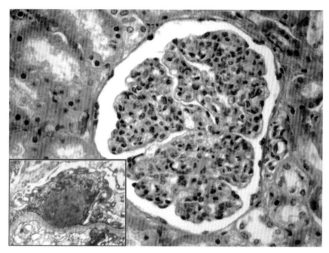

图18-5 毛细血管内增生性肾小球肾炎
光镜下可见肾小球体积增大，细胞增多。左下图为电镜下基膜外侧驼峰状电子致密物

（3）电镜下：肾小球毛细血管内皮细胞和系膜细胞增生；在基膜外侧的上皮下可见沉积的免疫复合物呈电子致密的小丘状突起，称为"驼峰"（图18-5，图附3-3）。

（4）免疫荧光检查：常见IgG和补体C3沿毛细血管壁呈不连续的颗粒状荧光。

此外，肾近曲小管上皮细胞因肾小球的病变而继发缺血性损伤，可引起各种变性，如细胞水肿、脂肪变性等；肾小管管腔内可见由肾小球滤出的蛋白质、白细胞、红细胞、脱落的上皮细胞及其所形成的管型；肾间质常见充血、水肿及少量炎细胞浸润。

2. 临床病理联系 临床主要表现为急性肾炎综合征。

（1）尿的变化：最主要为少尿或无尿、蛋白尿、血尿和管型尿。①由于肾小球毛细血管腔狭窄甚至闭塞，出现肾小球滤过率明显下降，而肾小管的重吸收功能基本正常，导致少尿甚至无尿。②因为肾小球滤过膜的损伤和通透性增大，血浆蛋白和红细胞漏出到肾小球囊腔内，随尿液排出，形成轻、中度蛋白尿和血尿，轻度者表现为镜下血尿，严重者则出现肉眼血尿。③漏出到肾小球囊腔内的蛋白质、红细胞、白细胞和脱落的肾小管上皮细胞以及细胞碎片等成分，在肾小管内随原尿的浓缩、凝集形成各种管型，随尿液排出体外，出现管型尿。

（2）水肿：主要系肾小球滤过率降低而引起水、钠潴留所致，也与变态反应引起毛细血管壁通透性增加有关。水肿出现较早，轻者晨起眼睑水肿，重者可发生全身水肿。

（3）高血压：高血压主要系水、钠潴留引起血容量增加所致，血浆肾素水平一般不高。

3. 结局 一般预后较好，尤其是儿童，绝大多数病例的临床症状可以消失，病变可逐渐消退；少数病例可缓慢进展为慢性肾小球肾炎，或发展为新月体性肾小球肾炎。成人病例预后较差，15%~50%可转变为慢性肾小球肾炎。

（二）新月体性肾小球肾炎

新月体性肾小球肾炎（cresentic glomerulonephritis）是以肾球囊壁层上皮细胞增生形成新月体为特征，又称为毛细血管外增生性肾小球肾炎。临床上较为少见，多数原因不明，多见于中青年。起病急、病情重、进展快、预后差，临床上称为快速进行性肾小球肾炎（rapidly progressive glomerulonephritis，RPGN）。

1. 病理变化

（1）肉眼观：双侧肾脏呈对称性肿大，颜色苍白，皮质表面及切面易见散在出血点。

（2）光镜下：双侧肾脏大多数（50% 以上）肾小球内形成具有特征性的新月体（cresent）（图 18-6）。新月体是指由增生的壁层上皮细胞和渗出的单核细胞形成多层细胞组成的新月形结构或环形结构，此即细胞性新月体；随后新月体内纤维成分逐渐增多而形成纤维-细胞性新月体，最后形成纤维性新月体。肾球囊壁的新月体形成可使其囊壁增厚，并与毛细血管丛粘连而致囊腔狭窄或闭塞；同时可使毛细血管丛受压而发生萎缩，肾小球发生纤维化及玻璃样变性，终致肾小球功能丧失。

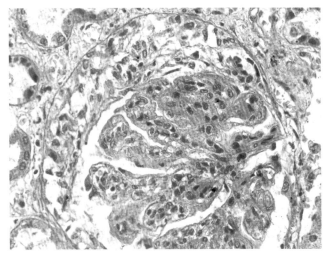

图 18-6 新月体性肾小球肾炎
光镜下肾小球左上方见细胞性新月体

（3）电镜下：肾小球毛细血管基膜呈局灶性断裂或缺损。现认为基膜损伤可使血浆纤维蛋白原渗入球囊腔内形成纤维素，继而刺激壁层上皮细胞增生而形成新月体。

（4）免疫荧光检查：部分病例 IgG 和补体 C3 沿肾小球毛细血管呈连续的线形荧光，或呈粗颗粒状荧光；约半数病例未见阳性荧光沉积物。

此外，肾小管上皮细胞可发生变性、萎缩，甚至消失，肾间质可见水肿及炎细胞浸润，晚期发生纤维化。

2. 临床病理联系 临床表现主要为快速进行性肾炎综合征。

（1）尿变化：主要表现为血尿及中度蛋白尿，并迅速出现少尿、无尿。①血尿和蛋白尿系肾小球基膜缺损使大量红细胞和血浆蛋白漏出所致。②少尿或无尿系弥漫性新月体形成，使肾球囊腔闭塞和肾小球纤维化而致肾小球滤过膜面积迅速减少所致。

（2）氮质血症：由于肾小球滤过膜面积严重减少，使血中尿素、肌酐等排出障碍而造成非蛋白氮浓度增高。

此外，患者常有不同程度的高血压和水肿。

3. 结局 预后甚差，多数患者常因少尿、无尿、氮质血症而在数周或数月内发展为尿毒症。

（三）膜性肾小球肾炎

膜性肾小球肾炎（membranous glomerulonephritis）以肾小球毛细血管基膜弥漫性增厚为特征，又因其肾小球的炎症性病变不明显而被称为膜性肾病（membranous nephropathy），是临床上引起成人肾病综合征最常见的病理类型。好发于中老年人，男性多于女性。起病缓慢，病程较长。本病多为原发性（约占 85%），原因不明；部分为继发性，其发生与慢性乙型肝炎、系统性红斑狼疮、某些恶性肿瘤（肺癌、肠癌等）、金属或汞中毒等有关。原发性膜性肾小球肾炎的病变与 Heyman 肾炎极为相似，被认为是由抗肾小球上皮细胞膜抗原的抗体引起的自身免疫性疾病。

1. 病理变化

（1）肉眼观：双肾肿大、颜色苍白，称为"大白肾"；晚期则体积缩小，表面呈细颗粒状。

（2）光镜下：主要特点是双肾大多数肾小球毛细血管壁呈弥漫性渐进性增厚；晚期可造成毛细血管腔逐渐狭窄甚至闭塞，最终导致肾小球纤维化、玻璃样变性以及功能丧失。肾小球内通常未见细胞增生及炎细胞浸润等炎症病变。银染色可见基膜早期仅出现多数微小空泡；继而基膜向外侧增生形成多数微细的钉状突起，称为钉突（spike），钉突与基膜垂直相连而形如梳齿；随后钉突逐渐增粗并相互融合，致使基膜高度增厚。肾小管上皮细胞可发生细胞水肿、脂肪变性等病变，晚期则发生萎缩。

（3）电镜下：可见基膜的病变与银染色所见有一定的对应关系。早期可见上皮下免疫复合物沉积，呈少数体积较小的电子致密物；继而沉积的电子致密物逐渐增多，体积逐渐增大，位于基膜与钉突之间；随后电子致密物被增生的基膜包围，并逐渐被吸收、溶解而呈电子透明区，以致增厚的基膜呈虫蚀状改变；最后电子致密物消失，基膜高度增厚（图18-7）。

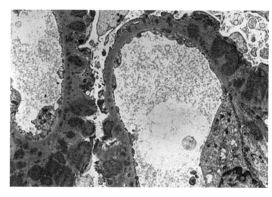

图 18-7　膜性肾小球肾炎
电镜下可见上皮下电子致密物沉积

（4）免疫荧光检查：可见 IgG 和补体 C3 沿肾小球毛细血管壁呈弥漫性颗粒状荧光（图18-3）。

2. 临床病理联系　临床表现主要为肾病综合征。

（1）大量蛋白尿：膜性肾小球肾炎由于肾小球滤过膜严重损伤，其通透性显著增加，以致大量血浆蛋白，包括小分子和大分子蛋白均可滤出而出现非选择性蛋白尿。

（2）低蛋白血症：系大量血浆蛋白随尿排出而使血浆蛋白减少所致。

（3）高度水肿：主要是由于低蛋白血症所致血浆胶体渗透压降低所致。

（4）高脂血症：发生机制不很清楚，现认为与低蛋白血症刺激肝脏合成脂蛋白增多和脂蛋白分解减少相关，而后者为更重要原因。血脂过高可使血浆脂蛋白由肾小球滤出而继发脂尿症。

3. 结局　膜性肾小球肾炎是一种慢性进行性疾病，病程较长，常逐渐出现慢性肾功能衰竭；部分患者预后较好，症状可缓解。

（四）微小病变性肾小球肾炎

微小病变性肾小球肾炎（minimal change glomerulonephritis）在光镜下肾小球并无明显病变，但其肾小管上皮细胞内有大量脂质沉积，又称为脂性肾病（1ipoid nephropathy）；又因电镜下可见肾小囊脏层上皮细胞足突融合、扁平、消失而称为足突病（foot process disease），是引起儿童肾病综合征的最常见病理类型。患者多为2~8岁儿童，起病缓慢。病因和发病机制尚不清楚，许多证据表明其发生与免疫系统异常有关。

1. 病理变化

（1）肉眼观：双肾肿大，颜色苍白，切面见肾皮质增厚，并出现黄色放射状条纹（肾小管上皮细胞内脂质沉积所致）。

（2）光镜下：肾小球无明显病变，而肾近曲小管上皮细胞则可见明显的脂肪变性。

（3）电镜下：主要为肾小球脏层上皮细胞胞浆空泡变性，足突融合、扁平、消失。肾小球毛细血管基膜未见病变，亦无电子致密物沉积（图18-8）。

（4）免疫荧光检查：未见免疫复合物和补体沉积。

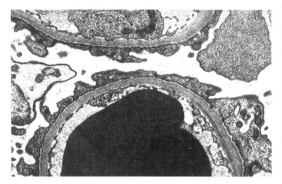

图 18-8　微小病变肾病
电镜下见脏层上皮细胞足突融合

2. 临床病理联系　临床表现主要为肾病综合征，其中大量蛋白尿为选择性蛋白尿，其尿蛋白主要是小分子的白蛋白，可能系肾小球滤过膜的阴离子丢失过多而使带负电荷的白蛋白易于滤出所致。

3. 结局　预后好，90%以上的患儿经肾上腺皮质激素治疗可以恢复；少数病例预后较差，可反复发作而发展为慢性肾功能衰竭。

（五）系膜增生性肾小球肾炎

系膜增生性肾小球肾炎（mesangial proliferative glomerulonephritis）以肾小球系膜细胞增生和系膜基质增多使系膜区增宽为特征。在我国较为多见，常发生于青少年，临床表现具有多样性。

1. 病理变化

（1）光镜下：病变弥漫性累及多数肾小球，早期以系膜细胞增生为主，继而系膜基质逐渐增多，致使系膜增宽。病变进一步发展可导致系膜硬化和肾小球硬化。

（2）电镜下：系膜区增宽，系膜细胞增生，系膜基质增多；在系膜基质中出现较多呈结节状分布的电子致密物。

（3）免疫荧光检查：常见系膜区IgG、C3沉积，部分病例仅见C3或未见沉积物。

2. 临床病理联系　临床表现多种多样，可表现为无症状血尿、蛋白尿、慢性肾炎综合征或肾病综合征等。

3. 结局　多为慢性进行性经过，病变轻者预后较好，病变重者（约30%）可逐渐发展为慢性肾功能衰竭，预后差。

（六）IgA 肾病

IgA肾病（IgA nephropathy）以肾小球系膜区IgA沉积为特征。发病率较高，多见于儿童和青年，常于呼吸道、消化道或泌尿道感染后发病，因而有人认为其发病可能与黏膜产生分泌型IgA增多，并沉积于肾小球有关。临床表现主要为反复发作性血尿。

1. 病理变化

（1）光镜下：最常见病变是系膜细胞增生、系膜基质增多，但也可表现为新月体形成或局灶性节段性增生及硬化性病变。

（2）电镜下：主要表现为系膜细胞增生，系膜基质增多，系膜基质内出现块状电子致密物沉积。

（3）免疫荧光检查：以系膜区多量IgA颗粒状沉积为主，常伴C3沉积。

2. 临床病理联系　临床表现最主要为反复发作性血尿，多为肉眼血尿，少数为镜下血尿，可伴轻度蛋白尿。少数患者可出现肾病综合征。

3. 结局　多呈慢性病程，部分病例可长期维持正常肾功能，部分病例则可发展为慢性肾功能衰竭，预后差。

（七）慢性硬化性肾小球肾炎

慢性硬化性肾小球肾炎（chronic sclerosing glomerulonephritis）以多数肾小球纤维化、玻璃样变性等硬化性病变为特征，是各种类型肾炎发展到晚期的共同表现。多见于成年人，病程长短不一，呈慢性进行性经过，预后差；其临床表现主要为慢性肾炎综合征。

1. 病理变化

（1）肉眼观：双肾呈对称性缩小，颜色苍白，质硬，表面呈弥漫性细颗粒状，称为继发性颗粒性固缩肾；切面肾皮质明显变薄，皮、髓质分界不清，肾小动脉因管壁变硬而管腔呈哆开状；肾盂周围的脂肪组织增多。

（2）光镜下：病变累及双肾大多数肾单位，肾小球因系膜基质、基膜样物质、胶原纤维增多和血浆蛋白沉积而逐渐发生纤维化、玻璃样变性；所属肾小管萎缩、消失；病变肾小球常因肾小管萎缩、消失和间质纤维组织增生、收缩而相互靠拢、密集，呈"肾小球集中"现象。残存的相对正常的肾小球呈代偿性肥大，肾小管扩张。肾间质纤维组织增生伴淋巴细胞浸润（图 18-9）。这种由纤维化的肾小球和萎缩的肾小管组成的病变肾单位，与由肥大的肾小球和扩张的肾小管组成的代偿性肾单位的交错分布，使肾脏表面呈细颗粒状。

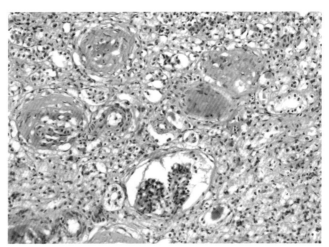

图 18-9　慢性硬化性肾小球肾炎
光镜下见图上方四个肾小球纤维化，相互靠拢，下方见一个相对正常的肾小球

2. 临床病理联系　临床表现主要为慢性肾炎综合征。

（1）尿的变化：主要为多尿、夜尿、低比重尿，系大量肾单位结构破坏、功能丧失，血液经少数残存肾小球的滤过速度和原尿流经肾小管的速度均大大加快，使肾小管来不及重吸收以及尿浓缩功能降低所致。

（2）高血压：由于大量肾小球发生硬化，使肾组织严重缺血，肾素分泌增多，肾素－血管紧张素系统激活而致血压升高；血压升高进而导致全身细小动脉硬化而使肾缺血加剧，血压持续升高。二者相互影响可引起左心室肥大及左心衰竭。

（3）贫血：系大量肾组织被破坏，使肾促红细胞生成素分泌减少和毒性代谢产物在体内积聚，从而抑制骨髓造血功能和促进溶血。

（4）氮质血症和尿毒症：由于大量肾单位结构破坏，肾小球滤过膜总面积大为减少，使大量代谢废物排出障碍而在体内潴留，其中血中尿素、肌酐等非蛋白氮浓度增高则造成氮质血症；随着肾功能的逐渐减退，最终可引起尿毒症。

3. 结局　预后较差，晚期患者常因尿毒症、心力衰竭、脑出血或继发感染而死亡。

第二节　肾盂肾炎

肾盂肾炎（pyelonephritis）是由细菌感染引起的，以肾盂和肾间质化脓性炎为特征的疾病。本病是肾脏最常见的感染性疾病，多见于女性，其发病率可为男性的9~10倍；临床表现主要有发热、腰痛、脓尿、菌尿、血尿以及膀胱刺激症状等。

一、病因和发病机制

肾盂肾炎是由致病菌直接感染肾组织引起的，其中最常见的致病菌是大肠杆菌，其他还有变形杆菌、产气杆菌、葡萄球菌等。细菌感染途径与发病机制有：

1. 上行性感染　肾盂肾炎最主要的感染途径，病原菌由尿道侵入膀胱，继而沿输尿管或输尿管周围的淋巴管上行到肾盂、肾盏及肾间质而引起炎症。病原菌以大肠杆菌为主，病变可累及单侧或双侧肾，但多为单侧。

2. 血行感染　肾盂肾炎较为少见的感染途径，病原菌从体内的感染灶侵入血流，并随血流到达肾组织引起炎症，继而可蔓延到肾盏和肾盂，又称为下行性感染；有时可为全身脓毒血症的肾脏病变。最常见的病原菌为葡萄球菌，病变常累及双侧肾脏。

尿路梗阻是肾盂肾炎的重要诱因，如泌尿道结石或狭窄、肿瘤压迫、前列腺肥大等所致尿路完全或不完全梗阻引起尿流不畅，使病菌不易被冲走，引起尿液潴留而有利于细菌繁殖，促进肾盂肾炎的发生。女性发病率较高可能与其尿道口距离肛门和阴道较为接近，易受到病菌污染，尿道短而宽易使病菌侵入尿道以及妊娠子宫压迫输尿管易引起不完全梗阻等因素有关。此外，尿道黏膜损伤、膀胱输尿管和尿液反流、机体免疫力下降等因素均有利于肾盂肾炎的发生。

二、类型

肾盂肾炎一般分为急性和慢性两种，其中急性肾盂肾炎常由单种细菌感染引起，而慢性肾盂肾炎常为多种病菌混合感染所致。

（一）急性肾盂肾炎

1. 病理变化　急性肾盂肾炎的病变特点是肾间质和肾盂黏膜的化脓性炎，其病灶分布不规则，可累及单侧或双侧肾脏。

（1）肉眼观：病变肾脏肿大、充血，表面散在分布大小不等的黄色或黄白色脓肿，周围有暗红色充血带；切面可见髓质内黄色条纹状化脓性病灶，可向皮质伸延或相互融合成小脓肿；肾盂黏膜充血、水肿，表面可见脓性渗出物及散在小出血点。

（2）光镜下：肾间质内有大量中性粒细胞浸润，并形成大小不等的脓肿，脓肿破坏肾小管可使其管腔内充满脓细胞和细菌；肾盂黏膜充血、水肿、出血，伴大量中性粒细胞浸润及表面化脓；病变严重时可破坏肾小球。

2. 临床病理联系

（1）发热、寒战和血液白细胞增多等比较明显的全身症状，系急性化脓性炎所致。

（2）腰痛系肾脏肿大使肾脏被膜紧张所致。

（3）脓尿、菌尿系肾间质脓肿破坏肾小管和肾盂黏膜表面化脓使脓细胞和细菌随尿排出所致。血尿系肾组织和肾盂黏膜出血所致。

（4）尿频、尿急、尿痛等膀胱刺激征系病变累及膀胱、尿道所致下尿路感染而引起。

3. 结局　预后好，大多数患者经足量抗生素治疗后可在短期内治愈；若治疗不彻底或尿路梗阻等诱因未消除可转变为慢性；严重尿路梗阻可致肾盂积脓。

（二）慢性肾盂肾炎

1. 病理变化　慢性肾盂肾炎的病变特点是肾间质–肾盂的慢性炎症、纤维化和瘢痕形成，伴肾盂、肾盏变形等病变同时并存；其病变分布不规则，可累及单侧或双侧肾脏，其中双侧肾脏受累者可因两侧病变不对称而大小不相等。

（1）肉眼观：病变肾脏体积缩小，质地变硬；表面呈粗大不规则的凹陷性瘢痕（图18-10）；切面皮髓质分界不清，肾乳头萎缩，肾盏、肾盂因瘢痕收缩而变形，肾盂黏膜增厚、粗糙。

（2）光镜下：病变呈不规则的灶状或片状，分布于相对正常的肾组织之间，肾间质、肾盂黏膜大量纤维组织增生和淋巴细胞、浆细胞等炎细胞浸润；肾小管多萎缩、消失，部分肾小管呈代偿性扩张，其管腔内出现均匀红染的胶样管型；早期肾小球一般不受累，但常因球周纤维组织增生而使其球囊壁增厚，严重时可致肾小球纤维化、玻璃样变性。

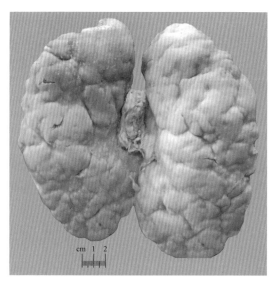

图 18-10　慢性肾盂肾炎
肾脏体积缩小，表面有不规则凹陷性瘢痕

2. 临床病理联系

（1）慢性肾盂肾炎常反复急性发作，发作期间则可出现与急性肾盂肾炎相似的临床表现。

（2）慢性肾盂肾炎的病变常造成肾小管较早、较严重的破坏，可导致肾小管浓缩功能障碍而出现多尿、夜尿；体内电解质因多尿而丢失过多，可致低钠、低钾血症和代谢性酸中毒。

（3）晚期大量肾单位破坏可致氮质血症与尿毒症。

（4）肾组织纤维化和肾细小动脉硬化引起肾缺血，肾素产生增多，引起高血压。

3. 结局　病程较长，常反复发作。若及时治疗、消除诱因，可使病情得以控制；若双肾病变广泛而严重，最终可引起高血压、尿毒症等严重后果。

第三节　肾功能衰竭

肾功能衰竭（renal failure）是指各种原因引起肾脏泌尿功能严重障碍，使体内代谢产物堆积，水、电解质和酸碱平衡紊乱以及内分泌功能障碍的临床综合征。根据发病急缓与病程长短，将其分为急性肾功能衰竭和慢性肾功能衰竭。急、慢性肾功能衰竭发展到严重阶段均发生尿毒症。

一、急性肾功能衰竭

急性肾功能衰竭（acute renal failure，ARF）也称为急性肾损伤（acute kidney injury）是指各种原因导致肾脏泌尿功能在短期内急剧降低，引起机体内环境严重紊乱的急性病理过程，主要表现为少尿或无尿、氮质血症、高钾血症、代谢性酸中毒及水中毒等。

（一）病因与分类

1. 病因

（1）肾前因素：由于肾脏血液灌流量急剧减少，使肾小球滤过率（glomerular filtration rate，GFR）显著下降。见于失血、失液、感染等引起的休克以及急性心力衰竭、周围血管扩张等，也称为肾前性 ARF（acute prerenal failure）。因肾实质组织结构完好，无器质性病变，肾小管功能尚属正常，如短期内肾脏血液灌注得到改善，肾小球滤过率可很快恢复正常，故又称功能性 ARF（acute functional renal failure）。

（2）肾性因素：由各种肾实质疾病发生不同病理改变所致的 ARF 称为肾性急性肾功能衰竭（acute intrarenal failure）。因其均有肾脏的器质性病变，故又称器质性急性肾功能衰竭（acute parenchymal renal failure）。其主要病变有：①急性肾小管坏死（acute tubular necrosis，ATN）：由持续性肾缺血、肾毒物及急性溶血等所致，见于严重休克、心力衰竭以及肾毒物中毒，如重金属（汞、铅、砷、锑等）、药物（头孢霉素、庆大霉素、卡那霉素、磺胺类、关木通等）、生物性毒物（蛇毒、生鱼胆、蕈毒等）、有机毒物（有机磷、甲醇等）。上述毒物以及挤压综合征时肌肉释放出的肌红蛋白，经肾脏排泄时均可损害肾小管，引起肾小管上皮细胞变性坏死。②肾实质损害：如肾小球肾炎、肾动脉血栓形成或栓塞、急性肾盂肾炎等引起的肾实质损害。

（3）肾后因素：由各种原因引起肾盏至尿道口任何部位的尿路梗阻所致的肾功能衰竭，称为肾后性 ARF（acute postrenal failure）。见于双侧输尿管阻塞（如结石、肿瘤）和尿道梗阻（如前列腺肥大、前列腺癌）等。

2. 分类

（1）根据病因分类：可分为肾前性 ARF、肾性 ARF 和肾后性 ARF。

（2）根据尿量分类：可分为少尿型 ARF 和非少尿型 ARF。

（3）根据肾脏是否发生器质性损害分类：可分为功能性 ARF 和器质性 ARF。

（二）发病机制

不同类型 ARF 的发病机制不尽相同，但均与 GFR 降低有关，GFR 降低被认为是 ARF 发病的中心环节。肾小管上皮细胞损伤是 GFR 持续下降和少尿的机制。少尿型 ARF 的发病机制如下。

1. 肾缺血　肾血流灌注不足导致肾小球滤过率下降是其主要发病机制。

（1）肾灌注压下降：当全身动脉血压显著下降时，肾灌注压随之下降，使肾脏缺血。全身血压降低到 50~70mmHg 时，肾血流量和 GFR 降低 1/2~2/3；而全身血压下降到 40mmHg 时，肾血流和肾小球滤过率几乎等于零。

（2）肾血管收缩：主要是皮质肾单位入球小动脉收缩影响 GFR。其机制为：①休克、创伤等因素使交感 - 肾上腺髓质系统兴奋，儿茶酚胺分泌增多，入球小动脉对儿茶酚胺敏感而收缩，因而肾皮质呈缺血改变；②肾缺血刺激肾近球细胞分泌肾素，使肾素 - 血管紧张素系统激活，引起入球动脉痉挛而导致 GFR 降低；③肾缺血、肾中毒使肾间质细胞合成前列腺素减少，使其扩张血管的作用减弱；④内皮素、血管加压素增多，一氧化氮、激肽减少等均可引起肾血管收缩、肾皮质缺血。

（3）血流动力学改变：血液黏度增高、白细胞黏附于血管壁并阻塞微血管、肾微血管口径缩小及其自动调节功能丧失等变化，均可使肾缺血加重。

2. 肾小管细胞损伤　其后果是：①原尿回漏：持续性肾缺血和肾中毒使肾小管上皮细胞坏死、基膜断裂，导致肾小管腔内的原尿经断裂的基膜扩散到肾间质，即原尿回漏。其结果不但使尿量减少，而且引起肾间质水肿，压迫肾小管使肾小球囊内压升高、GFR 进一步下降。②肾小管阻塞：肾缺血、肾毒物中毒等引起肾小管坏死时脱落的细胞碎片，以及挤压综合征的血红蛋白和肌红蛋白、磺胺结晶和尿酸盐结晶等，均可形成管型阻塞肾小管。其结果不但因管腔阻塞妨碍尿液排出而致少尿，同时肾小管腔内压升高，使有效滤过压降低，导致 GFR 降低而致持续少尿。

（三）发病过程及功能代谢变化

1. 少尿型 ARF（oliguric acute renal failure）　其发病过程分为少尿期、多尿期和恢复期。

（1）少尿期（oliguric phase）：病情最危险，可持续数日至数周，平均 8~16 日，持续愈久，预后愈差。其功能代谢变化是：

①尿变化：a. 少尿或无尿：早期即迅速出现，24 小时尿量可少于 400mL（少尿）或少于 100mL（无尿）。b. 尿相对密度降低，常固定于 1.010~1.020。c. 尿钠升高。d. 血尿、蛋白尿、管型尿。产生原因是肾小球滤过率降低和肾小管损伤。

②高钾血症：是少尿期最严重的并发症，可引起心室纤颤、心搏骤停而致死亡。在少尿期 1 周内死亡的病例多因高血钾所致。产生原因是：尿量减少使肾排钾减少；组织损伤使细胞内钾释放到细胞外增多；代谢性酸中毒时细胞内钾向细胞外转移；摄入过多的含钾食物、药物、保钾利尿剂及输入库存血。

③氮质血症（azotemia）：因肾脏不能充分排出蛋白质代谢产物，使血清中尿素、尿酸、肌酐等非蛋白含氮物质（non-protein nitrogen，NPN）增多，称氮质血症。严重的氮质血症可引起机体自身中毒发生尿毒症而危及生命。

④水中毒：水在体内潴留可导致细胞水肿，严重时可发生肺水肿、脑水肿、心力衰竭以及稀释性低钠血症。产生原因是：肾排水减少；组织分解代谢增强，使内生水增多；输液过多。

⑤代谢性酸中毒：因体内分解代谢加强，酸性代谢产物形成增多，且肾脏排尿减少，使酸

性代谢产物（硫酸、磷酸、有机酸等）在体内蓄积，引起代谢性酸中毒。酸中毒可使心肌收缩力减弱，降低心肌和外周血管对儿茶酚胺的反应性，从而使心输出量下降、血管扩张、血压下降。酸中毒还可抑制中枢神经系统，并促进高钾血症的发生。

（2）多尿期（diuretic phase）：以尿量每日增加到400mL以上为进入多尿期的标志，尿量逐渐增多可达每日3000mL以上。进行性尿量增多意味着肾功能开始恢复，病情开始好转，一般持续1~2周。产生多尿的机制是：①肾血流量和肾小球滤过功能逐渐恢复；②肾间质水肿消退、肾小管阻塞解除；③少尿期潴留在体内的尿素等代谢产物排出增多，肾小管管腔内渗透压增高，阻止了水的重吸收而产生渗透性利尿；④新生的肾小管上皮细胞重吸收钠、水功能尚未完全恢复，故原尿未能充分浓缩。

多尿期早期由于肾功能恢复尚不完全，体内代谢产物仍不能充分排出，故高钾血症、氮质血症、酸中毒等可继续存在；多尿期后期可因尿量过多而发生脱水及低钠、低钾血症。

（3）恢复期（recovery phase）：一般在发病第5周开始，持续数月至1年。此期尿量逐渐恢复正常，氮质血症、水、电解质和酸碱平衡紊乱得到纠正，相应的症状消失。多数ARF患者可以痊愈，若肾功能持久不能完全恢复，提示肾脏可能遗留永久性损伤而发展成慢性肾功能衰竭。

2. 非少尿型ARF（nonoliguric acute renal failure）　约占ARF的20%。其临床特点是肾小管浓缩功能障碍，所以尿量较多，每日400~1000mL。同时，尿比重也较低，尿钠含量较低，但可发生氮质血症及水、电解质和酸碱平衡紊乱。此型肾功能衰竭症状较轻，病程较短，预后较好，并发症较少。

二、慢性肾功能衰竭

慢性肾功能衰竭（chronic renal failure，CRF）是指各种原发性或继发性慢性肾脏疾病晚期，由于肾单位进行性破坏，残存肾单位不能充分排出代谢废物和维持内环境稳定，使体内发生代谢产物蓄积，水、电解质和酸碱平衡紊乱以及肾脏内分泌功能障碍，出现一系列临床综合征的病理过程。

（一）病因

凡能引起肾实质慢性进行性破坏的疾病，均可导致CRF。见于以下情况：

1. 肾疾患　如慢性肾小球肾炎、慢性肾盂肾炎、肾结核、多囊肾、狼疮性肾炎等。其中50%~60%的CRF为慢性肾小球肾炎所引起。

2. 肾血管疾患　如高血压和糖尿病性肾小动脉硬化、结节性动脉周围炎等。

3. 尿路慢性阻塞　如尿路结石、前列腺肥大、肿瘤等。

（二）发病过程

两侧肾脏共有200多万个肾单位，具有强大的代偿储备能力，只有当50%以上肾单位被破坏时，肾脏的储备能力才会逐渐下降，故CRF呈现进行性加重的缓慢发病过程。根据病变的发展可将CRF分为四期，并以内生肌酐清除率作为评价肾功能的重要指标（表18-1）。

表 18-1 慢性肾功能衰竭的发展阶段

分期	内生肌酐清除率 （mL/min）	血尿素氮 （mmol/L）	血肌酐 （μmol/L）	氮质血症	临床表现
肾功能不全代偿期	>50	<9	<178	无	除原发病外，无临床症状
肾功能不全失代偿期	20~50	9~20	178~445	轻度或中度	乏力、贫血、多尿、夜尿、消化道不适
肾功能衰竭期	<20	20~28	445~707	较重	严重贫血、代谢性酸中毒、低钙、高磷、高氯、低钠血症
尿毒症期	<10	>28.6	>707	严重	尿毒症的各种症状

注：内生肌酐清除率 = 尿肌酐浓度 × 每分钟尿量 / 血浆肌酐浓度，正常值为每分钟 80~120mL

（三）发病机制

CRF 的发病机制尚未完全明了，可能与下列机制有关。

1. 健存肾单位进行性减少 慢性肾脏疾病不断损伤肾单位并使其丧失功能，残存的相对正常肾单位称健存肾单位（intact nephron），这些肾单位发生代偿性肥大，需加倍工作进行代偿。随着病情的加重，健存肾单位逐渐减少，不足以维持内环境稳定而发生 CRF。

2. 矫枉失衡（trade-off） 在肾脏疾病晚期，体内某些溶质增多，机体通过代偿使某种调节因子分泌增多，以促进这些溶质的排出，这就是所谓"矫枉"过程。这种矫枉作用可以引起新的不良影响，使内环境发生"失衡"，机体进一步受损。例如：肾脏疾病晚期由于 GFR 降低，使肾脏排磷减少，发生高磷血症和低钙血症。低钙血症引起甲状旁腺激素（parathyroid hormone，PTH）分泌增多，促使肾排磷增加，使内环境恢复稳定。但是，长期 PTH 分泌增多会动员骨钙进入血中，导致骨质脱钙、肾性骨营养不良等。因此这种矫枉失衡使肾功能衰竭进一步加剧（图 18-11）。

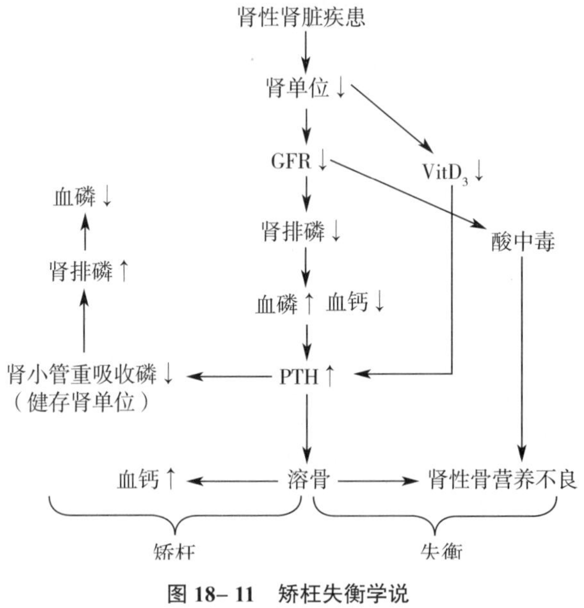

3. 肾小球高滤过（glomerular hyperfiltration） 部分肾单位破坏后，残存肾单位发生代偿。随着代偿肾单位负荷过重，出现高灌注和高滤过，使残存肾单位出现继发性破坏，导致肾小球纤维化和硬化而促进 CRF。肾小球高滤过是 CRF 发展至尿毒症的重要原因之一。

图 18-11 矫枉失衡学说

（四）功能代谢变化

1. 泌尿功能障碍

（1）尿量的变化：①夜尿（nocturia）：正常成人每日尿量约 1500mL，白天和夜间尿量分别占 2/3 和 1/3。CRF 早期即有夜间排尿增多的症状，夜间尿量与白天相近，甚至超过白天尿量。其发生机制不明。②多尿（polyuria）：指 24 小时尿量超过 2000mL。其机制是：由于多数肾单位遭到破坏，流经残存肾小球的血量呈代偿性增多，因此滤过的原尿增多、流速快，使肾小管来不及重吸收而致终尿增多；原尿中增多的溶质产生渗透性利尿；CRF 时肾髓质破坏使高渗环境不能形成，尿浓缩功能降低。③少尿（oliguria）：指 24 小时尿量少于 400mL，因 CRF 晚期残存有功能的肾单位极度减少，使肾小球滤过率显著下降所致。

（2）尿成分的变化：①蛋白尿：很多肾疾患可使肾小球滤过膜通透性增高，蛋白质滤过增多，同时因肾小管上皮细胞受损使滤过的蛋白质重吸收减少，以致 CRF 时出现轻度或中度蛋白尿。②血尿、管型尿：因慢性肾脏病变时肾小球基膜出现局灶性溶解破坏而通透性增高，使血液中的红、白细胞从肾小球滤过，在肾小管内可形成各种管型，随尿排出。脓尿见于慢性肾盂肾炎所致的 CRF。

（3）尿渗透压的变化：早期出现低渗尿（hyposthenuria），这是因为肾小管浓缩功能减退而稀释功能正常；晚期出现等渗尿（isosthenuria），是因肾小管浓缩和稀释功能均丧失使终尿渗透压接近血浆晶体渗透压（300mmol/L），尿比重固定在 1.008~1.012 之间。

2. 氮质血症 正常人血中的非蛋白含氮物质包括尿素、尿酸、肌酐、嘌呤、核苷酸、氨基酸、多肽、谷氨酰胺、肌酸共九种。其中尿素、尿酸、肌酐必须通过肾脏才能排出。因此，氮质血症实际上是肾功能下降时血中的尿素、尿酸、肌酐增多（表 18-1）。

（1）血浆尿素氮（blood urea nitrogen，BUN）：CRF 时氮质血症以尿素增多为主，BUN 浓度与肾小球滤过率的变化密切相关，故临床上常用 BUN 升高作为氮质血症的指标。

（2）血浆肌酐（creatinine）：取决于肾脏排泄肌酐的功能和肌肉磷酸肌酸分解产生的肌酐量，与外源性蛋白质摄入量无关，故可较好地反映肾功能，但血浆肌酐对早期肾小球滤过率下降不够敏感。肌酐清除率反映肾小球滤过率，又能代表仍具有功能的肾单位数目的多少，是评价肾功能的很好指标。

（3）血浆尿酸（uric acid）：CRF 时血浆尿酸有一定程度的升高，但较尿素和肌酐为轻。

3. 代谢性酸中毒 CRF 均有代谢性酸中毒发生，其主要机制是：①肾小球滤过率下降，使硫酸、磷酸等酸性代谢产物滤过减少，体内酸性物质潴留；②肾小管上皮细胞泌 H^+、排 NH_3 减少，重吸收 $NaHCO_3$ 的功能降低；③机体分解代谢增强使酸性代谢产物增多。酸中毒可抑制心血管及神经系统，影响多种代谢酶的活性，并促进骨盐溶解和细胞内钾离子外移。

4. 水、电解质代谢紊乱

（1）水代谢失调：其特点是肾脏对水负荷变化的调节适应能力下降。当水摄入增加时不能相应增加排泄而发生水潴留，引起肺水肿、脑水肿和心力衰竭；当严格限制水摄入时，不能相应减少水的排出而发生脱水，使血容量减少甚至血压降低。这是由于肾脏对尿的浓缩与稀释能力降低所致。

（2）钠代谢失调：所有 CRF 患者均有不同程度的钠丢失，失钠引起细胞外液和血管内液量减少，可进一步降低肾小球滤过率。因此，应适当补充钠盐以免发生低钠血症。但补钠需慎重，否则有可能加重高血压甚至引起充血性心力衰竭。

（3）钾代谢失调：只要尿量不减少，CRF 患者血钾可长期维持正常。CRF 晚期出现少尿时，或因严重酸中毒、急性感染、应用钾盐过多时，可发生高钾血症；如进食过少或严重腹泻，又可出现低钾血症。严重的高钾血症和低钾血症均可影响心脏和神经肌肉的活动而威胁生命。

（4）钙、磷代谢失调：在 CRF 早期，肾小球滤过率降低使磷排出减少，发生暂时性高磷血症。此时血钙降低，血浆中游离钙减少能刺激甲状旁腺分泌 PTH，PTH 可抑制肾小管对磷的重吸收，使肾脏排磷增多，血磷可恢复正常。随着 CRF 的进行性加重，肾小球滤过率极度下降，使 PTH 分泌进一步增多，既不能使磷充分排出而致血磷显著升高，也不能调节钙、磷代谢，反而加强溶骨过程，使骨磷释放增多。其结果是一方面使血磷水平不断上升，形成恶性循环；另一方面使骨盐溶解、骨质脱钙，发生骨质疏松、肾性骨营养不良。

CRF 时血钙降低的原因是：肾实质破坏时，肾小管生成 1,25- 二羟维生素 D_3 减少，使小肠对钙的吸收减少；血磷增高时，磷酸根自肠道排出增多，与食物中的钙形成不溶性的磷酸钙，从而影响钙的吸收；血浆钙、磷的乘积是一个常数，血磷增高时血钙必然降低。

5. 肾性骨营养不良（renal osteodystrophy） 成年人表现为骨质疏松、纤维性骨炎和骨软化症；儿童表现为肾性佝偻病。其发生机制与钙磷代谢障碍、继发性甲状旁腺功能亢进、维生素 D_3 代谢障碍、代谢性酸中毒等有关。酸中毒时体液中 H^+ 持续升高，机体可动员骨盐来缓冲而致骨盐溶解；同时酸中毒还干扰 1,25- 二羟维生素 D_3 的合成。

6. 肾性高血压（renal hypertension） 因肾实质病变引起的高血压称为肾性高血压，是 CRF 十分常见的并发症。其机制是：①水钠潴留：CRF 时肾排钠排水减少，使体内水钠潴留，引起血容量增加、心输出量增多，导致血压升高。这种高血压称为钠依赖性高血压（sodium-dependent hypertension），此时血管外周阻力可正常。②肾素 - 血管紧张素系统活性增强：CRF 时肾血流量减少，刺激肾球旁细胞分泌肾素，并激活肾素 - 血管紧张素系统，使血管收缩、外周血管阻力增加，引起高血压。此种高血压称为肾素依赖性高血压（renin-dependent hypertension）。③肾分泌降压物质减少：CRF 时肾实质破坏，其分泌降压物质 PGE_2、PGA_2 等减少，引起血压升高。

7. 肾性贫血（renal anemia） CRF 患者有 97% 伴有肾性贫血，其机制是：①肾实质破坏使肾脏生成促红细胞生成素减少，从而使骨髓干细胞生成红细胞减少；②CRF 时，红细胞膜上 ATP 酶受抑制或血液中的毒性物质如甲基胍可引起溶血，红细胞破坏增多；③由于 CRF 时胃肠功能减退，铁和叶酸吸收减少，丢失过多，影响红细胞生成；④出血可加重贫血；⑤体内蓄积的毒性物质也能抑制骨髓造血功能。

8. 出血倾向（hemorrhagic tendency） CRF 患者常有出血倾向，表现为皮下瘀斑和黏膜出血，胃肠道出血、鼻衄等。其原因主要是血中毒性物质抑制血小板功能，使血小板黏附和聚集减少、血小板第三因子释放被抑制，发生凝血功能障碍。

三、尿毒症

尿毒症（uremia）是急性和慢性肾功能衰竭发展到最严重的阶段，由于肾单位大量破坏，使终末代谢产物和内源性毒性物质在体内蓄积、水和电解质及酸碱平衡紊乱、内分泌功能失调，从而引起一系列自体中毒症状。

（一）发病机制

尿毒症的发病机制除了与水、电解质、酸碱平衡紊乱及内分泌功能障碍等因素有关外，还与体内的尿毒症毒素（uremia toxin）引起全身中毒有关。尿毒症毒素包括蓄积在体内的正常代谢产物、内源性毒物和浓度异常升高的生理活性物质。按照分子量大小可分为三类：

1. 大分子毒性物质 分子量大于5000，主要是在体内异常增多的激素，如PTH、胃泌素、胰岛素、生长激素等。其中PTH的毒性作用最强，分泌过多时可导致肾性骨营养不良、皮肤瘙痒、软组织坏死、胃溃疡、贫血、心肌损害、中枢和周围神经受损等。

2. 中分子毒性物质 分子量500~5000，包括正常代谢产物、细胞代谢紊乱产生的多肽、细胞或细菌崩解产物等。高浓度时可致嗜睡、运动失调、神经系统病变，并抑制白细胞吞噬和细胞免疫功能。

3. 小分子毒性物质 分子量小于500，包括尿素、肌酐、胍类、胺类、酚等。

（1）尿素：血中尿素浓度持续过高可引起头痛、恶心、呕吐、糖耐量降低、出血倾向；尿素刺激可引起纤维素性心包炎；尿素的代谢产物氰酸盐可影响神经中枢的整合功能。

（2）胍类：是体内精氨酸的代谢产物。正常情况下，精氨酸在肝内经鸟氨酸循环生成尿素等并由肾排出。肾功能不全晚期，尿素等排泄障碍，精氨酸经另一途径转变为甲基胍和胍基琥珀酸，这些胍类物质能引起厌食、呕吐、抽搐、出血、溶血、抑制血小板功能等表现。

（3）胺类：多胺、芳香族胺、脂肪族胺等胺类物质浓度过高可引起恶心、呕吐、扑翼样震颤、促进脑水肿及肺水肿形成。

（二）功能代谢变化

1. 神经系统 尿毒症时神经系统症状最突出，主要表现为尿毒症脑病和周围神经病变，发生率可高达80%以上。脑病表现为头痛、头昏、记忆力减退，严重时出现谵妄、幻觉、扑翼样震颤、嗜睡、昏迷等；周围神经病变表现为下肢疼痛、痛觉过敏，严重时出现运动障碍。发生原因尚未完全明了，可能与下列因素有关：毒性物质使中枢神经系统发生能量代谢障碍，脑细胞膜通透性增高，引起脑水肿；肾性高血压使脑血管痉挛加重脑缺血、缺氧；PTH可促进铝进入脑细胞而产生尿毒症痴呆，并促进钙进入神经膜细胞或轴突，造成周围神经损害。

2. 心血管系统 约有50%以上尿毒症患者有心血管损害，主要表现为心律失常、充血性心力衰竭，晚期出现尿毒症性心包炎等，是尿毒症患者重要的死亡原因之一。其机制分别为：高钾血症引起心律失常；水钠潴留、高血压、酸中毒、贫血、毒性物质作用等可引起心力衰竭；尿毒症毒素刺激心包引起纤维素性心包炎。

3. 呼吸系统 肺是尿毒症常见的受累器官之一。尿毒症时的酸中毒使呼吸加深加快，严重时由于呼吸中枢抑制而出现潮式呼吸或深而慢的呼吸；唾液酶分解尿素生成氨，使呼出气中有氨味；因尿素刺激可出现纤维素性胸膜炎；因水钠潴留、心力衰竭、低蛋白血症等可发生肺水肿而导致呼吸困难。

4. 消化系统 消化系统的症状是出现最早、最突出的症状，表现为食欲减退、恶心、呕吐、腹泻、口腔黏膜溃疡、消化道出血等。其原因主要是当尿素经胃肠道排出时，肠道细菌的尿素酶将其分解成氨，从而刺激胃肠道黏膜，引起溃疡性或假膜性炎症。此外，因肾实质破坏使胃泌素灭活减少，PTH增多又促进胃泌素释放，结果使胃泌素增多而导致胃酸分泌增多，促使溃疡形成。

5. 内分泌系统 除前列腺素、促红细胞生成素、1,25-二羟维生素D_3等分泌障碍和PTH分泌过多外，还有垂体-性腺功能失调。女性患者出现月经不规则、闭经、不育、流产；男性患者性欲减退、阳痿、精子减少或活力下降等表现（表18-2）。

表 18-2　尿毒症时的内分泌改变

激素	改变	临床表现	激素	改变	临床表现
催乳素	↑	泌乳	甲状旁腺激素	↑	骨质疏松、纤维性骨炎、骨软化症黄体生成素
胃泌素	↑	溃疡	促红细胞生成素	↓	贫血
醛固酮	↑	高血压	睾丸酮	↓	性欲减退、阳痿
胰高血糖素	↑	葡萄糖耐量降低			

注：↑为升高；↓为减少。

6. 免疫系统　免疫功能低下，尤其是细胞免疫受到明显抑制，中性粒细胞吞噬、杀菌能力减弱。因此，尿毒症患者易发生严重感染，甚至引起死亡。

7. 物质代谢　①糖：葡萄糖耐量降低，其糖耐量曲线与轻型糖尿病患者相似，故有尿毒症性糖尿病之称，但空腹血糖正常。可能是因尿毒症患者血中有胰岛素拮抗物质，并与尿素等毒性物质影响糖代谢酶有关。②蛋白质：出现负氮平衡，表现为消瘦、恶病质，同时有低蛋白血症，并因此引起肾性水肿。其原因是蛋白质摄入不足、组织分解代谢加强，以及蛋白质和氨基酸经尿丢失。③脂肪：血中甘油三酯增高，出现高脂血症。这是因肝脏合成甘油三酯增加、甘油三酯清除减少所致。

8. 皮肤　皮肤瘙痒和出现尿素霜是常见的症状。瘙痒主要与继发性甲状旁腺功能亢进引起皮肤钙盐沉积有关，切除甲状旁腺能解除此症状。尿素霜是高浓度尿素随汗液排出时在汗腺开口处沉积的细小白色结晶。此外，由于贫血、皮肤黑色素沉积及眼睑肿胀，患者可出现尿毒症的特殊面容。

第四节　生殖系统常见疾病

一、慢性子宫颈炎及子宫颈癌

（一）慢性子宫颈炎

慢性子宫颈炎（chronic cervicitis）是指由病原微生物引起的、以子宫颈慢性非特异性炎症为特征的疾病，为育龄妇女最常见的疾病，临床主要表现为白带增多。

1. 病因及发病机制　慢性子宫颈炎多系急性子宫颈炎未及时彻底治疗而反复发作所致，病原微生物常为链球菌、葡萄球菌、淋病奈瑟菌、沙眼衣原体等。分娩、流产或手术造成子宫颈的损伤、阴道内酸性环境的改变，以及子宫颈分泌物过多等因素均有利于病菌的侵入而促进炎症的发生。

2. 病理变化　慢性子宫颈炎的基本病理变化是子宫颈黏膜及黏膜下间质的非特异性慢性炎症，有淋巴、浆细胞浸润，常伴黏膜上皮、腺上皮增生及鳞状上皮化生。慢性子宫颈炎的病理形态多样，常依其临床病理特点而分为四种类型：

（1）子宫颈糜烂（cervical erosion）：传统观点认为，"真性子宫颈糜烂"是指子宫颈鳞状上皮坏死脱落，形成浅表缺损，但很少见。临床上的所谓"子宫颈糜烂"，现学术界称为"子宫颈糜烂样改变"，它只是妇科检查时发现子宫颈呈红色改变的一种临床体征。这种改变多数见于青春期、生育期等雌激素分泌旺盛时，病理学特征是宫颈管柱状上皮下移取代鳞状上皮，随后柱状上皮又可被化生的鳞状上皮取代而修复，无需处理。有时子宫颈上皮内瘤变、早期子宫颈癌也见子宫颈糜烂样改变，需及时处理。

（2）子宫颈息肉（cervical polyp）：慢性子宫颈炎可刺激子宫颈黏膜上皮、腺上皮及间质局限性增生而在黏膜表面形成单个或多个带蒂的肿物，称为子宫颈息肉。

（3）子宫颈肥大（cervical hypearophy）：子宫颈可因慢性炎症刺激而持久充血、水肿、炎细胞浸润，以及腺体和结缔组织增生，致使子宫颈肥厚增大，称为子宫颈肥大。

（4）子宫颈腺囊肿（nabothian cyst）：慢性子宫颈炎可因子宫颈增生的鳞状上皮阻塞其腺体开口，或间质结缔组织增生压迫其腺腔颈部而使黏液潴留在腺腔内，致使腺腔扩张并形成小囊肿，称为子宫颈腺囊肿，或称为纳博特囊肿（Nabothian cyst）。

（二）子宫颈癌

子宫颈癌（carcinoma of cervix）是来源于子宫颈黏膜上皮或腺上皮的恶性肿瘤，为女性生殖系统最常见的恶性肿瘤之一，其发病高峰年龄为 40~55 岁。临床最常见的症状是阴道不规则流血、血性白带及接触性出血。近年来由于防癌普查的广泛开展，早期癌的及时诊断和治疗，其 5 年生存率明显提高。

1. 病因　病因尚未查明。研究提示子宫颈癌的发病可能与人类乳头状瘤病毒（HPV）或 Ⅱ 型单纯疱疹病毒（HSV-2）的感染有关，其中 HPV-16、HPV-18 型与中国妇女的子宫颈癌密切相关，其癌组织中 HPV-16 基因阳性率为 60.4%。致癌性 HPV 亚型的 E6 蛋白与 p53 结合可灭活或突变 p53。p53 失活在子宫颈癌发生过程中有关键作用。子宫颈癌可能还与早婚、早育、多产以及性伴侣较多和宫颈创伤、包皮垢刺激以及吸烟等多种危险因素有关。

2. 病理变化　子宫颈癌来源于子宫颈外口的鳞状上皮和子宫颈管黏膜的柱状上皮及腺体，以鳞状细胞癌最为常见（约占 90% 以上），腺癌较少，若有腺癌和鳞癌两种成分同时存在则称为腺鳞癌，甚为少见。

（1）子宫颈鳞状细胞癌：好发部位于子宫颈外口鳞状上皮和柱状上皮交界处及其附近（称为移行带）的鳞状上皮或鳞状上皮化生。病理组织学观察常可见由上皮异型增生和原位癌发展为浸润性癌的连续鳞状上皮内病变过程。

① 鳞状上皮内瘤变 / 病变（squamous intraepithelial lesion，SIL）是宫颈鳞状细胞癌的癌前病变，第四版 WHO 女性生殖系统分类中将其与宫颈细胞学诊断一样分为两级：

a. 低级别鳞状上皮内病变（low-grade suamous intraepithelial lesion，LSIL）：LSIL 包括了宫颈上皮内瘤变 Ⅰ 级（CIN1）、轻度非典型性增生、扁平湿疣以及挖空细胞病等，约 80% LSIL 是由高危型 HPV 感染（HPV16 和 18 型为主）所致，少数为低危型 HPV 感染（HPV6 和 11 型），但多为一过性感染。这一病变同时或今后发生癌变的风险较低。镜下，鳞状上皮的基底及副基底样细胞增生，细胞核极性轻度紊乱，有轻度的异型性，但这种异常增生细胞一般不超过上皮下的 1/3 层。而上皮的上 2/3 层为分化成熟的上皮成分，但细胞核增大，核浆比例增加，常可见挖空细胞，有时可见双核或多核细胞，表层可见角化不全及角化不良细胞。

b. 高级别鳞状上皮内病变（high grade suamousintraepithelial lesion，HSIL）：HSIL 包括宫颈上皮内瘤变 Ⅱ 级（CIN2）和 Ⅲ 级（CIN3）、中度和重度非典型性增生以及鳞状上皮原位癌。

HSIL 90% 以上是高危型 HPV 感染，由于为持续性感染，病毒 DNA 整合进入宿主细胞，如果不治疗有明显进展为浸润性癌的风险。镜下，鳞状上皮仅上 1/3 层保留少量分化成熟的细胞，甚至全层上皮缺乏分化成熟，而病变细胞扩展到上皮中层（CIN2）甚至上皮全层（CIN3），这些细胞核浆比例增加，核分裂象增多，有时还可看到病理性核分裂象。

需注意的是，采用新分类命名及分级时仍以病理形态学为标准，对一些病变分级的区分可以通过免疫组化染色 p16 的表达情况来帮助区别。

②早期浸润癌（early invasive carcinoma）：指癌细胞突破基膜浸润到黏膜下间质的深度不超过 3~5mm，仅镜检时才能发现，没有淋巴道转移，术后 5 年生存率可达 100%。

③浸润癌（invasive carcinoma）：指癌组织明显浸润间质超过基膜下 5mm 者。肉眼可分为三型：a.糜烂型：表现为病变处黏膜潮红、粗糙或呈微细颗粒状，质脆易出血；b.外生菜花型：肿瘤呈乳头状或菜花状突出于子宫颈外口，质脆易出血，表面常形成表浅溃疡及伴出血、坏死和感染；c.内生浸润型：为常见类型，癌细胞主要向深层浸润，使宫颈肥厚、变硬，或呈结节状突起，晚期可继发溃疡、出血或感染。

镜检依其分化程度分为高、中、低分化鳞癌，其中以中分化鳞癌为多（约占 60%）。

（2）子宫颈腺癌：主要来源于子宫颈管黏膜的柱状上皮和腺上皮。肉眼类型与鳞癌基本相同，镜检多为管状腺癌。

3. 扩散

（1）直接蔓延：肿瘤向上可破坏整段子宫颈，但少见子宫体受累；向下可累及阴道穹窿部及阴道壁；向两侧可侵犯双侧阔韧带及盆腔组织；肿瘤若压迫输尿管可引起肾盂积水；向前侵犯膀胱；向后侵犯直肠常可形成子宫膀胱瘘或子宫直肠瘘。

（2）淋巴道转移：最为多见，首先转移到子宫颈旁淋巴结，而后可转移到闭孔、髂外、髂总等盆腔淋巴结以及腹股沟深部淋巴结等。

（3）血道转移：晚期可经血道转移到肝和肺，但较为少见。可能系患者在血道转移之前，常因癌组织坏死引起大出血、继发感染或双侧输尿管受累堵塞引起尿毒症而致死亡。

二、子宫内膜增生症及子宫内膜癌

（一）子宫内膜增生症

子宫内膜增生症（endometrial hyperplasia）是指因卵巢排卵功能紊乱而引起的、以子宫内膜弥漫性异常增生为特点的功能性子宫出血病，为最常见的子宫疾病之一，多见于青春期和绝经期妇女，临床主要表现为不规则子宫出血。

1. 病因及发病机制　子宫内膜增生症主要系卵巢不排卵所致。卵泡不排卵可引起雌激素持续分泌而孕激素缺乏，致使子宫内膜呈增生期腺体异常增生而无分泌期改变；与此同时，雌激素的持续分泌可抑制垂体前叶卵泡刺激素的分泌，卵泡刺激素的减少使卵泡失去支持而退化，终至雌激素分泌急骤降低而使增生的子宫内膜坏死、脱落，引起子宫大出血；此外，卵巢功能性肿瘤（如颗粒细胞瘤、卵泡膜细胞瘤等）和应用外源性雌激素等也可造成雌激素增多而致病。

2. 病理变化

（1）肉眼观：子宫内膜呈弥漫性增厚，表面光滑或伴息肉形成。

（2）光镜下：可依子宫内膜增生的结构特征分为三级：①单纯型增生（simple hyperplasia）：子宫内膜以腺体和间质均增生并以腺体增生为主、无细胞异型性为特点。腺上皮细胞常呈假复层柱状，无分泌现象；有时增生的腺体可呈明显的囊状扩张而形如藕片的切面。约有1%可发展为癌。②复杂型增生（complex hyperplasia）：子宫内膜以腺体增生并密集排列、间质稀少及无细胞异型性为特点，又称为不伴非典型增生的腺瘤样增生。腺体外形不规则，腺体之间仅见极少间质，腺体常呈"背靠背"排列，腺上皮细胞层次增多，约有3%可发展为癌。③非典型增生：子宫内膜以单纯型或复杂型增生伴细胞异型性为特点，约有1/3可发展为癌。

根据子宫内膜的单纯型增生、复杂型增生和非典型增生发展为腺癌的危险性逐渐增大，现认为子宫内膜增生症可能存在由良性增生发展到非典型增生进而演变为腺癌的过程。

（二）子宫内膜癌

子宫内膜癌（endometrial carcinoma）是来源于子宫内膜的恶性肿瘤，为子宫内膜最常见的恶性肿瘤，常发生在经绝期后，多见于55~65岁的老年女性，临床主要表现为白带增多及阴道不规则流血。

1. 病因　子宫内膜癌的病因尚未阐明。目前认为其发生可能与雌激素长期持续刺激有关；伴非典型增生的子宫内膜增生症较易发展为子宫内膜癌。

2. 病理变化

（1）肉眼观：子宫内膜癌一般依其累及范围分为两型：①局限型：指癌组织局限于子宫内膜的某一局部，多见于子宫底部及后壁。肿瘤可呈菜花状、息肉状。②弥漫型：指癌组织广泛累及大部分或全部子宫内膜，使其内膜显著增厚，并可伴多数不规则的乳头状突起。癌组织呈灰白色，质较脆，可侵犯肌层。

（2）光镜下：以子宫内膜样腺癌最为常见。若腺癌组织中含有鳞状细胞癌成分称为腺鳞癌；若腺癌组织中含有分化成熟的鳞状上皮成分则称腺棘皮癌（adenoacanthoma）。

3. 扩散　子宫内膜癌一般生长较慢，常可较长时间局限于子宫内膜而不发生扩散，转移也较迟。晚期子宫内膜癌可发生扩散：

（1）直接蔓延：肿瘤可侵犯子宫旁组织，甚至累及膀胱、直肠；向下可侵犯子宫颈、阴道，并可广泛种植于腹膜。

（2）淋巴道转移：子宫内膜癌可经淋巴道转移到腹主动脉旁淋巴结及盆腔淋巴结等。

（3）血道转移：少见，晚期可经血道转移到肺、肝和骨等处。

三、乳腺增生性病变及乳腺癌

（一）乳腺增生性病变

乳腺增生性病变是最常见的乳腺病变，多见于20~40岁的女性，绝经前为发病高峰，绝经后发病减少。一般认为该病变可能系卵巢功能失调，雌激素分泌过多而长期刺激乳腺组织，使其发生过度增生所致。乳腺增生性病变常依其结构特点分为三种类型：

1. 乳腺增生性纤维囊性变（proliferative fibrocystic change of the breast）　病变特点是乳腺导管上皮增生伴纤维囊性变，常累及双侧乳腺，并为多发性。

（1）肉眼观：乳腺内出现单个或多个肿块，形态不规则，界限不清；切面可见多数大小不等的囊肿，囊内常含黄白色液体。

（2）光镜下：两种病变并存。①乳腺导管上皮尤其是小导管上皮呈不同程度的增生，包括轻度到重度的上皮增生及非典型增生。如果导管上皮明显增生形成乳头状突起伸入囊腔时常被称为乳头状瘤病（papillomatosis）。②乳腺纤维囊性变的特点是乳腺小导管扩张呈囊状，常伴部分上皮大汗腺化生（细胞体积增大，胞浆丰富并呈嗜酸性）、间质纤维组织增生伴淋巴细胞浸润、小叶腺泡数量增多及部分腺腔扩大。

另外，具有非典型增生的乳腺增生性纤维囊性变，其增生的导管上皮层次增多伴细胞异型性，容易发展为癌，系癌前病变；如果仅有乳腺纤维囊性变而无明显导管上皮增生时，为非增生性纤维囊性变，不属于癌前病变。

2. 乳腺非典型小叶增生（atypical lobular hyperplasia of the breast） 病变特点是小叶终末导管及腺泡增生伴细胞异型性，易发生癌变。

3. 乳腺硬化性腺病（sclerosing adenosis of the breast） 病变特点是小叶内导管上皮、腺上皮和肌上皮细胞增生伴明显的间质纤维组织增生。有时可见增生的管泡被周围增生的纤维组织挤压而狭窄、变形、甚至萎缩，易被误诊为癌的浸润，其实与癌并无多大关系。

（二）乳腺癌

乳腺癌（carcinoma of breast）是来源于乳腺导管上皮和小叶的恶性肿瘤，为女性常见的恶性肿瘤之一。乳腺癌的发病率逐年上升，已跃居女性恶性肿瘤的第一位。多见于40~60岁的女性，男性偶发。

1. 病因 乳腺癌的病因尚未完全阐明。现认为遗传和环境因素、雌激素持续刺激和乳腺良性上皮增生性病变伴非典型增生者是乳腺癌发病的重要因素。据统计，有乳腺癌家族史的妇女，乳腺癌的发病率比无家族史者高2~3倍；乳腺癌最常见于45~49岁妇女，时值雌激素水平偏高的时期；初潮年龄早或绝经年龄晚的妇女、未产妇女和生育后很少哺乳的妇女发生乳腺癌的危险性增大。正常乳腺上皮细胞存在雌激素受体（ER）和孕激素受体（PR），癌变后二者可保留或消失，可作为内分泌治疗或估计预后的指标。ER及PR皆阳性者预后较阴性好，缓解率高，复发少。乳腺癌原癌基因（HER_2）过度表达者增殖性高，预后差，可采用靶向治疗。

2. 病理变化 乳腺癌最常发生在乳腺的外上象限，其次为中央区和其他象限，以单侧多见（图18-12）。

（1）肉眼观：肿瘤大小不一，质地较硬，与周围组织分界不清，常呈蟹足状侵入邻近组织，切开时有砂粒感，切面呈灰白色或灰黄色。如肿瘤位于乳头下，常因伴大量纤维组织增生而收缩，致使乳头下陷；如癌组织在乳腺真皮淋巴管内扩散而使淋巴管阻塞，可引起皮肤水肿，但毛囊、汗腺处的皮肤则受皮肤附件牵拉而下陷，致使乳腺皮肤呈典型的橘皮样外观；如癌组织在乳腺内蔓延可在其周围形成多个小癌结（称为卫星结节）；晚期癌组织可穿

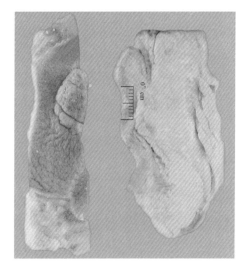

图 18-12 乳腺癌

左图是乳腺癌正面观，皮肤呈橘皮样；右图是切面观，肿瘤呈灰白色

破皮肤形成溃疡并继发出血、感染；癌组织侵及筋膜及胸肌时可使肿块固定而不能移动。

（2）光镜下：常将乳腺癌分为非浸润性癌和浸润性癌两大类。

①非浸润癌：非浸润癌又称为原位癌，可分为导管内原位癌和小叶原位癌。a. 导管内原位癌：病变特点是癌细胞仅局限于扩张的中、小导管内，而管壁基膜完整。癌细胞在导管内排列呈实体团块、乳头状、筛状或小管状。其中有的病例在实体癌细胞团中央可发生大片坏死，肉眼观其切面常可挤出灰白或灰黄色软膏样坏死物，状如皮肤的粉刺而被称为粉刺癌（comedocarcinoma）；其他导管内原位癌则统称为非粉刺型导管内癌；b. 小叶原位癌：病变特点是癌细胞仅局限于受累小叶的管泡内，基膜完整，小叶结构尚存。

导管内原位癌和小叶原位癌均可演变为浸润性癌，但并非所有的原位癌都会发展为浸润性癌。

②浸润性癌：是最常见的乳腺癌，约占 85% 以上，可分为浸润性导管癌和浸润性小叶癌，其中以浸润性导管癌尤为常见，约占浸润性癌的 70%。a. 浸润性导管癌：病变特点是癌细胞破坏乳腺导管基膜侵入周围间质而呈浸润性生长，常根据肿瘤实质与间质的比例分为硬癌、单纯癌和髓样癌。乳头 Paget 病是一种特殊类型的浸润性导管癌，发生于乳头附近的大导管，癌细胞沿大导管向乳头或乳晕表皮内浸润。肉眼观局部皮肤鲜红色，伴脱屑、渗出和结痂，呈湿疹样外观；光镜下可见病灶内散在或巢状排列的癌细胞浸润，其体积大而胞浆丰富淡染，称为Paget 细胞。b. 浸润性小叶癌：病变特点是癌细胞破坏小叶内管泡基膜而侵犯间质，癌细胞常呈单行线状或条索状浸润在纤维间质内。

3. 扩散

（1）直接蔓延：可直接侵入筋膜、胸肌、肋骨，甚至侵犯胸腔。

（2）淋巴道转移：是乳腺癌最常见的转移途径，最早转移到同侧腋窝淋巴结，晚期可累及锁骨上、纵隔以及对侧腋窝淋巴结等。

（3）血道转移：晚期乳腺癌可经胸导管或直接侵入乳腺内静脉而血道转移到肺、骨、肝、脑等部位。

四、前列腺增生症及前列腺癌

（一）前列腺增生症

前列腺增生症（hyperplasia of prostate）是以前列腺腺体和间质增生而致前列腺呈结节状肿大为特点的常见疾病，又称为前列腺肥大或前列腺结节状增生。多见于 50 岁以上的老年男性，其发病率随年龄增长而增加，主要表现为排尿困难。

1. 病因及发病机制　前列腺增生症的病因及发病机制尚未完全阐明，现多认为与雄激素和雌激素平衡失调有关。位于尿道周围的前列腺内区（由尿道周围的中叶和部分侧叶组成，所谓女性部）对雌激素敏感，位于包膜下的前列腺外区（所谓男性部）对雄激素敏感。当体内雄激素减少而雌激素增多时，则可引起前列腺内区各种固有组织成分的增生。

2. 病理变化　前列腺增生主要发生在前列腺内区。

（1）肉眼观：前列腺体积增大，重量增加（正常约 20g），一般可为正常的 2~4 倍；常呈灰白色结节状，质地较坚韧；切面常见增生结节内出现多数大小不等的囊腔，腔内可有乳白色分泌物溢出；前列腺外区被内区的增生组织挤压、萎缩而呈包膜样结构，称为"外科包膜"。

（2）光镜下：前列腺的腺体、平滑肌和纤维组织均呈不同程度的增生。其中增生的纤维组织和平滑肌细胞伸入增生的腺体之间，并伴淋巴细胞浸润；腺体常呈囊状扩张，有的腺腔内可见红染的同心圆状分泌物，称为淀粉样小体。

3. 结局　前列腺增生压迫尿道可继发膀胱代偿性肥大和尿路感染，严重时可引起双侧输尿管和肾盂积水，甚至双肾压迫性萎缩而致尿毒症。现多认为前列腺增生症并非癌前病变，与前列腺癌可能并无直接的发病学关系。

（二）前列腺癌

前列腺癌（carcinoma of prostate）是男性生殖系统较常见的恶性肿瘤，绝大多数是来源于前列腺外区腺体的腺癌。前列腺癌的发病率有明显的地理和种族差异，欧美国家较常见。前列腺癌主要发生在 60 岁以上的老年男性；临床上，早期肿瘤体积较小时可无明显症状，若癌组织累及尿道可引起局部疼痛、排尿困难以及血尿等症状。

1. 病因　前列腺癌的病因尚未明了。有人认为前列腺癌主要发生在对雄激素敏感的前列腺外区，而不发生于去势手术（切除睾丸）者，可能与雄激素刺激有关。另有证据认为前列腺癌的发生可能与前列腺外区萎缩后的腺体增生及异型增生等癌前病变密切相关，并推测前列腺内区的增生结节对其外区的压迫可能对癌的发生有一定促进作用。此外，遗传和环境因素可能也是前列腺癌的危险因素。

2. 病理变化　约 75% 前列腺癌发生于前列腺外区的腺体，常为多中心发生。

（1）肉眼观：单个或多个较小的癌结节，或相互融合成鸡蛋大或更大的癌结节，常位于前列腺外区被膜下，晚期可浸润到尿道周围及全部前列腺组织。癌结节境界不清，质较坚实，呈浅黄或灰白色。

（2）光镜下：大多数前列腺癌为腺癌，并以高分化腺癌最多见，少数为尿路上皮癌、鳞状细胞癌等。

3. 扩散

（1）直接蔓延：早期癌组织常浸润被膜，晚期可蔓延至膀胱、尿道等邻近组织，但直肠很少受累（前列腺后面的筋膜较厚而不易穿透）。

（2）淋巴道转移：较为常见，主要累及盆腔及主动脉旁淋巴结。

（3）血道转移：主要累及骨、肺和肝等器官，其中以脊柱下段和骨盆等处的骨转移多见。

第十九章　常见神经及内分泌系统疾病

　　神经系统及内分泌系统在解剖结构和生理功能上具有特殊性，两者关系密切，共同参与调节机体的生长发育和代谢，维持机体内环境的平衡和稳定。如激素的合成与分泌既受神经系统的调控，也受下丘脑－垂体－靶器官之间的调节机制的控制。因此，将神经系统及内分泌系统疾病一并讨论。神经及内分泌系统的疾病很多，本章仅介绍几种常见的疾病。

第一节　中枢神经系统疾病

　　神经系统在病理方面的特殊性表现为：①病变定位和功能障碍之间的关系密切，如一侧大脑额叶前中央回病变可导致对侧肢体偏瘫。②相同的病变发生在不同的部位，可出现不同的临床表现及后果，如额叶前皮质区（联络区）的小梗死灶可不产生任何症状，但若发生在延髓则可导致严重后果，甚至致命。③对各种致病因子的病理反应较为单一，主要表现为神经元的变性与坏死、髓鞘的脱失、小胶质细胞的激活及星形胶质细胞的增生。而同一种病变可出现在许多不同的疾病中，如炎症渗出过程往往表现为血管套的形成。④脑的恶性肿瘤极少发生颅外转移，而颅外恶性肿瘤却常转移至脑。⑤某些解剖生理特征具有双重影响，如颅骨虽有保护作用，但却是颅内压升高和脑疝形成的重要条件。⑥神经系统的病变可导致由其支配的其他部位功能障碍和病变，而其他器官系统的疾患也可引起神经系统的功能失常。

　　神经系统在免疫方面的特殊性表现为：①血脑屏障和血管周围间隙（Virchow-Robin space，V-R间隙）不仅构成了一条天然防线，而且在一定程度上限制了炎症反应向脑实质发展。②无固有的淋巴组织和淋巴管，免疫活性T、B细胞均须由周围血液输入。

一、感染性疾病

　　中枢神经系统的感染性疾病可由各种病原微生物引起，主要由病毒、细菌引起。病原微生物可通过下列途径侵入中枢神经系统：①血源性感染：如脓毒血症、感染性栓子等。②局部扩散：如颅骨开放性骨折、乳突炎、中耳炎、鼻窦炎等。③直接感染：如创伤或医源性（腰椎穿刺等）感染。④经神经感染：某些病毒如狂犬病毒可沿周围神经，单纯疱疹病毒可沿嗅神经、三叉神经侵入中枢神经而引起感染。

　　常见的颅内细菌性感染为脑膜炎和脑脓肿，后者常为血源性感染（如肺脓肿、感染性细菌性心内膜炎、败血症等）和局部感染蔓延所致。脑膜炎一般分为化脓性、淋巴细胞性和慢性肉芽肿脑膜炎等三种类型。本节以流行性脑脊髓膜炎为例介绍急性化脓性脑膜炎。

引起中枢神经系统病毒性疾病的病毒种类繁多，如疱疹病毒、肠源性病毒、虫媒病毒、狂犬病毒以及人类免疫缺陷病毒（HIV）等。本节主要介绍流行性乙型脑炎。

（一）流行性脑脊髓膜炎

流行性脑脊髓膜炎（epidemic cerebrospinal meningitis）是由脑膜炎双球菌（meningococcus）感染引起的急性化脓性脑脊髓膜炎。多为散发性，冬春季可引起流行，称为流行性脑膜炎（简称流脑），患者多为儿童及青少年。临床上可出现发热、头痛、呕吐、皮肤及黏膜有瘀点和瘀斑、颅内压升高和脑膜刺激症状，部分患者可出现中毒性休克。

1. 病因和发病机制

（1）病因：脑膜炎双球菌具有荚膜，能抵抗体内白细胞的吞噬作用，并能产生内毒素，其细菌栓子还可造成栓塞。这些因素均可引起小血管或毛细血管的出血、坏死，致使皮肤及黏膜出现瘀点、瘀斑，致病菌定位于软脑膜则引起化脓性炎症。该致病菌存在于患者和带菌者的鼻咽部，借飞沫经呼吸道传染。

（2）发病机制：细菌进入上呼吸道后，大多数人只引起局部炎症，成为带菌者。部分抵抗力低下的患者，或细菌感染量多、毒力强时，细菌可从上呼吸道黏膜侵入血流，并在血中繁殖，引起短期菌血症或败血症。其中2%~3%患者的病菌到达脑（脊髓）膜引起脑膜炎。细菌在蛛网膜下腔的脑脊液循环中迅速繁殖、播散，因此脑膜炎症一般呈弥漫性分布。

2. 病理变化　根据流脑的病理变化特点，可分为普通型及暴发型两种。

（1）普通型流脑：肉眼观：脑脊髓膜血管高度扩张充血，病变严重的区域，蛛网膜下腔可充满灰黄色脓性渗出物，覆盖着脑沟、脑回以致结构模糊不清（图19-1）。一般以大脑额叶和顶叶表面、脑底部最为明显。边缘病变较轻的区域，可见脓性渗出物沿血管分布，或软脑膜略带浑浊。由于炎性渗出物的阻塞，脑脊液循环发生障碍，可引起不同程度的脑室扩张。光镜下：蛛网膜血管明显扩张、充血，蛛网膜下腔增宽，其中有大量中性粒细胞及纤维素渗出和少量单核细胞、淋巴细胞浸润（图19-2）。用革兰染色在中性粒细胞内外均可找到致病菌。脑实质一般不受累，邻近脑皮质可有轻度水肿。由于内毒素的弥散作用可使神经元发生不同程度的

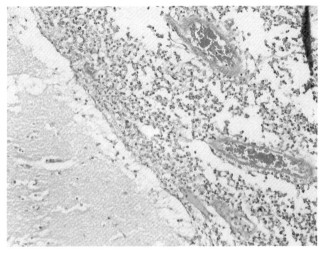

图19-1　流行性脑膜炎
软脑膜血管高度扩张充血，蛛网膜下腔充满灰黄色脓性渗出物

图19-2　流行性脑膜炎
光镜下见蛛网膜下腔大量中性粒细胞浸润，血管扩张充血；软脑膜脑组织水肿

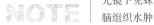

变性，严重病例在邻近脑膜的脑实质可出现明显炎症，称为脑膜脑炎。

（2）暴发型流脑：暴发性脑膜炎球菌败血症是暴发型流脑的一种类型，多见于儿童。本病起病急骤，主要表现为周围循环衰竭、休克和皮肤、黏膜大片紫癜。同时，两侧肾上腺严重出血，肾上腺皮质功能衰竭，称为华-佛综合征，其发生机制主要是大量内毒素释放所引起的中毒性休克和弥散性血管内凝血，病情凶险，常在短期内死亡。患者的脑膜病变一般较轻微。

3. 临床病理联系　普通型流脑在临床上常可分为三期：上呼吸道感染期、败血症期和脑膜炎期。急性化脓性脑膜炎在临床上除了发热等感染性全身性症状外，常有下列神经系统症状。

（1）颅内压升高症状：是由于脑膜血管充血，蛛网膜下腔渗出物堆积，蛛网膜颗粒因脓性渗出物阻塞而影响脑脊液吸收所致。如伴有脑水肿则颅内压升高更加显著，表现为头痛、喷射性呕吐、视神经乳头水肿、小儿前囟饱满等症状。

（2）脑膜刺激症状：是由于炎症累及脊髓神经根周围的蛛网膜及软脊膜，致使肿胀的神经根通过椎间孔处受压，当相应的颈部或背部肌肉运动时则发生保护性痉挛，可引起疼痛。颈项强直是颈部肌肉对上述情况所发生的保护性痉挛状态。由于婴幼儿腰背肌肉发生保护性痉挛，可引起角弓反张（opisthotonos）体征。此外，屈髋伸膝征（Kerning）阳性，是由于腰骶节段神经后根受到炎症波及并受压，当屈髋伸膝试验时，坐骨神经受到牵引，腰神经根因压痛而呈现的阳性体征。

（3）脑脊液改变：主要表现为压力升高、浑浊不清、内含大量脓细胞，蛋白增多，糖减少。经涂片和培养检查可找到脑膜炎双球菌。脑脊液中细胞数量明显增加，可超过 $1000/mm^3$；中性粒细胞计数明显增高，可达 90% 以上。脑脊液检查是本病诊断的一个重要依据。

4. 结局和并发症　经及时治疗和抗生素的应用，除暴发型流脑病死率较高外，大多数患者可痊愈，病死率已由过去的 70%~90% 降低到 5%~10%。如治疗不当，病变可由急性转为慢性，并可发生以下后遗症：

（1）脑积水：由于脑膜粘连、脑脊液循环障碍所致，严重者可致智力障碍。

（2）颅神经受损麻痹：由于脑基底部脑膜炎累及自该处出颅的Ⅲ、Ⅳ、Ⅴ、Ⅵ和Ⅶ对颅神经，因而引起相应的神经麻痹症状，如耳聋、视力障碍、斜视、面神经瘫痪等。

（3）脑梗死：脑底脉管炎使血管阻塞，引起相应部位脑缺血而发生梗死。

（二）流行性乙型脑炎

流行性乙型脑炎（epidemic encephalitis B，简称乙脑）是乙型脑炎病毒感染所致的急性传染病，是人畜共患的自然疫源性疾病，多在夏秋季节流行，主要病变为以中枢神经系统变质为主的炎症。本病起病急、病情重、死亡率高，临床表现为高热、嗜睡、抽搐、昏迷等。儿童发病率明显高于成人，尤以 10 岁以下儿童为多，占乙型脑炎的 50%~70%。

1. 病因和发病机制

（1）病因：乙型脑炎病毒为嗜神经性 RNA 病毒，经蚊虫叮咬而传播，传染源是乙型脑炎患者及隐性感染者，以及中间宿主家畜、家禽，传播媒介为蚊子（在我国主要为三节吻库蚊）。在自然界的传播规律为：动物→蚊→动物，其中猪、马、牛等家畜的隐性感染率较高，成为人类疾病的传染源和贮存宿主。

（2）发病机制：带病毒的蚊虫叮人吸血时，病毒可侵入人体，先在局部血管内皮细胞及全身单核巨噬细胞系统中繁殖，然后入血引起短暂性病毒血症。病毒能否进入中枢神经系统，取决于机体免疫反应和血脑屏障功能状态。凡免疫力强、血脑屏障功能正常者，病毒不能进入脑组织，成为隐性感染，多见于成人。免疫功能低下、血脑屏障功能不健全的患者，病毒可侵入中枢神经系统而致病。由于受感染细胞表面有膜抗原存在，从而激发体液免疫和细胞免疫，导致病变的发生。

2. 病理变化　病变广泛累及脑实质，以大脑皮质及基底核、视丘最为严重。小脑皮质、延髓及脑桥次之；脊髓病变最轻，仅限于颈段脊髓。

（1）肉眼观：软脑膜充血，脑水肿明显，脑回宽，脑沟窄；切面可见皮质深层、基底核、视丘等部位出现粟粒或针尖大小的半透明软化灶，其境界清楚、弥散分布或聚集成群。

（2）光镜下

①神经细胞变性、坏死：病毒在神经细胞内增殖，导致细胞损伤，表现为细胞肿胀、尼氏小体消失、胞浆内空泡形成及核偏位等。病变严重者，神经细胞可发生核固缩、溶解、消失，并被增生的少突胶质细胞环绕，如5个以上少突胶质细胞环绕神经元，则称为卫星现象（satellitosis）。此外，常可见增生的小胶质细胞和巨噬细胞包围、吞噬坏死的神经元，这种现象称为噬神经细胞现象（neuronophagia）。巨噬细胞在吞噬细胞或组织碎片后，细胞质中出现大量小脂滴，HE染色呈空泡状，称为泡沫细胞或格子细胞。

②软化灶形成：灶性神经组织的坏死、液化，形成镂空筛网状软化灶，对本病的诊断具有一定的特征性。病灶呈圆形或卵圆形，质地疏松，染色淡（图19-3），分布广泛，除大脑（顶叶、额叶、海马回）皮质及灰、白质交界处外，丘脑、中脑等处也颇常见。

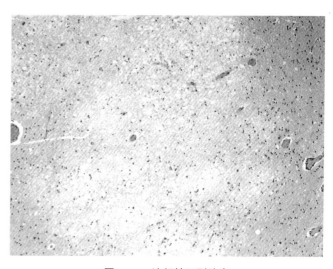

图 19-3　流行性乙型脑炎
光镜下脑组织内见镂空筛网状软化灶

③血管变化和炎症反应：血管高度扩张充血，血管周围因液体渗出而致间隙增宽，有时可见环状出血。灶性炎细胞浸润多以变性坏死的神经元为中心，或围绕血管周围间隙形成血管套（图19-4）。浸润的炎性细胞以淋巴细胞、单核细胞和浆细胞为主。

④胶质细胞增生：小胶质细胞明显增生，可弥漫性增生，也可聚

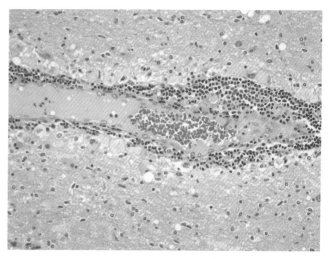

图 19-4　流行性乙型脑炎
光镜下见血管周围炎细胞浸润形成血管套

集成群，形成小胶质细胞结节，后者多位于小血管旁或坏死的神经细胞附近，少突胶质细胞的增生也很明显。

3. 临床病理联系　本病除有高热、全身不适等毒血症表现外，还可见以下症状：

（1）嗜睡和昏迷：是最早出现的主要症状，是由于神经元广泛受累所致。此外，颅神经核受损可导致颅神经麻痹症状。

（2）颅内压升高及脑疝形成：由于脑内血管扩张充血，血流淤滞，血管内皮细胞受损，使血管壁通透性增高而引起脑水肿和颅内压升高。患者常出现头痛、呕吐，严重的颅内压增高可引起脑移位、脑室变形和脑疝，危及生命。

（3）脑膜刺激症状：由于脑膜有不同程度的反应性炎症，临床上可有脑膜刺激症状，但较轻。

（4）脑脊液改变：脑脊液中细胞数增多，计数从数十到数百不等。细胞分类以淋巴细胞增高为主。

本病患者经过治疗，多数在急性期后可痊愈，脑部病变逐渐消失。病变较重者，可出现痴呆、语言障碍、肢体瘫痪，及颅神经麻痹引起的吞咽困难、中枢神经性面瘫、眼球运动障碍等，这些表现经数月之后多能恢复正常。少数病例不能完全恢复而留下后遗症。

二、神经元变性疾病

神经元变性疾病是一组原因不明的以神经元原发性变性为主要病变的中枢神经系统疾病。病变特点在于选择性地累及某 1~2 个功能系统的神经细胞而引起受累部位特定的临床表现。如病变累及大脑皮层神经细胞，主要表现为痴呆；累及基底核则引起运动障碍；累及小脑则可导致共济失调等。本组疾病的共同病理特点为受累部位神经元的萎缩、死亡和星形胶质细胞增生。不同的疾病还可有各自的特殊病变，如在细胞内形成包涵体或发生神经原纤维缠结等病变。几种主要的变性疾病见表 19-1。本节主要介绍阿尔茨海默病及帕金森病。

表 19-1　几种主要的变性疾病

病变部位	疾病
大脑皮质	阿尔茨海默病、Pick 病
基底核及脑干	帕金森病、进行性核上性麻痹、多系统萎缩（包括纹状体黑质变性、橄榄核桥脑小脑萎缩）
脊髓与小脑	共济失调性毛细血管扩张症
运动神经元	肌萎缩性侧索硬化、脊髓性肌萎缩

（一）阿尔茨海默病

阿尔茨海默病（Alzheimer disease，AD）又称老年性痴呆，是以进行性痴呆为主要临床表现的大脑变性疾病，病变特点是神经元变性、缺失及老年斑和神经原纤维缠结形成。临床表现为进行性精神状态衰变，包括记忆（主要是近期记忆障碍）、智力、定向、判断能力、情感障碍和行为失常，甚至发生意识模糊等。患者通常在发病后 5~10 年内死于继发感染和全身衰竭。

1. 病因和发病机制　尚未完全阐明。目前认为可能与受教育程度、年龄、遗传、代谢、递质改变、环境因素等有关。研究发现受教育程度越低者发病率越高。50 岁以后，高龄人群中发病率明显增高，80 岁以上人群中可达 30%。虽然大部分为散发病例，但约有 10% 患者有明显遗传倾向，相关的基因定位于第 21、19、14 和 1 号染色体，大多数患者第 14 号染色体上有基因突变。这些受累基因所编码的蛋白质分别为：β 淀粉样蛋白（Aβ）、载脂蛋白 E（ApoE）、早老蛋白 –1（PS-1）和早老蛋白 –2（PS-2）。继发性的脑内神经递质乙酰胆碱减少以及环境中铝、锌、铜、铁金属离子改变等均与 AD 相关。AD 发病可能是以上诸多因素的参与，并通过多种机制导致其特殊的病理过程。几种主要机制如下：

（1）β 淀粉样蛋白异常沉积：β 淀粉样蛋白（Amyloid protein，Aβ）是由 β 淀粉样蛋白前体（App）水解产生的。当 App 基因（位于 21 号染色体）发生突变或过表达时，或 Aβ 清除障碍，可导致 Aβ 蛋白异常增多，并快速聚集成 β– 片层折叠结构而形成纤维沉积，是构成老年斑的主要成分。这种蛋白对神经细胞有毒性作用，会激活周围组织的炎性反应，如巨噬细胞和星形胶质细胞的聚集。被包围的神经元逐渐失去营养供应，处于低营养状态，并且处于一系列炎性反应的中心。同时 Aβ 聚集还可引起神经元的细胞膜破坏，通透性增加，神经功能失调，乃至细胞死亡。此外，分别位于 14 号和 1 号染色体的早老蛋白 –1 基因和早老蛋白 –2 基因编码的早老蛋白（presenilin，PS）1 和 2，可与 APP 形成复合物，参与 APP 的转运、合成和加工；而突变型的早老蛋白则可导致 Aβ 增多，并使神经元易于凋亡。

（2）τ 蛋白异常磷酸化：τ（tau）蛋白是神经元的微管相关蛋白，可在微管间形成横桥连接相同的微管，促进微管聚集并维持已组装微管蛋白的稳定性。当 τ 蛋白发生异常的高度磷酸化时，丧失了与微管的结合能力，使细胞骨架微管系统的稳态破坏，导致分子间广泛交叉连接聚集而形成双螺旋细丝样结构的神经原纤维缠结；同时微管系统的崩解，还可影响轴突运输，并导致神经元变性。

（3）载脂蛋白 E 基因异常：载脂蛋白 E（apolipoprotein E，ApoE）基因定位于 19 号染色体，其三种等位基因 ε2、ε3 和 ε4 及其编码的 ApoE2、E3 和 E4 与 AD 发病密切相关。其中 ApoEε4 等位基因是 AD 的危险因素和易感基因，ApoE4 能促进 Aβ 的生成、聚集、沉积和 τ 蛋白的过度磷酸化，加速老年斑和神经原纤维缠结的形成，致使 AD 的发病年龄提早。

（4）胆碱能神经递质代谢障碍：乙酰胆碱（ACh）是脑组织的重要神经递质。基底前脑区胆碱能神经元的变性丢失，皮质及海马区的 ACh 减少以及胆碱乙酰转移酶（ChTA）和乙酰胆碱酯酶（AChE）活性下降是 AD 的突出特征，可导致以学习记忆和认知功能障碍为主的痴呆症状，且 ChTA 活性的减低与痴呆程度及神经原纤维缠结的数量呈正相关。

此外，AD 的发病可能还与细胞内钙超载、自由基损伤、兴奋性氨基酸和炎症介质的神经毒作用、雌激素缺乏、细胞凋亡等机制的参与有关。

总之，迄今尚难以一种机制合理、全面地解释 AD 发病过程，故认为 AD 的发病可能是多种因素综合作用的结果。

2. 病理变化

（1）肉眼观：脑萎缩明显，脑回窄、脑沟宽，病变以额叶、顶叶及颞叶最显著，切面可见脑室代偿性扩张。

（2）光镜下：最主要的组织学病变有老年斑、神经原纤维缠结、颗粒空泡变性和 Hirano 小体等。

①老年斑：为细胞外结构，直径为 20~150μm，最多见于内嗅区皮质、海马 CA-1 区，其

次为额叶和顶叶皮质。银染色显示，斑块中心为一均匀的嗜银团，刚果红染色呈阳性反应提示其中含淀粉样蛋白，并含该蛋白的前体 β/A-4 蛋白及免疫球蛋白成分。中心周围有空晕环绕，外围有不规则嗜银颗粒或丝状物质。电镜下可见该斑块主要由多个异常扩张变性之轴索突触终末构成。

②神经原纤维缠结：是指神经原纤维增粗扭曲形成缠结，在 HE 染色中较模糊，呈淡蓝色，而银染色最为清楚。电镜下证实其为双螺旋缠绕的细丝构成，多见于较大的神经元，尤以海马、杏仁核、颞叶内侧、额叶皮质的锥体细胞最为多见。此外，Meynert 基底核及蓝斑中也可见到。这一变化是神经元趋向死亡的标志。

③颗粒空泡变性：表现为神经细胞胞质中出现小空泡，内含嗜银颗粒，多见于海马的锥体细胞。

④ Hirano 小体：为神经细胞树突近端棒形嗜酸性包涵体，生化分析证实大多为肌动蛋白，多见于海马锥体细胞。

上述变化均为非特异性，也可见于无特殊病变之老龄脑，只有当其数目增多达到诊断标准并具特定的分布部位时才能作为阿尔茨海默病的诊断依据。

（二）帕金森病

帕金森病（Parkinson's disease，PD），又称震颤性麻痹（paralysis agitans），是一种中老年期常见的、隐匿起病的缓慢进行性疾病，多在 50~80 岁发病，是中老年人致残的主要原因之一。临床表现为震颤、肌强直、运动减少、姿势及步态不稳、起步及止步困难、假面具样面容等。病程在 10 年以上的患者，常死于继发感染或跌倒损伤。

1. 病因和发病机制　本病的病因及发病机制尚未明了。目前认为与遗传、环境因素、氧化应激、兴奋性神经毒、老龄化、自身免疫及细胞凋亡等因素密切相关。本病的发生与纹状体黑质多巴胺系统损害有关。①遗传因素：多种研究均提示 PD 可能有遗传倾向，而且不同个体对 PD 的易感性也可不同（遗传易感性）。②环境因素：经常接触工农业毒物的人群 PD 患病率明显增高。有人利用 1- 甲基 -4 苯基 1,2,3,6- 四氢吡啶（MPTP）建立了 PD 模型。有研究表明，吸烟、饮食及感染也与 PD 有一定关系。③氧化应激：研究表明 PD 患者黑质区铁离子和过氧化脂（LPO）浓度明显增高，谷胱甘肽（GSH）明显降低。当 GSH 含量减少时，因不能有效清除过氧化氢而产生自由基损伤。④兴奋性神经毒：有研究显示，N- 甲基 -D- 天冬氨酸（NMDA）受体介导的兴奋性神经毒作用与黑质多巴胺（DA）能神经元变性关系密切，可能参与 PD 的发病机制。⑤老龄化：PD 主要发生于中老年人，40 岁以前发病十分少见，提示老龄化与本病发病有关。

2. 病理变化

（1）肉眼观：黑质和蓝斑色素脱失是本病特征。

（2）光镜下：可见黑质和蓝斑处的神经黑色素细胞丧失，残留的神经细胞中有 Lewy 小体形成，该小体位于胞质内，呈圆形，中心嗜酸性着色，折光性强，边缘着色浅。

（3）电镜下：Lewy 小体由细丝构成，中心细丝包捆致密，周围则较松散。

由于黑质细胞的变性和脱失，多巴胺合成减少，以致多巴胺（抑制性递质）与乙酰胆碱（兴奋性递质）的平衡失调而致病。近年来，用左旋多巴（多巴胺的前体）来补充脑组织中多巴胺不足或用抗胆碱能药物以抑制乙酰胆碱的作用，对本病有一定的疗效。某些晚期患者出现痴呆症状，部分老年性痴呆病患者大脑皮质神经元也可检出 Lewy 小体。AD 和 PD 两种变性疾病之间存在何种内在联系，尚有待于研究。

三、缺氧与脑血管病变

脑血管疾病的发病率和死亡率在国内外均名列前茅。在我国的发病率是心肌梗死的 5 倍。脑重量仅为体重的 2%，但其耗氧量却占全身耗氧量的 23%，其所需血供占心输出量的 15%。加之脑组织既不能储存能量，也不能进行糖的无氧酵解，因此其对氧和血供的要求特别高，缺血缺氧 4 分钟即可造成神经元的死亡。尽管机体存在一系列的代偿调节机制，如脑底动脉环的局部供血补偿、缺血缺氧时全身其他器官血管收缩所致的血液重新分配等，但这种调节机制是有限的，一旦超过此极限，即可造成神经元损伤。

（一）缺血性脑病

缺血性脑病（ischemic encephalopathy）是指由于低血压、心脏骤停、失血、低血糖、窒息等原因引起的脑损伤。

1. 影响病变的因素　脑的不同部位和不同的细胞对缺氧的敏感性不同。大脑较脑干各级中枢、大脑皮质较白质更为敏感。各类细胞对缺氧敏感性由高至低依次为：神经元、星形胶质细胞、少突胶质细胞、内皮细胞。神经元中以皮质第Ⅲ、Ⅴ、Ⅵ层细胞，海马锥体细胞和小脑浦肯野细胞最为敏感，在缺血（氧）时首先受累。

缺血性脑损伤的程度取决于缺血（氧）的程度和持续时间。轻度损伤往往无明显病变，重度损伤仅存活数小时者尸检时可无明显病变，中度损伤且存活时间在 12 小时以上者才出现典型病变。缺血性脑损伤的部位与局部的血管分布和血管的状态有关。缺血缺氧时，动脉血管的远心端供血区域最易发生灌流不足。大脑分别由来自颈内动脉的大脑前动脉、大脑中动脉和来自椎动脉的大脑后动脉供血。缺血性脑病时，最易受累的区域是 3 支血管供应区之间的血供边缘带，该区呈 C 形分布，位于大脑凸面，与矢状缝相平行，且旁开矢状缝 1~1.5cm。

2. 病理变化　脑缺血早期无明显组织学变化，缺血 12 小时以后神经元可出现中央性 Nissl 小体溶解和坏死（红色神经元）、髓鞘和轴突崩解、星形胶质细胞肿胀；1~2 天出现脑水肿，中性粒细胞和巨噬细胞浸润，并开始出现泡沫细胞；第 4 天星形胶质细胞明显增生，出现修复反应；30 天左右形成胶质瘢痕。

缺血性脑病的常见类型：①层状坏死：大脑皮质第Ⅲ、Ⅴ、Ⅵ层神经元坏死、脱失、胶质化，引起皮质神经细胞层的中断。②海马硬化：海马锥体细胞损伤、脱失、胶质化。③边缘带梗死：梗死的范围与血压下降程度及持续时间有关，血压下降且持续时间长，则梗死区由血供边缘带 C 形区向其两侧扩大，并自大脑顶部向颅底发展，即自远心端向次远心端扩大，也称为向心性发展。大脑缺血性脑病边缘带梗死的极端情况是全大脑的梗死，但脑干的各核团由于对缺血（氧）的敏感性较低仍可存活，此时患者意识丧失但有自主呼吸以维持生命，成为植物人。

（二）阻塞性脑血管病

脑梗死是由于血管阻塞引起局部血供中断所致。颈内动脉、椎动脉之间存在脑底动脉环，故其中一支阻塞时一般不致引起梗死。而大脑前动脉、大脑中动脉等中等动脉的终末支之间仅有部分吻合，其血管管腔阻塞可导致小于该血管供应区的梗死。豆纹动脉、皮质穿支等小动脉少有吻合支，一旦发生阻塞，则梗死的范围和血管供应区基本一致。引起脑梗死的血管阻塞，可以是血栓性阻塞，也可以是栓塞性阻塞。

1. 血栓性阻塞　发生在动脉粥样硬化的基础上，粥样斑块本身、斑块内出血、附壁血栓均可阻塞血管。这种阻塞发展较慢，在发生血管阻塞以前，患者可有一过性的局部的神经系统症状或体征，称为一过性脑缺血症。血栓性阻塞所致的脑梗死，其症状常在数小时或数天内不断发展，表现为偏瘫、神智不清、失语等。

2. 栓塞性阻塞　栓子可来源于全身各处，但以心源性栓子居多。病变常累及大脑中动脉供应区。其发生往往比较突然，以致临床表现急骤，预后也较差。

脑梗死可有贫血性和出血性两种。由局部动脉血供中断引起的脑梗死一般为贫血性，但若梗死后血供又有部分恢复，则再灌流的血液可经因缺氧损害的血管壁大量外溢，使贫血性梗死转变成出血性。若梗死前有严重淤血，也会发生出血性梗死。

脑梗死的肉眼观变化在数小时后才能辨认。梗死区灰质暗淡，灰质白质界线不清。2~3 天后局部水肿，夹杂有出血点。1 周后坏死组织软化，最后液化形成蜂窝状囊腔。组织学变化与缺血性脑病基本一致。但由于脑膜和皮质之间有吻合支存在，故梗死灶内皮质浅层的分子层结构常保存完好，这是脑梗死和脑挫伤的形态学鉴别要点。

腔隙状坏死（lacunae）是直径小于 1.5cm 的囊型病灶，常呈多发性，可见于基底核、内囊、丘脑、脑桥基底部与大脑白质。引起腔隙状坏死的原因，可以是在高血压的基础上引起的小出血，也可以是深部细动脉阻塞（栓塞或高血压性血管玻璃样变）引起的梗死。除非发生在特殊的功能区，腔隙状坏死可无临床表现。

（三）脑出血

可分为脑内出血、蛛网膜下腔出血和混合性出血。

1. 脑内出血　脑内出血（intracerebral hemorrhage）最常见的原因是高血压病。大范围脑出血常起病急骤，突感剧烈头痛，随即频繁呕吐、意识模糊，进而昏迷，神经系统体征依出血部位和出血范围而定。基底核外侧型出血常引起对侧肢体偏瘫，内侧型出血易破入侧脑室和丘脑，脑脊液常为血性，预后极差。脑桥出血以两侧瞳孔极度缩小呈针尖样为特征。小脑出血则出现出血侧后枕部剧痛及频繁呕吐。脑内出血的直接死亡原因多为并发脑室内出血或严重的脑疝。

2. 蛛网膜下腔出血　自发性蛛网膜下腔出血（subarachnoid hemorrhage）约占脑血管意外的 10%~15%。常表现为突发剧烈头痛、脑膜刺激症状和血性脑脊液，其常见的原因为先天性球性动脉瘤和动脉粥样硬化之动脉瘤。动脉瘤一旦破裂，则可引起整个蛛网膜下腔积血。大量出血可导致患者死亡，机化的蛛网膜下腔出血则可造成脑积水。

3. 混合性出血　常由动静脉畸形（arteriovenous malformations，AVM）引起，AVM 是指走向扭曲，管壁结构异常，介于动脉和静脉之间的一类血管，其管腔大小不一，可以成簇成堆出现。约 90%AVM 分布于大脑半球浅表层，因此其破裂常导致脑内和蛛网膜下腔的混合性出血。患者除出现脑出血和蛛网膜下腔出血的表现外，常有癫痫史。

四、神经系统常见并发症

（一）颅内压升高

侧卧位的脑脊液压超过 2kPa（200mmH$_2$O）时，即为颅内压升高。颅内压升高的主要原因是颅内占位性病变和脑脊液循环障碍所致的脑积水，常见的占位性病变如脑出血、颅内血肿形成、脑肿瘤、脑脓肿等。脑内血管高度扩张充血，导致血流淤滞、血管内皮细胞受损，使血管壁通透性增高而引起脑水肿可加重颅内高压。患者常出现头痛、喷射性呕吐、视神经乳头水肿等症状。

（二）脑疝形成

严重的颅内压增高可引起脑移位、脑室变形，使部分脑组织可向压力较低的腔隙突出，嵌入颅脑内的分隔（大脑镰、小脑天幕）和颅骨孔道（如枕骨大孔等）导致脑疝形成。常见的脑疝有以下几种（图 19-5）。

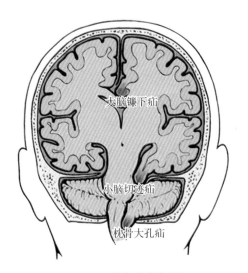

1. 扣带回疝 又称大脑镰下疝。这是因为一侧大脑半球，特别是额、顶、颞叶的占位性病变，引起中线向对侧移位，同侧扣带回从大脑镰的游离边缘向对侧膨出，形成扣带回疝。

大脑前动脉受大脑镰压迫而发生同侧额叶内侧面坏死软化，出现对侧下肢瘫痪，感觉减退和排尿功能障碍等症状。

图 19-5 脑疝形成模式图

2. 小脑天幕疝 又称海马钩回疝。位于小脑天幕以上的额叶或颞叶内侧的肿瘤、出血、梗死等病变引起脑组织体积增大，导致颞叶的海马钩回经小脑天幕向下膨出，形成小脑天幕疝，也称小脑切迹疝。

临床上可见动眼神经受压引起瞳孔散大，中脑及脑干受压致意识丧失，脑脊液循环受阻使颅内压增高，发生昏迷甚至死亡。

3. 小脑扁桃体疝 又称枕骨大孔疝。主要由于颅内高压或后颅凹占位性病变将小脑和延髓推向枕骨大孔并向下移位形成小脑扁桃体疝。由于延髓受压，生命中枢及网状结构受损，严重时可引起呼吸变慢甚至骤停，继而心脏停搏而猝死。

此外，神经系统的常见并发症尚有脑水肿和脑积水，具体见第七章水肿的相关内容。

第二节 内分泌系统疾病

内分泌系统包括各内分泌腺、内分泌组织及弥散分布的神经内分泌细胞（即 APUD 细胞）。激素的合成与分泌受到神经系统和下丘脑 – 垂体 – 靶器官之间调节机制的双重调控，以保持各种激素水平的相对恒定。各内分泌器官的病变均能引起该器官激素分泌的增多或不足，机体内的激素水平失去平衡，临床表现为相应器官的功能亢进或低下。内分泌系统疾病包括内分泌器官本身的病变和由此引起的相应靶器官腺体的增生、肥大或萎缩。内分泌系统疾病很多，本节仅介绍糖尿病及甲状腺疾病。

一、糖尿病

糖尿病（diabetes mellitus）是一种体内胰岛素相对或绝对不足，或靶细胞对胰岛素敏感性降低，或胰岛素本身存在结构上的缺陷而引起的碳水化合物、脂肪和蛋白质代谢紊乱的一种慢性疾病。其主要特点是高血糖、糖尿，临床表现为多饮、多食、多尿和体重减少（即"三多一少"），可使一些组织或器官发生形态结构改变和功能障碍，并发酮症酸中毒、肢体坏疽、多发性神经炎、失明和肾功能衰竭等。本病发病率日益增高，已成为世界性的常见病和多发病。

（一）分型与发病机制

糖尿病一般分为原发性糖尿病（primary diabetes mellitus）和继发性糖尿病（secondary diabetes mellitus）。原发性糖尿病（即日常俗称的糖尿病）又分为胰岛素依赖型糖尿病（insulin-dependent diabetes mellitus，IDDM，1型糖尿病）和非胰岛素依赖型糖尿病（non-insulin-dependent diabetes mellitus，NIDDM，2型糖尿病）。

1. 原发性糖尿病

（1）1型糖尿病：又称I型或幼年型糖尿病，占糖尿病的10%左右。主要特点是青少年发病，起病急，病情重，发展快，胰岛B细胞明显减少，血中胰岛素降低，易出现酮症，治疗依赖胰岛素。目前认为本型是在遗传易感性的基础上由病毒感染等诱发的针对胰岛B细胞的一种自身免疫性疾病，由于B细胞严重损伤，胰岛素分泌绝对不足而引起糖尿病。其依据是：①从患者体内可测到胰岛细胞抗体和细胞表面抗体，常与其他自身免疫性疾病并存。②与组织相容性抗原（HLA）的关系受到重视，患者血中HLA-DR$_3$和HLA-DR$_4$的检出率超过平均值，说明与遗传有关。③血清中抗病毒抗体滴度显著增高，提示与病毒感染有关。

（2）2型糖尿病：又称II型或成年型糖尿病，约占糖尿病的90%。主要特点是成年发病，发病年龄多在40岁以上。起病缓慢，病情较轻，发展较慢，胰岛数目正常或轻度减少，血中胰岛素正常、增多或降低，无抗胰岛细胞抗体，无其他自身免疫反应的表现。本型肥胖者多见，不易出现酮症，一般可以不依赖胰岛素治疗。本型病因、发病机制尚不清楚，认为是与肥胖有关的胰岛素相对不足及组织对胰岛素不敏感所致。

2. 继发性糖尿病 是指已知原因造成胰岛内分泌功能不足所致的糖尿病，如炎症、肿瘤、手术或其他损伤等疾病造成胰岛广泛破坏，以及某些内分泌疾病（如肢端肥大症、Cushing综合征、甲亢、嗜铬细胞瘤和类癌综合征）等影响胰岛素的分泌所导致的糖尿病。

（二）病理变化

1. 胰岛病变 不同类型、不同时期病变差异很大。

（1）1型糖尿病：早期为非特异性胰岛炎，胰岛内及其周围见大量淋巴细胞浸润，胰岛B细胞颗粒脱失、空泡变性、坏死、消失，胰岛内A细胞相对增多，继而胰岛变小、萎缩、数目减少，纤维组织增生、玻璃样变。

（2）2型糖尿病：早期病变不明显，后期B细胞减少，常见胰岛淀粉样变性，胰腺纤维化及脂肪浸润。

2. 血管病变 从毛细血管到大动脉均有不同程度的损害，且发病率高、发病早、病变严重。①细小动脉：主要为细小动脉玻璃样变性。由于血管内皮损伤及增生、基膜增厚、通透性增加，致使蛋白漏出增加，从而引起血管壁增厚、变硬、玻璃样变，管腔狭窄，有的形成血栓。伴有高血压的患者，此项改变更明显。②大中动脉：大中动脉有粥样硬化或中层钙化，其中粥样硬化较非糖尿病患者出现早且较严重，并可引起相应组织结构的改变和功能障碍。

3. 肾脏病变 ①肾脏体积增大：由于糖尿病早期肾血流量增加，肾小球滤过率增高，导致早期肾脏体积增大，通过治疗可恢复正常。②结节性肾小球硬化：表现为肾小球系膜内有结节状玻璃样物质沉积，结节增大可压迫周围的毛细血管，使之闭塞。③弥漫性肾小球硬化：约见于 75% 的患者，在肾小球内弥漫分布有玻璃样物质沉积，主要损害肾小球毛细血管壁和系膜，肾小球基膜普遍增厚，毛细血管腔变窄或完全闭塞，最终导致肾小球缺血和玻璃样变性。④肾小管 – 间质性损害：肾小管上皮细胞出现颗粒样和空泡样变性，晚期肾小管萎缩；肾间质损害包括纤维化、水肿和淋巴细胞、浆细胞及中性粒细胞浸润。⑤血管损害：糖尿病累及所有的肾血管，主要损害是细动脉硬化，特别是入球和出球动脉硬化；至于肾动脉及其主要分支的动脉粥样硬化，糖尿病患者要比同龄的非糖尿病患者出现得更早、更常见。⑥肾乳头坏死：常见于糖尿病患者患急性肾盂肾炎时，肾乳头坏死是缺血合并感染所致。

4. 视网膜病变 早期可表现为微小动脉瘤（microaneurysms）和视网膜小静脉扩张，继而出现渗出、水肿、微血栓形成、出血等非增生性视网膜病变；还可因血管病变引起缺氧，刺激纤维组织增生、新生血管形成等增生性视网膜病变；视网膜病变易引起失明。此外，糖尿病患者易合并白内障。

5. 神经系统病变 周围神经可因血管病变引起缺血性损伤，出现各种症状，如肢体疼痛、麻木、感觉丧失、肌肉麻痹等。脑神经细胞也可发生广泛变性。

6. 其他组织或器官病变 可出现皮肤黄色瘤、肝脂肪变、糖原沉积、骨质疏松、糖尿病性外阴炎及化脓性和真菌性感染等。

二、甲状腺疾病

（一）弥漫性非毒性甲状腺肿

弥漫性非毒性甲状腺肿（diffuse nontoxic goiter）亦称单纯性甲状腺肿（simple goiter），是由于缺碘使甲状腺素分泌不足、促甲状腺素（TSH）分泌增多、甲状腺滤泡上皮增生、胶质堆积而致甲状腺肿大，一般不伴甲状腺功能亢进。本型甲状腺肿常呈地方性分布，又称地方性甲状腺肿（endemic goiter），但也可为散发性。据报道，目前全世界约有 10 亿人生活在碘缺乏地区，我国病区人口超过 3 亿，大多位于内陆山区及半山区，全国各地也有散发。本病主要是颈部甲状腺肿大，一般无临床症状，少数患者后期可引起压迫、窒息、吞咽和呼吸困难，少数患者可伴甲状腺功能亢进或低下等症状，极少数可癌变。

1. 病因和发病机制

（1）缺碘：地方性水、土、食物中缺碘及机体青春期、妊娠和哺乳期对碘需求量增加而相对缺碘，甲状腺素合成减少，通过反馈刺激垂体 TSH 分泌增多，甲状腺滤泡上皮增生，摄碘功能增强，达到缓解。如果持续长期缺碘，一方面滤泡上皮增生，另一方面所合成的甲状腺球蛋白不能碘化而不被上皮细胞吸收利用，则滤泡腔内充满胶质，使甲状腺肿大。用碘化食盐和其他富含碘的食品可治疗和预防本病。

（2）致甲状腺肿因子的作用：①水中钙和氟可引起甲状腺肿。因其影响肠道碘的吸收，且使滤泡上皮细胞膜的钙离子增多，从而抑制甲状腺素的分泌。②某些食物（如卷心菜、木薯、菜花、大头菜等）可致甲状腺肿。如木薯内含氰化物，抑制碘化物在甲状腺内运送。③硫氰酸盐及过氯酸盐妨碍碘向甲状腺聚集。④某些药物如硫脲类药、磺胺药、锂、钴及高氯酸盐等，可抑制碘离子的浓集或碘离子有机化。

（3）高碘：常年饮用含高碘的水，因碘摄入过多，过氧化物酶的功能基团过多地被占用，影响了酪氨酸氧化，因而碘的有机化过程受阻，甲状腺呈代偿性肿大。

（4）遗传与免疫：家族性甲状腺肿的原因是激素合成过程中酶的遗传性缺乏，如过氧化物酶、去卤化酶的缺陷及碘酪氨酸耦联缺陷等。有人认为甲状腺肿的发生有自身免疫机制参与。

2. 病理变化

根据非毒性甲状腺肿的发生、发展过程和病变特点，可分为三期。

（1）增生期：又称弥漫性增生性甲状腺肿（diffuse hyperplastic goiter），甲状腺功能无明显改变。①肉眼观：甲状腺表面光滑，呈弥漫性对称性肿大，一般不超过150g（正常20~40g）。②光镜下：滤泡上皮增生呈立方或低柱状，伴小滤泡和小假乳头形成，胶质较少，间质充血。

（2）胶质贮积期：又称弥漫性胶样甲状腺肿（diffuse colloid goiter）。①肉眼观：甲状腺表面光滑，弥漫性、对称性显著增大，重200~300g，有的可达500g以上。因长期持续缺碘，胶质大量贮积，切面呈淡或棕褐色的半透明胶冻状。②光镜下：少数上皮增生，可有小滤泡或假乳头形成，大部分滤泡上皮复旧变扁平，滤泡腔高度扩大，大量胶质贮积（图19-6）。

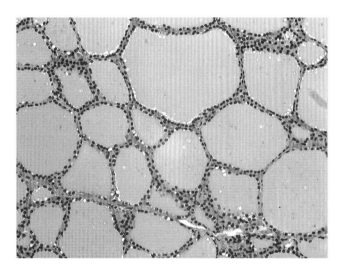

图19-6 弥漫性非毒性甲状腺肿
滤泡腔高度扩大，大量胶质贮积；甲状腺滤泡上皮复旧变扁平

（3）结节期：又称结节性甲状腺肿（nodular goiter）。①肉眼观：由于滤泡上皮增生与复旧或萎缩不一致，分布不均，甲状腺呈不对称结节状增大，结节大小不一，有的结节境界清楚（但无完整包膜），切面可有出血、坏死、囊性变、钙化和瘢痕形成。②光镜下：滤泡大小不一，部分滤泡上皮呈柱状或乳头状增生，可形成小滤泡；部分上皮复旧或萎缩，滤泡高度扩张，胶质贮积，直径可达300~400μm。纤维间质纤维组织增生，纤维间隔包绕滤泡，形成大小不一的结节状病灶。

（二）弥漫性毒性甲状腺肿

弥漫性毒性甲状腺肿（diffuse toxic goiter）是指血中甲状腺素过多，作用于全身各组织所引起的临床综合征，临床上统称为甲状腺功能亢进症（hyperthyroidism），简称"甲亢"，由于约有1/3患者有眼球突出，故又称为突眼性甲状腺肿。本病多见于女性，男女之比为1：（4~6），以20~40岁最多见。临床上主要表现为甲状腺肿大，T_3、T_4升高，基础代谢率和神经兴奋性升高，如心悸、多汗、烦热、潮汗、脉搏快、手震颤、多食、消瘦、乏力和突眼等。

1. 病因和发病机制   病因虽然尚不清楚，但目前一般认为本病与下列因素有关：

（1）自身免疫性疾病：其依据是：①甲亢患者血中球蛋白增高，并有多种抗甲状腺的自身抗体，且常与一些自身免疫性疾病并存。②血中存在与 TSH 受体结合的抗体，具有类似 TSH 的作用，如甲状腺刺激免疫球蛋白（TSI）和甲状腺生长免疫球蛋白（TGI），TSI 通过激活腺苷环化酶和磷脂酰肌醇通路而引起甲状腺素过多分泌，TGI 则刺激甲状腺滤泡上皮增生，两者共同作用引起毒性甲状腺肿。

（2）与遗传有关：某些患者亲属中也患有此病或其他自身免疫性疾病。

（3）精神创伤：可能干扰了免疫系统而促进自身免疫疾病的发生。

2. 病理变化

（1）肉眼观：甲状腺弥漫性、对称性增大，为正常的 2~4 倍，表面光滑、质较软，切面灰红、均匀一致，呈分叶状，胶质含量少。

（2）光镜下：腺泡以小滤泡为主，上皮呈立方状。大滤泡上皮多呈高柱状增生，有的呈乳头状增生，核位于基底部，染色正常或浓染，胞浆透亮。滤泡腔内胶质稀薄，甚至不见胶质，滤泡周边胶质出现许多大小不一的上皮细胞吸收空泡（图 19-7）。间质血管丰富、充血，有较多淋巴细胞浸润，可伴有生发中心形成。免疫组化显示，大部分淋巴细胞为 T 细胞。

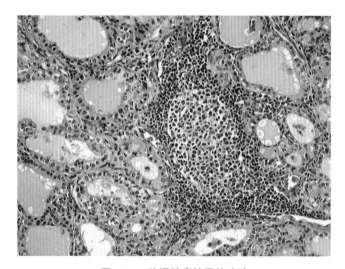

图 19-7   弥漫性毒性甲状腺肿
光镜下见滤泡上皮增生及吸收空泡，间质充血及淋巴细胞浸润形成生发中心

（3）电镜下：滤泡上皮细胞的胞质内质网丰富、扩张，高尔基体肥大，核糖体增多，分泌活跃。

（4）免疫荧光检查：滤泡基膜上有 IgG 沉着。

除甲状腺病变外，全身淋巴组织增生，胸腺和脾增大；心脏肥大，心腔扩张，心肌坏死及纤维化；肝细胞脂肪变性，甚至坏死及纤维化。眼球突出的原因是眼球外肌水肿、球后纤维和脂肪组织增生、淋巴细胞浸润和黏液水肿。

（三）甲状腺癌

甲状腺癌（thyroid carcinoma）是一种较常见的恶性肿瘤，占所有恶性肿瘤的 1.5%，约占甲状腺原发肿瘤的 1/3，男女之比为 2:3，好发于 40~50 岁。各种类型的甲状腺癌生长规律有很大差异，多数发展较缓慢；但有的短期内突然增大，浸润周围组织而出现症状；有的原发灶很小，而转移灶较大，首先表现为颈部淋巴结肿大而就诊。甲状腺癌主要有以下四种类型。

1. 乳头状癌（papillary carcinoma）   是甲状腺癌最常见的类型，约占甲状腺癌的 60%，青少年女性多见，可能与接触放射线有关。肿瘤生长较慢，有的较早发生颈部淋巴结转移，恶性程度较低，预后较好，10 年存活率达 80% 以上。肉眼观，多为 2~3cm 的圆形肿块，无包膜或有不完整的包膜，切面灰色或灰棕色，部分有囊形成，囊内可见乳头，肿瘤常伴出血、坏

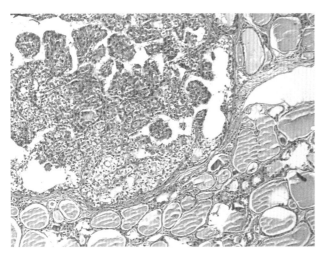

图 19-8 甲状腺乳头状癌（光镜）

死、纤维化、钙化。镜下，癌细胞围绕一纤维血管轴心呈乳头状排列，乳头分支较多（图 19-8），间质中常有同心圆状的钙化小体（即砂粒体）。癌细胞立方形或矮柱状，其特点是核染色质少，呈透明或毛玻璃样，无核仁。

2. 滤泡癌（follicular carcinoma） 仅次于乳头状癌而居第 2 位，占甲状腺癌的 5%~15%，多见于 40 岁以上女性，早期即可出现血行转移，一般比乳头状癌恶性程度高，预后差。肉眼观，肿瘤灰白色，结节状，包膜不完整，可广泛浸润甲状腺组织，进而侵犯气管壁、颈部血管、肌肉及喉返神经。镜下可见不同分化程度的滤泡，分化好的滤泡癌不易与腺瘤区别，须注意包膜或血管是否有瘤细胞浸润来加以鉴别（图 19-9）。分化不良者，滤泡少，滤泡形态不整，有的呈实性巢片状，细胞异型性较明显，核分裂象多见。少数情况下本癌主要由嗜酸性细胞构成，故亦称嗜酸性细胞癌。

3. 髓样癌（medullary carcinoma） 是从滤泡旁细胞（亦称 C 细胞）发生的癌，约占甲状腺癌的 5%~10%，多发生在 50 岁以上人群，部分家族常染色体显性遗传，90% 的肿瘤分泌降钙素，有的还同时分泌癌胚抗原（CEA）、生长抑素、前列腺素及其他多种激素和物质，故血中上述激素水平增高，属于 APUD 肿瘤。肉眼观，肿瘤呈黄褐色，较软，境界清晰可有假包膜。镜下，瘤细胞为圆形、多角形或梭形小细胞，排列成簇状、索状，偶见小滤泡形成。间质比较丰富，常有淀粉样物质和钙盐沉着。电镜下，瘤细胞胞浆内有直径 100~250mm 的神经内分泌颗粒。

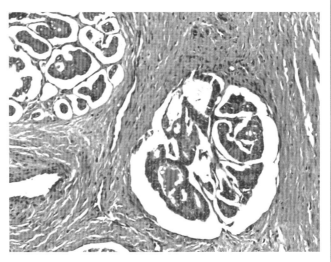

图 19-9 甲状腺滤泡癌（分化良好，光镜）

4. 未分化癌（undifferentiated carcinoma） 较少见，占甲状腺癌的 5% 以下，多发生在 50 岁以上。肿瘤恶性程度高、生长快，早期即可向周围组织浸润并发生转移。肉眼观，肿瘤切面灰白色，病变不规则，无包膜，广泛浸润破坏，常有出血、坏死。根据组织形态可分为小细胞型、巨细胞型、梭形细胞型和混合细胞型。小细胞型癌由小圆形细胞构成，呈弥漫分布，与恶性淋巴瘤颇相似，可用免疫组化鉴别，如瘤细胞显示角蛋白（Keratin）或 CEA，则可确定其来源于上皮组织。巨细胞型癌预后最差，镜下癌细胞大小不一，形态各异，常有巨核细胞及多核巨细胞。

第二十章 常见传染病及寄生虫病

传染病（infectious disease）是由病原微生物感染人体所引起的一类具有传染性的疾病。传染病的发生或流行必须同时具备传染源、传染途径及易感人群三个基本环节，切断其中任何环节都是传染病防治的关键。传染病的病原体常有一定的传播途径和入侵门户，其病变多定位于一定的组织或器官，并可在该部位引起特征性病变及其相应的临床表现。传染病的大流行可使疾病在一定时间内迅速传播，波及整个国家，甚至遍及全世界，严重威胁人类的健康。我国传染病的发病率和死亡率已明显下降，有些传染病如天花已绝迹，麻风及脊髓灰质炎等已接近消灭，但另一些传染病如梅毒、淋病、结核病等发病率又有所增高，并出现了一些新的传染病如艾滋病、埃博拉出血热等。

寄生虫病（parasitosis）是人体感染寄生虫后引起的一类常见病和多发病，如蛔虫病、血吸虫病、丝虫病、阿米巴病等。寄生虫病的发生和流行除了具备传染源、传染途径及易感人群三个基本环节外，还具有区域性、季节性和自然疫源性等特点。

真菌引起的疾病统称真菌病（mycosis）。近年来由于抗生素、激素、抗肿瘤药、免疫抑制剂等药物的广泛应用以及艾滋病的流行，使临床各科的真菌感染率明显增高。

本章主要介绍常见传染病、寄生虫病及深部真菌病。

第一节 结核病

一、概述

结核病（tuberculosis）是由结核杆菌（tubercle bacillus）引起的一种慢性感染性肉芽肿性炎症，可见于全身各器官，肺结核最常见。典型病变为结核结节形成伴有不同程度干酪样坏死。临床上常表现为低热、盗汗、食欲不振、消瘦和血沉加快等中毒症状。

WHO 发布的 2015 年全球结核病报告指出，在全球范围内，虽然结核病的发病率及死亡率自 1990 年以来下降了 47%，但仍然是最严重的公共卫生威胁。2014 年结核病夺去了 150 万人的生命，有 960 万新发病例，其中我国为 93 万例，位居全球第 3 位，因此结核病防治工作仍然任重而道远，需长期不懈的努力。

（一）病因和发病机制

结核病的病原菌是结核分枝杆菌（mycobacterium tuberculosis），简称结核杆菌，分为人型、牛型、鸟型、鼠型等。对人致病的主要是人型和牛型。人型结核杆菌感染的发病率最高，牛型次之。结核病主要经呼吸道传染，少数也可经消化道传染，偶可经皮肤伤口传染。

　　结核杆菌的致病性主要是由菌体和细胞壁内某些成分所决定，与其可逃脱被巨噬细胞杀伤以及诱发机体产生迟发性变态反应有关。细菌主要成分有：①脂质：脂质中的糖脂最为重要，其中索状因子（cord factor）是糖脂的衍生物，具有毒性作用，能破坏线粒体膜，影响细胞呼吸，抑制白细胞游走，还与肉芽肿形成有关。另一种糖脂为蜡质 D，与菌体蛋白一起能使机体产生强烈的超敏反应，造成机体损伤。脂质中的磷脂使结核杆菌不易被巨噬细胞消化，并能刺激巨噬细胞转变为上皮样细胞而形成结核结节。②蛋白：结核菌素蛋白具有抗原性，与蜡质 D 结合后能使机体发生超敏反应，引起组织坏死和全身中毒症状，在结核结节形成中也发挥一定的作用。③多糖类：脂阿拉伯甘露聚糖是结构上类似内毒素的杂多糖，可抑制巨噬细胞的吞噬活性，并促进其分泌 TNF-α 和 IL-10，引起机体发热、消瘦、体重下降及抑制 T 细胞增生和细胞免疫反应。

　　结核病的免疫反应和超敏反应（Ⅳ型）常同时发生并相伴出现，贯穿于疾病全过程。机体对结核杆菌产生特异的细胞免疫一般需 30~50 天，这种特异的细胞免疫在临床上表现为皮肤结核菌素实验阳性。超敏反应的出现提示机体已获得免疫力，且同时伴随干酪样坏死，即在杀灭结核杆菌的同时，又引起组织结构的破坏。

（二）基本病理变化

　　由于感染细菌的数量、毒力和机体反应性及病变组织特性的不同，可呈现三种不同的病变类型。

　　1. 以渗出为主的病变　出现于结核性炎症的早期或机体抵抗力低下、菌量多、毒力强时，主要表现为浆液性或浆液纤维素性炎。病变早期局部有中性粒细胞浸润，但很快被巨噬细胞所取代。在渗出液和巨噬细胞中可查见结核杆菌。此型病变好发于肺、浆膜、滑膜和脑膜等处。

　　2. 以增生为主的病变　当细菌量少、毒力较低或人体免疫反应较强时，则形成具有特征性的结核结节。

　　结核结节（tubercle）是在细胞免疫的基础上形成的，是指由上皮样细胞（epithelioid ell）、Langhans 巨细胞（Langhans giant cell），以及外周聚集的淋巴细胞和少量反应性增生的成纤维细胞构成的特异性肉芽肿。典型的结核结节中央常有干酪样坏死（图 20-1）。吞噬有结核杆菌

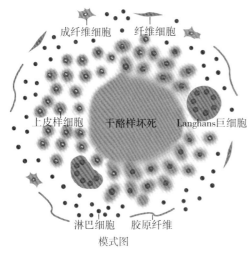

模式图

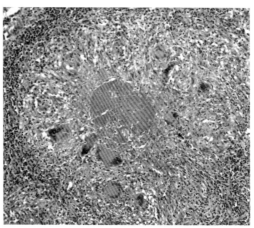

光镜下图

中央为干酪样坏死，周围可见 Langhans 巨细胞、上皮样细胞和淋巴细胞

图 20-1　结核结节

的巨噬细胞体积增大逐渐转变为上皮样细胞，呈梭形或多角形，胞质丰富淡染，伊红色，境界不清，细胞间常有突起互相连缀。核呈圆形或卵圆形，染色质较少，甚至可呈空泡状，核内有 1~2 个核仁。上皮样细胞的活性增加，有利于吞噬和杀灭结核杆菌。多个上皮样细胞互相融合或一个细胞核分裂而胞质不分裂形成多核的 Langhans 巨细胞，直径可达 300μm，胞质丰富，其胞质突起常和上皮样细胞的胞质突起相连接；核与上皮样细胞核相似；核的数目由十几个到几十个不等；核排列规则，呈花环状、马蹄形或密集在胞体一端。

单个结核结节直径约 0.1mm，肉眼和 X 线不易看见，3~4 个结节融合成较大结节时才能见到。这种融合结节境界分明，粟粒大小，呈灰白半透明状，有干酪样坏死时略显微黄，可微隆起于器官表面。

3. 以变质为主的病变 在结核杆菌数量多、毒力强、机体抵抗力下降或变态反应强烈时，上述渗出性或增生性病变均可继发干酪样坏死。坏死灶由于含脂质较多而呈淡黄色，均匀细腻，质地较实，状似奶酪或豆腐渣，故称干酪样坏死。光镜下为红染无结构的细颗粒状物。干酪样坏死物中多含有一定量结核杆菌，成为日后结核病恶化进展的原因之一。

上述渗出、变质和增生等变化往往同时存在而以某一种改变为主，且可以互相转化，因此在同一器官或不同器官中的结核病变是复杂多变的。其中干酪样坏死与结核结节都是结核病的特征性病变，对本病的诊断具有一定的意义。

结核病的基本病变与机体的免疫状态关系见表 20-1。

表 20-1 结核病基本病理变化与机体的免疫状态

病变	机体状态		结核杆菌		病理特征
	免疫力	超敏反应	菌量	毒力	
渗出为主	低	较强	多	强	浆液性或浆液纤维素性炎
增生为主	较强	较弱	少	较低	结核结节
坏死为主	低	强	多	强	干酪样坏死

（三）基本病理变化的转化规律

结核病的病变发展和结局取决于机体抵抗力和结核杆菌致病力之间的力量抗衡。当机体抵抗力增强时，结核杆菌被抑制、杀灭，病变转向愈合；反之，则转向恶化。

1. 转向愈合

（1）吸收、消散：此为渗出性病变的主要愈合方式。渗出物经淋巴道或小血管吸收而使病灶缩小或消散。X 线可见边缘模糊、密度不匀的云絮状阴影逐渐缩小或被分割成小片，以至完全消失，临床上称为吸收好转期。较小的干酪样坏死灶及增生性病灶，经积极治疗也有吸收消散或缩小的可能。

（2）纤维化、纤维包裹及钙化：增生性病变和小的干酪样坏死灶，可逐渐纤维化，最后形成瘢痕而愈合。较大的干酪样坏死灶难以全部纤维化，则由其周边纤维组织增生将坏死物包裹，继而坏死物逐渐干燥浓缩，并有钙盐沉着。病灶纤维化后，一般已无细菌存活，称为完全痊愈。在纤维包裹及钙化的结核灶内常有结核杆菌残留，病变处于相对静止状态，即为临床痊愈，但当机体抵抗力降低时仍可复发进展。X 线可见纤维化病灶呈边缘清楚、密度较高的条索状阴影；钙化灶为密度较高、边缘清晰的阴影，临床上称为硬结钙化期。

2. 转向恶化

（1）浸润进展：疾病恶化时，病灶周围出现渗出性病变（病灶周围炎），范围可不断扩大，并继发干酪样坏死。X线可见原病灶周围出现絮状阴影，边缘模糊，临床上称为浸润进展期。

（2）溶解播散：病情恶化时，干酪样坏死物可发生液化，形成的半流体物质可经体内的自然管道（如支气管、输尿管等）排出，致局部形成空洞。空洞内液化的干酪样坏死物中含有大量结核杆菌，可通过自然管道播散到其他部位，形成新的结核病灶；咳出可形成传染源。X线可见病灶阴影密度深浅不一，出现透亮区及大小不等的新播散病灶阴影，临床上称为溶解播散期。此外，结核杆菌还可沿血道、淋巴道播散至全身各处，引起全身粟粒性结核病及淋巴结结核。

二、肺结核病

肺结核病是最常见的结核病，约占全身结核病的90%以上。肺结核病由于初次感染和再次感染结核杆菌时机体反应性的不同，而出现不同的病理变化，可分为原发性和继发性肺结核病两大类。

（一）原发性肺结核病

原发性肺结核病是指第一次感染结核杆菌所引起的肺结核病，多发生于儿童，又称儿童型肺结核病，偶见于未感染过结核杆菌的青少年或成年人。免疫功能严重受抑制的成年人由于丧失对结核杆菌的免疫力，可多次发生原发性肺结核病。

1. 病变特点　结核杆菌被吸入肺泡后，最先引起的病变称为原发病灶，或称为Ghon灶。原发病灶以右肺多见，通常只有一个，常位于通气较好的上叶下部或下叶上部近胸膜处，形成直径1~1.5cm的灰黄或灰白色炎性实变灶，病灶中央常有干酪样坏死。因初次感染结核菌，机体缺乏特殊免疫力，原发病灶的结核杆菌游离或被巨噬细胞吞噬，很快侵入淋巴管，沿淋巴液引流到局部肺门淋巴结，引起相应结核性淋巴管炎和淋巴结炎，表现为淋巴结肿大和干酪样坏死。肺的原发病灶、结核性淋巴管炎和肺门淋巴结结核合称为原发综合征（primary complex，图20-2）。X线呈哑铃状阴影。

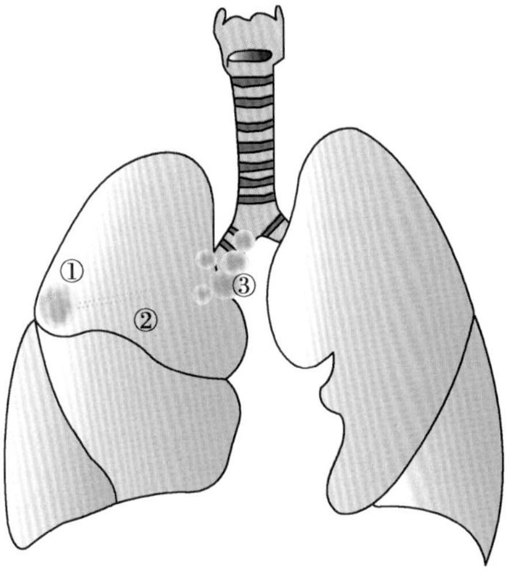

图 20-2　原发综合征模式图
①原发病灶；②结核性淋巴管炎；③肺门淋巴结结核

2. 结局

（1）愈合：原发综合征形成后，虽然在最初几周内细菌可通过血道或淋巴道播散到全身其他器官，但随着细胞免疫的建立，约95%的患者不再发展，小的病灶可吸收、纤维化、纤维包裹和钙化。有时肺门淋巴结病变继续发展，形成支气管淋巴结结核病，经适当治疗后这些病灶仍可通过包裹和钙化而痊愈。临床上症状和体征多不明显。

（2）播散：少数营养不良或同时患有其他传染病（如流感、麻疹、百日咳、白喉等）的患儿，由于抵抗力下降，病变恶化，肺内原发灶及肺门淋巴结病变继续扩大，并通过支气管、淋巴管和血道播散。

①淋巴道播散：肺门淋巴结病变恶化后，结核杆菌经淋巴管到达气管分叉处、气管旁、纵隔、锁骨上下及颈前、颈后淋巴结引起病变。如果引流淋巴管因结核病变发生阻塞，结核杆菌可逆流到腋下、腹股沟、腹膜后及肠系膜淋巴结，引起广泛的淋巴结结核。

②血道播散：结核杆菌入血后可引起血道播散。若进入血液的菌量较少且免疫力较强，则不发生明显病变；如有大量细菌入血，机体抵抗力较弱时，则可引起血源性结核病，这种病变亦见于继发性结核病。

③支气管播散：肺原发灶的干酪样坏死范围扩大，侵及相连的支气管，含菌的液化坏死物沿支气管排出，形成空洞，但较少见，可能与儿童支气管树发育不完善，炎症时易塌陷闭塞有关。细菌沿支气管播散亦可引起邻近或远隔的肺组织发生干酪性肺炎。

（二）继发性肺结核病

继发性肺结核病是指再次感染结核杆菌所引起的肺结核病，多见于成人，又称成人型肺结核病。结核杆菌来源：①外源性再感染：结核杆菌由外界再次侵入机体，与原发性肺结核病关系不密切。②内源性再感染：细菌由原发性肺结核病血源播散到肺尖形成潜伏病灶，多年后，当机体抵抗力下降时，潜伏病灶可发展为继发性肺结核病。

1. 病变特点

（1）病变多始发于肺尖部，可能与人体直立时该部动脉压低、血循环较差，且通气不畅，以致局部组织抵抗力较低，病菌易在该处繁殖有关。

（2）由于超敏反应，病变发展迅速而剧烈，易发生干酪样坏死；同时，由于机体具有一定的免疫力，坏死灶周围常形成结核结节。

（3）由于机体有一定免疫力，如病变恶化，细菌主要通过支气管在肺内蔓延播散，并引起肺空洞。肺门淋巴结一般无明显病变，由血源性播散引起的全身粟粒性结核病亦少见。

（4）病程较长，病情复杂。随着机体免疫反应的消长，临床经过常呈波浪状起伏，时好时坏，病变有时以增生性变化为主，有时则以渗出、坏死性变化为主，常新旧病变交杂存在，且临床类型多样。

2. 临床类型和病理变化

（1）局灶型肺结核（focal pulmonary tuberculosis）：是继发性肺结核病的最早期病变，属非活动性肺结核病。病变多位于肺尖下 2~4cm 处，右肺多见，单个或多个结节状病灶，境界清楚，一般为 0.5~1cm 大小。病变多以增生为主，中央为干酪样坏死，周围有纤维组织包裹。临床上患者常无明显自觉症状，多在体检时发现。X 线显示肺尖部有单个或多个边界清楚的阴影。如患者免疫力较强，病灶常发生纤维化、钙化而痊愈；如免疫力降低，可发展为浸润型肺结核。

（2）浸润型肺结核（infiltrative pulmonary tuberculosis）：是临床上最常见的活动性肺结核病，多由局灶型肺结核发展而来。

①病变特点：病变常位于肺尖部或锁骨下肺组织，故又称锁骨下浸润。病变以渗出为主，中央有干酪样坏死，伴有病灶周围炎。患者常有低热、疲乏、盗汗、咳嗽和咯血等症状，痰中可检出病菌，X 线显示锁骨下可见边缘模糊的云絮状阴影。

②转归：如及早治疗，渗出性病变可吸收好转（吸收好转期）；增生、坏死性病变可通过纤维化、钙化而愈合（硬结钙化期）。如病变继续发展，干酪样坏死灶扩大（浸润进展期），坏死物液化后经支气管排出，局部形成急性空洞，洞壁坏死层内含大量结核杆菌，经支气管播散，可引起干酪性肺炎（溶解播散期）。急性空洞一般易愈合，但如果空洞靠近胸膜可穿破胸膜，造成自发性气胸；大量液化坏死物入胸腔，可发生结核性脓气胸；如果急性空洞经久不愈，则可发展为慢性纤维空洞型肺结核。

（3）慢性纤维空洞型肺结核（chronic fibro-cavernous pulmonary tuberculosis）：为继发性肺结核的常见慢性类型，其病变特点为：①肺内有一个或多个厚壁空洞。多位于肺上叶，大小不一，形态不规则。壁厚可达 1cm 以上（图 20-3），洞壁可分三层：内层为干酪样坏死物，含有大量结核杆菌；中层为结核性肉芽组织；外层为纤维结缔组织。②同侧或对侧肺组织，特别是肺下叶可见由支气管播散引起的新旧不一、大小不等、病变类型不同的病灶，愈往下愈新鲜。③后期肺组织严重破坏，广泛纤维化、胸膜增厚并与胸壁粘连，使肺体积缩小、变形，严重影响肺功能，终致肺硬化。

由于病变空洞与支气管相通，可成为结核病的传染源，又有开放性肺结核之称。如干酪样坏死侵蚀较大血管，引起大咯血，患者可因吸入大量血液而窒息死亡；空洞穿破胸膜可引起气胸或脓气胸；经常排出含菌痰液可引起喉结核；咽下含菌痰液可引起肠结核；后期由于肺广泛纤维化可引起肺动脉高压而致肺源性心脏病。若积极治疗，小的空洞可机化闭塞；较大的空洞，内壁坏死组织脱落，肉芽组织逐渐变成瘢痕组织，由支气管上皮覆盖愈合。

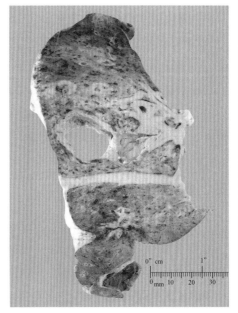

图 20-3　慢性纤维空洞型肺结核
肺上部见厚壁空洞，肺内广泛纤维组织增生

（4）干酪性肺炎（caseous pneumonia）：发生于机体免疫力低下，对结核杆菌超敏反应过高的患者。可由浸润型肺结核恶化进展而来，也可由急、慢性空洞内的细菌经支气管播散所致。根据病灶范围的大小可分为小叶性和大叶性干酪性肺炎（图 20-4），可见广泛的干酪样坏死。临床上起病急，病情危重，中毒症状明显，病死率高，故有"百日痨"或"奔马痨"之称。

（5）结核球：又称结核瘤（tuberculoma），是指有纤维包裹的孤立的境界分明的球形干酪样坏死灶，直径 2~5cm（图 20-5）。多为单个，也可多个，常位于肺上叶。结核球可来自浸润型肺结核的干酪

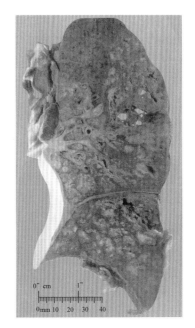

图 20-4　干酪性肺炎
肺组织广泛干酪样坏死，伴急性空洞形成

样坏死灶纤维包裹；或结核空洞引流支气管阻塞，空洞由干酪样坏死物填充；或多个干酪样坏死病灶融合并纤维包裹。结核球为相对静止的病变，临床多无症状。但由于其纤维包膜的存在，抗结核药物不易发挥作用，且有恶化进展的可能，因此临床上多采取手术切除。X线检查有时需与肺癌鉴别。

（6）结核性胸膜炎：原发性、继发性肺结核病的各个时期，只要累及胸膜均可发生。

①渗出性结核性胸膜炎：又称湿性结核性胸膜炎，较常见，多见于青年人。病变主要为浆液纤维素性炎，可引起草黄色或血性胸腔积液。一般经适当治疗可吸收，如渗出物中纤维素较多则不易吸收，可因机化而使胸膜增厚粘连。

②增生性结核性胸膜炎：又称干性结核性胸膜炎，多见于成年人，很少有胸腔积液。常发生于肺尖，病变多为局限性，以增生性改变为主。一般通过纤维化而愈合。

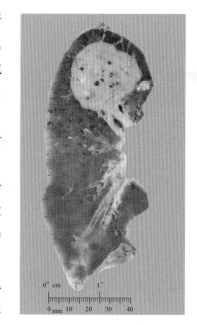

图 20-5　结核球
肺上部见有纤维包裹的干酪样坏死灶，境界分明

三、血源性结核病

原发性和继发性肺结核病恶化进展时，结核杆菌可通过血道播散引起血源性结核病。此外，肺外结核病也可引起血源性结核病。

1. 急性全身粟粒性结核病　多见于原发性肺结核病恶化进展。结核杆菌短时间内一次或反复多次大量侵入肺静脉分支，经左心至体循环，播散到全身各器官如肺、肝、脾和脑膜等处，引起急性全身粟粒性结核病。肉眼观，各器官内均匀密布大小一致、灰白色、圆形、境界清楚的小结节。光镜下主要为增生性病变，偶尔出现渗出、坏死性病变。临床上病情危重，有高热、肝脾肿大、烦躁不安、衰竭等症状。少数病例可因结核性脑膜炎而死亡，如能及时治疗仍可治愈。

2. 慢性全身粟粒性结核病　如上述急性期不能及时控制而病程迁延3周以上，或结核杆菌在较长时期内少量多次、不规则地进入血液，则形成慢性粟粒性结核病。此时可见增生、坏死及渗出等新旧病变并存，病灶大小不一致。病程较长，成人多见。

3. 急性肺粟粒性结核病　常是急性全身性粟粒性结核病的一部分，有时可仅限于肺。由于肺门、纵隔、支气管旁的淋巴结干酪样坏死破入邻近大静脉，或因含有结核杆菌的淋巴液由胸导管回流，经静脉入右心，沿肺动脉播散于两肺所致。肉眼可见肺表面和切面密布灰黄或灰白色粟粒大小结节（图20-6）。X线可见两肺有散在分布、密度均匀、粟粒大小的点状阴影。临床上起病急，有较严重的结核中毒症状。

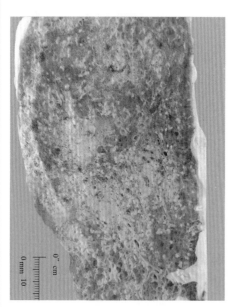

图 20-6　急性肺粟粒性结核
肺内弥散均匀分布灰黄色、粟粒大小的结节状病灶

4. 慢性肺粟粒性结核病　多见于成人。患者原发灶已痊愈，由肺外某器官结核病灶内的结核杆菌间歇入血所致。病程较长，病变新旧及大小不一，小的如粟粒，大者直径可达数厘米以上。病变以增生性改变为主。

四、肺外器官结核病

肺外器官结核病多为原发性肺结核的结核杆菌经血源播散到肺外器官，潜伏若干年后，再繁殖引起病变。多数只限于一个器官，呈慢性经过。肺外器官结核的基本病理变化与肺结核病相同。

1. 肠结核　肠结核病包括原发性和继发性两种类型。前者很少见，常见于小儿，多因饮用含牛型结核杆菌的牛奶引起，形成以肠的原发性结核病灶、结核性淋巴管炎及肠系膜淋巴结结核组成的肠结核原发综合征。绝大多数肠结核继发于活动性空洞型肺结核病，因咽下含结核杆菌的痰液所致。肠结核可发生于任何肠段，以回盲部最常见（约占85%）。按病变特点的不同分为两型：

（1）溃疡型：此型多见。结核杆菌首先侵入肠壁淋巴组织，形成结核结节，继而发生干酪样坏死，病变处黏膜溃破、脱落，形成边缘不整齐、较浅的溃疡；由于病变沿环形分布的肠壁淋巴管向周围扩展，故溃疡呈半环状，与肠管长轴垂直（图20-7）。溃疡愈合后常因纤维组织增生和瘢痕收缩而致肠腔狭窄；受累肠壁的浆膜面可见灰白成串的结核结节及纤维素渗出，并常与邻近组织粘连。临床上有腹痛、腹泻与便秘交替、营养不良和结核中毒症状。

（2）增生型：此型少见。病变特点是肠壁内有结核性肉芽组织及大量纤维组织增生，肠壁高度增厚、变硬、肠腔狭窄，黏膜有浅表性溃疡及息肉形成。临床常有慢性不全性肠梗阻，右下腹可触及包块，需与肿瘤相鉴别。

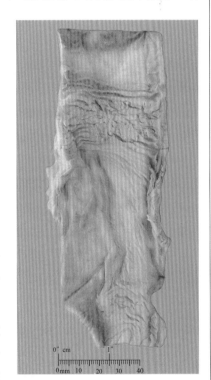

图 20-7　溃疡型肠结核
肠壁溃疡呈半环状，与肠管长轴垂直

2. 结核性腹膜炎　多见于青少年。常继发于溃疡型肠结核、肠系膜淋巴结结核或输卵管结核。可分干、湿两型，通常所见多为混合型。

（1）干型结核性腹膜炎：病变腹膜上除见有结核结节外，尚有大量纤维素渗出，机化后可引起肠管间、大网膜、肠系膜等腹腔器官广泛粘连。临床上因广泛肠粘连而出现慢性肠梗阻症状。

（2）湿型结核性腹膜炎：腹腔内有大量草黄色浆液性腹水，亦可为血性。腹膜满布结核结节。因含纤维素少，一般不粘连。临床有腹胀、腹痛、腹泻及中毒症状。

3. 结核性脑膜炎　多见于儿童，常由原发性肺结核血道播散所致。在成人则由肺结核、骨关节结核或泌尿生殖系统结核播散所致。也可因脑内结核球液化破溃，结核杆菌直接进入蛛网膜下腔引起。

病变以脑底最为明显。肉眼可见脑桥、脚间池、视神经交叉及大脑外侧裂等处的蛛网膜下腔内，有多量灰黄色浑浊胶冻样渗出物。光镜下可见蛛网膜下腔内的炎性渗出物主要由浆液、纤维素、巨噬细胞、淋巴细胞组成，偶见典型的结核结节。病变严重者可累及大脑皮质引起脑膜脑炎。部分病程迁延的病例，因蛛网膜下腔渗出物机化而发生蛛网膜粘连，造成第四脑室正中孔与外侧孔堵塞，引起脑积水。

4. 肾结核病　最常见于青壮年男性，多为单侧。主要由原发性肺结核血道播散而来。病变开始于肾皮质与髓质交界处或乳头体内。结核结节和干酪样坏死形成后，病灶逐渐扩大破坏肾乳头并溃破至肾盂，形成结核性空洞。随着病变在肾内扩大蔓延，可形成多个结核空洞，甚至使肾脏仅剩一空壳。液化的干酪样坏死物中的结核杆菌随尿液下行，可相继累及输尿管、膀胱。输尿管黏膜可因溃疡和结核性肉芽肿形成，使管壁增厚，管腔狭窄、阻塞，引起肾盂积水和积脓。膀胱由于溃疡形成，膀胱壁纤维化，使膀胱容积缩小。此外，临床上可有血尿、脓尿及尿频、尿急、尿痛等膀胱刺激症状。

5. 生殖系统结核病　男性生殖系统结核主要见于附睾，与泌尿系统结核病关系密切，结核杆菌经尿道相继感染前列腺、精囊、输精管及附睾，偶见睾丸受累。病变附睾肿大变硬，可与阴囊壁相连，溃破后形成长期不愈的窦道，可引起男性不育。

女性生殖系统结核以输卵管结核多见，其次是子宫内膜。多由血道播散所致，也可来源于邻近器官结核病的直接蔓延。输卵管结核病变可使管腔阻塞，引起不孕症。

6. 骨与关节结核

（1）骨结核病：多见于脊椎骨及长骨骨骺等处，以第10胸椎至第2腰椎多见。①干酪样坏死型：此型多见。病变以干酪样坏死、骨质破坏为主，多形成死骨，可累及周围软组织引起干酪样坏死，液化后形成结核性脓肿。由于脓肿局部无红、肿、热、痛，故有"冷脓肿"之称。脊椎结核时"冷脓肿"可在脊柱两侧形成，或坏死物沿筋膜间隙下流，在远隔部位形成。病变穿透皮肤可形成经久不愈的窦道。此外，脊椎骨病变可因椎体坏死软化而塌陷，引起脊柱后凸畸形，重者可压迫脊髓，引起下肢截瘫。②增生型：较少见，此型无明显的干酪样坏死及死骨形成，在病变骨组织中可见多个结核结节，骨小梁逐渐被侵蚀、吸收而消失。

（2）关节结核病：以髋、膝、踝、肘等处多见，常继发于骨结核，由骨骺或干骺端处干酪样坏死累及关节软骨及滑膜所引起。病变处软骨破坏，滑膜有结核性肉芽肿形成和纤维素渗出。当炎症波及周围软组织时，可引起关节明显肿胀；当干酪样坏死穿破软组织及皮肤时，可形成窦道；当病变愈合时，由于大量纤维组织增生，充填关节腔，致使关节强直。

第二节　伤　寒

伤寒（typhoid fever）是由伤寒杆菌引起的，以全身单核巨噬细胞系统增生为主要特征的急性传染病。病变以回肠末端淋巴组织最为突出，故有"肠伤寒"之称。临床表现主要有持续高热、相对缓脉、肝脾肿大、皮肤玫瑰疹、外周血白细胞减少等，重者可并发肠穿孔、出血等严重并发症。

一、病因和发病机制

1. 病因 伤寒杆菌是一种抗原性、致病力均较强的革兰阴性沙门氏菌，属 D 族。其菌体 "O" 抗原、鞭毛 "H" 抗原及表面 "Vi" 抗原均可刺激机体产生相应抗体，前两者的抗原性较强。肥达反应（Widal reaction）是利用血清凝集试验测定抗 "O" 及抗 "H" 抗体的效价以辅助诊断伤寒的方法。菌体裂解时产生的内毒素是伤寒杆菌致病的主要因素。伤寒患者和带菌者是本病传染源，主要经消化道传播。苍蝇、蟑螂等可作为媒介。多见于儿童和青年，发病以夏秋季多见。

2. 发病机制 患者摄入伤寒杆菌污染的食物及饮用水后，是否发病与机体抵抗力及进入胃内的菌量有关。少量细菌可被胃酸杀灭。当感染菌量较多（至少 10^5）时，未被胃酸杀死的细菌可进入小肠，穿过小肠黏膜上皮细胞，侵入肠壁淋巴组织如回肠末端的集合淋巴小结和孤立淋巴小结，并继续生长。此时，虽引起巨噬细胞增生、吞噬，但细胞免疫杀菌力尚未形成，而对细菌无限制作用，细菌继续沿淋巴管进入肠系膜淋巴结繁殖，并在巨噬细胞内生长，又可经胸导管进入血液，形成第一次菌血症。血中细菌很快被全身单核巨噬细胞系统的细胞吞噬并在其中繁殖，引起肝、脾、淋巴结肿大，此时患者尚无临床症状称为潜伏期，约 10 天。其后，在巨噬细胞内繁殖的细菌及其释放的内毒素再次大量入血，形成第二次菌血症或败血症，引起全身中毒症状。病变主要发生于回肠末段，其肠壁的淋巴组织出现明显的增生肿胀，此时相当于疾病的第 1 周。当由肝脏进入胆囊的大量细菌随胆汁再次进入肠腔时，穿过肠黏膜进入肠壁，接触已致敏的回肠末端肠壁淋巴组织，引起强烈超敏反应，使局部肠黏膜坏死、脱落及溃疡形成，此时相当于疾病的第 2~3 周。一般在第 4 周，随着患者细胞免疫的增强，细菌逐渐消失，病变痊愈。

二、病理变化与临床病理联系

1. 基本病理变化 伤寒的病变特征是全身单核巨噬细胞系统的急性增生性炎。光镜下可见巨噬细胞增生，并吞噬伤寒杆菌、红细胞、淋巴细胞及细胞碎片等，称为伤寒细胞（typhoid cell）。大量伤寒细胞聚集成境界清楚的结节状病灶，称伤寒肉芽肿（typhoid granuloma）或伤寒小结（typhoid nodule，图 20-8），是伤寒的特征性病变，具有病理诊断价值。

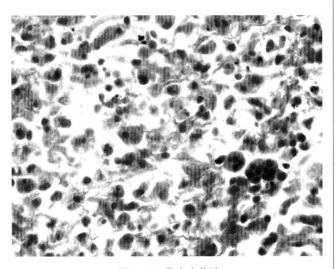

图 20-8 伤寒肉芽肿
光镜下可见吞噬红细胞、淋巴细胞及细胞碎片的伤寒细胞

2. 肠道病变 伤寒最明显的病变位于肠道，以回肠下段集合淋巴小结和孤立淋巴小结的病变最为典型和多见。病变过程可分四期，每期约 1 周。

（1）髓样肿胀期：回肠下段因固有层淋巴小结内大量巨噬细胞增生而使黏膜肿胀，呈灰红

色，质软。其中以集合淋巴小结处黏膜肿胀最为明显，凸出
于黏膜表面，呈椭圆形，状如脑回样隆起，故名髓样肿胀（图
20-9）。光镜下肠壁淋巴组织内，可见典型的伤寒肉芽肿。

（2）坏死期：肿胀的黏膜因毒素、受压或过敏等因素发
生坏死，失去光泽呈灰白色或黄绿色。光镜下呈无明显结构
的红染区。

（3）溃疡期：坏死黏膜组织因溶解、液化而脱落，形成
溃疡。集合淋巴小结处的溃疡呈椭圆形，其长轴与肠管长轴
平行。孤立淋巴小结处的溃疡小而圆。溃疡边缘稍隆起，底
部不平，常深及黏膜下层，偶有深达肌层及浆膜，甚至肠穿
孔。如病变腐蚀肠壁小动脉，可引起肠腔内出血。

（4）愈合期：溃疡底部逐渐有肉芽组织增生，填补肠壁
缺损。接近黏膜表层时，由溃疡边缘肠上皮细胞增生覆盖于
肉芽组织表面而愈合。

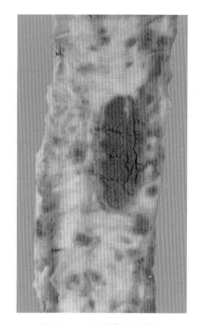

图 20-9　肠黏膜髓样肿胀
肠壁可见肿胀的集合淋巴小结及孤立
淋巴小结

由于上述肠道病变，患者出现食欲减退、腹部胀痛、便
秘或腹泻等症状，右下腹可有轻度压痛。病程第 1 周因败血
症及肠道病变而开始出现持续高热，可达 40℃。第 2 周起粪便细菌培养阳性。第 4 周因病变
逐渐愈合而体温下降。由于早期有效抗生素的应用，目前临床上很难见到上述四期的典型
病变。

3. 肠外单核巨噬细胞系统病变　肠系膜淋巴结、肝、脾及骨髓均因伤寒杆菌侵入引起巨噬
细胞弥漫性增生而使相应脏器肿大。光镜下，各脏器内可见伤寒肉芽肿形成以及灶性坏死。因
骨髓内巨噬细胞增生、压迫及伤寒杆菌的毒素作用，可导致外周血中中性粒细胞减少。

4. 非单核巨噬细胞系统病变　①伤寒杆菌毒素可使心肌细胞水肿或坏死，重者可引起中
毒性心肌炎，也可导致迷走神经兴奋性增加而出现相对缓脉；②肾小管上皮细胞可有水肿，
肾小球毛细血管壁可有免疫复合物沉积，引起蛋白尿；③皮肤因菌血症时细菌栓塞导致局部
出现淡红色小斑丘疹，称玫瑰疹，多见于胸、背及腹部；④膈肌、腹直肌或股内收肌常发
生凝固性坏死，使患者肌肉疼痛和皮肤知觉过敏；⑤伤寒杆菌可在胆汁内繁殖，即使患者
临床症状消失后，胆囊中仍有伤寒杆菌生存，使其成为带菌者，但胆囊无明显炎症或仅有轻
度炎症。

三、结局与并发症

伤寒患者常在 4~5 周内随特异性免疫功能的形成或适当治疗而逐步痊愈，并可获得较强的
免疫力。少数患者可出现如下并发症。

1. 肠出血和肠穿孔　常在病程第 3 周因溃疡形成过程中腐蚀血管而出血，或因溃疡较深
伴肠蠕动增强而引起穿孔，肠出血、穿孔可分别导致休克、弥漫性腹膜炎等危及生命。

2. 支气管肺炎　多见于儿童，因抵抗力下降或继发肺炎球菌等感染而引起。

3. 中毒性心肌炎　这是重症患者伤寒杆菌毒素作用的结果，表现为心率快、第一心音减
低、心律不齐、舒张期奔马律等。

第三节　细菌性痢疾

细菌性痢疾（bacillary dysentery）是由痢疾杆菌所引起的常见肠道传染病，简称菌痢。病变多局限于结肠，以大量纤维素渗出形成假膜为特征。临床表现主要为腹痛、腹泻、里急后重、黏液脓血便。菌痢全年均可发病，但以夏秋季多见。儿童发病较多，其次为青壮年。

一、病因和发病机制

1. 病因　痢疾杆菌分为福氏、宋内氏、鲍氏和志贺氏菌四群。我国以前二群常见，所有病菌均可产生内毒素，志贺氏菌尚可产生强烈外毒素，但痢疾杆菌对肠黏膜上皮细胞的侵袭力是致病的决定因素。患者或带菌者为传染源，病菌存在于患者的粪便内，主要经粪 - 口途径传播。

2. 发病机制　痢疾杆菌经污染的食物或饮用水进入消化道后，是否致病与其数量、侵袭力及人体胃肠正常防御功能如胃酸的作用、黏膜免疫（分泌型 IgA）功能及正常菌群的拮抗有关。一般进入结肠的细菌才可引起病变，先侵入肠上皮细胞并在其内生长，再侵入固有层进一步繁殖并产生内毒素，引起局部炎症反应，使肠黏膜变性、坏死、脱落形成表浅溃疡。极少数患者固有层内细菌产生的内毒素可吸收入血引起全身毒血症。痢疾志贺氏菌产生的外毒素是引起菌痢早期水样腹泻的主要因素。

二、病理变化与临床病理联系

菌痢的病变部位主要在大肠，尤以乙状结肠和直肠为重，严重者可波及整个结肠甚至累及回肠下段。根据肠道病变特点、全身反应及病程缓急，菌痢可分为以下三型：

1. 急性细菌性痢疾（acute bacillary dysentery）　自然病程 1~2 周，病变初期为急性卡他性炎，随后为典型的假膜性炎及溃疡形成，最后溃疡愈合。

光镜下：早期急性卡他性炎表现为黏液分泌亢进，黏膜充血、水肿、中性粒细胞和巨噬细胞浸润，可有点状出血。1~2 天后病变加重，黏膜上皮出现变性、坏死，黏膜表面有大量纤维素及中性粒细胞渗出。渗出的纤维素与坏死组织、中性粒细胞、红细胞及细菌等形成假膜，是本病的特征性病变。

肉眼观：假膜开始散布于黏膜皱襞的顶部，呈糠皮样，随后扩大、融合成片。假膜常呈灰白色，受粪胆素浸染而呈灰绿色，伴出血时呈暗红色。发病约 1 周后，假膜逐渐溶解而脱落，形成大小不一、边缘不规则的"地图状"溃疡，溃疡常表浅，很少穿破黏膜肌层。溃疡间黏膜充血、水肿，仍有假膜覆盖。随着溃疡局部细菌的杀灭，渗出物、坏死组织逐渐吸收或清除，溃疡面由少量肉芽组织及黏膜上皮细胞增生修复，常不留瘢痕。

临床上，发热、头痛、乏力、食欲减退等全身中毒症状是由于毒血症所致；腹痛、肠鸣音亢进是由于炎症介质刺激使肠管平滑肌痉挛、肠蠕动加强所致；腹泻是肠蠕动加强后影响肠腔内水分吸收的结果；里急后重和排便次数增多是直肠壁内神经末梢及肛门括约肌受炎症刺激所致；早期黏液便是急性卡他性炎黏液分泌亢进之故；当黏膜上皮变性坏死，假膜溶解、脱落伴出血时则排出脓血便。

急性菌痢经适当治疗后大多可痊愈，很少有肠出血或穿孔的并发症。少数患者可转为慢性。

2. 慢性细菌性痢疾（chronic bacillary dysentery） 如细菌性痢疾的病程超过 2 个月以上者为慢性菌痢，病程长者达数月或数年。慢性菌痢常由福氏菌引起的急性菌痢转变而来。肠道病变反复发作，不断出现黏膜上皮变性、坏死、溃疡、肉芽组织修复等多种新旧病变。肠壁多处出现溃疡、纤维组织增生及瘢痕形成，导致肠壁不规则增厚、变硬，重者可使肠腔狭窄。慢性溃疡边缘黏膜常过度增生而形成息肉。

临床上患者因病变程度不一而出现不同的肠道症状，轻者可有腹痛、腹胀、腹泻或便秘等；重者可出现急性菌痢的典型症状，称慢性菌痢急性发作。

3. 中毒性菌痢（toxic bacillary dysentery） 此型菌痢多见于 2~7 岁儿童。特点是发病快，全身中毒症状明显，常伴发中毒性休克或呼吸衰竭，表现为高热、惊厥、昏迷，而腹痛、腹泻等肠道症状不明显。肠黏膜仅呈轻微卡他性炎，有时伴肠壁集合淋巴小结、孤立淋巴小结滤泡增生、肿胀。本型病原菌常为毒力较低的福氏或宋内氏菌，其发病机制尚不清楚，可能与患者特异性体质对细菌毒素产生强烈超敏反应，释放多种炎症介质和细胞因子引起微血管痉挛、缺血，导致急性微循环障碍有关。

第四节　阿米巴病

阿米巴病（amoebiasis）是由溶组织内阿米巴（entamoeba histobtica）原虫引起的一种具有传染性的寄生虫病。原虫主要寄生于人体结肠，肠壁病变内的原虫可经血道或偶尔直接进入肝、肺、脑、皮肤、阴道等肠外部位，引起这些组织的坏死、液化及脓肿形成等病变，故本病包括肠阿米巴病及肠外阿米巴病。

阿米巴病遍及世界各地，但以热带、亚热带区多见。我国多为散发、慢性或不典型病例。发病率南方及农村分别高于北方及城市，男性多于女性，其中青年人较为多见。

一、肠阿米巴病

肠阿米巴病（intestinal amoebiasis）是一种以坏死为主的变质性炎。临床表现有右下腹痛、腹泻及果酱样黏液血便等痢疾样症状，故又称阿米巴痢疾（amoebic dysentery）。

（一）病因和发病机制

1. 病因 溶组织内阿米巴原虫包括大滋养体、小滋养体及包囊体三种发育阶段形态。滋养体是致病阶段的形体，因对外界的抵抗力极弱，故无传染性。包囊体是阿米巴病传染阶段的形体，存在于患者或携带者的粪便中，直径 5~20μm，成熟时有 4 个核。包囊体随食物或饮水进入消化道后，能抵抗胃酸的作用而进入小肠，在碱性消化液作用下发育成小滋养体。在肠道功能正常时小滋养体下行至横结肠后，常停止活动转变成包囊体，随粪便排出体外，此类感染者无症状，为原虫携带者。在肠功能紊乱、免疫力降低等情况下，小滋养体可附着于结肠黏膜表面，通过分泌溶组织酶或靠变形运动穿入肠壁黏膜内，发育为大滋养体，此为致病型阿米巴，不断向周围组织侵入蔓延，使病变扩大。

2. 发病机制　溶组织内阿米巴的致病机制尚未完全明了，可能有如下几种作用：①机械性损伤：大滋养体能在组织中进行变形运动、破坏、吞噬组织及细胞；②接触溶解性作用：即通过滋养体胞膜上黏附素与靶细胞膜发生受体反应而溶解靶细胞；③细胞毒作用：已从溶组织阿米巴内分离到的肠毒素（enterotoxin）蛋白，能损伤肠黏膜引起腹痛、腹泻；④免疫抑制作用：溶组织内阿米巴含有半胱氨酸蛋白酶，可降解 C3 和 IgA，从而逃避宿主的免疫攻击作用。

（二）病理变化与临床病理联系

阿米巴痢疾的基本病理变化是变质性炎，并形成以口小底大的烧瓶状溃疡为特点。病变主要位于盲肠、升结肠，其次位于乙状结肠和直肠，严重者可累及整个结肠及回肠下段。病变按病程可分为急性期与慢性期两类。

1. 急性期病变　肠腔内的阿米巴大滋养体先在肠腺窝内繁殖，并逐步破坏黏膜层和黏膜下层结构。

（1）肉眼观：早期肠黏膜表面散布灰黄色的点状坏死区或浅表溃疡，其周围有水肿、出血、充血，随后坏死区扩大呈圆形纽扣状，滋养体继续繁殖穿过黏膜肌层，侵入疏松的黏膜下层，溶解组织并沿黏膜下层蔓延扩散，形成大小不等、圆形或卵圆形溃疡（图 20-10）。溃疡呈口小底大的烧瓶状，边缘不整齐、肿胀，溃疡间黏膜大致正常，具有诊断意义（图 20-11）。病变严重时溃疡底部在黏膜下层相互沟通呈隧道样，表面黏膜剥脱似絮片状，脱落后溃疡面直径可增大，少数溃疡深及浆膜层可导致穿孔及腹膜炎。

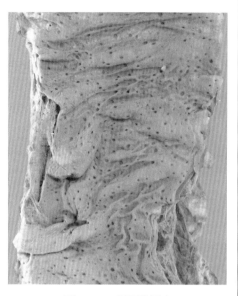

图 20-10　肠阿米巴病
肠黏膜上见多个针帽大小溃疡

（2）光镜下：溃疡底部为大片红染无结构的坏死区，其边缘有充血、出血，少量淋巴细胞、单核细胞和浆细胞浸润。坏死区与正常组织交界处及肠壁小静脉内可见阿米巴大滋养体，其核小而圆，胞浆内含有糖原空泡或吞噬有红细胞及淋巴细胞等（图 20-12）。

临床上，患者由于结肠受炎症刺激，蠕动增强，黏液分泌增多而致右下腹疼痛、腹泻；肠黏膜组织坏死、液化及血管被腐蚀出血，使坏死物与血液混合成腥臭、果酱样脓血便；粪便检

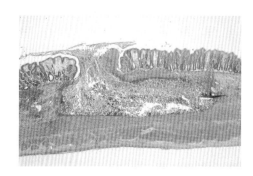

图 20-11　肠阿米巴病
光镜下可见口小底大的坏死区

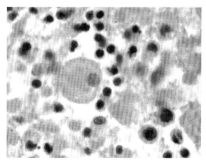

图 20-12　阿米巴滋养体
光镜下可见多个圆形的阿米巴滋养体

查可找到大滋养体。由于直肠及肛门病变较轻，故患者里急后重症状不明显。

急性阿米巴痢疾经适当治疗后可痊愈，少数因治疗不彻底而转入慢性阶段。

2. 慢性期病变 由于阿米巴原虫不断引起肠壁坏死、溃疡，继而肉芽组织增生及瘢痕形成，新旧病变交替出现，导致肠黏膜纤维组织增生，使肠壁变硬、增厚或肠腔狭窄。病变处黏膜可萎缩，也可增生形成息肉，有时盲肠上皮及肉芽组织过度增生形成局限性肿块，称阿米巴肿（amoeboma），易被误诊为结肠癌。

二、肠外阿米巴病

肠外阿米巴病（extraintestinal amoebiasis）大多是肠阿米巴病的并发症，常侵犯肝、肺、脑等脏器，少数可累及脑膜、皮肤或泌尿系统。

1. 阿米巴肝脓肿（amoebic liver abscess） 是最常见的肠外阿米巴病，常继发于阿米巴痢疾后 1~3 个月内，亦可在阿米巴痢疾症状消失数年后发生。肠道的阿米巴滋养体可经门静脉或穿过肠壁经腹腔侵入肝，引起局部组织坏死、液化而形成"脓肿"，但并非化脓性炎。

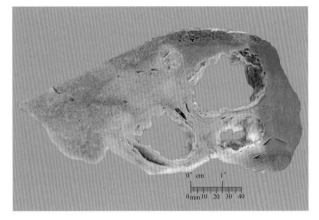

图 20-13　阿米巴肝脓肿
肝组织坏死、液化，切开后流失致肝脏切面见多个空腔

阿米巴肝脓肿可单个或数个，大小不等，大者可占据整个肝右叶（图 20-13）。脓液呈红棕色果酱样，是由液化性坏死物和陈旧性出血混合而成。脓肿壁可见未完全坏死液化的间质成分，外观呈破棉絮状，炎症反应不明显。脓肿常位于肝右叶，这可能是因盲肠、升结肠的血液进入肠系膜上静脉而大部分流入肝右叶所致。

临床上，患者常表现长期发热，伴右上腹痛、肝肿大压痛、全身乏力、消瘦及黄疸等。如脓肿不断扩大、溃破，可引起膈下脓肿、脓胸或腹膜炎等。

2. 阿米巴肺脓肿（amoebic pulmonary abscess） 较少见，绝大多数由阿米巴肝脓肿向上蔓延穿过横膈侵入肺引起，少数经肠 – 血源性感染所致。脓肿多为单个，大小不等，常位于右肺下叶。脓肿破入支气管，患者可咳出红棕色的痰液，痰中可查见阿米巴滋养体。

3. 阿米巴脑脓肿（amoebic cerebral abscess） 更少见，常由肝或肺阿米巴滋养体经血道侵入脑组织所致，偶见经鼻黏膜沿嗅神经进入大脑。病灶常位于大脑半球，典型病理变化为在脑组织内可见沿脑血管分布的阿米巴滋养体。患者有发热、头痛、昏迷等神经系统症状，严重者可致死亡。

第五节　血吸虫病

血吸虫病（schistosomiasis）是由血吸虫寄生于人体引起的寄生虫病。寄生于人体的血吸虫主要有六种，即日本血吸虫、曼氏血吸虫、埃及血吸虫、间插血吸虫、湄公血吸虫及马来血吸虫。我国仅有日本血吸虫病流行，主要发生在长江流域及其以南13省市的农村地区，近年来有的地区血吸虫病发病率有所回升。病变包括由尾蚴、童虫、成虫及虫卵引起的多种组织损伤，其中以虫卵沉积引起肠、肝、脾等脏器的病变最为重要。考古研究发现本病在我国至少有2100多年的历史。

一、病因和发病机制

1. 病因　日本血吸虫的生活史包括虫卵、毛蚴、胞蚴、尾蚴、童虫及成虫等发育阶段。虫卵随人畜粪便排出入水中，在适当温度下孵化为毛蚴，遇中间宿主钉螺在其体内经母胞蚴和子胞蚴发育成尾蚴，然后离开钉螺再次入水（疫水）。人畜接触疫水时，尾蚴依靠头腺分泌的溶组织酶及机械运动钻入皮肤或黏膜内，脱去尾部发育为童虫。童虫经小静脉或淋巴管入血，达右心、肺，并能穿过肺毛细血管网进入体循环至全身。一般唯有到达肠系膜静脉的童虫才能发育为成虫，成虫雌雄异体合抱，交配后产卵。虫卵或顺血流沉积于肝，或逆血流沉积在肠壁内。肠壁内虫卵可破坏肠黏膜落入肠腔，随粪便排出体外，重演其生活史。自感染尾蚴至粪检虫卵阳性需1个月以上。

2. 发病机制　血吸虫的致病性除了由各阶段虫体机械性损伤引起外，还有超敏反应的参与。其变应原包括各阶段虫体的相关产物及血吸虫抗原成分。

二、病理变化

包括由尾蚴、童虫、成虫及虫卵引起宿主多种组织不同的损害和免疫病理反应，其中以虫卵沉积引起肠、肝、脾等脏器形成肉芽肿及纤维化病变最为重要。

1. 尾蚴性皮炎（cercarial dermatitis）　发生于尾蚴入侵的局部，是由I型及IV型超敏反应参与的炎症。肉眼观：可见局部皮肤红色小丘疹或荨麻疹，奇痒，持续数日后可自行消退。光镜下：真皮毛细血管充血、出血及局部水肿，并伴有中性粒细胞、嗜酸性粒细胞和巨噬细胞的浸润。

2. 童虫引起的肺部病变　童虫移行至肺，可引起相应肺部充血、出血、水肿、嗜酸性粒细胞和巨噬细胞浸润、血管炎和血管周围炎，但病变一般较轻且短暂。患者可出现发热、咳嗽和咯血丝痰等症状。移行至其他器官时，可引起类似的病变。

3. 成虫引起的病变　因成虫主要寄生于门静脉系统，其代谢、分泌产物或死亡虫体主要引起门静脉系统的静脉内膜炎、静脉周围炎、血栓形成或栓塞；成虫摄取红细胞并释放毒性代谢物使机体轻度贫血；肝、脾内单核巨噬细胞增生，并吞噬血吸虫色素，该色素系成虫摄取红细胞后，在虫体内珠蛋白酶作用下，使血红蛋白分解而形成的一种血红素样色素，呈黑褐色；死亡虫体周围组织坏死，并有多量嗜酸性粒细胞浸润。

4. 虫卵引起的病变　虫卵在肝、肠、肺、脾等组织中长期、大量沉积所引起的损害是血吸虫病的主要病变。未成熟虫卵所致的病变一般轻微。成熟虫卵的毛蚴不断分泌抗原物质引起的细胞及体液免疫反应，均可导致超敏反应性损伤，表现为增生和坏死共存的特征病变——虫卵结节（图20-14）。

（1）急性虫卵结节：①肉眼观：病灶为灰黄色，结节状，粟粒至黄豆大小；②光镜下：结节中央为数个成熟虫卵，其表面有红染、放射状火焰样物质，即为沉积的抗原抗体复合物。红染火焰样物质的周围是一片无结构坏死区和大量变性、坏死的嗜酸性粒细胞，酷似脓肿，习惯称嗜酸性脓肿。其间可见菱形或多面形蛋白质结晶（Charcot–Leyden 结晶），系嗜酸性粒细胞中嗜酸性颗粒融合而成。晚期嗜酸性粒细胞减少，而巨噬细胞逐渐增多。

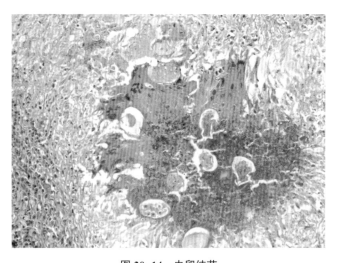

图 20–14　虫卵结节
光镜下可见结节中有几个虫卵，周围大片嗜酸性坏死，外围已出现上皮样细胞和异物巨细胞

（2）慢性虫卵结节：在急性虫卵结节形成 10 余天后，虫卵内毛蚴死亡分解，变性坏死的嗜酸性粒细胞及周围组织被清除、吸收或钙化，而巨噬细胞增生，衍变为上皮样细胞和异物多核巨细胞，其外周伴有成纤维细胞、淋巴细胞增生，形成与结核结节类似的肉芽肿，称为假结核结节（pseudotubercle）。随后成纤维细胞、上皮样细胞进一步产生胶原纤维，使慢性虫卵结节纤维化和玻璃样变，但卵壳碎片或钙化的死卵会长期存留。

三、主要脏器病变

1. 肠道病变　常累及全部结肠，但主要发生于直肠、乙状结肠和降结肠。

（1）肉眼观：早期肠黏膜充血、水肿，散布直径 0.5~1mm、灰黄或黄白色小结节。继而黏膜坏死脱落形成浅表溃疡。晚期因虫卵反复沉积，不断出现溃疡、纤维化，使肠壁增厚、变硬或息肉状增生，重者可有肠腔狭窄与梗阻。

（2）光镜下：肠壁内可见急、慢性虫卵结节。晚期有不同程度的纤维化及瘢痕形成，肠黏膜萎缩或增生形成息肉。

溃疡形成时虫卵可随坏死物脱落入肠腔，粪便中可查见虫卵。急性期患者可出现血吸虫病痢疾症状如腹痛、腹泻和脓血便。慢性患者结肠可有梗阻症状或并发息肉等，甚至可癌变。

2. 肝脏病变　虫卵主要沉积在汇管区门静脉分支内，以肝左叶更多见。

（1）肉眼观：早期肝脏轻度肿大，表面或切面上有灰白或灰黄色、粟粒或绿豆大小结节。晚期肝脏体积缩小、质地变硬、表面变形不平，有沟纹或隆起形成粗大结节。切面上因纤维结缔组织沿门静脉分支周围增生呈树枝状分布，故称干线型或管道型肝硬化，与门脉性肝硬化显著不同。

（2）光镜下：早期见汇管区附近有较多急性虫卵结节，肝细胞因受压而萎缩、变性或小灶状坏死，Kupffer 细胞增生并吞噬血吸虫色素。晚期患者肝内可见慢性虫卵结节，并不断纤维化，导致血吸虫性肝硬化。由于虫卵主要沉积在汇管区门静脉分支周围，因而汇管区纤维化尤为明显，正常肝小叶未遭受严重破坏，故常无假小叶形成。

因纤维组织增生主要压迫汇管区的门静脉分支，引起窦前性的门静脉高压，在临床上较早出现腹水、巨脾和食管下端静脉曲张等体征。

3. 脾脏病变

（1）肉眼观：早期主要由于成虫代谢产物的作用致使脾内单核巨噬细胞增生。后期因门脉高压引起脾脏长期淤血，脾脏体积显著增大，重量可增加达 4000g 以上。切面呈暗红色，质地坚韧，被膜增厚，脾小梁清楚，脾小体萎缩或消失，并见棕黄色含铁小结。

（2）光镜下：脾窦扩张，窦壁纤维组织增厚，巨噬细胞增生并有血吸虫性色素沉着。

临床上患者可有脾功能亢进，表现为贫血、白细胞和血小板减少等。

4. 其他病变　肺脏有大量虫卵沉积时，形成急性虫卵结节，X 线片上颇似支气管肺炎或粟粒性肺结核病，可有咳嗽、气促、哮喘等表现。脑内虫卵主要沉积于大脑顶叶、颞叶和枕叶，可出现脑炎、癫痫、头痛等症状。儿童长期反复感染血吸虫可延缓生长发育，造成血吸虫病侏儒症，现已少见。

第六节　钩端螺旋体病

钩端螺旋体病（leptospirosis）是由钩端螺旋体引起的一组自然疫源性急性传染病，简称钩体病。主要临床表现有高热、头痛、全身酸痛（尤其腓肠肌痛）、浅表淋巴结肿大、眼结膜充血、皮疹等。此病遍及全世界，我国以长江以南诸省较为多见。全年均可发病，以夏秋季多见，青壮年农民发病率高。病情重者常因肝、肾功能衰竭和肺弥漫性出血而危及生命，死亡率达 5%。

一、病因和发病机制

钩端螺旋体（简称钩体）主要寄生于鼠、猪等动物体内，但动物并不致病，仅在其肾小管内繁殖，随尿排出而污染水源、食物等。当人接触被污染的水或食物后，钩体通过破损的皮肤或侵入消化道黏膜感染人体。再经淋巴管或直接入血繁殖，产生毒素，引起钩体血症及毒血症，并进一步侵入肺、肝、肾、脑等脏器。

二、病理变化与临床病理联系

患者感染钩体后潜伏期为 1~2 周，病程 2~3 周，分为三期。早期为钩体血症及毒血症期（发病后 1~3 天），此期无明显形态学变化，但表现有发热、乏力、头痛、全身酸痛（尤其腓肠肌痛）、淋巴结肿大、眼结膜充血、皮疹等症状；中期为钩体血症及毒血症伴器官损伤期（发病后 4~10 天），轻者仍无明显器官的形态学变化，严重者有肺、肝、肾、脑等各脏器组织损伤和功能异常，常于此期死亡；后期为恢复期（发病后 2~3 周），机体出现抗感染免疫反应，逐渐杀灭钩体，恢复健康。少数患者出现虹膜睫状体炎、脑膜炎及闭塞性脑动脉炎等造成眼部及神经系统的后遗症。

本病的基本病理变化是全身毛细血管中毒性损伤，引起不同程度的出血及循环障碍，并出现广泛的实质脏器变性、坏死而导致功能障碍，但病变区炎症反应较轻微。主要脏器病变为：

1. 肺　开始为散在的点状出血，重者出血灶不断增多、扩大并融合，形成全肺广泛性出血。肺出血是钩体病的常见死亡原因。

2. 肝　肝细胞水肿、脂肪变性、小灶性坏死，汇管区炎细胞浸润，并有胆汁淤积在胆小管内。肝细胞的这些病变引起胆红素代谢障碍及凝血因子合成减少，患者表现为明显黄疸和全身广泛的皮肤、黏膜出血。肝脏是全身感染钩体最多的脏器。严重时可发生急性肝功能不全或肝肾综合征。

3. 肾　肾间质和肾小管上皮细胞有不同程度的变性、坏死，肾小球常无明显改变。严重者也可并发急性肾功能衰竭。

4. 心脏　心肌细胞水肿，局部有坏死，间质有炎细胞浸润。心外膜和心内膜可有出血点。临床可出现心动过速、心律失常等心肌炎表现。

5. 横纹肌　以腓肠肌病变最为明显，主要表现有肌纤维节段性变性、肿胀、横纹模糊或消失，肌浆内出现空泡，有时肌原纤维溶解消失，仅见肌纤维轮廓。肌肉组织间质内有水肿、出血及少量炎细胞浸润。

6. 神经系统　脑部的血管病变引起脑膜及脑实质充血、水肿、出血、炎细胞浸润和神经细胞变性。临床上患者有颈项强直等脑膜刺激征，少数在恢复期出现颅底多发性脑动脉炎及相应部位神经细胞变性、坏死，导致偏瘫或失语等症状。

第七节　流行性出血热

流行性出血热（epidemic hemorrhagic fever，EHF）又称肾综合征出血热，是汉坦病毒引起的自然疫源性急性传染病。病变以出血性血管炎为特征，临床以发热、出血、休克和急性肾功能衰竭为主要表现。本病广泛流行于欧、亚等国家，我国的大部分地区有本病流行，且疫区不断扩大，发病率也有上升趋势。

一、病因和发病机制

汉坦病毒（Hantaan virus）为 RNA 病毒，其核蛋白有较强的免疫原性和稳定的抗原决定簇，膜蛋白含有中和抗原和血凝素抗原。病毒可寄生于许多脊椎动物体内，鼠类是最主要的宿主和传染源。含有病毒的动物排泄物（尿、粪、唾液等）污染空气、食物后，可经呼吸道、消化道或直接接触皮肤黏膜伤口而感染人体。病毒还可经母婴垂直传播或虫媒传播，实验室的大、小白鼠及家兔等实验动物也可传染本病。各季节均可发生，以冬季多见，患者多为从事野外工作的青壮年。

本病发病机制尚未完全清楚。目前认为病毒感染人体后，可能的靶细胞为血管内皮细胞、巨噬细胞和淋巴细胞，侵入并在这些细胞内生长繁殖，引起病毒血症和组织损伤，同时激发机体的超敏反应和各种细胞因子的释放，导致免疫功能失调和免疫性损伤。本病的潜伏期为 2 周左右，发病后可获得较稳固而持久的免疫力。

二、病理变化

本病的基本病变为全身小血管和毛细血管广泛性损害，引起出血性炎。主要表现为小动脉、小静脉和毛细血管内皮细胞肿胀、坏死、脱落，管壁纤维素样坏死，微血栓形成。常出现全身皮肤、黏膜及各组织、器官广泛出血，尤以肾、心、肾上腺及脑垂体等脏器病变最为突出。①肾脏：病变广泛，肾体积增大，切面可见皮质坏死，呈苍白或灰白色，髓质明显充血、出血，呈暗红色。②心脏：可见右心房、右心耳内膜下大片出血，可深达肌层或心外膜下，但常止于房室沟而不波及心室。光镜下可见心肌细胞轻重不等的变性、坏死。③脑垂体：肿大，前叶明显充血、出血并可有坏死，但垂体后叶无明显变化。④肾上腺：髓质明显充血、出血，皮质变薄。⑤其他：肺、支气管、下丘脑、肠、肝、胰、蛛网膜下腔、胸腹皮肤、口腔黏膜等均有出血、血栓形成和坏死。后腹膜及纵隔有胶冻样水肿。多脏器同时出现明显出血是本病的特征性病变，具有病理学诊断意义。

三、临床病理联系

典型流行性出血热的病程可分为五期：

（1）发热期：体温于发病后 1~2 天达高峰，持续 4~6 天。由病毒血症引起全身中毒症状，表现为发热、食欲减退、恶心，以及"三痛"（头痛、腰痛及眼眶痛）和"三红"（颜面、颈及上胸部潮红）等症状和体征，系脑血管、肾周及眼周组织充血、水肿所致。

（2）低血压性休克期：多在病程的第 4~6 天接近退热时因出血引起，出现休克症状。

（3）少尿期：多出现于病程第 5~7 天，是继低血压、休克加重而出现肾功能衰竭的表现，病情严重者可出现尿毒症、酸中毒、高钾血症等。

（4）多尿期：肾功能衰竭开始好转，多出现于发病 12 天后，持续约 3 周。

（5）恢复期：血管病变、出血、肾脏等脏器的损伤逐渐恢复，临床症状和体征逐渐消失。

第八节　性传播性疾病

性传播性疾病（sexually transmitted diseases，STD）是指通过性行为传播的一类疾病，在社会学上有重要的流行病学意义。传统的性病（venereal diseases）仅指梅毒、淋病、软下疳、性病性淋巴肉芽肿和腹股沟淋巴肉芽肿等。近 20 余年来 STD 逐渐增多，目前已发现的多达 20 余种。本节主要阐述淋病、尖锐湿疣、梅毒和艾滋病。

一、淋病

淋病（gonorrhea）是由淋球菌引起的急性化脓性炎症，是最常见的 STD。病变主要累及泌尿生殖系统，临床上常表现为尿道口充血、水肿、脓性渗出物。发病年龄多见于 15~30 岁，尤以 20~24 岁最常见。

（一）病因和发病机制

1. 病因　淋球菌是传染性极强的革兰阴性双球菌，仅能寄生于人体。患者及带菌者是主要传染源。主要通过性接触直接传染，也可通过病菌污染的毛巾、衣裤、床上用品、浴盆、便桶等间接感染。

2. 发病机制　淋球菌主要靠黏附和侵入两个步骤侵犯泌尿生殖系统，对黏膜柱状上皮和移行上皮有很高的亲和力，容易侵袭前尿道或子宫颈黏膜，而对鳞状上皮不敏感。细菌从上皮细胞间隙进入上皮下组织引起局部急性化脓性炎，严重者尿道化脓性炎可上行蔓延到整个泌尿生殖系统或经血道播散到全身。

（二）病理变化与临床病理联系

1. 男性病变　从前尿道的急性化脓性卡他性炎开始，表现为尿道口充血、水肿，并有黏液、脓性渗出物从尿道口流出；随后病变逆行蔓延到后尿道，引起前列腺、精囊和附睾的急性化脓性炎；这些病变的反复发作可导致尿道狭窄或男性不育。

2. 女性病变　累及外阴、阴道腺体如前庭大腺和尿道旁腺、尿道及子宫颈。少数因经期或流产可蔓延引起子宫内膜、输卵管的急性化脓性炎，严重者可导致输卵管积脓、输卵管卵巢脓肿或弥漫性腹膜炎。慢性输卵管炎及盆腔器官炎症可导致女性不孕，并增加异位妊娠发生的危险。1%~3% 的患者发生血行播散，以女性经期为多见。

二、尖锐湿疣

尖锐湿疣（condyloma acuminatum）是由人乳头状瘤病毒（HPV）引起的 STD，其主要特征是外生殖器良性增生性疣状病变。临床多见于 20~40 岁的青壮年。我国近几年尖锐湿疣的发病率明显升高，仅次于淋病而居第二位。

（一）病因和发病机制

1. 病因　HPV 是 DNA 病毒，仅能在人体细胞内寄生复制，常在人体潮湿、温暖的黏膜与皮肤交界处的组织细胞内生长繁殖，故外阴、阴茎、肛周最易受染。本病主要通过性接触直接传染，也可通过病毒污染物发生间接感染，分娩时经产道导致母婴垂直传播，患者及带病毒者是本病的主要传染源。

2. 发病机制　病毒侵入黏膜与皮肤交界处，通过微小糜烂面进入上皮细胞。不同类型的病毒根据其衣壳蛋白与人体细胞受体间的相容性而定位于基底细胞、棘细胞等不同上皮细胞内。在基底层细胞内病毒处于静止状态，在棘细胞层病毒 DNA 的早期基因开始表达，而晚期基因的表达则在颗粒层的细胞核内进行，完整的病毒体仅在角质层细胞中产生。病毒复制可诱导上皮细胞增殖、表皮变厚，并伴有棘细胞增生和表皮角化形成皮肤的疣状病变。

（二）病理变化与临床病理联系

男性好发部位常见于阴茎冠状沟、龟头、包皮系带、尿道口或肛门附近等；女性多见于阴蒂、阴唇、会阴部及肛周等，偶见于生殖器外的部位，如乳房、腋窝、腹股沟等。

1. 肉眼观　病变初起为散在小而尖的突起，逐渐扩大，表面凹凸不平，呈疣状颗粒，有时融合成鸡冠状或菜花状团块，色淡红或暗红、质软、湿润。顶端可有感染溃烂，触之易出血。

2. 光镜下　表皮角质层轻度增厚，几乎全为角化不全细胞；棘层肥厚，出现有诊断意义的凹空细胞（koilocyte），其胞体较正常细胞大，核周胞浆空泡化或呈空晕，核增大居中，圆形、椭圆形或不规则形，染色深，可见双核或多核。真皮层可见毛细血管及淋巴管扩张，大量慢性炎细胞浸润。

临床上局部皮肤损伤多持续存在或反复发作，主要表现为病变处瘙痒、烧灼感。本病有癌变可能，其发生与病毒的类型及其感染部位有关。应用免疫组织化学法检测 HPV 壳抗原以及原位 PCR 技术检测 HPV-DNA 有助于临床诊断。

三、梅毒

梅毒（syphilis）是由梅毒螺旋体引起的慢性传染病，也是一种严重危害人体健康的 STD。其基本病理变化是闭塞性动脉内膜炎及小血管周围炎，晚期出现树胶样肿的特征性病变。临床表现复杂多样，可出现硬性下疳、皮疹、主动脉炎及主动脉瘤等典型症状，也可潜伏多年甚至终身无表现。此病流行于世界各地，我国曾基本消灭了梅毒，但近年来又重新出现并在一些地区有流行的趋势。

（一）病因和发病机制

梅毒螺旋体，又称苍白螺旋体（treponema pallidun），运动能力强，能迅速穿过破损的皮肤、黏膜进入人体。本病 95% 以上通过性交传播，少数因输血、接吻、医务人员不慎受染等传播（后天性梅毒）。梅毒螺旋体也可经胎盘感染胎儿（先天性梅毒）。梅毒患者为唯一的传染源。

机体在感染螺旋体后第 6 周，血清出现特异性抗体及反应素。特异性抗体在补体参与下可杀死或溶解病原体，临床上测定这些产物的血清反应对梅毒的诊断有重要参考价值。随着抗体产生，机体抗螺旋体的免疫力增强，局部病变部位的螺旋体数量减少，以致早期梅毒病变有不治自愈的倾向。然而播散到全身的螺旋体常难以完全消灭，常导致梅毒复发或晚期梅毒病变的出现。少数患者感染梅毒螺旋体后，病原体可在体内终生潜伏，患者并无临床症状和病变，仅表现为血清反应阳性，或在二、三期梅毒时局部病变消失而血清反应持续阳性者，均称隐性梅毒。本病潜伏期为 10~90 天，平均在 3 周左右。

（二）病理变化与临床病理联系

1. 基本病理变化

（1）闭塞性动脉内膜炎（obliterative endarteritis）和小血管周围炎：闭塞性动脉内膜炎表现为小动脉内皮细胞及纤维细胞增生，使管壁增厚、管腔狭窄或闭塞。小血管周围炎指单核细胞、淋巴细胞和浆细胞的围管性浸润，小血管周围始终有大量浆细胞的出现是本病的特点之一。这些病变可见于各期梅毒。

（2）树胶样肿（gumma）：又称梅毒瘤（syphiloma），是梅毒的特征性病变。病灶呈灰白色，质韧而有弹性，如树胶，故得名树胶样肿。其大小不一，小者仅在光镜下可见，大者有数厘米。光镜下结构颇似结核结节，中央为凝固性坏死，类似干酪样坏死；但坏死不彻底而尚存弹力纤维，用弹力纤维染色，病变区可见血管壁轮廓；坏死灶周围有少量上皮样细胞和 Langhans 巨细胞，而淋巴细胞和浆细胞较多，并伴有闭塞性动脉内膜炎和血管周围炎。树胶样肿后期可被吸收、纤维化，最后瘢痕收缩导致器官变形，但极少钙化。这些病变特征与结核结节有明显不同。梅毒树胶样肿仅见于第三期梅毒，可发生于任何器官，最常见于皮肤、黏膜、肝、骨和睾丸。

2. 后天性梅毒　后天性梅毒（acquired syphilis）可分三期。第一、二期称早期梅毒，传染性强。第三期称晚期梅毒，传染性小，常累及内脏，故又称内脏梅毒。

（1）第一期梅毒：病原微生物侵入人体约 3 周后，在入侵局部如男性阴茎冠状沟、龟头、女性外阴、阴唇、子宫颈等处发生炎症反应，出现单个、圆形或椭圆形硬结、糜烂或溃疡病变，称下疳（chancre），直径约 1cm，色如牛肉或呈红铜色，边缘隆起，触之无痛、硬实，又称硬性下疳。下疳亦可发生于口唇、舌、肛周等处。光镜下见溃疡底部有闭塞性动脉内膜炎和小血管周围炎。

下疳出现后 1~2 周，局部淋巴结肿大，呈非特异性急性或慢性炎。下疳经 1 个月左右多自然消退，仅留浅表的瘢痕，局部淋巴结的肿大也消退，患者已无症状，但体内梅毒螺旋体仍继续繁殖。

（2）第二期梅毒：下疳发生后 8~9 周，体内梅毒螺旋体又大量繁殖入血，由于免疫复合物的沉积引起全身皮肤、黏膜的梅毒疹（syphilid），常表现为口腔黏膜、掌心、足心等处的斑疹或丘疹，以及阴茎、肛周的扁平湿疣，后者为暗红色突起斑块，表面平坦。此期伴全身淋巴结肿大。光镜下仍见闭塞性动脉内膜炎和血管周围炎，病灶内可找到梅毒螺旋体，故此期梅毒传染性强。梅毒疹可自行消退，再次进入无症状静止期，但梅毒血清反应仍阳性。若予以治疗，可阻止梅毒向第三期发展。

（3）第三期梅毒：常发生于感染后 4~5 年，长者达 15~20 年之久。病变可累及多个脏器，最常发生于心血管，其次为中枢神经系统，再次为肝、骨及睾丸等器官。特征性的病变是树胶样肿和瘢痕形成。由于树胶样肿纤维化、瘢痕收缩引起严重的器官变形和功能障碍。

心血管梅毒主要侵犯主动脉，导致梅毒性主动脉炎、主动脉瓣关闭不全和主动脉瘤等，梅毒性主动脉瘤破裂常是患者猝死的主要原因。中枢神经系统梅毒主要累及脑脊髓膜、大脑皮质（多见于额叶）及脊髓末段，导致麻痹性痴呆和脊髓痨。肝梅毒因树胶样肿使肝脏呈结节性肿大，继而纤维化、瘢痕收缩而形成分叶肝。骨梅毒常累及鼻骨、胸骨、股骨和颅骨等，树胶样肿可导致骨折，如鼻骨被破坏可形成马鞍鼻。睾丸树胶样肿可形成无痛性肿块，易误诊为肿瘤。

3. 先天性梅毒　先天性梅毒（congenital syphilis）包括早发性和晚发性两种。

（1）早发性先天性梅毒：指在胎儿或 2 岁内婴幼儿期发病的先天性梅毒。梅毒螺旋体在胎儿体内和胎盘中大量繁殖，可引起早产、死胎或晚期流产。婴幼儿病变为皮肤黏膜广泛的大疱、大片剥脱性皮炎及梅毒疹；各器官由于血管周围炎及树胶样肿引起血管床减少、纤维组织增生和发育不良等，如肺组织因弥漫性纤维化称白色肺炎。长骨骨骺端因树胶样肿引起骨软骨炎及骨膜增生，使胫骨向前弯曲形成马刀胫（saber shin），鼻骨破坏形成马鞍鼻。

（2）晚发性先天性梅毒：指在 2 岁以上幼儿发病的先天性梅毒。主要病变为间质性角膜炎、神经性耳聋及小而尖的楔形门齿，是本型梅毒的三联征。患儿也表现马刀胫及马鞍鼻。皮肤、黏膜病变与后天梅毒相似，但不发生下疳。内脏可有类似后天性梅毒第三期的改变。患儿发育不良，智力低下。

梅毒若能及时治疗则效果满意，延误或忽视治疗则使病变从轻到重，不断恶化。

四、艾滋病

艾滋病是获得性免疫缺陷综合征（acquired immunodeficiency syndrome，AIDS）的简称，是由人类免疫缺陷病毒（human immunodeficiency virus，HIV）感染引起的以全身性严重免疫缺陷为主要特征的致命性传染病。其病变特征为：病毒侵犯、破坏大量 CD4$^+$T 细胞使免疫功能严重缺陷；机会性感染；伴发肿瘤。临床上，感染早期仅少数患者有发热、头痛、乏力等非特异性急性期症状，一般都持续数年无任何表现；感染 5~10 年后出现全身浅表淋巴结肿大或伴肝脾肿大；随后逐渐并发卡氏肺孢子菌、假丝酵母菌等感染、神经系统症状及形成 Kaposi 肉瘤等，病情日益加重。本病传播迅速，发病缓慢，总死亡率几乎为 100%，90% 的患者在诊断后 2 年内死亡。目前 AIDS 在我国已进入流行期，因此 AIDS 的防治工作已经是医疗卫生工作者面临的严峻课题。

（一）病因和发病机制

HIV 是一种逆转录 RNA 病毒，包括 HIV-1 和 HIV-2 两种类型。AIDS 患者和 HIV 携带者为传染源。HIV 主要存在于宿主血液、精液、子宫和阴道分泌物以及乳汁中。其他体液如唾液、尿液、泪液偶可分离出病毒。AIDS 的主要传播途径有：①性传播：70% 以上通过性接触传播；②通过输血及血制品传播；③通过污染的注射针头或医用器械等传播；④母 - 婴垂直传播：可通过胎盘、分娩和产后哺乳时传播；⑤其他如器官移植、医疗职业性传播等。AIDS 的潜伏期较长，感染病毒后一般需 5 年或更长时间才出现症状。

1. HIV 感染、损伤 $CD4^+T$ 细胞 HIV 可选择性的侵犯有 CD4 分子的淋巴细胞，尤其是 $CD4^+T$ 细胞。病毒包膜蛋白 gp120 与 $CD4^+T$ 细胞表面受体结合，病毒外壳蛋白留在 $CD4^+T$ 细胞膜上，经辅助受体等因子的相互识别，核心蛋白及 RNA 进入细胞质。HIV 的 RNA 在逆转录酶、DNA 多聚酶等作用下合成反义的 DNA 链，进入细胞核并复制为双链 DNA，与宿主 DNA 整合。整合后的病毒 DNA 称为前病毒，这时病毒 DNA 可静止数月至数年而不转录，临床上呈潜伏状态。一旦前病毒开始转录，生成大量病毒颗粒，则病毒颗粒以出芽的方式释放出宿主细胞，除直接引起宿主细胞溶解、坏死外，还可感染其他细胞继续诱发病变。由此 $CD4^+T$ 细胞大量破坏，数目进行性减少，从而引起免疫缺陷，降低了体内抗感染、免疫监视功能，引起机会性感染和恶性肿瘤的发生。

2. HIV 感染单核巨噬细胞系统 HIV 主要感染组织中的单核巨噬细胞，尤其是脑和肺组织。由于单核巨噬细胞表达有少量 CD4 分子，HIV 也通过 gp120 与 CD4 分子结合而感染巨噬细胞。与 $CD4^+T$ 细胞不同，HIV 在巨噬细胞内低水平复制而不会造成细胞的破坏，反而成为 HIV 在体内的储存池，并随其游走而扩散。同时，感染 HIV 的单核巨噬细胞功能也有缺陷，包括杀灭病原体的功能、趋化作用和抗原递呈功能下降、产生异常的细胞因子等。

（二）病理变化与临床病理联系

AIDS 的病变主要有全身淋巴组织的形态改变、机会性感染及恶性肿瘤。

1. 淋巴组织的形态变化

（1）肉眼观：早期，全身浅表淋巴结肿大，常有两处或多处肿大的淋巴结，其质地柔韧，无压痛，不粘连，直径在 1cm 以上。以胸锁乳突肌后缘淋巴结肿大最多见，其他依次为腋下、腹股沟、颈后等部位淋巴结肿大。

（2）光镜下：淋巴结为反应性增生，淋巴滤泡明显增生，生发中心活跃，髓质内可见较多浆细胞。HIV 主要存在于滤泡内树突状细胞及 $CD4^+T$ 细胞，副皮质区细胞逐渐减少而浆细胞增多，有时滤泡间区可见华 - 芬多核巨细胞，其细胞核多达上百个，有助于淋巴结 HIV 感染的诊断。随后滤泡外层淋巴细胞减少或消失，伴小血管增生，网状带破坏并逐渐消失，滤泡界限不清。晚期淋巴结内淋巴细胞几乎消失殆尽，无淋巴滤泡和副皮质区之分。在淋巴细胞消失区常由巨噬细胞、浆细胞替代，并伴纤维组织增生及玻璃样变。

胸腺、脾脏及消化道的淋巴细胞也减少，组织逐渐萎缩。但大多数患者可有不同程度的脾脏肿大，可能与脾淤血等有关。

2. 机会性感染　混合性机会感染即继发多种在正常人体不致病的病原微生物感染，是本病的特征之一。机会性致病原范围广，包括原虫、真菌、细菌、病毒等，可引起多重混合性感染。中枢神经系统常感染弓形虫、新型隐球菌而引起脑炎、脑膜炎；感染巨细胞病毒导致进行性多灶性白质脑病。肺部感染卡氏肺孢子菌可引起肺泡腔扩张呈囊状或融合变大，囊内充满泡沫状或嗜酸性渗出物，伴间质性肺炎，在机会感染致死者中半数为此类感染。消化道由假丝酵母菌、鸟型结核杆菌、沙门菌等引起假膜性炎、化脓性炎或肉芽肿性炎，从口腔到肠道可见多处炎症及溃疡。巨细胞病毒还可引起肺炎、视网膜炎、肝炎、肠炎、肾上腺功能不全。

3. 恶性肿瘤

（1）Kaposi 肉瘤：约有 1/3 的 AIDS 患者继发皮肤、口腔及胃黏膜、肝等部位的 Kaposi 肉瘤。皮肤 Kaposi 肉瘤表现为局部红斑，周围出现由红变紫的淤斑，有时呈结节状，可有坏死。光镜下，Kaposi 肉瘤由内皮细胞、梭形细胞、巨噬细胞、血管裂隙、含铁血黄素和红细胞组成，也可有少数炎细胞的浸润。

（2）淋巴瘤：非霍奇金淋巴瘤（NHL）在 AIDS 患者中有较高发病率，但与一般人群中的 NHL 不同：原发灶常位于中枢神经系统；淋巴瘤以未分化型（小无裂细胞性）为多见；约 95% 瘤细胞来源于 B 细胞；淋巴结外 NHL 发生率高，患者年轻，预后差；部分患者的 NHL 可能与 EB 病毒感染有关。

第九节　深部真菌病

由真菌（fungi）感染引起的疾病称为真菌病（mycosis）。真菌种类很多，但对人致病者相对较少，约有 270 种。近年来由于广谱抗生素、肾上腺皮质激素、免疫抑制剂和抗肿瘤药物的大量应用，真菌感染的发病率有明显增长。特别是 AIDS 的流行，真菌病为其常见的和重要的机会性感染，约 1/3 的 AIDS 患者因并发真菌病而致死。

真菌病根据病变部位不同可分为浅部真菌病和深部真菌病两大类。浅部真菌病主要侵犯含有角质的皮肤、毛发和指甲等处，引起癣病。深部真菌病侵犯皮肤深层和内脏，如肺、脑、消化道等器官，危害性较大。真菌一般不产生内、外毒素，其致病作用可能与真菌在体内繁殖引起的机械性损伤以及产生的酶类、酸性代谢产物有关。真菌的致病力一般较弱，只有当机体抵抗力降低时才能侵入组织、大量繁殖引起疾病。

真菌病常见的病理变化有：①轻度非特异性炎：如隐球菌引起的脑的囊腔性病变，病灶中仅有少数淋巴细胞、单核细胞浸润；②化脓性炎：见于假丝酵母菌病、曲菌病、毛霉菌病时，大量中性粒细胞浸润形成小脓肿；③坏死性炎：多见于毛霉菌、曲菌等机会性感染，常有明显出血，而炎细胞相对较少；④肉芽肿性炎：有结核样肉芽肿形成，常与化脓性病变同时存在；⑤真菌性败血症：累及多数脏器，常是患者致死的原因；⑥血栓性病变：多见于毛霉菌病时真菌侵入血管后，可引起血管的炎症并形成血栓。真菌引起的病变无特异性，上述病变可单独存在，也可同时存在，诊断依据是在病灶中找到病原菌。本节介绍常见真菌病。

一、假丝酵母菌病

假丝酵母菌病（candidiasis）是由假丝酵母菌感染引起的一种常见的真菌病。最常见的致病菌为白假丝酵母菌（candida albicans）（原称白色念珠菌），常存在于正常人的口腔、皮肤、阴道和消化道内，多为内源性感染致病，属于条件致病菌，只有在宿主免疫力、抵抗力降低时才致病。假丝酵母菌的毒力与其对机体组织的黏附力有密切关系。病菌可分泌腺苷阻滞中性粒细胞产生释放氧自由基；可产生天冬氨酰蛋白酶降解细胞外基质，造成组织损伤。

假丝酵母菌病的病理特征：

（1）假丝酵母菌引起的病变大致有化脓性炎、坏死性炎和肉芽肿性炎三种，病变可单独存在，也可同时发生，极度衰竭患者也可出现无反应性病变，病变组织内可见假丝酵母菌的芽生孢子和假菌丝。

（2）皮肤和黏膜浅部的假丝酵母菌病较常见，感染常在皮肤和黏膜表面形成不规则的白色片状假膜状物，由假菌丝等组成，易脱落形成糜烂和表浅溃疡。口腔黏膜的假丝酵母菌病称为鹅口疮（thrush），常发生于婴幼儿、消耗性疾病患者；阴道内的假丝酵母菌病称为假丝酵母菌性阴道炎，常见于糖尿病妇女，也可发生于妊娠或口服避孕药妇女的阴道或会阴。

（3）深部假丝酵母菌病多为继发性，如假丝酵母菌性食管炎常继发于 AIDS 和淋巴造血肿瘤，患者常有吞咽困难和胸骨后疼痛。假丝酵母菌性支气管炎和肺炎常继发于肺结核病和支气管扩张症，可形成小脓肿，晚期引起纤维化和肉芽肿形成，患者常有咳嗽、咳痰等症状。假丝酵母菌性心内膜炎常见于心瓣膜置换术、心导管检查及长期静脉高营养的患者，损伤的心瓣膜上形成大而易脆的赘生物，易脱落形成栓塞。极少数免疫系统严重受损的患者，可引起败血症，导致全身播散性假丝酵母菌病。

二、曲菌病

曲菌病（aspergillosis）是由曲菌引起的真菌病。曲菌是最常见的污染杂菌，种类很多，在人类曲菌病中，最常见的致病菌为烟曲菌（aspergillus fumigatus）。外界环境中的曲菌孢子主要通过呼吸道进入人体。曲菌多为条件致病菌。曲菌表面含有唾液酸，能与细胞外基质蛋白、层黏连蛋白和纤维蛋白结合，导致组织损伤；还可产生毒素降解 mRNA 以抑制宿主细胞蛋白的合成，并具有导致机体发生超敏反应及致癌作用。

曲菌病的病理特征：

（1）曲菌病的病变特点：常见病变有化脓性病变、坏死性病变、慢性病变伴肉芽肿形成。小脓肿和坏死灶内含有大量菌丝。

（2）曲菌病的病变部位：曲菌可在身体许多部位引起病变，如皮肤、耳、鼻腔、眼眶、心、脑、肾、呼吸道、消化道等，而以肺及支气管病变最为常见，表现为支气管炎或支气管肺炎。在支气管黏膜或肺组织引起小脓肿形成和肺梗死。曲菌常在肺组织原有的空洞性病变或脓肿等的空腔内繁殖。一般多发生在上叶或下叶尖段，可引起咯血和咳痰。晚期可发展为慢性阻塞性肺疾病。

三、毛霉菌病

毛霉菌病（mucormycosis）由毛霉菌引起，主要病变为急性化脓性炎症。毛霉菌侵袭性很强，常侵犯血管，引起血栓形成、梗死和血道播散。慢性病变可有异物肉芽肿形成。毛霉菌广泛存在于自然界，其孢子在空气中飞扬可通过呼吸进入鼻窦和肺。有时也可经消化道、破损皮肤、手术或插管进入人体。头面部毛霉菌病病情凶险，发展迅速，最常见于糖尿病酸中毒时，如累及脑组织可致患者短期内死亡，故早期诊断极为重要。当患者出现糖尿病酸中毒、单侧眼眶周围感染和脑膜脑炎三联症时应注意本病发生的可能。

四、隐球菌病

隐球菌病（cryptococcosis）是新型隐球菌（crytococcus neoformans）引起的一种亚急性或慢性真菌病。最常见的是中枢神经系统隐球菌病，也可发生于其他器官。本病多继发于免疫抑制的患者，如淋巴瘤、白血病、AIDS 等，该病已成为 AIDS 患者死亡的主要因素。

新型隐球菌主要通过呼吸道，也可通过皮肤或消化道进入人体引起疾病。新型隐球菌对中枢神经系统有特殊亲和性，90% 隐球菌感染病例有脑脊髓或脑膜损伤，主要表现为脑膜炎。感染可侵入脑组织，在脑组织内形成许多小囊腔，腔内充满胶样物质，周围脑组织因缺血而发生软化。临床症状似脑炎或脑脓肿。

肺部隐球菌病可在肺组织内形成肉芽肿性结节，大小不等，直径 1~8cm，可呈单个或多个，多数在胸膜下形成单个小结节，有时可误诊为结核病或肺癌。

五、放线菌病

放线菌病（actinomycosis）主要是以色列放线菌（actinomyces israelii）引起的一种慢性化脓性炎症。该菌是人体口腔正常菌群中的腐物寄生菌，在拔牙、外伤或其他原因引起口腔黏膜损伤时，放线菌可由伤口侵入，也可通过吞咽或吸入带菌物质进入胃肠或肺。因此，放线菌病主要发生于颈面部和胸腹部器官。

放线菌病的病变主要为慢性化脓性炎症，早期病变形成数量较多的小脓肿，大小不等，常相互融合，并向邻近组织蔓延，形成窦道和瘘管。放线菌在脓肿壁、窦道壁和脓腔内繁殖，形成菌落。肉眼可见脓液内有细小的黄色颗粒，直径 1~2mm，称为"硫黄颗粒"。放线菌病常同时合并其他细菌感染，病变常迁延不愈。晚期病变纤维化，其附近可出现新的病灶，再形成脓肿，日久可引起大量组织破坏和瘢痕形成。

颈面部放线菌病最多见，约占 50% 以上。病变可侵犯颌骨引起骨膜炎和骨髓炎，严重者可进一步扩展到颅骨、脑膜及脑。

腹部放线菌病约占 25%，多发生于阑尾和结肠。病变初起在黏膜下层形成小脓肿，常穿透肠壁引起局限性腹膜炎，并可侵入邻近肠袢、腹膜后组织和腹壁，形成窦道。有时可通过淋巴道、血道播散，或直接蔓延到肝脏引起多发性肝脓肿，进一步可引起膈下脓肿，最后可破入胸腔引起胸腔内感染。感染也可沿腰肌蔓延到肾周围组织和腰椎。

胸部放线菌病因约占 15%，多因吸入放线菌引起，常形成肺脓肿，逐渐扩散可形成肺胸膜瘘或脓胸。进一步可侵犯胸壁及肋骨引起胸壁瘘管，有时可蔓延到心包引起化脓性心包炎。

附　篇

附一　代谢综合征

代谢综合征（metabolic syndrome，MS）是一组复杂的代谢紊乱症候群，包括糖代谢紊乱、脂代谢紊乱、高血压、肥胖或超重、高尿酸血症、血栓及炎症状态等多种代谢异常聚集发生在同一个体为特点。MS 发病的中心环节可能与胰岛素抵抗（insulin resistance，IR）有关。MS 的早期诊断与干预，对 2 型糖尿病和心血管疾病的防治具有重要的意义。

MS 被人们认识不到 100 年，曾有过多种命名和定义。1981 年 Hanefeld 认为这种临床代谢紊乱症候群的发生均与高胰岛素血症有关，提出了"代谢综合征"这一概念。1988 年 Reaven 认为 MS 的发生与 IR 相关，提出了"X-综合征"（X-Syndrome）的概念。1991 年 DeFronzo 等则将其命名为"胰岛素抵抗综合征"。1999 年 WHO 正式认同"代谢综合征"命名，并将其列入"国际疾病分类"。

2005 年国际糖尿病联盟（IDF）颁布了 MS 的首个国际多学科统一的工作定义，明确以中心性肥胖为核心，腰围为中心性肥胖的重要诊断指标，促进了相关的学术交流和发展。尽管如此，代谢综合征的概念和标准仍然处在不断变动和完善之中。该定义规定的诊断标准是：

1. 中心性肥胖　男性腰围：欧洲≥94cm，南美和中国≥90cm；女性腰围：≥80cm。

2. 合并以下四项指标中的 2 项　①甘油三酯 >1.7mmol/L。②HDL-C 水平降低：男性 <0.9mmol/L；女性 <1.1mmol/L。③血压 >130/85mmHg（或已确诊为高血压病者）。④空腹血糖≥5.6mmol/L（或已确诊为糖尿病者），即可诊断为 MS。

MS 已成为发达国家和发展中国家新的流行病和重大健康问题。在美国，MS 影响了约 35% 的成年人，其中有 85% 患有糖尿病。我国城市成年人 MS 发病率约 15%，预测在未来 10 年中患者占 35~70 岁人群的 35%。如果得不到有效遏制，MS 将严重威胁包括我国在内的世界多国的经济和人民的健康。因此 MS 已经成为临床和公共卫生共同面临的重要课题，越来越受到各国专家及学者关注，也是近年来国内外医学领域临床和基础研究的热点。

第一节　病因和发病机制

MS 的病因和发病机制尚未完全阐明，可能是多因素、多层次和多环节相互作用的结果。

一、病因

MS 的发病一般随年龄和肥胖程度而增高；黑种人较白种人高发；具有腹型肥胖、高血压病、糖尿病、高总胆固醇血症、心血管疾病等家族史者，发生 MS 的概率明显增高。现认为是遗传因素（基因缺陷）与环境因素（获得性）共同作用而致 MS 的发生。

（一）遗传性因素（基因缺陷）

MS 呈明显的家族、种族相对高发性，提示了遗传因素的重要性。研究显示 MS 属于多基因遗传性疾病，其多基因缺陷的外显表达受到不良环境因素修饰的影响而致病。Neel（1962 年）提出"节俭基因"（thrifty gene）学说，即人类在长期生存进化和遗传过程中，倾向选择有利于脂肪作为能量存储的基因，但在食物供给丰富时，这些基因却导致肥胖。这是后天肥胖发生的潜在基因缺陷；同时发现妇女孕期营养缺乏，可以启动胎儿"节俭基因"，导致出生后易发生 MS，此"胎源"学说为"节俭基因"学说提供了强有力的理论支持。此学说较适于发展中国家 MS 病因的解释。

（二）获得性因素（环境因素）

1. 饮食习惯不良　MS 患者多有不良饮食习惯，包括饮酒、暴食、喜食油腻食品等。

2. 劳逸过度　过度劳累、过度安逸、情志失调如长期焦虑或抑郁。

3. 环境内分泌干扰物质（外源性激素或毒性物质）　Björntorp（1997 年）提出了神经内分泌学说，认为易感个体对不良的环境刺激如精神或体力应激性影响的应对欠佳，导致下丘脑 – 垂体 – 肾上腺轴敏感性增高及交感神经系统兴奋性增强，皮质醇和儿茶酚胺水平长期升高可引起体内糖、脂肪等的代谢紊乱。这一学说较适合于现代发达国家的发病情况。

二、发病机制

目前认为，MS 的共同病理生理学基础为机体出现 IR。IR 是指胰岛素作用的靶器官对葡萄糖摄取和利用能力的下降，引起血糖水平升高；为保持内环境稳定和血糖正常，机体代偿性地分泌胰岛素增多而致高胰岛素血症，这是胰岛素抵抗的直接表现，即正常剂量的胰岛素产生低于正常生物学效应的一种状态。目前认为，IR 不仅是 2 型糖尿病的发病基础，更是贯穿多种代谢相关疾病的中心环节，是这些疾病的共同病理生理基础。大量的研究发现，IR 与脂肪代谢、炎症免疫、神经内分泌调节紊乱等互为因果或复杂关联，高糖毒性和脂毒性等都对 B 细胞造成明显的损害，凋亡速度加快。但是 IR 是否是这些代谢异常聚集发生的唯一或者根本机制，尚存争论。

（一）胰岛素抵抗产生的分子生物学机制

胰岛素由胰岛 B 细胞合成并分泌，是体内唯一的降糖激素，也是唯一同时促进糖原、脂肪、蛋白质合成的激素。胰岛素在细胞水平的生物作用是通过与靶细胞膜上的特异受体结合而启动，具有高度的特异性。胰岛素受体的分布非常广泛，不仅存在于肌肉、肝脏及脂肪细胞，近年在胰岛的 B 细胞和 A 细胞上也发现存在胰岛素受体。其作用属于受体酪氨酸激酶机制，即胰岛素和胰岛素受体结合后，受体内（β 亚单位）的酪氨酸激酶被激活，使受体磷酸化，调节靶细胞内酶系统活性，以调控物质代谢。胰岛素受体的数目、功能及受体后信号转导的各个途径发生异常，将影响胰岛素的生物作用，产生 IR。IR 的发生机制可能是：

1. 胰岛素抵抗发生的相关基因缺陷

（1）胰岛素受体基因突变：①胰岛素受体 mRNA 水平降低，导致胰岛素受体的生物合成减少；②胰岛素受体向细胞表面转运出现障碍及降解过程加速，导致细胞表面受体减少；③受体与胰岛素的亲和性下降，同时酪氨酸受体激酶的活性降低。

（2）磷脂酰肌醇 -3 激酶（PI-3K）基因突变：PI-3K 属蛋白激酶，由含 SH-2 的 p85 亚基与具有酶活性的 p110 亚基组成。胰岛素受体底物 1（insulin receptor substrate 1，IRS 1）基因上特异的酪氨酸残基可与 p85 亚基结合，进而激活 p110 亚基，后者经磷酸化激活蛋白激酶 B（PKB），活化的 PKB 经过不依赖 Ras/MAPK 的途径使糖摄取增加，糖原和蛋白质合成也增加。PI-3K 表达和活性降低，则胰岛素信号无法通过 PI-3K 通路向葡萄糖摄取的方向传递，出现 IR，导致葡萄糖代谢障碍，引起高血糖乃至 2 型糖尿病的发生。

（3）糖原合成酶（GS）基因突变：使葡萄糖进入无氧酵解途径受阻，特别是肌糖原合成受阻。

（4）β_3 肾上腺受体（β_3-AR）基因突变：β_3-AR 属 G 蛋白耦联的膜表面受体家族，主要分布于脂肪组织，尤其是棕色脂肪组织，介导脂肪分解及热量的生成。β_3-AR 基因的突变，可使该受体改变，引起信号转导障碍，导致脂肪组织分解和生热作用减弱，成为肥胖、2 型糖尿病的原因之一。

（5）特异性蛋白磷酸酶调节亚单位 3（PPP-1R3）基因突变：PPP-1R3 属蛋白磷酸酶，调节肌糖原的合成和分解。PPP-1R3 通过糖原合成酶磷酸化激活，从而刺激糖原的合成。PPP-1R3 被认为是遗传性 IR 的候选基因。

2. 环境内分泌干扰物对胰岛素抵抗的作用 环境内分泌干扰物是指能够干扰生物体内维持内稳态，及调节生殖、发育过程的天然激素合成、释放、运输、代谢、结合以及消除等作用的外源性物质。主要包括己烯雌酚、烷基酚类化合物、多氯联苯、邻苯二甲酸酯、三丁基锡、重金属等。

（1）己烯雌酚：可通过扰乱细胞核受体信号，改变脂肪细胞的增生、分化，影响全身性脂肪自稳调节和脂肪的分布，导致肥胖。这种破坏作用如发生在胎儿或婴幼儿发育早期，后果可能更严重。

（2）烷基酚类化合物：其中 4- 壬基酚（4-nonylphenol，4-NP）和双酚 A（bisphenol A，BPA）是具有代表性的环境污染物。研究表明，BPA 可加快 3T3-L1 细胞（小鼠脂肪细胞）分化为脂肪细胞，4-NP 可刺激已分化的脂肪细胞增生，均可导致肥胖的发生。

（3）多氯联苯：具有促进脂肪细胞的分化，增加促炎脂肪因子的表达，促进脂肪的摄取，导致脂肪细胞肥大等作用。

（4）邻苯二甲酸酯：能直接激活过氧化物酶体增殖物激活受体 γ（PPAR-γ），并诱导选择性的 PPAR-γ 靶基因的活化，调节 PPAR-γ 的信号传导，促进 PPAR-γ 依赖的脂肪形成。

（5）重金属：镉能诱导 Wistar 大鼠脂肪细胞的脂肪生成；铜可明显提高动物幼年期的生长速度。

（二）脂肪代谢异常与内脏脂肪堆积

脂肪代谢异常与内脏脂肪堆积是 MS 的重要或早期特征，可能是导致 IR 的基础或主要原因。目前认为内脏脂肪含量受遗传背景的影响，亚裔人群就具有脂肪容易堆积在内脏的特点。腹腔内脏的脂肪细胞对甘油三酯的摄取是皮下脂肪细胞的 1.5 倍，而脂肪的分解速率比皮下脂肪更高。内脏脂肪一旦形成，脂肪细胞的脂解作用增强，脂解产物游离脂肪酸和甘油三酯大量进入肝脏，使肝脏成为首先受累的脏器。游离脂肪酸的过多沉积导致脂肪肝，引起肝酶水平升高，甚至肝脏结构发生改变。同样，脂肪在胰腺堆积后可造成 B 细胞功能障碍，从而广泛影响机体的物质代谢。

1. 游离脂肪酸水平升高　血浆游离脂肪酸（free fatty acid，FFA）可明显抑制胰岛素刺激的葡萄糖摄取，而且抑制作用呈浓度依赖性。其作用机制是：

（1）游离脂肪酸降低胰岛素受体的功能：游离脂肪酸可下调靶细胞膜上胰岛素受体的数目和亲和力，抑制糖的氧化和非氧化途径，抑制葡萄糖的转运，促进肝糖异生及肝糖输出，干扰胰岛素受体酶联信号（如激活蛋白激酶 C、抑制蛋白激酶 B、抑制胰岛素受体底物 –1 及胰岛素受体底物 –2 相关的 3– 磷酸肌醇激酶），干扰糖代谢基因的表达，影响胰岛素的敏感性。故游离脂肪酸升高是导致 MS 的一个重要机制。

（2）游离脂肪酸对胰岛素细胞的脂毒性作用：长期游离脂肪酸升高对胰岛 B 细胞有脂毒性作用，是胰岛 B 细胞功能减退的原因之一。研究发现绝大多数肥胖患者体内游离脂肪酸水平总是升高的，并且通过多种代谢失调导致糖尿病和非糖尿病个体的 IR，主要途径是游离脂肪酸抑制胰岛素刺激的葡萄糖转运及磷酸化、肝糖原合成和葡萄糖氧化。

2. 脂联素减少或分泌异常　脂联素（adiponectin）是基因编码脂肪组织分泌的一种激素，在脂肪组织中高度表达。脂联素使肌细胞内乙酰辅酶 A 羧化酶（ACC）磷酸化、脂肪酸氧化、葡萄糖摄取增加和乳酸盐堆积；肝脏内 ACC 磷酸化和抑制糖原分子的合成，从而调节血糖和胰岛素敏感性。脂联素还具有抗动脉粥样硬化、抗炎、抗糖尿病的作用。研究发现，肥胖患者尤其是腹部脂肪越多，脂联素含量越低。

3. 瘦素减少　瘦素（leptin）是脂肪细胞分泌的饱感信号，最重要的作用是抑制食欲、增加能量消耗而减轻体重，此外还有启动青春发育、调节免疫和炎症的作用。瘦素还可抑制胰岛素分泌，促进内脏脂肪分解，减少非脂肪细胞 TG 的堆积。瘦素基因缺陷致瘦素缺乏的个体表现为缺少饱感、极度肥胖、IR 以及 MS 的大部分特征，瘦素治疗可以逆转这些症状。但是有研究证实，有些肥胖者血液中瘦素浓度并不减少，或显著升高，但作用却低下，称之为"瘦素抵抗"，其机制尚不明确，可能是体内存在瘦素抗体或拮抗剂；血脑屏障对瘦素通透性降低；瘦素和受体结合障碍；受体后信号转导障碍，因此内脏肥胖者常表现为食欲亢进、体重增加、慢性炎症，甚至高血压。

4. 脂肪细胞因子　白色脂肪组织（WAT）被认为是一个内分泌器官，分泌几十种脂肪细胞因子，包括瘦素、脂联素、肿瘤坏死因子 –α（TNF–α）、IL-12、IL-6、IL-8、IL-10、单核细胞诱导蛋白 –1、巨噬细胞游走抑制因子、神经生长因子、血管内皮生长因子、纤溶酶原激活物抑制因子 –1 和结合珠蛋白，很多与炎症反应有关。WAT 可能是肥胖症主要的炎症反应区。脂肪细胞分泌的可溶性 TNF–α 片段，能提高 TNF–α 的活性，并通过不同的机制导致 IR，如胰岛素受体和胰岛素敏感的葡萄糖载体减少。TNF–α 还参与肥胖和 IR 相关的高血压和高脂血症的病理生理过程。超过 1/3 的 IL 来自脂肪组织，IL-6 已被证实参与了高脂血症、高血压和糖尿病的发展。

（三）炎症与免疫因素

大量的流行病学调查和实验结果提示 MS 是一个低度的系统性的炎症状态，在 IR 个体，其炎症因子标记物，如 C 反应蛋白（CRP）和白介素 6（IL-6）水平会明显升高。由于胰岛素在生理浓度范围内具有广泛的抗炎、抗氧化作用，IR 会启动或加强一系列炎症反应。这种炎症细胞因子的异常产生和炎症信号通路的激活，明显参与了 MS 的发生发展，可能主要经过下述途径参与：

1. 核因子 κB 途径　核因子 κB（nuclear factor-κB，NF-κB）在感染、免疫反应以及控制细胞分化和凋亡中起广泛的作用。在炎症反应中，NF-κB 与其抑制蛋白（I-κB）聚合的三聚体分离，进而进入细胞核内，与 DNA 上特异部位结合，调控基因转录活化，诱导细胞合成各种生物大分子如 TNF-α、IL-6 等。TNF-α 仅作为炎症反应的起始因子引起一系列炎症因子的基因表达，此过程的失控将引起炎症反应的放大，导致胰岛 B 细胞的凋亡及胰外脏器的损伤。NF-κB 水平的升高可以预测肥胖的发展。摄入过多营养可导致 NF-κB 的激活。肥胖也可以导致线粒体的氧化产物增加、脂质过氧化，这是一种强烈的炎症信号，使得 NF-κB 活化并产生大量自由基。过氧化物可以活化 NF-κB，继而激发大量炎性基因转录。

2. C-Jun 氨基末端激酶（JNK）　通路 JNK 是炎症反应的另一个关键介质。肥胖时脂肪组织来源的 TNF-α 及游离脂肪酸增加，可激活 JNK，产生 IR。JNK 的激活除受细胞因子作用外，还可由脂肪、活性氧或内质网应激所致。JNK 激活后通过多种途径抑制胰岛素信号传导，其中也包括 NF-κB 的激活。JNK 对胰岛素作用的抑制，也是整合应激和炎症反应分子信号通道的结果。因此在 MS 及相关疾病的发生中，JNK 通路的调节作用是炎症反应途径与分子基础的中心环节。

3. 胰岛素受体底物的丝氨酸磷酸化　炎性因子可诱导胰岛素受体底物的丝氨酸磷酸化，阻碍其正常的酪氨酸磷酸化，导致胰岛素受体底物与胰岛素受体的结合能力下降，并减弱胰岛素受体底物激活其下游的 PI3-K 的磷酸化过程，干扰胰岛素信号经胰岛素受体 /IRS/PI3-K 通路下传。

4. 内质网应激作用　多种因素如缺氧、高血糖、化学毒物等可使内质网内 Ca^{2+} 耗竭、蛋白质糖基化抑制、二硫键错配、蛋白质向高尔基体转运减少，导致未折叠或错误折叠蛋白质在内质网腔蓄积等，使其功能发生改变而造成内质网应激。①胰岛 B 细胞具有高度发达的内质网，过度的内质网应激可能导致 B 细胞功能受损或凋亡，是导致糖尿病发生的重要机制之一。②内质网应激可造成外周组织的 IR，肝细胞 IRS-1 的酪氨酸磷酸化明显降低，而 JNK 依赖性的丝氨酸磷酸化明显升高。阻断 JNK 通路后，可逆转上述变化，提示内质网应激可通过促进 JNK 依赖性的 IRS-1 丝氨酸磷酸化而影响胰岛素的受体信号通路，导致 IR。③代谢负担的加重可使胰岛素的合成过多，超过了内质网折叠蛋白质的能力，加剧了内质网负荷超载而引发长时间内质网应激，导致 B 细胞破坏或功能降低而加剧糖尿病。

5. 血管内皮损伤作用　IR 可引起内皮功能障碍，表现为黏附因子增多、平滑肌细胞增生以及血管扩张功能下降。这一系列改变是促进动脉粥样硬化形成的重要因素。

（四）神经与内分泌系统调节异常

机体的应激反应失常，可使下丘脑功能发生紊乱，促皮质素释放因子（CRF）分泌增多，进而导致下丘脑 - 垂体 - 肾上腺轴（HPAA）活性增高以及交感神经系统兴奋性增强。

1. 下丘脑 - 垂体 - 肾上腺轴（HPAA）活性增高　皮质醇分泌增多对物质代谢影响的作用主要有：①抑制细胞对胰岛素的敏感性，减少糖的利用，促进糖原分解，加速蛋白质分解。②抑制 B 细胞分泌胰岛素，抑制细胞内葡萄糖转运蛋白 4 转位到细胞表面，进而抑制细胞利用葡萄糖。③皮质醇对脂肪组织有很强的甘油三酯聚集作用，可致甘油三酯聚集，尤其是内脏脂肪的沉积，进而促进 IR 的发生。

2. 交感神经系统兴奋性增强 儿茶酚胺分泌增多，皮质醇与儿茶酚胺起相互促进作用。体内的升糖激素水平持续升高，可促使 IR 的发生，进而引起 MS。

第二节 代谢与器官功能变化

一、代谢变化

1. 糖代谢异常 早期的糖代谢变化是机体通过增加胰岛素的分泌，使血糖维持在正常水平，而出现高胰岛素血症；但是，胰岛素分泌增多后，它的靶器官对胰岛素越来越不敏感，血糖转化为肝糖原、肌糖原的作用减弱。一旦 B 细胞不能分泌足够的胰岛素来代偿，就会导致 2 型糖尿病的发生和发展。高胰岛素血症是机体动脉粥样硬化的危险因素。

2. 脂蛋白代谢异常 主要表现为高甘油三酯血症、低 HDL 胆固醇、小颗粒致密的低密度脂蛋白（sLDL）增加等。IR 及游离脂肪酸增多使极低密度脂蛋白（VLDL）合成增加。脂蛋白酯酶（lipoprotein lipase，LPL）活性降低使乳糜微粒（CM）分解减少。二者使 CM、VLDL 增加，富含甘油三酯的脂蛋白（triglyceride-rich lipoprotein，TRL）增加，在胆固醇酯转移蛋白（cholesterol ester transfer protein，CEPT）、肝脂酶（hepatic lipase，HL）作用下，sLDL 增加。体内 sLDL 增加是发生冠心病的一个危险因素，可以使冠心病的危险性增加 3 倍以上；也可以使个体发生 2 型糖尿病的危险性增加 2 倍以上。sLDL 增加还可导致动脉粥样硬化，可能与 sLDL 易被氧化有关。sLDL 增加的个体，常常同时伴有内源性高脂血症，HDL-C 降低、IR、腹部肥胖、高胰岛素血症以及其他一些代谢性改变。

3. 高尿酸血症 MS 中高尿酸血症的发生可能与 IR、高胰岛素血症、高血压、高血脂、2 型糖尿病有关，这些疾病可以加速动脉粥样硬化，造成肾脏对尿酸的清除率下降，继发血尿酸的清除率下降及血尿酸水平升高。由于高尿酸血症的发生，导致尿酸结晶在血管壁的沉积，直接损伤血管内膜，又进一步诱发和加重了动脉粥样硬化。因此，高尿酸血症与冠心病的发病也存在一定关系。

二、器官功能变化

1. 高血压与冠心病 MS 患者易合并高血压和冠心病，其高血压的发病机制与各种代谢异常密切相关。IR 引起的代偿性高胰岛素血症刺激交感神经系统，导致血管收缩、心输出量增加和肾脏对钠的重吸收增加，从而引起血压升高。研究显示，50% 的高血压患者存在 IR 和高胰岛素血症。在一些大规模、前瞻性研究中，胰岛素抵抗可以预测冠心病和脑卒中的病死率。应用核素心肌灌注单光子发射计算机断层显像（SPECTMPI）方法诊断 MS 患者冠心病比率，结果显示 MS 组心肌缺血率为 81.7%，其中重度缺血情况为 56.8%，明显高于其他对照组。现在普遍认为，IR 与冠心病的高发有关，空腹高胰岛素血症是冠心病的一个显著独立的危险因素。而冠心病的其他危险因素，如高血压、高脂血症、糖耐量异常、肥胖、体力活动缺乏和吸烟等，也与 IR 和高胰岛素血症有关。IR 和高胰岛素血症可增加血浆纤溶酶原激活物抑制物 -1

（PAI-1）的浓度，影响纤溶功能而增加脂质沉积，刺激血管产生多种生长因子，诱导平滑肌细胞增殖，导致动脉狭窄，影响粥样硬化斑块组成，促进动脉粥样硬化的形成。

2. 糖耐量异常和 2 型糖尿病 临床观察发现，2 型糖尿病患者普遍存在 IR。机体正常的胰岛 B 细胞对 IR 状态具有一定的代偿能力，但长期过度分泌后，胰岛区会出现淀粉样蛋白沉积和浸润，B 细胞受损，代偿能力减弱。一旦失代偿，出现高血糖，IR 将进一步恶化，称为"糖毒性"作用。如果能够及时纠正高血糖尚可使其逆转，否则，持续的高血糖可明显损害 B 细胞对葡萄糖刺激的分泌反应，B 细胞功能失调，引起永久性糖尿病。IR 也是引起继发性血管闭塞病变的主要影响因素。

3. 早期肾功能损害 微量白蛋白尿（MA）既是肾脏受损的早期标志物之一，也可反映心血管系统的损害。研究显示 MS 患者 MA 显著高于单纯高血压和糖尿病患者，而其内生肌酐清除率（Ccr）低于单纯高血压和糖尿病患者；当存在血脂异常时，MA 和 Ccr 改变更为明显。与高血压和糖尿病相比，在血压和血糖无显著差异的情况下，MS 患者的总胆固醇（TC）、LDL-C、载脂蛋白 B（ApoB）与 MA 和 Ccr 有显著的相关性。提示 MS 早期肾脏损害较单纯高血压和糖尿病明显，血脂异常对 MS 早期肾脏损害有显著影响。

4. 向心性肥胖 向心性肥胖与 IR 之间有密切的关联，既可能是因果关系，也可能二者具有共同的致病因素。在 MS 中，向心性肥胖是一个重要的临床表现，是高血压、冠心病、高脂血症、2 型糖尿病等的重要基础和危险因素。

5. 血液高凝状态 MS 的患者血液凝固性增高，包括纤维蛋白溶解功能减退，内皮阻抗血栓形成的功能减低，血小板反应性增强（糖尿病性血小板病）。现已确认 IR 时 PAI-1 增高，导致纤溶活性降低和血栓形成倾向，为心血管事件的重要危险因素，并可将 PAI-1 浓度升高和高纤维蛋白原血症作为 MS 的特征表现之一。由 IR、凝血因子异常诱发的心血管病变过程中，可能有脂肪组织的前炎症因子（IL-6、TNF-α 等）产生过多及毛细血管内皮功能障碍的参与。

综上所述，MS 是一组由遗传因素与环境因素共同决定的，以多种代谢异常发生在同一个体为特点的综合征（图附 1-1）。

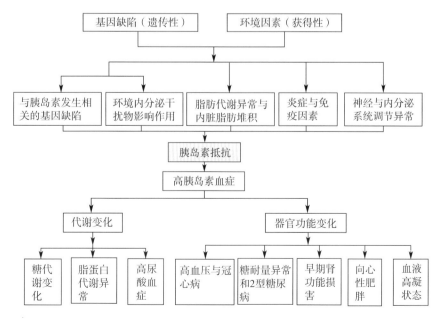

图附 1-1 代谢综合征的发病机制及代谢功能变化

附二　免疫性疾病

免疫系统由免疫组织和器官、免疫细胞和免疫活性分子组成。免疫反应是机体在进化过程中所获得的"识别自己、排除异己"的重要生理功能。正常的免疫反应对机体有着重要的保护作用。但异常的免疫反应，包括反应过高或过低，或对自身组织发生免疫反应，均可引起组织损伤，导致疾病。本章介绍常见的几种自身免疫性疾病、免疫缺陷病的发生机制及病理变化。

第一节　自身免疫性疾病

自身免疫性疾病（autoimmune disease）是指由机体自身产生的抗体或致敏淋巴细胞，破坏、损伤自身组织和细胞成分，导致组织损害和器官功能障碍的一类原发性免疫性疾病。这种免疫损伤有时是抗体反应（自身抗体），但更多情况下是细胞介导的细胞毒反应，同时有针对细胞中某种成分的自身抗体生成。但需要注意的是，自身抗体的存在并不意味着一定存在自身免疫性疾病，自身抗体可存在于无自身免疫性疾病的正常人，特别是老年人，如抗甲状腺球蛋白、胃壁细胞、细胞核 DNA 的抗体等；此外，受损或抗原性发生变化的组织也可激发自身抗体的产生，如心肌梗死后，机体能产生相应的抗心肌的自身抗体，但此抗体并无致病作用，可能是一种生理反应，与坏死心肌的清除有关。

一、自身免疫性疾病的发病机制

免疫耐受（immune tolerance）指机体对某种特定的抗原不产生免疫反应，自身免疫耐受指机体对自身组织抗原不产生免疫反应。自身免疫耐受性的丧失是自身免疫性疾病发生的根本原因，遗传因素或某些病原微生物感染也可能是促发因素，但其确切原因尚未完全阐明。

（一）免疫耐受的丧失及隔离抗原的释放

免疫耐受的机制十分复杂，根据 T、B 细胞的成熟程度不同，接触自身抗原量的不同，可通过下述不同机制获得耐受状态：①克隆消除：是指未成熟或成熟的 T、B 细胞在中枢或外周免疫器官中接触自身抗原，诱导自身反应性细胞克隆死亡并被除去；②克隆无变应性：在某些情况下，T、B 细胞虽然仍有与抗原反应的 T 细胞受体或膜免疫球蛋白表达，但对该抗原递呈功能上呈无应答或低应答状态；③T 细胞外周抑制：抑制性 T 细胞抑制其他自身反应性 T 细胞的功能。免疫耐受丧失可见于下列情况：

1. 回避 T_H 细胞的耐受　许多自身抗原属于一种半抗原和载体的复合体，其中 B 细胞识别的是半抗原的决定簇，T 细胞识别的是载体的决定簇，引起免疫应答时两种信号缺一不可。机体对这类抗原的耐受往往出现在相应 T_H 细胞处于克隆消除或克隆无变应状态。

2. 交叉免疫反应　一些病原微生物与自身抗原具有相同的抗原决定簇，因而针对病原微生物的免疫反应同样引起自身抗原的免疫反应，称为交叉免疫反应。例如 A 群乙型溶血性链球菌细胞壁的 M 糖蛋白与人体心肌细胞的肌膜糖蛋白有共同抗原，链球菌感染后，抗链球菌抗体可与心肌细胞发生交叉免疫反应，引起心肌细胞损伤，导致风湿性心肌炎。

3. T_S 细胞和 T_H 细胞功能失衡　T_S 细胞和 T_H 细胞对自身反应性 B 细胞的调控作用十分重要。当 T_S 细胞功能过低或 T_H 细胞功能过强时，可有大量自身抗体形成。系统性红斑狼疮小鼠模型的研究验证了这一结论。

4. 隔离抗原释放　有些器官组织的抗原成分从胚胎期开始就与免疫系统隔离，成为隔离抗原，机体对隔离抗原并无免疫耐受性。一旦外伤、感染或其他原因使隔离抗原释放，则可引发自身免疫反应。

（二）遗传因素

自身免疫性疾病的易感性与遗传因素密切相关：①一些自身免疫性疾病如系统性红斑狼疮、自身免疫性溶血性贫血、自身免疫性甲状腺炎等均具有家族史；②有些自身免疫性疾病与人类白细胞抗原（human leucocyte antigen，HLA），特别是 HLA-Ⅱ类抗原相关；③人类致病基因可诱发转基因大鼠自身免疫性疾病，例如人类强直性脊柱炎与 $HLA-B_{27}$ 关系密切，将 $HLA-B_{27}$ 基因转至大鼠，可导致大鼠发生强直性脊柱炎。

（三）微生物感染

各种微生物，包括细菌、支原体和病毒等可导致自身免疫性疾病的发生，可能的机制包括：①病毒和细菌，尤其是链球菌和克雷伯杆菌与一些自身抗原有交叉免疫反应；②微生物的抗原和自身抗原结合形成免疫复合物，从而绕过 T 细胞耐受；③某些病毒或细菌产物引起非特异性多克隆 B 细胞和 T 细胞增生，产生自身抗体和破坏 T 细胞的无反应性；④微生物感染引起组织坏死和局部炎症，导致共同刺激分子表达升高，破坏 T 细胞的无反应性。

此外，自身免疫性疾病多见于女性，提示雌激素可能对某些自身免疫性疾病有促进发生的作用。

二、自身免疫病的类型

根据病变的范围可将自身免疫性疾病分为单器官 / 细胞受累和多器官 / 系统性受累（表附2-1）两大类。前者的病理损害和功能障碍仅限于抗体或致敏淋巴细胞所针对的某一器官或某一类细胞；后者的自身抗原为多器官、组织的共有成分，例如细胞核、线粒体等，故能引起多器官、组织的损害，因其病变主要出现在多种器官的结缔组织或血管内，又称之为胶原病或结缔组织病。本节介绍几种常见的系统性自身免疫性疾病。

（一）系统性红斑狼疮

系统性红斑狼疮（systemic lupus erythematosus，SLE）是一种常见的全身性自身免疫性疾病，由抗核抗体为主的多种自身抗体引起。年轻女性多发，男女比例约 1 : 10。临床表现复杂多样，以发热及皮肤、肾、关节、心、肝及浆膜等组织损害为主，病程常迁延反复，预后不良。

1. 病因和发病机制　免疫耐受的破坏及大量自身抗体的产生是本病发生的根本原因。抗核抗体是其中最主要的自身抗体，可分为四类：①抗 DNA 抗体；②抗组蛋白抗体；③抗

表附 2-1　自身免疫性疾病的常见类型

单器官/细胞受累	多器官/系统性受累
慢性淋巴细胞性甲状腺炎	系统性红斑狼疮
自身免疫性溶血性贫血	类风湿关节炎
恶性贫血伴自身免疫性萎缩性胃炎	口眼干燥综合征
自身免疫性脑脊髓炎	炎性肌病
自身免疫性血小板减少症	系统性硬化
胰岛素依赖型糖尿病	结节性多动脉炎
重症肌无力	
溃疡型结肠炎	
膜性肾小球肾炎	

RNA- 非组蛋白抗体；④抗核仁抗原抗体。临床上常用间接免疫荧光法检测患者血清中抗核抗体的类型，其中抗双链 DNA 和抗核糖核蛋白（Smith 抗原）抗体具有相对特异性，阳性率分别为 40%~70% 和 15%~30%。此外，许多患者血清中还存在抗红细胞、血小板和淋巴细胞的自身抗体。本病发病机制不明，可能和以下三方面因素有关：

（1）遗传因素：表现为：①在单卵双生的双胞胎中有很高的一致性（25%），双卵双生子中一致性只有 1%~3%；② SLE 患者家族成员中发病的风险明显增加；③北美白人中 SLE 与 HLA DR_2、DR_3 有关，这可能与位于 HLA D 区的免疫反应基因（Ir）对抗原（包括自身抗原）所激发的免疫反应的程度有调节作用有关；④6% 的患者表现为补体成分的遗传缺陷，补体成分缺陷可导致循环免疫复合物清除障碍，使其在组织内沉积，引起组织损伤。

（2）免疫因素：患者体内有多种自身抗体形成，提示 B 淋巴细胞活动亢进是本病的发病基础，其原因尚未完全清楚。理论上，B 细胞克隆本身的缺陷、T_H 细胞的过度刺激或 Ts 细胞功能过低皆可导致 B 细胞活动亢进。

（3）其他因素：非遗传因素在启动自身免疫反应中亦起着一定作用，这些因素包括药物、性激素、紫外线损伤等。

总之，SLE 是由包括遗传、激素、环境等多因素引起的发病机制复杂的疾病，结果使 B 细胞和 T 细胞激活，并产生多种大量的自身抗体，造成组织损伤。

2. 组织损伤机制　SLE 的组织损伤与自身抗体的存在有关，多数内脏病变为免疫复合物所介导的Ⅲ型变态反应，其中主要为 DNA- 抗 DNA 免疫复合物所致的血管和肾小球病变；其次为特异性抗红细胞、粒细胞、血小板自身抗体，经Ⅱ型变态反应导致相应血细胞的损伤和溶解，引起全血细胞减少。抗核抗体并无细胞毒性，但能攻击变性或胞膜受损的细胞，一旦它与细胞核接触，即可使细胞核肿胀，呈均质一片，并被挤出胞体，形成狼疮小体（苏木素小体），对于 SLE 有诊断意义。狼疮小体对中性粒细胞和巨噬细胞有趋化作用，在补体存在时可促进这些细胞的吞噬作用，吞噬了狼疮小体的细胞称狼疮细胞。

3. 病理变化　SLE 的基本病理改变是肾脏、皮肤、血管及结缔组织中有免疫复合物沉积，全身细小动脉急性坏死性血管炎，血管壁纤维素样坏死。慢性期血管壁纤维性增厚，管腔狭窄，血管周围淋巴细胞浸润伴水肿及基质增加。

（1）皮肤：约80%的SLE患者有不同程度的皮肤损害，以面部蝶形红斑最为典型，亦可累及躯干和四肢。镜下，表皮常有萎缩、角化过度、毛囊角质栓形成、基底细胞液化等病理改变；表皮和真皮交界处水肿，基底膜、小动脉壁和真皮的胶原纤维可发生纤维素样坏死，血管周围常有淋巴细胞浸润。免疫荧光显示真皮与表皮交界处有IgG、IgM及补体C3的沉积，形成颗粒或团块状的荧光带，即"狼疮带"，对本病有诊断意义。

（2）肾：约60%的SLE患者出现以狼疮性肾炎为主要表现的肾损害。原发性肾小球肾炎的各种组织学类型在狼疮性肾炎时均可出现，但以系膜增生型、局灶型、膜型和弥漫增生型常见，晚期可发展为硬化性肾小球肾炎。其中弥漫增生型狼疮性肾炎中内皮下大量免疫复合物的沉积，是SLE急性期的特征性病变。

（3）心血管：约50%患者病变累及心脏，以心瓣膜非细菌性疣赘性心内膜炎最为典型，赘生物常累及二尖瓣或三尖瓣。心肌炎较少见，引起心动过速及心电图异常。SLE患者心包常有渗出，并常伴有动脉粥样硬化。

（4）关节：约95%的病例有不同程度关节受累。表现为滑膜充血水肿，单核细胞、淋巴细胞浸润，紧邻滑膜细胞处浅表部位的结缔组织内可出现纤维素样坏死灶。

（5）脾：表现为体积略增大，滤泡增生。红髓中出现大量浆细胞。最突出的变化是小动脉外膜纤维化，形成洋葱皮样结构。

（6）其他器官：半数患者可出现胸膜炎及胸水；少数患者有肺部损伤、血管炎、淋巴结肿大等。

（二）类风湿关节炎

类风湿关节炎（rheumatoid arthritis，RA）是以多发性和对称性关节增生性滑膜炎为主要表现的慢性全身性自身免疫性疾病，绝大多数患者血浆中有类风湿因子（rheumatoid factor，RF）及其免疫复合物存在。本病高发年龄为25~55岁，也可见于儿童，女性发病率比男性高3~5倍。由于滑膜炎症加剧和缓解反复交替进行，引起关节软骨和关节囊的破坏，最终导致关节强直、畸形。

1. 病因和发病机制　目前尚不清楚，可能与遗传、免疫及感染等因素有关。研究结果表明，滑膜病变中浸润的淋巴细胞大部分是活化的$CD4^+T_H$细胞，其可分泌多种细胞因子和生长因子，从而激活其他免疫细胞（如B淋巴细胞、T淋巴细胞其他亚群）和巨噬细胞分泌炎症介质和组织降解因子。其中，IL-1和TGF-β可引起滑膜细胞和成纤维细胞增殖，刺激滑膜细胞和软骨细胞分泌蛋白水解酶和基质降解酶，导致滑膜和关节软骨破坏。

虽然细胞免疫在类风湿关节炎中发挥主要作用，但许多证据表明体液免疫也参与其病变的发生。近80%患者存在IgG分子Fc片段的自身抗体，即类风湿因子，其可存在于血清或滑膜液中。血清中类风湿因子最主要的成分是IgM，亦有IgG、IgA和IgE等。类风湿因子的出现及滴度高低与疾病的严重程度一致，可作为临床诊断及预后判断的重要指标。血液中的类风湿因子在本病发生中所起作用尚不明确，但存在于关节的类风湿因子被认为是导致炎症反应的原因。滑膜液中的IgG型类风湿因子可形成免疫复合物（IgG-抗IgG），能通过Ⅲ型变态反应引起炎症，导致关节组织损伤。

2. 病理变化

（1）关节病变：最常发生病变的关节是手、足小关节，其次肘、腕、膝、踝、髋及脊椎等关节，病变常为多发性、对称性。受累关节组织学上表现为慢性滑膜炎：①滑膜细胞增生、肥大呈多层，有时可形成绒毛状突起；②滑膜下结缔组织内多量淋巴细胞、巨噬细胞和浆细胞浸润，可见淋巴滤泡形成；③大量新生血管形成；④高度血管化、炎细胞浸润和增生状态的滑膜覆盖于关节软骨表面，形成血管翳（pannus），并逐渐覆盖整个关节软骨表面；⑤随病变发展，关节软骨严重破坏，血管翳最终充满关节腔，引起关节纤维化和钙化，导致永久性关节强直，并在病程中晚期造成患者关节梭形肿胀、畸形。

（2）皮下类风湿小结：约25%的患者在前臂的伸侧或其他受力部位出现皮下类风湿结节，也可见于肺、脾、心包、大动脉和心瓣膜。光镜下，小结中央为大片纤维素样坏死，周围有细胞核呈栅栏状或放射状排列的上皮样细胞，外围为肉芽组织。

（3）其他病变：病情严重的患者有类风湿小结和很高的类风湿因子滴度，病变累及动脉者可发生急性坏死性动脉炎；累及浆膜可导致纤维素性胸膜炎或心包炎；累及肺可出现进行性肺间质纤维化。

（三）口眼干燥综合征

口眼干燥综合征（Sjögren syndrome）是指由于唾液腺、泪腺受免疫损伤，从而引起以眼干、口干为临床特征的自身免疫病。本病可单独存在，也可与其他自身免疫病如类风湿关节炎、SLE等同时存在。本病90%是女性，发病年龄为35~45岁。

1. 发病机制　发病机制不明。研究结果提示，口眼干燥综合征的免疫损伤以腺管上皮为靶器官。患者体内高 γ- 球蛋白血症、抗核抗体及类风湿因子的存在，表明 B 淋巴细胞功能过度，其原因可能是 T_H 细胞的作用。近年来发现两种特征性抗核糖核蛋白成分的自身抗体对本病的诊断有参考价值，分别命名为抗 SS-A 和抗 SS-B。

2. 病理变化　病变主要累及唾液腺和泪腺，其他外分泌腺如鼻、咽、喉、气管、支气管及阴道腺体也可受累。病变腺体主要表现为大量淋巴细胞和浆细胞浸润，并形成淋巴滤泡，伴腺泡结构破坏。导管细胞增生，形成实性细胞团块即上皮肌细胞岛。泪腺结构破坏可导致角膜上皮干燥、炎症及溃疡形成；唾液腺破坏可引起口腔黏膜干裂及溃疡形成；呼吸道受累可导致相应的鼻炎、喉炎、支气管炎和肺炎；近25%患者，尤其是抗 SS-A 抗体阳性患者可累及中枢神经系统、皮肤、肾和肌肉，肾脏病变主要表现为间质性肾炎伴肾小管功能障碍。

（四）炎性肌病

炎性肌病（inflammatory myopathy）分为皮肌炎、多发性肌炎及包涵体肌炎。以上三种类型可单独发生，也可与其他类型的自身免疫性疾病伴发，如与系统性硬化伴发。

1. 皮肌炎　病变累及皮肤及肌肉，特点是皮肤出现典型的红疹及对称性缓慢进行性肌无力。最初累及近端肌肉，远端肌肉受累及运动障碍发生较晚；约 1/3 的病人由于口、咽及食管肌肉受累造成吞咽困难；有些病人可出现间质性肺病、血管炎和心肌炎等肌肉以外的表现。皮肌炎有较高的内脏恶性肿瘤发病率。光镜下，肌束周边可见萎缩的肌纤维为本病病变特征。血管内皮损伤及纤维化致肌肉内血管减少，可导致肌萎缩，还可见肌纤维坏死及再生。

2. 多发性肌炎　是以肌肉损伤和炎症反应为特征的自身免疫病。临床主要表现为双侧、对称性肌无力，往往起始于躯干、颈部和四肢的肌肉。光镜下，主要表现为淋巴细胞浸润及肌纤维的变性和再生。本病的发生可能由细胞毒性 T 细胞介导，大多数患者能检出抗核抗体，其中抗 t-RNA 合成酶的 Jo-1 抗体具有特异性。

3. 包涵体肌炎　这是一种隐匿发展的疾病，患者年龄多在 50 岁以上。初始累及远端肌肉，特别是膝部伸肌及腕、手指的屈肌。肌肉无力可以是不对称的。光镜下，围绕血管周围的炎细胞浸润，肌细胞内有空泡，周围有嗜碱性颗粒为本病的特点。空泡状的肌纤维含有淀粉样沉积物，刚果红染色阳性。电镜下见到胞质及核内有丝管状包涵体。

（五）系统性硬化

系统性硬化（systemic sclerosis）以全身多个器官间质纤维化和炎性改变为特征，主要累及皮肤，以往称为硬皮病（scleroderma）。但胃肠道、肾脏、心脏、肌肉及肺也常常受累。本病可发生于任何年龄，但以 30~50 岁多见，男女比例约 1∶3。临床上分为两类：①弥漫性系统性硬化：特点是发病时皮肤广泛受累伴快速进展及早期内脏受累；②局限性系统性硬化：相对局限性皮肤受累，如手指、前臂、面部及其他部位，内脏受累较晚，预后相对较好。

1. 病因和发病机制　原因不明，可能为多因素导致大量胶原沉积及广泛纤维化是本病的特征性病变，其启动可能与免疫系统激活、血管损伤及纤维母细胞活化有关，但三者之间的关系及相互作用机制尚不清楚。研究结果提示其发病过程可能是：识别某一与本病相关的 CD4⁺T 细胞在皮肤内积聚并释放细胞因子，激活肥大细胞和巨噬细胞，释放能激活纤维细胞的细胞因子和生长因子（如 IL-1、PDGF 和 FGF 等），最终导致纤维化。

2. 病理变化　系统性硬化主要累及皮肤、胃肠道、肾脏、心脏、肌肉及肺等部位。

（1）皮肤：病变由指端开始，呈向心性发展，累及前臂、肩、颈及面部。光镜下，早期仅表现为真皮水肿，血管周围 CD4⁺T 细胞浸润；随病变进展，真皮中胶原纤维明显增加，表皮萎缩变平，附属器萎缩消失，真皮内小血管壁增厚、玻璃样变。有时可出现局灶性或弥漫性皮下组织钙化，尤其是局限性系统性硬化更易发生，并可出现雷诺现象（Raynaud's phenomenon）、食管蠕动障碍、手指硬化和毛细血管扩张。晚期患者手指细呈爪状，关节活动受限，可发生指端坏死甚至脱落，面部无表情呈假面具状。

（2）消化道：约 80% 患者消化道受累，主要表现为管壁进行性萎缩和纤维化，伴血管周围淋巴细胞浸润，小血管壁进行性增厚。

（3）肾：叶间小动脉病变最为突出，表现为内膜黏液样变性，伴内皮细胞增生及随后的管壁纤维化，引起动脉管腔明显狭窄，部分病例伴有细动脉纤维素样坏死，约 50% 患者死于肾功能衰竭。

（4）肺：可出现弥漫性间质纤维化，肺泡扩张、肺泡隔断裂，形成囊样空腔。

此外，1/3 患者出现渗出性心包炎及心肌纤维化；关节受累可导致关节周围结缔组织硬化，骨骼肌受累可发生肌肉萎缩。

第二节　免疫缺陷病

免疫缺陷病（immunodeficiency disease）是一组由于免疫系统发育不全或遭受损害导致免疫功能缺陷而引发的疾病。常分为两类：①原发性免疫缺陷病，又称先天性免疫缺陷病，与遗传有关，好发于婴幼儿；②继发性免疫缺陷病，又称获得性免疫缺陷病，可发生于任何年龄，多因严重感染，尤其是直接侵犯免疫系统的感染、恶性肿瘤、应用免疫抑制剂、放射治疗或化疗等原因引起。

免疫缺陷病的临床表现因其性质不同而异，体液免疫缺陷的患者产生抗体能力低下，因而发生连绵不断的细菌感染。患者淋巴组织内无生发中心，也无浆细胞存在，血清免疫球蛋白定量测定有助于这类疾病的诊断。细胞免疫缺陷患者在临床上可表现为严重的病毒、真菌、胞内寄生菌（如结核杆菌等）及某些原虫的感染；患者的淋巴结、脾及扁桃体等淋巴样组织发育不良或萎缩，胸腺依赖区和周围血中淋巴细胞减少，功能下降，迟发性变态反应微弱或缺如。免疫缺陷患者除表现难以控制的机会性感染外，自身免疫性疾病及恶性肿瘤的发病率也明显增高。

一、原发性免疫缺陷病

原发性免疫缺陷病是一组与遗传相关的少见病，常发生于婴幼儿，患儿出现反复感染，严重时威胁生命。按免疫缺陷性质的不同，可分为体液免疫缺陷为主、细胞免疫缺陷为主以及两者兼有的联合性免疫缺陷三大类。此外，补体缺陷、吞噬细胞功能缺陷等非特异性免疫缺陷也属于此类疾病（表附 2-2）。

表附 2-2　原发性免疫缺陷病的常见类型

体液免疫缺陷为主	细胞免疫缺陷为主	联合性免疫缺陷病
原发性丙种球蛋白缺乏症	DiGeorge 综合征	重症联合性免疫缺陷病
孤立性 IgA 缺乏症	Nezelof 综合征	Wiskott-Aldrich 综合征
普通易变免疫缺陷病	黏膜皮肤念珠菌病	毛细血管扩张性共济失调症
		腺苷酸脱氢酶缺乏症
		吞噬细胞功能障碍
		补体缺陷

二、继发性免疫缺陷病

继发性免疫缺陷病较原发性更为常见。许多疾病可伴发继发性免疫缺陷病，如感染、恶性肿瘤、自身免疫病、免疫球蛋白丧失、免疫球蛋白合成不足、淋巴细胞丧失和免疫抑制剂治疗等。

继发性免疫缺陷病可因机会感染引起严重后果，因此及时诊断和治疗十分重要。发病率日增且死亡率极高的获得性免疫缺陷综合征（acquired immunodeficiency syndrome，AIDS），即艾滋病详见第二十章第八节。

附三　病理学常用技术

　　病理学研究和学习的最基本技术是肉眼的大体观察和光学显微镜水平的形态学观察。随着现代生物医学技术的快速发展，各种高新病理学研究方法与技术的使用，进一步深化了对疾病发生机制和发展规律的认识，拓宽了医学工作者的视野，提高了医学研究水平和对疾病诊断的准确性。以下介绍病理学常用的一些技术。

一、大体观察和组织细胞学技术

　　1. 大体观察　又称肉眼观察。主要运用肉眼或辅以放大镜、量尺等辅助工具，对检查材料及其病变性状（大小、形态、色泽、重量、质地、表面及切面状态、病灶特性、与周围组织和器官的关系等）进行细致解剖、观测、取材和记录。肉眼观察可以初步确定病变部位、形态改变和重要特征等方面情况，是病理学主要的观察手段之一。

　　2. 组织细胞学观察　又称光镜观察。将病变组织取材后制成切片，或将采集的病变处细胞制成涂片，用不同方法染色后，在光学显微镜下从组织或细胞水平观察分析其形态结构的特点，做出疾病的病理诊断。组织切片最常用的制片技术是石蜡切片，最常用的染色方法是苏木素－伊红（hematoxylin and eosin，HE）染色，所制组织切片可长期保存，是疾病诊断和研究的最常用方法。冰冻切片属于快速制片技术，是借助低温使组织达到一定的硬度进行切片的一种方法。由于不需经过固定包埋和切片后处理等实验步骤，并且能很好地保存组织抗原和酶的活性，可以与 HE 染色、免疫组化、原位杂交技术等相结合，因此冰冻切片更大范围地用于临床手术中的快速病理诊断和病理学科研工作中。

　　3. 组织和细胞培养　是将离体活组织或细胞用适宜的培养基在体外培养，使其生长增殖，并维持其结构和功能的一种方法。通过体外培养可以获得单一种类的细胞，简便而直观地观测组织细胞生长过程中的形态和生物学特性，施行定性或定量分析，并可以研究各种因素对组织细胞的影响。该方法既可以模拟病理过程，也可以进行体外治疗试验。组织和细胞培养研究的优点是体外因素容易控制，试验周期短、相对经济而简便。根据研究目的，用于培养的组织细胞可为正常或病变部位的人体组织细胞，也可为动物模型的样本，还可为原代细胞培养或经加工、修饰的组织和细胞。

二、免疫组织化学技术

　　免疫组织化学（immunohistochemistry，IHC）技术简称免疫组化，是利用抗原与抗体特异性结合的原理，检测和定位细胞或组织中某种物质的技术，由免疫学和传统的组织化学相结合而形成。通过化学反应使标记抗体的显色剂（荧光素、酶、金属离子、同位素）显色，来确定组织细胞内抗原，对其进行定位、定性及定量的研究。免疫组化有较高的敏感性和特异性，能将形态学改变与功能、代谢变化相结合，直接在组织切片、细胞涂片或培养细胞爬片上观测蛋白质或多肽类物质的定性与定位。

1. 免疫组化染色方法和检测系统   根据标记物性质可分为荧光法（荧光素标记）、酶法（辣根过氧化物酶、碱性磷酸酶等）、免疫金银及铁标记技术、免疫电子显微镜技术等；按染色步骤可分为间接法（二步、三步或多步法）和双标记或多重标记法；按结合方式可分抗原抗体结合，如 PAP 法和标记的葡聚糖聚合物法（图附 3–1），以及亲和连接，如 ABC 法、标记的链亲和素 – 生物素法等，其中葡聚糖聚合物法和标记的链亲和素 – 生物素法是最常使用的染色方法，阳性信号呈棕色细颗粒状。

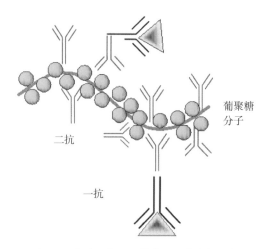

图附 3–1   免疫组化原理模式图（葡聚糖聚合法）

2. 免疫组化的染色结果   免疫组化的呈色深浅可反映抗原存在的数量，可作为定性、定位和定量的依据。抗原的表达与被检查抗原在细胞内的定位有关，常见抗原的表达阳性定位有以下几种：①细胞质阳性反应；②细胞膜阳性反应；③细胞核阳性反应（图附 3–2）。由于抗原分布本身特性或制样的影响，有时可见细胞质和细胞膜同时出现阳性反应。

3. 免疫组化技术的应用   随着大量商品化的单克隆或多克隆抗体出现，配套试剂盒的使用及实验方法的不断完善，免疫组化技术已成为临床病理诊断和医学基础研究中广泛应用的病理技术之一。免疫组化可以用于各种蛋白质或者肽类物质表达水平的检测、细胞类型判定、细

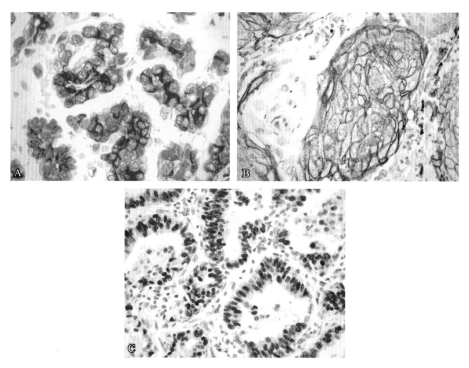

图附 3–2   免疫组织化学染色阳性信号定位

光镜下，A. 细胞质内弥漫性阳性（Vimentin）；B. 细胞膜阳性（E-cadherin）；C. 细胞核阳性（Snail）

胞增殖与凋亡研究、激素受体和耐药基因蛋白表达的检测等。特别是应用免疫组化技术，对一些组织特异性抗原的检测有助于进行肿瘤细胞来源与分化表型的判断、肿瘤分期的确定、肿瘤预后的评估、临床对肿瘤靶向治疗药物适用病例的筛选等。目前，精准医疗强调与患者分子生物病理学特征相匹配的个体化诊断和治疗策略，肿瘤的精准医疗亦是如此。免疫组化技术及其与原位杂交技术、激光扫描共聚焦显微术、生物芯片技术等相结合，可以在很大程度上帮助解决肿瘤精准医疗的诊断与治疗所面临的问题。

三、电子显微镜技术

电子显微镜技术（electron microscope，EM）简称电镜，是利用电子束和电子透镜观察经特殊制备样本的微细结构与形态的技术。目前最好的电镜分辨率可达 0.14nm，有效放大倍数为 100 万倍。透射电子显微镜（TEM）是最广泛应用于生物医学领域的电镜。扫描电镜具有对样本进行三维形貌的细微显示和定量功能。此外，随着电镜技术的发展，免疫电镜、超高压电镜、电镜细胞化学技术、电镜图像分析技术及全息显微术等技术手段也先后发展起来并运用于观察研究领域。电镜可以观察到细胞膜和细胞质内的各种细胞器和细胞核的微细结构及其病理变化，并由此产生了超微病理学（图附 3-3）。

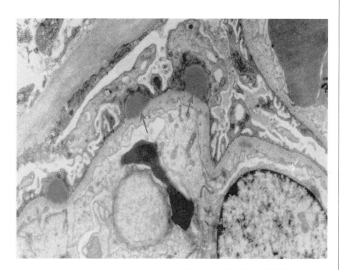

图附 3-3　急性弥漫性增生性肾小球肾炎电镜照片
驼峰状沉积物位于毛细血管基膜外侧（箭头所指）

四、原位杂交技术

原位杂交（in situ hybridization，ISH）是用标记的已知序列核苷酸片段作为探针，通过杂交直接在组织切片、细胞涂片或培养细胞爬片上检测某种 DNA 或 RNA 序列的一项技术。ISH 的生物化学基础是 DNA 变性、复性和碱基互补配对结合。根据所选用的探针和待检靶序列的不同，分为 DNA-DNA 杂交、DNA-RNA 杂交和 RNA-RNA 杂交。

1. 探针的选择和标记　探针是含有互补顺序的外源性被标记的 DNA 或 RNA 片段。用于原位杂交的探针有双链 cDNA 探针、单链 cDNA 探针、单链 cRNA 探针和合成的寡核苷酸探针等。

2. 荧光原位杂交（FISH）　分为直接法和间接法。直接法 FISH 是以荧光素直接标记已知 DNA 探针，检测靶序列 DNA 的方法；间接法 FISH 是以非荧光素标记已知 DNA 探针，再桥连一个荧光素标记的抗体。

3. 原位杂交技术的应用　①细胞特异性 mRNA 转录的定位，可用于基因图谱、基因表达和基因组进化的研究；②病原微生物检测，感染组织中病毒 DNA/RNA 的检测和定位；③癌基因、抑癌基因及各种功能基因在转录水平的表达及其变化的检测；④基因在染色体上的定位、染色体端粒序列的定位；⑤检测染色体的变化；⑥分裂间期细胞遗传学的研究。

五、原位多聚酶链式反应技术

原位多聚酶链式反应技术（in situ polymerase chain reaction，in situ PCR）是将 PCR 的高效扩增与原位杂交的细胞及组织学定位相结合，在冷冻或石蜡包埋组织切片、细胞涂片或培养细胞爬片上的核酸片段进行高效快速扩增，以检测细胞内单一的拷贝或低拷贝的待测核酸序列的方法。原位 PCR 技术能用于低拷贝的内源性基因的检测和定位。在完整的细胞样本上能检测出单一拷贝的 DNA 序列。原位 PCR 技术可用于基因突变、基因重排和染色体易位等的研究，还可用于外源性基因的检测和定位。

六、显微切割术

显微切割术（microdissection）是在显微镜直视下通过显微操作系统从冷冻或石蜡包埋组织切片、细胞涂片上的任一区域内切割下几百个、几十个同类细胞，或单个细胞甚至目标染色体，再进行有关的分子生物学方面的研究。根据研究的需要可在显微切割前应用组织化学、免疫组织化学、原位杂交、原位末端标记、原位 PCR、FISH、组织特染等方法对需要切割的组织内成分进行标记。显微切割的方法有手动直接显微切割、机械辅助显微切割、液压控制显微切割和激光捕获显微切割法。激光捕获显微切割是目前最为先进的方式，它快速方便，可从大量的研究材料中迅速捕获较多的目的组分，自动化程度高，被广泛应用。

七、激光扫描共聚焦显微术

激光扫描共聚焦显微镜（laser scanning confocal microscope，LSCM），又称黏附式细胞仪，是采用激光作为光源，在普通光学显微镜基础上采用共轭聚焦原理和装置，并利用计算机对所观测的对象进行数字图像处理的一套观察、分析和输出系统。可以对较厚样品进行连续光学切片及三维重建。与其他技术相结合还可实现活细胞的动态观察、多重免疫荧光标记或离子荧光标记，研究活细胞功能与代谢过程。具有分辨率高、灵敏度高、扫描速度快、扫描范围大等特点。

LSCM 的主要功能包括：①组织、细胞光学切片观察；②三维图像重建；③对活细胞的长时间动态观察；④细胞内酸碱度及细胞内离子的定量测定；⑤荧光漂白恢复技术；⑥细胞膜流动性定性和定量测定；⑦光活化技术；⑧细胞间通讯的研究；⑨多光子技术。

八、流式细胞术

流式细胞术（flow cytometry，FCM）是一种在功能水平上对单细胞或其他生物粒子进行定量分析和分选的技术，主要特点是测量速度快，可进行多参数测量，具有独特的高分辨率。FCM 既是细胞分析技术，又是精确的细胞分选技术。在定性、定量分析的基础上，可以将不同的细胞或微粒亚群分选出来，经定向收集并进一步培养或观测。

流式细胞仪样本制备要求是单细胞悬液，以新鲜组织和细胞为佳。样本制备的基本原则是：①保持各种体液和悬浮细胞样本新鲜，尽快完成样本制备和检测；②针对不同的细胞样本进行适当的洗涤、酶消化，使黏附的细胞成单细胞状态；③对新鲜实体瘤组织可选用或联合使用酶消化法、机械打散法、化学分散法和表面活化剂处理法来获得单细胞的悬液；④对石蜡包埋组织应先切成厚的蜡片，经脱蜡、水化，再用盐酸 – 胃蛋白酶消化，制备单细胞悬液；⑤单细胞悬液的细胞数一般应不少于 10^6 个，单细胞悬液一般采用深低温、醇类固定和醛类固定保存。

流式细胞仪主要应用于：①分析细胞周期，研究细胞增殖动力学；②分析细胞的增殖与凋亡；③分析细胞分化、辅助鉴别良恶性肿瘤；④细胞或微粒分选和细胞收集；⑤检测分析药物在细胞中的含量、分布及作用机制等。

九、比较基因组杂交技术

比较基因组杂交（comparative genomic hybridization，CGH）是通过单一的一次杂交实验即可在整条染色体或染色体区带水平对不同基因组间 DNA 序列拷贝数的差异进行检测并定位。基本原理是用不同的荧光染料通过缺口平移法，分别标记待测组织细胞和正常细胞或组织的 DNA，制成探针，并与正常人的分裂中期染色体进行共杂交，以在染色体上显示的待测组织细胞与正常对照的荧光强度的不同，来反映整个待测组织细胞基因组 DNA 表达状况的变化，再借助于图像分析技术可对染色体拷贝数量的增多或缺失进行定量研究。

CGH 的优点是：①实验所需样本 DNA 量较少，一次杂交即可检查待测组织细胞整个基因组的染色体拷贝数量的变化；②既适用于外周血、培养细胞和新鲜组织样本的研究，还可用于对存档组织，如甲醛固定石蜡包埋组织样本的研究，也可用于因 DNA 量过少而经 PCR 扩增的样本的研究。

十、生物芯片技术

生物芯片技术（biochip technique）是通过缩微技术，根据分子间特异性地相互作用的原理，将生命科学领域中不连续的分析过程集成于硅芯片或玻璃芯片表面的微型生物化学分析系统，以实现对细胞、蛋白质、基因及其他生物组分准确、快速、大信息量的检测。生物芯片可分为基因芯片、蛋白质芯片、细胞芯片和组织芯片。

1. 基因芯片（gene chip） 又称 DNA 芯片或 DNA 微阵列，是指固着在固相载体上的高密度的 DNA 微点阵，即将大量靶基因或寡核苷酸片段有序地、高密度地排列在固相表面，通过检测每个探针分子的杂交信号强度而获取样品分子的数量和序列信息。基因芯片可用于生命科学研究的各个领域，主要包括基因表达谱分析、基因分型、基因突变和基因组的多态性的检测、新基因的寻找、基因文库作图、重测序以及抗生素和抗肿瘤药物的筛选和疾病的基因诊断等方面（图附 3-4）。

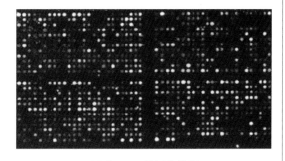

图附 3-4 基因芯片图
杂交双色荧光标记叠加图

2. 蛋白质芯片（protein chip） 又称蛋白质微阵列，是一种高密度的蛋白质阵列和高通量的蛋白功能分析技术。蛋白质芯片是在一个载体上点布高密度不同种类的蛋白质，再用荧光标记的已知抗体或配体，与待测样本中的抗体或配体一起同芯片上的蛋白质竞争结合，在扫描仪上读出荧光强弱，再经计算机分析计算出待测样本结果。蛋白质芯片可用于基因表达的筛选、特异性抗原抗体的检测、蛋白质的筛选及研究、生化反应的检测、药物的筛选、疾病的诊断等。

3. 组织芯片（tissue chip） 又称组织微列阵，是将数十个或数以千计不同来源的组织标本以规则阵列方式粘贴到同一张固相载体如玻璃片或硅片上，形成微缩组织切片，进行同一指标的原位组织学研究。组织芯片可以同时进行多个标本的同一个指标的研究，具有体积小、耗材少、信息含量大，并可根据不同的需求进行组合并制成各种组织芯片，能高效、快速和低消耗地进行各种原位组织学的研究和观察。

4. 细胞芯片（cell chip） 是利用微点阵技术将多种生物探针高密度地固定在固相基质上，达到一次实验同时检测多种疾病或分析多个生物样本的目的。细胞芯片可有效利用成百上千自然或处于特定状态下的细胞株或细胞系来研究特定基因及其所表达的蛋白质与疾病之间的相互关系，对于疾病的分子诊断、预后分析、药物治疗靶点的筛选、组分多态性分析、细胞定位、抗体药和新药的筛选等方面均有十分广泛的实用价值。

十一、动物活体成像技术

动物活体成像（animals living imaging）技术是近期发展起来的新的检测技术，应用影像学方法，利用生物发光成像对活体病灶的大小进行无损伤直观准确检测（图附3-5）。其特点是可以非侵入性、实时及连续动态监测体内的各种生物学过程。可在不处死实验动物的前提下，实时监测体内疾病变化的整个过程。一方面可以减少实验动物的数量，另一方面还可以对同一动物体进行连续观察，减少动物个体间差异的影响，有利于长期观察活体动物体内的各种生物学行为。具有无放射性，可同时进行多个小动物成像及操作简单等特点。

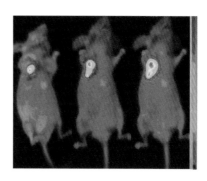

图附3-5 活体成像检测
皮下接种的 MCF-7-luc 在裸鼠体内的生长情况，随着肿瘤的体积增大，荧光信号逐渐增强

十二、图像分析和体视学技术

图像分析（image analysis）技术是以数理统计学理论为基础，利用图像分析仪或图像分析系统，获取存在于标本中的各种形态和功能改变相关的数量信息。在病理学研究上，图像分析包括定性和定量两个方面。图像分析的信息主要包括几何信息和光密度信息，通过对样本各种数量参数采集和统计学处理得出结果，实现图像信息的客观化和精确量化。在肿瘤病理学方面，图像分析技术主要用于核形态参数的测定、DNA 倍体的测定和显色反应（如免疫组化）的定量，以及辅助肿瘤的组织病理学分级和预后判断等。

体视学（stereology）方法是借助计算机及数据处理系统和显微镜及显微成像系统，将二维平面经过成像及计算机分析处理得到组织细胞和亚细胞结构三维形态，以准确地对物体进行形态定量及形态结构分析的研究方法。基本原理就是通过定量分析切片图像与组织结构的关系，用几何学、概率论、数理统计、微积分、曲线、曲面理论和拓扑学等数学方法准确地揭示这种关系以实现对三维结构的定量分析，较将组织结构认识局限在二维空间、缺乏组织结构的数量概念的传统形态研究方法，有很大的优越性，可准确计算物体、区域的体积、长度和细胞数等，其测量值往往是相对测量值，以两个彼此相关联的测量值的比率来表达，从而确定切片上这些比率与空间结构内相应比率之间的关系。体视学的优势在于它以三维定量数据来表达特征形态结构的信息（图附3-6）。体视学方法已被广泛应用于生物学、基础医学和临床医学，其与各类组织化学、免疫组织化学等病理学技术相结合形成定量病理学，是生物体视学的重要应用领域之一。

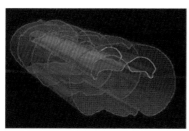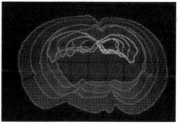

图附 3-6　体视学技术
小鼠大脑海马三维形态图

主要参考文献

1. 黄玉芳.病理学.第 3 版.北京：中国中医药出版社，2012

2. 李玉林.病理学.第 8 版.北京：人民卫生出版社，2013

3. 王建枝，殷莲华.病理生理学.第 8 版.北京：人民卫生出版社，2013

4. Chen W，h，Zheng R，hBaade PD，aZhang S，et al. Cancer statistics in China，2015. CA Cancer J Clin. 2016

5. 黄玉芳.病理学习题集.第 2 版.北京：中国中医药出版社，2014

6. 黄玉芳.病理学口袋丛书.第 2 版.北京：中国中医药出版社，2014

7. 黄玉芳.病理学学习指导精要.北京：科学出版社，2011

8. 李桂源.病理生理学.第 3 版.北京：人民卫生出版社，2015

9. 肖献忠.病理生理学.第 3 版.北京：高等教育出版社，2013

10. 黄启福，王谦.病理学.第 3 版.北京：科学出版社，2013

11. 翟启辉，《Robbins 基础病理学》第八版英文改编版.北京：北京大学医学出版社，2010

12. 李澎涛，范英昌.病理学.第 1 版.人民卫生出版社，2012

13. Kumar V，Abbas AK，Aster JC. Robbins BASIC PATHOLOGY. 9th ed. Philadelphia：Saunders Elservier，2013

14. 王建枝.疾病概论∥王建枝，钱睿哲.病理生理学.第 3 版.北京：人民卫生出版社，2015

15. 葛军波，徐永健.内科学.第 8 版.北京：人民卫生出版社，2014.

16. Barnes L，Eveson JD，Reichart P，et al. World Health Organization classification of tumours：Pathology and Genetics Head and Neck Tumours. Lyon：IARCPress，2005

17. Travis WD，Brambilla E，Burke AP，et al. WHO Classification of Tumours of the Lung，Pleura，Thymus and Heart. Lyon：IARC Press，2015

18. 唐建武.病理学.第 3 版.北京：人民卫生出版社，2013

19. 步宏.病理学与病理生理学.第 3 版.北京：人民卫生出版社，2012

20. 唐军民，张雷.组织学与胚胎学.第 2 版.北京：北京大学医学出版社，2010

21. 周小鸽，陈辉树主译.造血与淋巴组织肿瘤 WHO 分类.北京：诊断病理学杂志社，2011

22. 刘复生，刘彤华.肿瘤病理学.北京：北京医科大学、中国协和医科大学联合出版社，1997

23. 万德森.临床肿瘤学.北京：科学出版社，2010

24. 王冠军，赫捷.肿瘤学概论.北京：人民卫生出版社，2013

25. 罗瑞虹，赵志新，周旭毓，等．中国人群 HBV 感染与原发性肝癌关系病例对照研究的 Meta 分析．热带医学杂志，2005

26. 高姗，杨万水，高静，等．原发性肝癌的分子流行病学研究进展．中国肿瘤，2012

27. 李利军，李新丰，王高雄．GP73 联合 AFP、VEGF 检测对原发性肝癌的诊断价值．世界华人消化杂志，2009

28. 刘宝瑞，王婷婷，钱晓萍．原发性肝癌分子靶向治疗研究进展．世界华人消化杂志，2009

29. 王悦华，刘永雄．原发性肝癌的分期、根治切除标准及预后指标．中华肝胆外科杂志，2003

30. 肖开银，彭民浩．原发性肝癌流行病学研究进展．中国普外基础与临床杂志，2000

31. 邓敬桓，秦雪．原发性肝癌发生机制的研究进展．环境与健康杂志，2007

32. 高文峰，郑加生，孙斌．甲胎蛋白在原发性肝癌诊断中的临床价值．当代医学，2010

33. 薛敏娜，白人驹，李丰坦，等．CT 灌注成像对原发性肝癌、肝转移瘤和肝血管瘤的鉴别诊断价值．国际医学放射学杂志，2008

34. 孙丽红．原发性肝癌饮食危险因素的流行病学研究．中国卫生统计，2010

35. 刘建华，程涛，王洪敏，等．血清 miRNA 表达水平检测与原发性肝癌早期诊断的研究．热带医学杂志，2010

36. 覃月秋，黄赞松．幽门螺杆菌感染与原发性肝癌相关性研究．中国医药科学，2011

37. 李岩，高歌，王江滨，等．饮酒与原发性肝癌关系的调查——附吉林省 1057 例原发性肝癌病因学分析．临床肝胆病杂志，2003

38. 陈丹丹，刘媛，姬旭慧，等．原发性肝癌发病影响因素的病例对照研究．郑州大学学报（医学版），2013

39. 邹传鑫，聂家艳，戴绍军，等．HBeAg 阴性与阳性原发性肝癌临床和病毒相关因素分析．世界华人消化杂志，2008

40. 许敬尧．结直肠肿瘤 WHO 分类新进展以及诊断与鉴别诊断．浙江省医学会病理学分会．2013 年浙江省病理学术年会论文汇编．浙江省医学会病理学分会，2013

41. 步宏，魏兵．从 2012 年 WHO 乳腺肿瘤分类看乳腺肿瘤诊断如何更好服务于临床治疗．临床与实验病理学杂志，2012

42. 沈丹华．子宫内膜癌及癌前病变第 4 版 WHO 的分类解读．实用妇产科杂志，2015

43. 沈丹华．宫颈癌前期病变命名变化以及对于病理诊断与临床处理的影响．中国妇产科临床杂志，2015

44. 方三高，石群立，周晓军，等．解读 2014 年 WHO 女性生殖器官肿瘤分类（宫颈）．重庆医学，2015

45. 刘标，周晓军．解读 2012 年 WHO 乳腺肿瘤分类．临床与实验病理学杂志，2012

46. 李安华．乳腺影像报告与数据系统分类及瘤样病灶的管理：NCCN2012 乳腺癌筛查和诊断指南解读．中华医学超声杂志（电子版），2014

47. 黄玉芳．病理学．第 2 版．北京：中国中医药出版社，2007

48. 陈杰，李甘地．病理学．第 2 版．北京：人民卫生出版社，2010

49. 陈杰，李甘地．病理学．北京：人民卫生出版社，2005

50. 李玉林．病理学．第 6 版．北京：人民卫生出版社，2004

51. 李玉林．病理学．第 7 版．北京：人民卫生出版社，2008

52. 黄玉芳．病理学．第 2 版．上海：上海科学技术出版社．2011

53. 金惠铭，王建枝．病理生理学．第 7 版．北京：人民卫生出版社，2008

54. 肖献忠．病理生理学．第 2 版．北京：高等教育出版社，2008

55. 董子明，刘志跃．临床病理生理学．郑州：郑州大学出版社，2004

56. Cell Press 中国专刊：卫生部部长陈竺谈中国抗癌现状：相关网址：http：//www.cell.com/spotlightonchina

57. 王坚，朱雄增．软组织肿瘤病理学．北京：人民卫生出版社，2008

58. Elaine S. Jaffe Harald Stein，Nancy Lee Harris James W.Vardiman 主编．周小鸽，陈辉树主译．造血与淋巴组织肿瘤病理学和遗传学．北京：人民卫生出版社，2008

59. 黄启福．病理学．修订版．北京：科学出版社，2007

60. 王恩华．病理学．北京：高等教育出版社，2003

61. 王恩华．病理学．第 2 版．北京：高等教育出版社，2008

62. 吴其夏，余应年，卢建．新编病理生理学．北京：中国协和医科大学出版社，1999

63. Underwood JCE.General and Systematic Pathology. 2ed ed .Beijing：Sience Press，1999

64. Cotran RS，Kumar V，Collins T.Robbins Pathology Basic of Disease. 6th ed.Philadelphia：WB Saunders，1999

65. Vinak K，Ramzi SC，Stanley LR，Robbins Basic Pathology.7th ed. Beijing：Peking University Medicl Press，2003

66. Anoop Misra，Naval K Vikram. Metabolic syndrome in children and adolescents：Problems in definition，and ethnicity-related determinants.Diabetes and Metabolic Syndrome：Clinical Research and Reviews，2007，1，（2）：121-126

67. Faria Afsana，Zafar A.Latif，Maksumul Haq，et al. Diabetes and Metabolic Syndrome：Clinical Research and Reviews，2010，4（4）：220-225

68. Mani K.Bhatnagar，Sarika Arora，Vinyas Singh，et al. Assessment of insulin resistance using surrogate markers in patients of metabolic syndrome.Diabetes and Metabolic Syndrome：Clinical Research and Reviews，2011，5（1）：29-32

69. S.Sadikot，M.Hermans.Here we go again！The metabolic syndrome revisited! Diabetes and Metabolic Syndrome：Clinical Research and Reviews，2010，4（2）：111-120

70. B.Longo-Mbenza，J.B.Kasiam Lasi On'kin，A. Nge Okwe，et al. The metabolic syndrome in a Congolese population and its implications for metabolic syndrome definitions.Diabetes and Metabolic Syndrome：Clinical Research and Reviews，2011，5（1）：17-24

71. Devey L，Ferenbach D，Mohr E，et al. Tissue-resident macrophages protect the liver from ischemia reperfusion injury via a heme oxygenase-1-dependent mechanism. Mol Ther，2009，17：65-72

72. Chadrasma P，Taylor CR.Concis Pathology. 2nd ed. London：Prentill-Hall International，

1995

73. Stevens A，Lows J. Pathology.London：Mosby，1995

74. Goran ADT，Macfarlane PS.Callander R. Pathology Illustrated（ELBS）.Singapore：Churchill Livingstone，1991

75. Underwood JCE. General and Systematic Pathology. Edinburgh：Churchill Livingstone，1992

76. Ganong WF.Review of medical physiology. 17th ed. Norwalk：Appleton & Lange，1995

77. Colucci WS，Braunwald E.Pathophysiology of heart failure. 5th ed. Philadelphia：Saunders，1997

78. Opie LH.Ventricular overload and heart failure. 2nd ed. New York：Raven Press，1991

79. Kumar，Robbins ang Cotran Pathologic Basis of Disease. 8th ed，Elsevier，2009

80. 黄玉芳.病理学实验指导.北京：中国中医药出版社，2005

81. Ross R.The Pathogenesis of Atherosclerosis，A Perspective for the 1990s. Nature，1993，362：801

82. 张启良.新编病理生理学教程.上海：上海科学技术出版社，2000

83. 阿尔茨海默病的发病机制及药物治疗进展，相关网址：http：//www.yixue360.com/Front/

84. 阿尔茨海默病发病机制研究的现状与进展，相关网址：http：//www.yixue360.com/FileUp

85. 载脂蛋白 E 与阿尔兹海默病的相关研究进展，相关网址：http：//wenku.baidu.com/view/

86. Alzheimer 病发病机制研究进展，相关网址：http：//meeting.dxy.cn/79/article/i9651.html

87. 王玉梅.阿尔茨海默病发病机制 Aβ 假说的研究进展.中国临床研究，2011，24（11）：1042-1044

88. 程诗萌.阿尔茨海默氏病研究进展.生物学教学，2011，36（1）8-9

89. 刘晓燕，张志珺.Tau 蛋白在阿尔茨海默病中的研究进展.中华脑血管病杂志，2011，5（5）411-416

90. 王伯法，李玉松，黄高昇，等.病理学技术.北京：人民卫生出版社，2000

91. 朱立平，陈雪清.免疫学常见实验方法.北京：人民军医出版社，2000

92. 梁晓丽.病理学基础与实验技术.北京：军事医学科学出版社，2004

93. 刘华庆，胡莉.免疫组织化学双标记结合激光显微切割技术在霍奇金淋巴瘤诊断中的应用.肿瘤防治研究，2010，37（4）：438-440

94. Hall DA，Ptacek J，Snyder M.Protein microarray technology. MechAgeingDev，2007，128（1）：161-167

95. 李桂源.病理生理学.第 2 版.北京：人民卫生出版社，2010

96. Dinarello CA.Infection，fever，and exogenous and endogenous pyrogens：some concepts have changed.Journal of endotoxin research，2004，10（4）：201-202

97. 董子明，刘志跃.临床病理生理学.郑州：郑州大学出版社，2004

98. Levi M.Dissenminated intravascular coagulation. Crit Care Med，2007，25（9）：2191-2195

99. Ajamieh HH，Candelario-Jalil E，Fernández OS，et al. Ischaemic and pharmacological preconditionings protect liver via adenosine and redox status following hepatic ischaemia/ reperfusion in rats.Clin Sci（Lond），2008，115（2）：69-77

100. 唐建武.病理学.第2版.北京：人民卫生出版社，2007

101. 吴立玲.病理生理学.北京：人民卫生出版社，2011

102. 魏民.病理学.上海：上海科学技术出版社，1995

103. 金惠铭.临床病理生理学.上海：上海医科大学出版社，1999

104. 陈主初.病理生理学.北京：人民卫生出版社，2001